动物实验方法

主　审　陈民利

主　编　王德军　李昌煜

副主编　朱　亮　徐孝平　潘永明

编　委　（以姓氏拼音为序）

艾秀峰　蔡月琴　蔡兆伟　陈　诚　陈方明

陈云祥　方明笋　黄俊杰　柯贤福　李昌煜

凌　云　潘水珍　潘永明　戎亦骊　屠　珏

王　博　王德军　徐剑钦　徐孝平　张利棕

周卫民　朱　亮　朱飞叶　朱科燕

U0252436

科学出版社

北　京

内 容 简 介

　　动物实验是医学研究和药物研究必要的途径和手段。目前，几乎所有的生命科学领域的科研、教学、生产、检定、安全评价等都离不开动物实验。合理的动物实验方法和娴熟的动物实验操作技术是顺利完成动物实验并取得准确、可靠的结果和良好反应与重复性的保证。本书主要介绍了动物实验常用操作方法，各技术领域动物实验技术与方法（包括生理与行为学、分子影像、生物净化、基因修饰、血液尿液常规检测与分析、分子生物学、组织形态学、细胞实验等）以及动物实验设计方法。全书内容新颖，实用性强。

　　本书可以作为高等院校相关学科本科生和研究生的教学用书，也可作为实验动物和动物实验从业人员的培训教材，以及实验动物科技人员和动物实验人员的实用参考书。

图书在版编目（CIP）数据

动物实验方法 / 王德军，李昌煜主编. —北京：科学出版社，2023.5
ISBN 978-7-03-075360-1

Ⅰ. ①动⋯　Ⅱ. ①王⋯　②李⋯　Ⅲ. ①医用实验动物-高等学校-教材
Ⅳ. ①R-332

中国国家版本馆 CIP 数据核字（2023）第 059619 号

责任编辑：刘　亚 / 责任校对：刘　芳
责任印制：赵　博 / 封面设计：陈　敬

科 学 出 版 社 出版
北京东黄城根北街 16 号
邮政编码：100717
http://www.sciencep.com
三河市骏杰印刷有限公司印刷
科学出版社发行　各地新华书店经销
*
2023 年 5 月第　一　版　开本：787×1092　1/16
2025 年 2 月第四次印刷　印张：21
字数：486 000
定价：**108.00 元**
（如有印装质量问题，我社负责调换）

前　言

　　动物实验是现代生物医学研究的主要手段，生命科学的很多重大突破均得益于动物实验。实验动物及动物实验在解决人类重大疾病及突发公共安全事件方面更是起到了至关重要的作用。动物实验方法是在进行动物实验时所要掌握的各种实验手段、技术、方法和标准化操作程序，同时也探讨实验动物科学中的减少、替代、优化问题。

　　近年来，科学技术飞速发展，使得新技术、新方法层出不穷。尤其是随着大数据时代的来临及多学科交叉，动物实验方法已经完全突破了以往单纯的实验动物使用及基本操作技术，形成了一整套系统的动物实验研究技术体系，涵盖了动物血液尿液生化分析、组织形态学诊断、细胞及分子生物学检测、分子影像学观察、基因修饰技术、小鼠胚胎操作等基本实验技术与方法，以及转录组学、蛋白质组学、代谢组学、单细胞转录组测序技术等组学研究和多组学整合分析等前沿技术。

　　在长期的动物实验研究和工作中我们发现，现有的工具书或教材大多局限于动物实验基本操作方法，有些则只以较少的篇幅简单介绍了传统的生理病理学检测技术。为此，我们组织了多年从事动物实验教学、科研和技术服务具有丰富实践经验的科技人员，广泛吸取国内现有相关书籍的精华，追踪国内外最新的动物实验研究方法，共同编写了这本《动物实验方法》。本书既有系统的理论知识，又有较详细的实践操作技术；既着眼于当前实验动物在生命科学领域中的应用，又关注实验动物学的学科发展趋势，力求全面地介绍动物实验的各种方法，以期更有效地为动物实验研究提供技术支持。本书可以作为高等院校相关本科生和研究生的教学用书，也可作为实验动物和动物实验从业人员的培训教材，以及实验动物科技人员和动物实验人员的实用参考书。

　　由于编者水平有限，书中难免存在缺点和不足之处，恳请同行和读者批评指正。

王德军　李昌煜

2022 年 11 月 9 日

目　录

第一章 绪 论

实验动物是生命科学研究的基础和重要支撑条件，动物实验是医学研究和药物研究必要的途径和手段。目前，几乎所有生命科学领域的科研、教学、生产、检定、安全评价等都离不开动物实验。使用科学正确的动物实验方法能够剖解极其复杂的自然现象，暴露其本质，揭示其内在的联系，而正确规范的动物实验操作方法是获得可重复有效数据的重要保障。

第一节 基本概念

一、动物实验

动物实验是指在已知的和人为控制实验动物的环境条件下，改变其中某种条件，观察并记录动物的变化，以探索或检验生命学科中未知因素的专门活动。动物实验是使用实验动物而进行各种科学试验，也可达到培育繁殖实验动物的目的，通过科学的动物实验探讨生命科学的课题。一般依据研究目的进行动物实验，获得动物反应，并将实验结果进行分析与外推。

1. 动物实验的要求和目的

动物实验是将提供的动物用于科学，为了达到实验（假说的检验）、试验（未知性质的检查）、教育（知识技术的传授）、材料获取（取得研究材料、医药品原料等）的目的而进行的。

进行动物实验的三个要求：科学的要求、经济的要求、伦理的要求。

（1）科学的要求　即单纯的按系统实施实验（收集正确的结果）。科学的要求是为了得到正确的实验结果及实现重复性较高的动物实验。要尽可能系统简单，即能在控制动物本身及其环境条件下进行动物实验。

（2）经济的要求　即有效地实施实验（实施廉价的实验）。经济的要求是指使用小型动物在给饲料的量、饲养面积、管理作业量等方面都比大型动物从经济角度考虑有利。

（3）伦理的要求　是出于人道或动物福利角度的需要。伦理的要求是基于人道的立场和尊重动物生命的思想，这不仅从精神的观点，更重要的是理解与实验动物和动物实验有关的所有法规。基本观点：动物因为有感觉和有趣地生活着而应有正常的地位，人类应该尊重所有的生命。

2. 动物反应

动物的反应公式：

$$R=（A+B+C）\times D+E \tag{1-1}$$

式中，R 为动物反应，A 为超越生物种的共同反应，B 为生物种或品系特有的反应，C 为个体反应（个体差），D 为环境的影响，E 为实验误差。

反应 A 是所有动物中或若干动物共通或见到的反应，小鼠之所以成为小鼠在于小鼠特有的生物反应，动物反应还不能避开个体差异、环境的影响。

3. 外推法

把某种动物的实验结果试套在人或其他动物上称为外推。外推法是假定包括人在内的各种动物并列在一条直线上，想从某种动物的实验值来推测其他种动物的预测值时的方法。

既存在超越生物种的共通反应，也有动物种特有的反应。在药物代谢方面，系统及发育生长关系较近的猴和人之间的确更相似，但有时大鼠的结果比猴的实验结果更能反映人的情况。在分析实验结果时要充分慎重作动物种间的比较——外推。

二、动物实验方法

动物实验方法是进行动物实验时采用的各种实验手段、实验技术和实验方法，包括实验动物质量控制方法和动物实验的研究方法及其操作方法。也就是研究实验动物及其应用研究的实验方法，包括动物的遗传、生理、解剖、繁育及疾病与诊断、生态环境等研究的实验方法和应用于医学、药理毒理、食品、化妆品、航空等研究的实验方法。

动物实验就方法而论，可以分为两大类，一类是对动物自身生物学特点、动物标准化生产和质量控制方面研究的实验方法，如研究动物的育种、保种和遗传质量检测及遗传改良的实验方法，研究微生物和寄生虫的检测技术与方法，研究动物的生理、解剖结构和代谢机能的实验方法，研究动物疾病与诊断的实验方法以及研究动物的胚胎移植、生物净化、无菌技术等方面的动物实验方法；另一类是对有目的的设计条件下所产生的现象进行分析，如医学研究的动物实验方法、药理毒理的动物实验方法、食品化妆品动物实验方法等。动物实验方法包括生理学的动物实验方法、病理生理学的动物实验方法、药理学的动物实验方法、病理解剖学的动物实验方法、组织学的动物实验方法、微生物学和免疫学的动物实验方法等。

1. 动物实验基本操作方法

动物实验基本操作方法是指在进行动物实验时最基本的一些操作方法，如抓取、保定、性别鉴定、编号、标记、给药、采样和样本保存等方法。

2. 动物生理检测方法

动物生理检测方法是指对实验动物生理健康状态检测的方法，包括血液学指标的检测、血液生化指标的检测、凝血功能指标检测、血液流变学指标和血流动力学指标检测，以及血压、心电、呼吸等生理指标的检测方法。

3. 动物大体解剖方法

动物大体解剖方法是指借助刀、剪、锯等解剖器械，采用切割等肉眼观察来研究动物体的形态和结构的方法，尤其是对脏器、腺体的解剖位置与形态特征的肉眼观察。

4. 动物外科手术方法

动物外科手术方法是指用手和器械对动物进行有血和无血的手术操作以诊断、治疗动物疾病，挽救动物的生命，延长动物的使用价值的方法，包括动物外科手术前准备、术中和术后护理等方法。

5. 动物疾病诊断方法

动物疾病诊断方法是指通过整体检查、器械检查、实验室检查、解剖等查明疾病的发生过程，并得以确诊的方法，包括临床诊断、流行病学诊断、动物病理剖析诊断、实验室诊断、免疫学诊断、影像学诊断等方法。

6. 动物组织病理学检查方法

动物组织病理学检查方法是指检查分析组织结构病理变化的方法，包括常规病理检查、免疫病理检查、分子病理检查、电镜检查以及相关的分析方法。

7. 疾病动物模型制作方法

疾病动物模型制作方法是动物实验最基本的方法，是采用人工的方法使动物在一定致病因素如机械、化学、生物和物理等作用下，造成动物的组织、器官或全身的一定损伤，复制成与人类疾病相似的动物疾病模型，用以研究各种疾病的发生、发展规律及防治的方法。

8. 分子影像学技术

分子影像学技术是运用影像学手段显示组织水平、细胞水平和亚细胞水平的特定分子，反映活体状态下的分子水平变化，对其生物学行为在影像方面进行定性和定量研究的方法。动物活体成像技术是在不损伤动物的前提下对其进行长期的纵向研究，影像技术可以提供的数据有绝对定量和相对定量两种。

9. 遗传工程动物制备方法

遗传工程动物制备方法是通过基因打靶、基因捕获、基因沉默和转基因技术等基因修饰而获得大量的转基因模型、基因剔除/敲入模型、基因功能研究模型的方法。

10. 动物胚胎移植方法

动物胚胎移植方法是通过从母体（供体）的输卵管或者子宫中将着床前期的胚胎分离出来后，转移至假孕母体（受体）的输卵管或者子宫中，最终目的是让移植后的胚胎可以在受体动物生殖道内着床、孕育和出生。

11. 动物实验设计方法

动物实验设计方法是指为实现研究目的而施加给动物的外部措施和物质，对单因素实验和多因素实验需要采用不同的实验组别设计的方法，包括完全随机设计、配对设计、随机区组设计、析因设计、拉丁方设计、交叉设计、重复测量设计等。

12. 动物实验质量控制方法

动物实验质量控制方法是指在进行动物实验时，对实验对象及处理因素的控制方法，包括实验动物的选择方法、遗传因素的控制方法。动物实验质量控制方法除包括动物实验的处理因素外，还包括对实验环境、微生物和寄生虫、饲料营养等实验条件的质量控制方法。

第二节　动物实验的一般要求

（一）动物实验实施与人员

1）在动物实验实施前，动物实验负责人应向使用动物实验设施机构的实验动物福利与使用管理委员会提交审查申请，获得审查意见后方可实施。

2）动物实验人员应具有良好的职业道德规范、基本技能和良好的心理素质，并无过敏史，尤其要对动物的皮毛、血液、尿液、粪便等无过敏反应；同时，应进行实验动物与动物实验技能等级的培训，从事特殊操作的人员必须取得相关资质后方可从事相关工作，从事动物实验的人员应定期进行健康检查，检查结果应符合所从事动物实验工作的要求。

（二）实验动物与实验条件

1）动物实验使用的实验动物应符合相关微生物学、寄生虫学、遗传等质量控制的要求，非标准的实验用动物应依照国家相关法律法规，排除对人类具有危害的病原体，动物的外观、行为及生理指标无异常；使用遗传工程动物，应明确其遗传背景。

2）开展动物实验的环境条件应符合实验动物和动物实验设施标准；并根据不同的实验目的配置相关仪器设备，如动物麻醉、心电监护、称重、保定等必要的动物专用设备，以及必要的个体防护用品。动物实验饲养所使用的配合饲料应符合相应实验动物的营养标准，除特殊实验或特殊品种的动物饲养需要调整的成分之外，其他营养成分应符合相应实验动物配合饲料的营养要求。高脂、高糖、高营养等特殊饲料应在相应条件下贮存，并在保质期内使用。垫料、饮水符合相应级别的实验动物微生物控制要求。

（三）动物实验的过程管理与规范

1. 动物实验过程管理

动物实验过程管理指对实验过程和设施运行进行定期监督检查，监督实验设施运行状态和实验进展情况，执行适应的标准操作规程（standard operating procedure，SOP）和相关管理规定情况，以保证实验结果的可靠性，动物实验室应保存动物实验过程和设施运行记录。

2. 动物实验的基本规范

动物实验的基本规范包括使用背景清晰的实验动物，并有标明动物种类、级别、数量、性别、年龄、购买日期等的相关资料。运输动物应符合善待实验动物的要求。进行动物实验时，动物保定要科学合理，在使用保定装置前，应对动物进行适应性训练。在满足实验要求的前提下，应尽量缩短保定时间。实验结束后，要根据动物品种、年龄、研究目的、安全性等选择使用安乐死。动物处死后，必须对动物死亡进行确定，并应进行无害化处理。

（四）实验记录与档案管理

1）动物实验记录必须及时、真实、准确、完整、易于辨认；实验记录不得随意修改，如必须修改，须由修改人签字，并注明修改时间和原因，计算机、自动记录仪器等打印的图表和数据资料等，应妥善保存其拷贝或复印件。

2）动物实验研究结束后，原始记录的各种资料应整理归档。

第三节　动物实验的历史

公元前776年的希腊文明最早对生命的认识充满了宗教迷信色彩，于是有了著名的《希腊神话》和随后的《罗马神话》。一些自然科学家以非宗教的思想、不以神和魔法为基础来探索世界及生命是如何形成的，为了了解和认识生命现象，开展动物实验。亚里士多德（Aristotle）就对动物作解剖观察，并著有《动物的组成部分》、《动物的生死》等，描述了多种动物脏器的差别。埃拉吉斯塔特（Erasistratus，公元前310年～前250年）和希洛费勒斯（Herophilus，公元前330～前260年）是当时两位有名的解剖学家，他们不仅解剖了多达600具尸体，还解剖了大量的动物，在猪的实验中确定了气管是吐纳空气的通道，而肺则是交换空气的器官。古罗马著名的医师和解剖学家盖伦（Galen）对猪、猴及其他动物作解剖观察，提出在血管内运行的是血液而不是空气，神经是按区分布等重要观点，并编有解剖学专著《医经》，提出了实验研究是医学研究的基础。现代解剖学奠基人——维萨里（Anddreas Vesalius，1514～1564年）的《人体的构造》来自大量的动物和人体解剖实践，从根本上改变了西方世界对人体的传统观念，动摇了盖伦生理学的体系。文艺复兴时期的伟大画家达·芬奇（Leonardo da Vinci，1452～1519年）曾解剖过昆虫、鱼、蛙、犬、猫等动物，绘制了许多比较解剖的图解。15世纪50年代，维萨里的同行，意大利著名解剖学家科伦布（Readus Columbus，1510～1559年），基于临床观察和动物解剖实验发现了肺循环。

英国解剖学家哈维（W. Harvey，1578～1657年）采用犬、蛙、蛇、鱼和其他动物进行实验研究，发现了血液循环和心脏在血液循环中的作用，哈维放弃了一般科学家只研究人一个种和研究死人的方法，而采取比较解剖和活体解剖不同动物的方法，了解心脏跳动的实际情况。并于1628年出版《动物心血管运动的解剖研究》一书，从而为创建生理学开辟了道路。

1789年，英国詹纳（E. Jenner，1749～1823年）进一步发明给人接种牛痘，以预防天花。法国巴斯德（L. Pasteur，1822～1895 年）用减低细菌毒力的方法创制了鸡霍乱菌苗、炭疽病菌苗、狂犬病疫苗，使动物获得免疫，大大推动了传染病特异性预防的进展。

法国生理学家贝尔纳（claude Bernard，1813～1878 年）利用动物实验发现了胰液在脂肪消化中的作用，发现肝脏的产糖功能和血管运动神经。他评论说："对每一类研究，我们应当仔细地指出所选动物的适当性，生理学或病理学问题的解决常常有赖于所选择的动物。"他创立的实验室培养了几代优秀的学生。基于动物实验的经验和教训，他的学生卡雷尔（Alexis Carrel，1873～1944 年）于 1912 年因血管缝合与移植的成功而获得诺贝尔生理学或医学奖。

德国内科医生冯梅林（Baron Joseph Von Mering，1849～1908 年），俄国医学家病理学家闵可夫斯基（Oscar Minkowsk，1858～1931 年）通过手术切除犬胰脏，认识到胰腺在糖尿病发病中的作用。正是这一发现，使我们认识了糖尿病和后来用胰岛素控制糖尿病的方法。

俄国生理学家巴甫洛夫（Ivan Petrovich Pavlov，1849～1936 年）通过动物实验，在心脏生理、消化生理和高级神经活动等三个方面取得了重大突破，他说："没有对活的动物进行实验与观察，人们就无法认识有机界的各种现象。这是无可争辩的……"例如，他以犬为研究对象，从 1891 年开始研究消化生理。他在"海登海因小胃"基础上，制成了保留神经支配的"巴甫洛夫小胃"，并创造了一系列研究消化生理的慢性实验方法（如唾液瘘、食管瘘、胃瘘、胰腺瘘等），揭示了消化系统活动的一些基本规律。为此他获得 1904 年诺贝尔生理学或医学奖。

上述动物实验的发展促成了人类医学发展史上的重要发现，虽限于当时的条件，使用的都是一般动物，但由此逐渐创立了生物学和实验医学的各个学科。这些学科的发展为实验动物学的形成和发展奠定了基础。当对人体和动物正常解剖与生理的认识逐渐清楚以后，人们才开始观察、理解，并着手解决疾病的预防和治疗，使动物实验的目的性更强，范围更局限。得益于动物实验，免疫学、微生物学、传染病学、病毒学等概念在 18～19 世纪形成，现代医学的体系也开始逐渐形成，以至于诺贝尔逝世后在设立生命科学的奖项时还以生理学为主，称为"诺贝尔生理学或医学奖"。

第四节　动物实验的特点和优点

医学研究的主要任务是预防与治疗人类的疾病，保障人民健康。它是通过临床研究和实验室研究两个基本途径来实现的，而不论临床研究还是实验室研究均离不开使用实验动物。特别是医学科学从"经验医学"发展到"实验医学"阶段，动物实验就显得更加重要。实验医学的主要特点是不仅对正常人体或病人（在不损害病人的前提下）进行研究，而且利用实验室条件，进行包括试管内、动物离体器官、组织、细胞，尤其是整体动物的实验研究。动物实验方法的采用及发展，促进了医学科学的迅速发展，解决了许多以往不能解决的实验问题和重大理论问题。动物实验是医学科学发展的一个重要手段和基本途径，它和临床试验两者缺一不可，且互相促进。从一定意义上说，只有经过严格的、系统的动物实验才能把医学置于真正的科学的基础上，正如生理学家巴甫洛夫曾经指出的那样："整个医学，只有经过实验的火焰，才能成为它所应当成为的东西"、"只有通过实验，医学才能获得最后的胜利"。这些论点，正在被医学发展的历程所证实。

与临床试验相比，动物实验具有以下一些独特的特点：

1. 可以更严格地控制实验条件

虽然在临床试验中也可对试验条件加以控制，但由于人的高度复杂性，多数情况下难以严格控制，有时甚至连设置对照组都会遇到很大阻力，给试验的进行和结果的分析带来很多困难。但是在动物实验中，受试对象和整个实验进程都处于实验者的完全控制下，可以把很多人体上非常复杂的机制简单化，可以对各种因素进行的细微探讨。这是临床试验研究难以做到的。

机体的某一种功能同时会受许多因素的影响，因而要研究某一特定因素对这一过程的影响就希望能使该因素保持固定，这在人体是比较难以做到的，但在动物，无论是整体、离体或试管实验中，都相对容易。如试验条件，实验室可以严格控制实验室的温度、光线、声音，以及动物的饮食、活动等，而临床上很难对病人的生活条件、活动范围加以严格控制。病人对药物治疗以外的其他护理工作的反应，对医务人员的信赖程度及合作程度更是实验室中所不存在的问题。又如试验对象的选择，动物实验完全可以选择相同的动物，在动物的品种、品系、性别、年龄、体重、身长、活动性、健康状态甚至遗传和微生物等方面都可以严加限制，但临床试验中，病人的年龄、性别、体质、遗传等方面是不可能加以选择的。特别是健康状况，动物是健康的或是人工造成的某种疾病模型，而临床试验是人在生活中先天的或后天的自然环境下所患的病，即使是同一疾病，临床试验中每个人的疾病情况也不完全一致，因此，对同一药物反应也就不同，何况病人除试验治疗的疾病以外，还时常有些另外的疾病，这样可影响或掩盖试验效果。动物可以同时选取所需要的数量，同时进行实验，取得结果；而病人则是陆续发生，陆续进入试验，逐渐积累试验结果资料，前后可能掺入了不少干扰因素，有时难于区分。由于医学科研中利用了动物实验的这些优点，我们就把一个非常复杂的多元方程，转变成简单的函数运算，使许多医学上的实践问题和重大理论问题解决得比较容易，从而大大推动了医学科学的发展。

2. 可以缩短研究周期

动物实验可以进行对机体有害或可能有害的处理因素的研究。医学的宗旨是防病治病，增进健康。任何一种处理因素都不得有害于人的健康，因此任何一种预防或治疗措施（如一种药物、一种手术等），在未肯定其真正有益无害之前，严格地说是不允许在临床应用的，更不用说一些已知对机体有害的因素了。任何新的药物在临床应用前必须先通过动物实验，肯定疗效，确定剂量，弄清有无副作用和远期后果；一种新手术也必须在动物身上先试验其可行性、效果及问题，并已在动物身上充分掌握其技巧之后，才可用于临床。至于研究各种因素的致病作用，如毒物、病原生物、极恶劣环境等，动物实验不仅是必不可缺的，而且常常是唯一方法。

临床上很多疾病潜伏期或病程很长，研究周期也拖得很长，采用动物复制疾病模型可以大大缩短其潜伏期或病程。尤其是那些在人体上不便进行的研究，完全可以在实验动物身上进行。从而有力地推动了人类疾病的病因学、发病学以及防治方法的研究。应用动物模型，除了能克服在人类研究中会遇到的伦理和社会限制外，还容许采用某些不能应用于人类的方法学途径。这些途径对于研究低发病率疾病（各种癌症、遗传缺损）和那些因其危险性面对人类进行实验是不道德的疾病，具有特别意义。例如，急性白血病的发病率较低，研究人员可以有意识地提高其在动物种群中的发生频率而推进研究。同样的途径已成功地应用于其他疾病的研究，如血友病、周期性中性粒细胞减少症和自身免疫介导的疾病。

动物模型的另一个用途，在于能够细微地观察环境或遗传因素对疾病发生发展的影响。这对于长潜伏期疾病的研究特别重要。为确定特定的环境成分在某些疾病诱发中的作用，可将动物引入自然的或控制的环境中去。人类的寿命是很长的，一个科学家很难有幸进行 3 代以上的观察。许多动物由于生命的周期很短，在实验室观察几十代是轻而易举的，如果使用微生物甚至可以观察几百代。

3. 可以最大限度地获取反映实验效应的样本和资料

在临床试验中，从受试对象取得反映实验效应的资料，往往要受一系列限制，例如对象拒绝提供、可能损害健康等。但在动物实验中，通过种种安排，几乎可以不受限制地获得资料，而这些资料对于机制分析是至关重要的。临床上平时不易遇到的疾病，应用动物实验可以随时进行研究。使人们得以对这些疾病进行深入的研究，例如放射病、毒气中毒、烈性传染病等。以放射病为例，平时极难见到，而采用实验方法在动物身上可成功地复制成造血型、胃肠型、心血管型和脑型放射病。大大促进了这种病的研究。今天我们对辐射损伤的大部分知识，是通过动物实验积累起来的。关于辐射的远期遗传效应至今只有动物实验的材料。

4. 可以进行药物的长期疗效和远期效应的观察

药物的长期疗效和远期效应，在实验室采用动物实验方法来观察，没有太大问题，但在临床研究中问题就比较复杂，如病人多吃或少吃药、病人自动停药、病人另外求医、病人又患其他疾病、病人死亡以及病人失去联系等均可使治疗的最终效果很难判定。

5. 可以进行一些临床上根本做不到的实验

医学上有些重要的概念确立只有通过动物实验才能做到，临床上是根本做不到的。例如，关于神经与内分泌的关系早就引起了人们的注意，早在 20 世纪 30 年代临床上就观察到下丘脑损伤可引起生殖、代谢的紊乱，尸体解剖与动物实验都强烈地提示下丘脑可能通过分泌某些激素调节垂体前叶的功能从而控制许多内分泌器官的功能，如果这一现象能得到肯定，神经体液调节的概念将得到决定性的支持，但是花费了 40 年人们也无法找到下丘脑调节垂体的物质。直到 20 世纪 70 年代两组科学家分别用 10 多万个羊和猪的下丘脑提取出几毫克下丘脑的释放激素，而仅需几微克这类激素就可导致垂体分泌大量激素，才最后确定了下丘脑对垂体的激素调节的新概念，由于下丘脑释放激素的分离、合成，为神经内分泌和调节的概念提供了有力的证据并改变了许多内分泌疾病诊断与治疗的方法。如果不用动物下丘脑而企图由几万个人的下丘脑提取释放素那是非常困难甚至于是不可能的。

动物实验也有一些缺点，如动物机体结构及代谢特点和人有较大差异，所以以动物实验的结果不能完全照搬照抄于人；有些因素在动物身上不易观察如头痛及其他精神因素，这是由于动物没有语言，不能表达主观感觉；实验动物往往是在麻醉情况下进行实验和观察的，与正常清醒情况下有一定区别。所以在动物实验设计时必须选择与人相似的实验动物做实验，实验时注意麻醉浓度适中和其他各种因素的控制，来克服上述动物实验的缺点。

第五节　动物实验新技术、新方法的发展趋势

随着现代工程技术和生命科学的发展，新技术、新方法不断出现，并在生物医学研究中被广泛地应用，也逐渐应用到动物实验上来。医学传感测量与通信技术相结合的产物遥测技术，可通过远距离传输和测量技术对处在自然状态下的动物生理参数进行测量，采集到完全清醒自由状态动物的生理信号，如动物个体电子标签技术、无创伤血压测量技术等，能在动物不受干扰情况下进行个体识别，采集心跳、血压、心电图和呼吸等生理指标，从而极大提高了动物实验结果的准确性。分子生物学技术和现代医学影像学相结合的产物影像技术，能够反映细胞或基因表达的空间和时间分布，从而了解活体动物体内的相关生物学过程、特异性基因功能和相互作用，如磁共振成像技术、活体荧光成像技术等能在实验时对活体动物进行成像、示踪，方便了实验结果的分析。这些新的技术和方法，可以提高数据可靠性、准确性、重复性和可比性，避免个体差异和操作因素对实验结果的影响，既节省动物和费用，又符合动物福利要求，是动物实验中进行实时、连续、动态观察研究的重要工具。

（一）动物生理无线遥测技术的应用

生理无线遥测技术亦称生物信号采集与无线传输系统技术，是医学传感测量与通信技术相结合的产物，可通过远距离传输和测量技术对处在自然状态下的动物生理参数进行测量。作为动物在体监测多项生理参数如血压、心电图、体温等的一种新技术，该技术实现了从动物有创实验到无创或微创实验的转变、从麻醉状态下记录生理指标到清醒自由状态下记录生理指标的转变，该技术的检测系统又称清醒动物生理信号遥测系统。与传统测定方法相比，该技术能避免麻醉对动物产生的影响；能显著降低精神紧张引起的应激状态对实验动物的影响，动物可自由活动、清醒、有意识，不受束缚，不必经受加温等操作的刺激；能避免其他有线方式引起的导线引出位置感染和炎症；降低了对动物的干预程度，让动物保持良好的精神状态；用该技术所采集的数据能更好地模拟药物应用于人体的情况，避免许多药物假阳性、假阴性情况的发生；由于动物可以长时间持续记录，实验动物可以做自身对照使实验结果准确性和可靠性提高，可降低实验所需的动物数量。使用遥测技术不仅可减少由于实验操作而引起的血压、心率和体温等生理参数的变化，保证实验数据的准确性、可靠性，而且避免了动物福利受损问题，符合"减少、代替、优化"的"3R"原则。国际人用药品注册技术协调会（ICH）相关原则已将该血压测定技术列入安全性药理试验中，我国食品药品监督管理局指导原则也推荐使用该技术，用清醒动物的遥测技术代

替麻醉动物进行药物安全性评价，以得到更科学、更接近真实条件的实验数据。目前动物生理无线遥测系统主要包括两类：植入式遥测系统和马甲式遥测系统。

（二）分子影像技术的应用

分子影像学是运用影像学手段显示组织水平、细胞水平和亚细胞水平的特定分子，反映活体状态下的分子水平变化，对其生物学行为在影像方面进行定性和定量研究的科学。分子影像学的出现被认为是医学影像学发展史上的又一个里程碑，它是分子生物学技术和现代医学影像学相结合的产物，传统的影像诊断（X 线、CT、MR、超声等）主要显示的是一些分子改变的终效应，具有解剖学改变的疾病；而分子影像学则通过发展新的工具、试剂及方法，探查疾病过程中细胞和分子水平的异常，在尚无形态学改变的疾病前检出异常，为探索疾病的发生、发展和转归，在动物模型评价、药物评价和药物开发、疾病诊断和研究、药物的靶向治疗等方面起到日趋重要的推进作用。活体动物体内光学成像（optical in vivo imaging）技术是指应用光学影像学方法，对活体状态下的生物过程进行组织、细胞和分子水平的定性及定量研究的技术；目前已经广泛地用于多个医学模型的构建，特别是在肿瘤转移的研究中，应用尤其广泛。

（三）胚胎工程技术的应用

胚胎工程技术是从雌、雄生殖细胞至囊胚各发育阶段胚胎的体外操作技术，包括人工授精、同期发情、超数排卵、胚胎培养、胚胎保存、胚胎移植、胚胎分割、细胞核移植、体外受精、显微受精、性别控制等。实验动物胚胎工程的主要意义在于：①以实验动物冷冻胚胎库代替常规保种，便于实验动物的保种、运输，可有效避免遗传变异及微生物污染，具有一定经济效益及科学效益。②试管动物的培育可提高优良动物的利用率及繁殖生产力，涉及技术包括超数排卵、体外受精、胚胎培养、胚胎移植等。③细胞核移植与克隆动物的研究将产生突破传统"近交系"概念的超纯系动物。由于克隆动物之间基因型完全相同，用于动物实验的重复性、科学性将达到完美。

（四）基因编辑技术的应用

基因敲除动物模型一直以来是在活体动物上开展基因功能研究、寻找合适药物作用靶标的重要工具。但是传统的基因敲除方法需要通过复杂的打靶载体构建、ES 细胞筛选、嵌合体小鼠选育等一系列步骤，不仅流程烦琐、对技术的要求很高，而且费用大，耗时较长，成功率受到多方面因素的限制。即使对于技术比较成熟的实验室，利用传统技术构建基因敲除大、小鼠一般也需要一年以上。而 CRISPR/Cas 技术运用于 DNA 片段的插入或定点突变的实现，只需在此基础上为细胞提供一个修复的模板质粒，这样细胞就会按照提供的模板在修复过程中引入片段插入或定点突变，对受精卵细胞进行基因编辑，并将其导入代孕母体中，可以实现基因编辑动物模型的构建。CRISPR/Cas 技术是继锌指核酸酶（ZFN）技术、ES 细胞打靶技术和转录激活子样效应物核酸酶（TALEN）技术等技术后可用于定点构建基因敲除大、小鼠动物的第四种方法，且有效率高、速度快、生殖系转移能力强及简单经济的特点，在动物模型构建的应用前景将非常广阔。

第二章　动物实验的常用操作方法

随着科学技术的发展，动物实验已成为生物医学研究的重要手段。尽管不同学科使用实验动物的目的可能有所不同，但动物实验中的一些基本操作技术都具有一定的共性。动物实验的操作技术已成为生物医学科研和教学工作中不可缺少的手段，操作技术的正确与否会直接影响实验结果。因此，为了顺利完成一项动物实验研究，熟练掌握动物实验的常用技术是十分必要的。

本章主要介绍最常用的小鼠、大鼠、豚鼠、兔、比格（Beagle）犬、猴、小型猪等实验动物的常用操作技术。

第一节　实验动物的抓取与固定

抓取与固定动物的目的是使动物处于安静状态和合适体位，充分暴露，以便顺利进行观察、给药、手术、数据采集等各种操作。抓取与固定动物的原则是保证实验人员的安全、防止动物意外损伤和禁止对动物采取粗暴动作。抓取与固定的方法依照实验内容和动物种类而定。抓取与固定前，必须对所用动物的一般习性有所了解，操作时既要小心仔细，又要大胆敏捷，做到稳、准、牢。

一、小鼠的抓取与固定

小鼠属于小型啮齿类动物，性情比较温顺，一般不会主动咬人，易于抓取。抓取小鼠时须注意用力适度，用力过大会使其窒息、骨折或颈椎脱臼；用力太小，小鼠会挣脱，固定位置不对时，甚至能反转头咬人。

1. 双手抓取与固定

先用左手拇指（根据操作者的习惯而定，如习惯用右手操作者可以用右手，下同）和食指捏住鼠尾根部并从鼠笼中提出小鼠（图 2-1A），放在鼠笼盖或其他粗糙的台面上，轻轻向后牵拉鼠尾，当小鼠向前挣扎爬行时，用右手拇指和食指捏住小鼠两耳前部及颈后部皮肤，使其头部不能动弹（图 2-1B）。翻转右手将小鼠置于右手手心中，再用右手无名指和小指按住鼠尾和后肢，调整好小鼠在手中的姿势，使头、体呈直线（图 2-1C），此时即可进行灌胃、肌内注射、腹腔注射和皮下注射等操作。

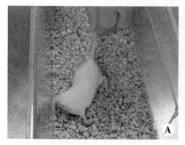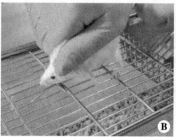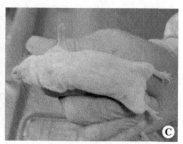

图 2-1 双手抓取小鼠方法

A. 抓取小鼠；B. 固定小鼠；C. 翻转小鼠

2. 单手抓取与固定

直接用单手小指勾起鼠尾（图 2-2A），迅速以拇指和食指、中指固定其耳前、颈背部皮肤（图 2-2B），此时即可进行灌胃、肌内注射、腹腔注射和皮下注射等操作。

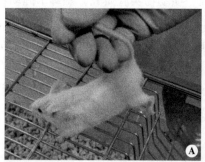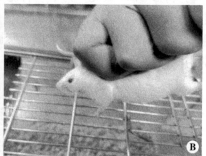

图 2-2 单手抓取小鼠方法

A. 勾起鼠尾；B. 固定小鼠

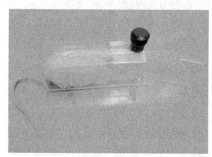

图 2-3 固定盒固定小鼠

3. 固定器（板）固定

当进行心脏采血、脏器剖检或外科手术等操作时，必须将小鼠固定在固定板上。首先使小鼠呈仰卧位（一般需先进行麻醉），用线绳或橡皮筋或胶带将其四肢和两上门齿固定在小鼠固定板的相应位置上，也可借助大头针将其固定在泡沫塑料板上。如进行小鼠尾静脉注射或采血时，可将小鼠装入固定盒（图 2-3）或扣在笼盒内，使其尾巴外露进行操作。

二、大鼠的抓取与固定

大鼠牙齿尖利，虽性情温顺，但激怒时凶猛，一旦被咬损伤较大，故抓取时须小心，可遵循"快"、"轻"、"准"三字原则，即要做到出手要快，下手要轻柔，抓取部位要准。操作者为防止被抓伤咬伤，可戴上帆布手套或棉线手套。大鼠的抓取、固定方法与小鼠基本相同，也分双手、单手抓取与固定，对特别大的大鼠用"一把抓"的方法。

1. 双手抓取与固定

先用右手捏住鼠尾根部或靠尾根部 1/3 处，将大鼠从鼠笼中提出，放在笼盖或其他粗糙的台面上，向后牵拉鼠尾，当大鼠向前挣扎爬行时，迅速用左手拇指和食指捏住双耳前方和颈后部皮肤，使其头部不能转动，其余三指捏住背部皮肤，翻转左手将大鼠置于左手手心，右手即可进行各种实验操作（图 2-4）。

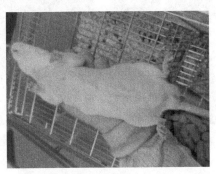

图 2-4　翻转大鼠

2. 单手抓取与固定

直接用左手小指勾起鼠尾（图 2-5A），迅速以拇指和食指、中指固定其耳前、颈背部皮肤（图 2-5B），此时即可进行灌胃、肌内注射、腹腔注射和皮下注射等操作。

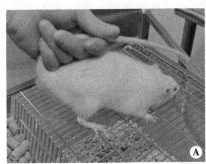
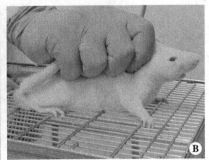

图 2-5　单手抓取大鼠方法

A. 勾起鼠尾；B. 固定大鼠

3. "一把抓"抓取与固定

特别大的大鼠，以上方法均难以很好固定，可以用"一把抓"的方法来抓取与固定。具体方法是迅速将右手的食指与中指插入大鼠颈部并夹住大鼠的脸颊部，拇指与其余三指按住大鼠肋部和腹部，此时食指与中指用的是虚力，主要是拨正或伸直大鼠头部，使其不易轻松活动或弯曲颈部。若大鼠挣扎，其余三指可适当用力固定（图 2-6）。

4. 固定板（盒）固定

当进行心脏采血、脏器剖检或外科手术等操作时，必须用固定板固定大鼠。首先进行麻醉，然后使大鼠呈仰卧位，用线绳或橡皮筋将大鼠四肢及两上门齿固定在固定板上（图 2-7）。用固定板固定大鼠既可以防止大鼠麻醉苏醒后咬人，又便于充分暴露颈、胸部手术视野。当进行尾静脉采血或静脉注射时，可将大鼠置于固定盒内，固定牢固定盒的封口，使鼠尾露在外面进行操作。

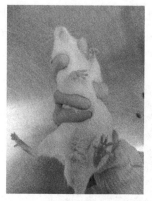
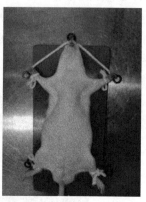

图 2-6 大鼠"一把抓"固定　　图 2-7 大鼠固定板固定

三、豚鼠的抓取与固定

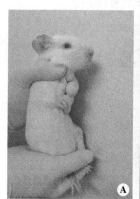
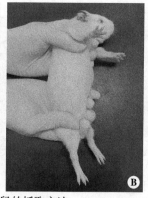

图 2-8 豚鼠的抓取方法
A. 托臀固定；B. 夹后肢固定

豚鼠性情温顺，一般不伤人，但其胆小易惊，所以抓取时应快速轻柔。抓取幼年豚鼠时，可用两手将其捧起。成年豚鼠则用左手迅速抓住豚鼠背肩胛上方，以拇指和食指形成环握住颈部，右手托住臀部即可（图2-8A）。另一种抓取豚鼠的方法是把左手的食指和中指放在颈背部的两侧，拇指和无名指放在肋部，分别用手指夹住左右前肢将其抓起。反转左手，用右手的拇指、食指和中指夹住左右后肢，使鼠体伸直呈一条直线（图2-8B）。其他操作可参考大鼠的抓取与固定。需要注意的是，抓取豚鼠时，不能抓豚鼠的腰腹部，以免造成肝破裂而引起死亡。

四、兔的抓取与固定

兔胆小怕惊，易于驯服，一般不咬人，但脚爪较尖，操作不当时极易被抓伤。

（1）兔的抓取　从兔笼内抓取时，先轻轻打开笼门，勿使兔受惊，当其安静时，右手伸入笼内，从兔的头前部把两耳轻轻压在手掌内，兔便卧伏不动，将颈背部的毛皮和皮肤一并抓住提起，移向笼外，然后用左手托住臀部，使其身体重量主要落在左手上（图2-9A）。转运时，可让兔的头部朝向怀内，使兔观察不到周围的情况，能有效使兔保持安静（图2-9B）。特别注意切不可抓提兔耳、腰部或四肢，因兔易挣扎、脱落而造成损伤。

（2）兔的固定　根据实验需要，未麻醉的兔可用盒式固定器固定，方法是将兔置于固定盒内，前方露出头部（图 2-10A），这种固定方法常用于注射、采血、热原试验等实验操作。测量血压、呼吸和手术操作时，可采用台式固定（图 2-10B），方法是将兔麻醉后置于固定台上，用棉绳一端绑住兔四肢、拉直，另一端绑在固定台或板四周的栓上，头用固定夹固定或用一根粗棉绳牵引兔的门齿，并系在固定台或板上。

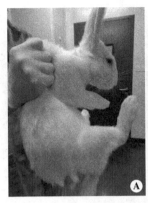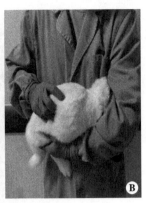

图 2-9　兔的抓取方法

A. 托臀抓取；B. 转运抓取

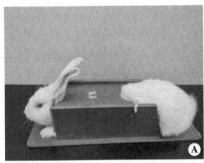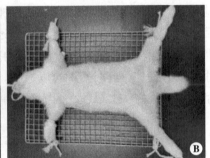

图 2-10　兔的固定方法

A. 固定盒固定；B. 台式固定

五、Beagle 犬的抓取与固定

Beagle 犬性情温和，不必强制性固定。因此在抓取固定时为避免引起犬的反抗，不宜粗暴和用力，可以用左手伸入犬的前胸部，右手伸入犬的右侧腹下侧，将犬托起，置于实验台上用左手抚摸犬的下颌部，右手轻抓犬的后腿部，并轻轻抚摸犬的臀部（或右手抚摸犬的背部，左手轻抚犬的前胸部），使犬保持坐立的姿势和安静的状态（图 2-11A）；或用右手绕过犬身伸入两前肢间隔，抓住左前肢，并使犬紧贴操作者，保持站立姿势（图 2-11B）；或用左手弯曲绕过犬的颈部，右手抓住犬的前肢，使犬处于趴伏的姿势（图 2-11C）；以上几种方式主要便于取血或给药等操作。还可用双手轻压犬，左手抓住犬的前肢，右手抓其后肢，使其保持侧卧姿势，可进行各种操作（图 2-11D）。如需进行静脉滴注给药，则需用帆布固定架固定（图 2-11E）。

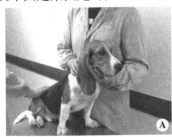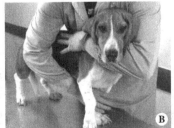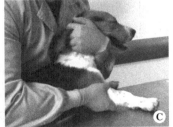

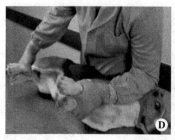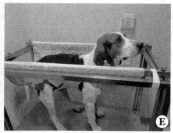

图 2-11　Beagle 犬的抓取固定方法

A. 保持坐姿；B. 保持站姿；C. 趴伏姿势；D. 侧卧姿势；E. 固定架固定

六、猴的抓取与固定

猴反应机敏、动作灵活，难以用手直接抓捕，可用网罩法抓取与固定。一般先用网罩罩住，然后再行抓捕固定。如猴饲养在小型笼内，可持短柄网罩由上而下罩捕。当猴被罩住后，立即将网罩翻转并取出笼外，将猴罩在地面，从罩外抓住猴的颈部，小心掀开网罩，再将猴的手臂反背握住，此时猴即难以挣脱。如猴饲养在室内或大笼内，捕捉时需两人合作，用长柄网罩。最好一次罩住，因为猴特别灵巧，受惊后很难捉捕。

七、小型猪的抓取与固定

小型猪相对体型较小，常用抓后肢法和抱胸法固定。抓后肢法，可从小型猪后面直接抓住其后腿提起。抱胸法是右手抓住小型猪其中一个后腿的跗关节部位提起，左手抱住小型猪后，腾出右手，放在小型猪头部下方，使小型猪紧贴操作者身体。体重较大的小型猪可用挤压式不锈钢笼固定。

第二节　实验动物分组、编号及标记

一、实验动物分组

实验动物分组要符合对照、随机、重复性、一致性等原则。经典的药理实验，其分组应包括实验组和对照组。实验组又可分为高、中、低剂量组或不同处理组；对照组根据研究内容、目标或研究方法确定，一般可分为正常对照组、空白对照组、阴性对照组、模型对照组、阳性对照组等。具体的分组原则、分组设计等将在第十一章动物实验设计方法中进行讲述。

二、实验动物的编号及标记

进行动物实验分组时，应有详细的识别记录，其方法包括但不限于识别卡或条形码信息，内容应记录动物的来源、品种或品系，负责研究人员姓名、联系方式，日期等，但对具体的实验动物则应进行编号标记。标记方法应该保证不影响动物的生理或实验反应，标记要清晰耐久、简便易读，对实验动物无毒性，操作简便。标记的方法很多，可根据实验动物的种类和实验类型选择合适的标记方法。

（一）染色法

染色法常用于被毛白色的大鼠、小鼠、豚鼠和兔等动物的编号标记。方法简便，但因动物互相摩擦、舔毛、被毛长出、脱落等原因，使颜色变浅脱失，因此染色法常用于周期短的实验，对周期较长的实验，可适时进行补染。常用的染液有 0.5% 中性红或品红溶液（红色）等生物染液。早前常用的 2%～3% 苦味酸溶液或 80%～90% 苦味酸乙醇饱和液、2% 硝酸银溶液、煤焦油乙醇溶液等因对动物有伤害，已不建议使用。

标记的方法是用毛笔或棉签蘸上溶液，在动物体表不同部位涂上染色液（尽量涂抹在毛根），以表示不同的号码。编号顺序的原则是先左后右，从前到后，可标记左前腿为 1 号，左腰部为 2 号，左后腿为 3 号，头部为 4 号，背部为 5 号，尾根部为 6 号，右前腿为 7 号，右腰部为 8 号，右后腿为 9 号，不涂色的为 10 号（图 2-12）。若动物编号超过 10 或更大数字时，可使用两种不同颜色的生物染液，如把黄色定为个位数，红色定为十位数。例如，在左前腿上标记红色和黄色斑点，表示为 11 号；头顶为红色斑点，右后腿为黄色斑点，则表示 49 号，以此类推，这样可标记 100 只动物（其中 1 只为不涂色）。

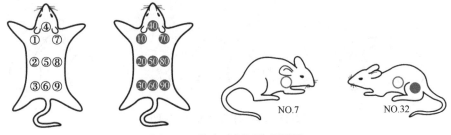

图 2-12　染色法标记位置图示

（二）专用标记笔法

专用标记笔法常用于被毛白色的大鼠、小鼠、豚鼠和兔等动物的编号标记。专用标记笔有不同的颜色，其主要成分为异丙醇、有机酸、水及法定色素等，通常可维持 6～12 周，动物舔舐，不易掉色。标记时可逆毛涂，编号顺序与染色法相同，也可在尾根直接写上编号。

（三）剪毛法

剪毛法常用于大鼠、小鼠、豚鼠和兔等动物的编号标记。由于被毛为非白色动物的被毛与毛根部有色差，被毛剪短后比较醒目，因此尤其可用于被毛为非白色动物。方法简单，但也因被毛容易生长，如实验周期较长，需要每隔几天就补剪一次。编号顺序可参照染色法，但其一般最多只能编号 10 只动物，需要依靠识别卡来辅助。

（四）剪趾法

剪趾法是在没有其他个体识别方法时对小型啮齿类使用的一种编号方法。此方法最好用于小于 7 日龄的新生鼠，因为这一年龄的小鼠使用剪趾法标记副作用小，也不影响动物的行为学和健康福利，而且剪下的脚趾还可用于基因型鉴定。

（五）耳缘打孔法

耳缘打孔法是用动物专用耳孔器在动物耳朵的不同部位打一小孔或打成缺口表示一定号码的方法。一般左耳代表十位数，右耳代表个位数（图 2-13）。可用滑石粉抹在打孔局部，防止孔口愈合，能用于长期实验。打孔时要先进行局部麻醉，同时需遵循无菌原则。

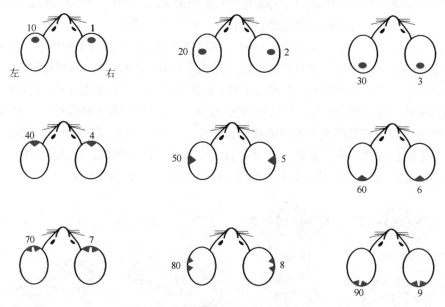

图 2-13　耳缘打孔法标记位置图示

（六）烙印法

烙印法是用号码烙印钳将号码烙印在动物耳朵上。烙印前用酒精棉球消毒耳朵，烙印后在烙印部位涂抹溶于乙醇溶液中的黑墨。此号码可长期存在，适用于长期实验，尤适用于犬、兔等耳朵较大的动物的标记。

（七）挂牌法

挂牌法为让动物佩戴号码牌进行标识的一种方法。即将号码烙印在金属牌上固定于耳朵上。犬也可以用铁丝穿过金属牌上的小孔，固定在犬的链条上。此法编号清楚、可靠，便于观察。

（八）微芯片植入法

微芯片植入法为将微芯片植入皮下肩胛骨之间的一种标识方法。每个微芯片可携带包括来源、遗传等身份标签，同时具有唯一性，用扫描识别器即可识别。

第三节　实验动物被毛的去除方法

被毛去除方法有剪毛、剃毛、拔毛和脱毛法等。剪毛法需用弯头手术剪刀，剃毛法需用剃毛刀或电动剃刀。

1. 剪毛法

剪毛法为急性实验中最常用的方法。将动物固定后，将需剪毛的部位用水湿润，用手指撑开并绷紧局部皮肤，使之平展，用弯头手术剪刀紧贴皮肤按序将被毛剪掉。注意不能用手提着被皮剪毛，否则易剪破皮肤，影响下一步实验。

2. 剃毛法

剃毛法常用于大动物的手术备皮。先用刷子蘸温肥皂水将需剃毛部位的被毛充分浸润，然后用剃毛刀顺被毛方向进行剃毛。若用电动剃刀，则逆被毛方向剃毛。

3. 拔毛法

拔毛法在各种动物进行后肢皮下静脉注射或采血，特别是兔耳缘静脉注射或采血时常用。将动物固定后，用拇指和食指将所需实验部位的被毛拔掉即可。

4. 脱毛法

脱毛法常用于大动物的无菌手术、局部皮肤刺激试验、观察动物局部血液循环或其他各种病理变化时。可选用市场上某些化妆品脱毛剂或脱毛膏，这些化妆品通常做过刺激试验或过敏试验，相对安全，不建议使用具有刺激性的化学品配制的脱毛剂。

脱毛时，将动物需脱毛部位的被毛先用剪刀尽量剪短，在脱毛部位用棉球将脱毛剂涂成薄层，2～3min 后用温水洗去脱毛部位脱下的毛，自然晾干备用。

第四节　实验动物的给药途径和方法

实验动物的常用给药方法有经口给药、注射给药、经皮给药等。应根据实验目的、实验动物种类和药物、剂型等情况确定给药途径和方法。

一、经　口　给　药

（一）口服给药

口服给药即把药物均匀混入饲料或溶于饮水中让动物自由摄取的方法。此法优点是简单方便，省时省力，也不会因操作失误而导致动物死亡。缺点是由于动物状态和进食习性不同，饮水和饲料摄取量有差别，剂量不能保证准确。该方法一般适用于动物疾病的防治、药物长期安全性评价、诱发性肿瘤试验、某些与食物有关的人类疾病动物模型的复制等。

在给予片剂、胶囊、丸剂等药剂时，用手掐住动物嘴角使动物张嘴后，另一只手将药物送至其舌根，迅速关闭口腔，并将其头部抬高，观察动物是否吞咽，确认没有吐出才算给药完成。

豚鼠、兔长期口服给药，可使用注射器（去针头）喂饲的方式，用注射器针管插入动物口腔，随动物吞咽动作缓慢喂饲。

（二）灌胃给药

该方法是通过专用灌胃器（导管）将药物强制性灌入动物胃内，如不熟练掌握，可能会对动物有一定的损伤。但给药量、给药时间等能准确掌握。

1. 大鼠和小鼠灌胃

操作前将带有圆钝头的灌胃针（器）（图 2-14A）安在注射器上，根据从口腔至胃（剑突部）的距离，确定灌胃针插入的深度。

操作时按大鼠和小鼠的抓取与固定方法，使其头颈保持平直，同时头部在上，腹部面向操作者，用灌胃针的前端经口角放进大鼠或小鼠口腔，灌胃针压住舌根部，顺着上腭部插入咽部，稍稍向动物背侧方向压，沿咽后壁感觉无阻力后，慢慢插入食管，插入到胃后，缓慢注入药物（图 2-14B）。操作时动作不能太猛。若遇到阻力或动物挣扎、发生呕吐，表示针头未进入胃内，应拔出灌胃针重新操作。

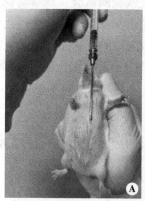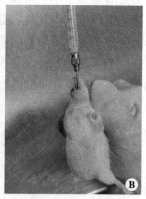

图 2-14　大鼠和小鼠灌胃方法

A. 进针深度；B. 灌胃给药

2. 兔灌胃

一般采用开口器和 10 号导管（可用导尿管代替）。开口器为纺锤形木条，正中钻有一圆孔（图 2-15A）。给兔灌胃给药的方法是：先用固定盒将兔固定，用左手压迫兔的口角，使兔微微张口，插入并转动开口器压住舌头，用左手固定开口器，右手将导管圆端（有孔）从开口器圆孔缓慢进入至咽喉部，导管的另一端接入盛有水的水杯，继续缓慢推进导管（图 2-15B），检查水杯是否有气泡，如无气泡，则基本可确定进入食管，并继续插入，导管插入深度约 15～18cm，用空的注射器反抽，如反抽需用力或有胃液抽出，则可证实确已进入胃内，否则应拔出重新插入。确认导管进入胃内后方可注入药液，注毕后以少量清水冲洗残留在管内的药物，最后拔出导管，取出开口器。需要注意的是，每次灌胃用的导管必须清洁、管内不留液体，否则误入气管或肺时，易导致肺部感染，引起炎症。

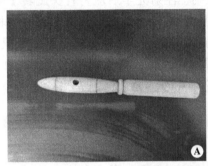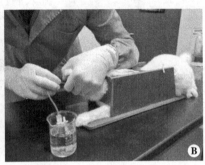

图 2-15　兔灌胃工具和方法
A. 兔开口器；B. 插入胃管

3. Beagle 犬和小型猪灌胃

Beagle 犬与小型猪灌胃方法基本相同。灌胃导管可用 12 号十二指肠管或导尿管，也可用内径为 0.3cm、长为 30cm 的软胶皮管。开口器与兔的开口器可一样。灌胃时需有助手协助，助手将 Beagle 犬保定在固定架上或采用站立姿势保定，操作者的方法与兔灌胃基本相同。导管插入的深度约 20cm。

二、注 射 给 药

动物注射给药方法有皮内注射、皮下注射、肌内注射、腹腔注射、静脉注射、脑室内注射、椎管内注射等。

（一）皮内注射

此法多用于免疫、接种、过敏试验等。大鼠、小鼠、豚鼠和兔皮内注射部位一般选用背部脊柱两侧皮肤的表皮与真皮之间。操作时，先将注射部位的被毛剪净，然后用酒精棉球消毒。用左手拇指和食指把皮肤捏成皱襞，右手持注射器使针头与皮肤呈30°，沿皮肤表浅层刺入皮肤内，之后在皮下几乎和皮肤平行的方向再行 3～5mm，注入药物。注意进针行针时使针头的斜面朝上，进针要浅，避免进入皮下。由于表皮与真皮之间结构致密，当药物注入皮内时，会感觉阻力很大，并可见到皮肤表面会鼓起一个白色小皮丘。此小皮丘如不很快消失，则证明药液确实注入皮内。皮内注射量小鼠一般不超过50μL，大鼠、豚鼠不超过 100μL，兔不超过 250μL。

（二）皮下注射

皮下注射操作较为简易，操作时先消毒注射部位的皮肤，再将皮肤轻轻提起，注

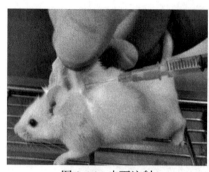

图 2-16　皮下注射

射针头与皮肤呈钝角刺入皮下（图 2-16）。针刺时，先将针头刺入皮下，把针头轻轻向左右摆动，容易摆动则表示已刺入皮下，轻拉针栓，确认没有血液流入后注射。注射完毕后应将针头旋转 1 圈再拔针，以免药物从针孔溢出。皮下注射常在皮肤相对松散、皮下脂肪组织少的部位，一般小鼠和大鼠在颈背部或下腹部两侧，豚鼠在大腿内侧、背部和肩部，兔在背部或耳根部，犬常选用大腿外侧，小型猪在颈后部。

（三）肌内注射

肌内注射以前称肌肉注射。当给动物注射不溶于水而混悬于油或其他溶剂中的药物时，常采用肌内注射。先固定动物，用酒精棉消毒注射部位，右手持注射器，使注射器与肌肉呈 60°，快速刺入肌肉内（图 2-17）。回抽针栓，如无回血则可注药。注射完毕要用手指轻轻按摩注射部位，帮助药液吸收。肌内注射时应选择肌肉发达、无大血管和神经通过的部位。大鼠、小鼠常选择股部、大腿内侧或外侧肌肉，豚鼠、兔一般选择大腿部、四头肌和腰背部肌肉，Beagle犬选取臀部或大腿后部的肌肉，小型猪选择背部、臀部的肌肉。

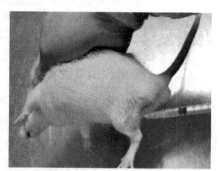

图 2-17　肌内注射

（四）腹腔注射

腹膜面积大，药物进入腹腔后容易扩散、被吸收。给小鼠、大鼠腹腔注射时，先用右手抓取并固定动物，使其腹部朝上，头部略低于尾部（使下腹部脏器上移），注射部位在下

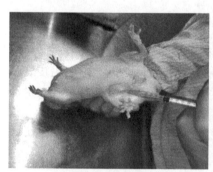

图 2-18　腹腔注射

腹部腹白线两侧（左侧或右侧均可），用酒精棉球消毒注射部位，将注射器针头刺入皮肤，进入皮下后，向下倾斜针头，以约呈 45°刺入腹腔（图 2-18）。针尖穿过腹膜时有落空感，注意进针不能太深，针头不能太长，否则易刺穿至背部或刺及肾。回抽针栓，如无血液或异常液体回流，可缓慢注入药物。

其他动物腹腔注射方法可参照此法进行。豚鼠腹腔注射部位与鼠类相同；家兔的腹腔注射部位在下腹部腹白线旁约 1cm 处；犬在腹白线旁 1～2cm 处。

（五）静脉注射

1. 尾静脉注射

尾静脉注射主要用于大鼠和小鼠。鼠尾有 3 条静脉，分别在尾的左右侧和背部（图 2-19A）。左右侧静脉较浅，常被选用。注射方法是将大鼠、小鼠固定，可以用固定器或用笼盒（小鼠），露出尾巴；大鼠固定可以由助手协助固定，一只手轻按大鼠背部，另一只手挤压静脉（图 2-19B）。将尾巴拉直，用酒精棉球擦拭使静脉充盈。注射位置宜选在尾后部 1/3 处（因如从尾根处注射，若一次不能成功，再选择尾后部注射，则注射时药液会从前次注射点漏液），注射时注射器连 4～5 号针头（大鼠尾静脉注射也可用头皮针，确认进尾静脉后用手按住针头，易固定针头），针头斜切面向上，从表皮角质间隙中以约呈 30°进针（图 2-19C），破皮后，皮肤刚淹没斜切面时平行向前再推进 2～3mm，先轻推注入少量药液，如注射有阻力并形成皮丘，则表明未进入尾静脉，若能轻松注入，且药液呈一条直线同时均匀向血管周边分布，则表明注射成功。注射完毕拔出针头后，应用无菌棉压迫止血。

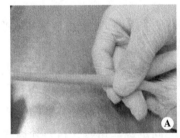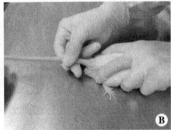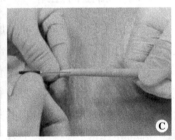

图 2-19 尾静脉注射方法
A. 鼠尾静脉；B. 挤压静脉；C. 尾静脉注射

2. 耳缘静脉注射

耳缘静脉注射主要用于兔、小型猪的静脉注射。兔耳中央为动脉，耳边缘处为静脉。用固定盒固定动物，用酒精棉球反复擦拭注射部位，必要时用手指弹动兔耳，使静脉充盈。拉直耳朵，使耳朵处于水平，然后用左手食指和中指抵住注射部位下方，借用手的虎口固定耳朵，右手持注射器（7 号针头或头皮针）顺血管平行方向刺入，进针后立即用拇指按住注射部位以固定针头（图 2-20）。回抽针栓有回血，则确定已刺入血管，缓慢注入药液。注射完毕，拔去针头，用棉球压迫止血。

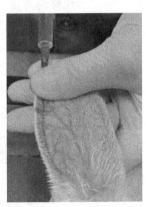

图 2-20 兔耳静脉注射

小型猪耳缘静脉注射需有助手协助进行固定。注射方法与兔基本相同。

3. 前肢内侧皮下头静脉或后肢外侧小隐静脉注射

前肢内侧皮下头静脉或后肢外侧小隐静脉注射主要用于豚鼠静脉注射。豚鼠由于无尾且耳静脉细小，因此选择前肢内侧皮下头静脉或后肢外侧小隐静脉进行静脉注射。前肢内侧皮下头静脉在前肢内侧面皮下，靠前肢内侧外缘行走；后肢外侧小隐静脉在后肢胫部下 1/3 处外侧的浅表皮下。注射前剪去注射部位被毛，用酒精棉球消毒，在静脉向心端处用橡皮带绑紧，使血管充盈，用 4 号针头注射器或头皮针平行于静脉刺入，待有回血后，松开绑带，缓缓注入药液。

4. 前肢桡侧皮静脉或后肢浅表小隐静脉注射

前肢桡侧皮静脉或后肢浅表小隐静脉注射常用于犬的静脉注射。注射时需要助手固定，将前肢从外向内固定，用手压迫膝关节或用绷带结扎，能看到纵行的皮静脉充盈；拉直后肢，用绷带结扎，在跗部背外侧可见充盈的浅表小隐静脉。酒精棉球消毒后，用 4～6 号针头的注射器或头皮针刺入血管，回抽有回血，则可将药液缓慢注入。如是滴注，则用头皮针，将备好的胶布先紧压针柄缠绕一圈，再把连接针头的细管向前折转，并用胶布压在其上方缠绕固定，以防止针头从血管脱落。

静脉注射的方法还有很多，比如用于大鼠的舌下静脉、阴茎静脉注射，大鼠和豚鼠的前背侧趾静脉注射，大鼠和犬的股静脉、颈外静脉注射，小型猪的前腔静脉注射等。

（六）脑室内注射

慢性实验须先将套管埋入脑内，管端距侧脑室壁约 1mm，并固定于颅骨上，实验时将注射管通过套管置入侧脑室，注射微量药物。

急性实验可利用脑立体定位仪进行定向注射，常用于大鼠、小鼠等。具体方法是将大鼠、小鼠麻醉后，用剃毛刀进行头部备皮；将动物的门齿固定于脑定位仪上颌固定器上，然后把一侧的耳棒推入动物的外耳道后，使动物的头处于两滑道正中。再将另一耳棒推入另一侧的外耳道，观察两个耳棒的刻度一致后，将两耳棒上的固定螺丝扭紧，再将牙齿固定器上的鼻环压下后扭紧（鼻环、耳棒的松紧度调节适宜为好），以从各个方向推压动物头部均不会出现移动为宜。需要注意的是门齿固定器的高度需要根据动物体型大小调节，使颅骨顶保持水平状态；在定位仪底座上采用合适垫板，使动物头部与身体保持水平，使动物呼吸顺畅（图 2-21）。固定后，用 2%碘酒及 75%酒精棉球作头部皮肤的消毒，用手术刀沿矢状缝作一 2～3cm 长的皮肤切口，分离皮下组织及颅骨表面的筋膜，用止血钳夹取两侧切口皮肤，扩大手术视野；切开骨膜，使用灭菌棉签擦拭颅骨表面，暴露前囟，使用铅笔标注前囟位置。以前囟位置为三维坐标系的参考零点，根据实验方案的坐标位置定位注射点，并用铅笔做标记后，使用颅骨钻缓慢开孔至暴露脑膜；利用微泵，微量进样针抽取相应体积的注射药物，根据注射时间设置微泵的注射速度，下移微量进样针至进样针斜面没入颅孔时记为进针深度零点，缓慢入针至实验方案规定的注射深度后进行注射；注射完毕后缓慢退出微量进样针，使用骨蜡封闭颅孔，创口缝合后，用碘酒消毒创口，将动物放置于保温台复苏。

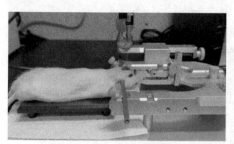

图 2-21　大鼠脑室内注射

（七）椎管内注射

椎管内注射主要用于椎管麻醉和抽取脑脊液。在兔、犬等动物中有时使用。操作时先剪去腰骶部被毛，局部消毒。将动物麻醉后取自然俯卧式，操作者用左肘关节及肋部夹住动物头部及身体，使之固定不动，再用左手将其尾端向腹侧弯曲，使腰骶部突出，以增大脊突间隙。注射器针头自第一骶骨前面正中轻轻刺入。当刺到椎管时，有刺透硬膜的感觉，有时动物尾巴随针刺而动或后肢抽动，即证明穿刺针已进入椎管。这时不要再继续推针，以免损伤脊髓。若未能刺入椎管，不必拔出针头，使针尖不离脊柱中线将针头稍稍撤出一点，更换方向再次刺入。

三、经皮给药

经皮给药是药物通过皮肤吸收的一种方法。

动物经皮给药部位常选用脊柱两侧的背部皮肤。用脱毛剂脱去被毛，洗净脱毛剂，放回笼内，至少 24h 后才能进行实验。脱毛过程中应特别注意不要损伤皮肤。次日，仔细检查处理过的皮肤是否有刀伤或过度腐蚀的创口，以及有无炎症过敏等现象。如果是一般性的药物软膏或各种化妆品，可直接涂抹在脱毛的皮肤上，药物与皮肤接触的时间根据药物性质和实验要求确定。经皮给药吸收会受皮肤屏障、生理因素、药物理化性质及剂型等的影响，因此临床上常通过化学方法如药物结构改造、物理方法如离子导入技术等，来促进药物渗透，提高药物吸收。

常用的给药途径和方法还有吸入给药。吸入给药是通过雾化装置将药液分散成细小的雾滴，经动物的口、鼻吸入，通过呼吸道黏膜吸收的一种给药方式，适用于气体、挥发性药物的给药。实验过程中，气体（异氟烷等）麻醉也是典型的吸入给药的一种方法。

其他给药方法还有滴鼻、滴眼、滴耳，以及经直肠、阴道、关节腔、淋巴囊等途径给药。

四、给药容量

实验动物给药前，应考虑该动物在某种给药途径下能耐受的最大容量（ml），只有确定给药容量之后才能决定药物配成适宜浓度。不同种类实验动物一次给药能耐受的最大容量不同，灌胃容量过大可能导致胃扩张，静脉给药容量过大时易引起心力衰竭和肺水肿。通常动物血容量约占体重的 1/13，静脉注射容量最好在体重的 1/100 以下，皮下、肌内及腹腔注射容量最好在体重的 1/40 以下。例如，一只体重 20g 的小鼠，尾静脉注射不宜超过 0.2ml，肌内、皮下及腹腔注射不宜超过 0.5ml。常用实验动物不同给药途径的常用容量参考表 2-1，一次给药的最大耐受容量参考表 2-2。

表 2-1　常用实验动物不同给药途径的常用容量

动物名称	单位	灌胃	腹腔注射	静脉注射	肌内注射	皮下注射
小鼠	ml/10g	0.2～0.4	0.2～0.3	0.1～0.2	0.05～0.1	0.1～0.2
大鼠	ml/100g	1～2	0.5～1	0.5～1	0.1～0.2	0.3～0.5
犬、猪	ml/kg	2～5	0.5～1	1～2	0.1～0.2	0.2～0.3

表 2-2　常用实验动物一次给药的最大耐受容量　　　　　　　（单位：ml）

动物名称	灌胃	腹腔注射	静脉注射	肌内注射	皮内注射	皮下注射
小鼠	0.8	1	0.8	0.2	0.1	1.5
大鼠	5.0	2	4.0	0.5	0.1	5.0
兔	200	5	10	2.0	0.2	10
猫	150	5	10	2.0	0.2	10
猴	300	10	20	3.0	0.3	50
犬、猪	500	—	100	4.0	0.3	100

五、受试药物的配制

在药效学和药物毒性试验中，要求原则上给药途径应与临床拟用药的途径相同，这就需要在给药前使用溶剂、助溶剂或赋形剂将受试药物配制成某种剂型。所用的溶剂、助溶剂和赋形剂应无毒，不与受试药物发生化学反应，不改变受试药物的理化性质和生物活性，药物被溶解或稀释后性状稳定。受试药物常用配制方法如下：

（1）水溶液　是最常用的剂型。凡能溶于水的药物尽可能用水溶液，最好用注射用水或生理盐水溶解。遇有少量沉淀可适当加热促进溶解，如仍有少量不溶，可加入 0.1%～0.2% 泊洛沙姆振荡使溶解。泊洛沙姆为优良高效助溶剂、乳化剂、分散剂，无毒、无抗原性、无溶血性，为目前静脉注射制剂常用的助溶剂和乳化剂。

（2）混悬液　对于在水和油均不易溶解的药物，可先将药物放入研钵中研细（80 目以上），逐步加入少量助悬剂反复研磨，并配成相应浓度，搅拌均匀后使用（仅供口服或腹腔注射，不能供静脉注射）。常用的助悬剂有：0.5%～1% 羧甲基纤维素钠、0.5%～1% 西黄蓍胶浆、5%～15% 阿拉伯胶浆剂等。

（3）油溶液　溶于油而不溶于水的药物，如挥发油、甾体化合物等，可按所需浓度溶解于植物油（如精制花生油、橄榄油、玉米油、麻油等）内。油剂可口服，亦可肌内注射和皮下注射。

（4）乳剂（又称乳浊液）　溶于油而不溶于水的药物，除可制成油溶液外，还可制成乳剂。制备方法是将药物置于研钵内加入少量乳化剂单方向研匀，然后缓慢加入水搅拌。常用的乳化剂有吐温 80、吐温 60、聚乙二醇等。乳剂可注射给药。

（5）有机溶剂　不溶于水和油而能溶于某些有机溶剂的药物，可先溶于 95% 乙醇溶液或丙酮溶液中，再用生理盐水稀释。乙醇溶液的最高终浓度不超过 2%，丙酮溶液的最高终浓度不超过 5%。如稀释后仍有少量不溶，可适量加入增溶剂，如吐温 80、聚乙二醇、司盘（Span）等。

（6）稀酸或稀碱溶液　先用少量 0.1mol/L 盐酸或碱（碳酸氢钠、碳酸钠或氢氧化钠）溶液溶解后，尽可能将 pH 值调至 4.5～9，要求药物不析出。

另外，中药粗制剂中含有大量杂质，若直接加入体外反应系统，会严重干扰实验，产生假阳性或假阴性结果，建议用中药血清药理实验方法解决这一问题，具体方法可参考有关资料。

第五节　实验动物生物样本的采集

一、血液的采集

不同的实验动物有不同的采血方式，而同一种动物又有多种采血方式，不同的采血方式所获得的血液量不同，采血方式须根据实验目的和需要来选择。采血量又要以不影响检测指标为根本，用少量采血的血与采全量血的血来检测同一指标，可能检测结果会不一样，通常最多采血量以不超过动物血量的15%为宜。常用动物采血部位与采血量的关系见表2-3。

表 2-3　常用动物采血部位与采血量的关系

采血量	采血部位	动物品种
取少量血	尾静脉	大鼠、小鼠
	耳缘静脉	兔、犬、猫、猪
	颌下静脉	大鼠、小鼠
	舌下静脉	兔
取中量血	后肢外侧皮下小隐静	犬、猴、猫
	前肢内侧皮下头静脉	兔
	耳中央动脉	犬、猪、猫、兔
	心脏	豚鼠、大鼠、小鼠、兔
取大量血	股动脉、颈动脉	犬、猴、猫、兔、大鼠、小鼠
	心脏	犬、猪、猴、猫、兔
	腹主动脉/下腔静脉	豚鼠、大鼠、小鼠

（一）大鼠和小鼠的采血方法

1. 眶后静脉丛（窦）采血

当需要多次重复采血时，常用本法。小鼠为静脉窦，大鼠为静脉丛。采血管一般为毛细管。毛细管长约 15cm，内径为 1.0mm，用前将其折成 3 段，取两端，中间段由于折断面有玻璃碎屑，易留在动物的眼内损伤动物所以弃用。采血时，单手固定，并用拇指把眼周的皮肤拉紧，使眼球外突。右手持采血管，用采血管的平面端（非折断端）从眼内角在眼睑与眼球之间插入，稍加旋转采血管。当采血管刺破静脉丛（窦）后，血液即自动流入采血管内（图 2-22）。得到

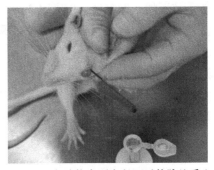

图 2-22　麻醉状态下大鼠眶后静脉丛采血

所需的血量后，拔出采血管，放松左手用消毒纱布压迫止血。本方法可左右眼交替进行，一般间隔为 3～7 天，适于做血液定期检查之用。

2. 尾静脉采血

（1）切割尾尖　将鼠固定于固定盒内或扣在笼盒内，露出尾巴，用酒精棉球反复擦拭鼠尾，使尾静脉充盈，消毒剪刀，然后将尾尖剪去或切去 0.5cm，用手自尾根向尾尖按摩，血液即从断端流出。采血后局部压迫止血。

（2）切割尾静脉　用锋利的刀片割破尾静脉，血液即从切口流出。可从尾尖向尾根逐渐交替切割 3 条尾静脉，因为是连续少量采血，故总采血量较多。

3. 颈静脉或颈动脉采血

将鼠麻醉，仰位固定在固定板上，剪去颈部被毛消毒，切开皮肤，分离暴露颈静脉或颈动脉，用注射针刺入血管抽取血液。也可用动静脉插管术，用采血管收集血液。

4. 股静脉或股动脉采血

将鼠麻醉后仰卧位固定在固定板上，切开一侧腹股沟部位的皮肤，分离暴露股静脉或股动脉，其他操作同颈静脉或颈动脉采血。

5. 腹主动脉/下腔静脉采血

腹主动脉/下腔静脉采血常用于动物处死前的大量采血。动物充分麻醉后仰卧位固定，从腹正中线切开腹壁打开腹腔，将肠管推向一侧，用手指轻轻分开脊柱前的脂肪，露出腹后壁并分离开腹后壁腹膜，暴露下腔静脉或腹主动脉，用注射器直接穿刺动脉采血。在刺入采血时，特别是下腔静脉采血时，抽注射器的速度不要太快，以保持血管内有血流的状态，当血管不充盈时，可暂停抽取或旋转注射器针头，使血管重新充盈后再采。

6. 心脏采血

将鼠仰位固定于固定板上，消毒皮肤，注射器针头从剑突的位置，呈 15° 进针，向左胸腔心脏方向推进，至血液逆流入注射器时，说明已刺入心脏，回抽注射器进行采血。

7. 颌下采血

抓取鼠，放在实验台上，一手将鼠颈背部皮肤往非采血侧抓紧固定鼠，另一手触摸鼠颌下位置找到凹陷处，小鼠用 4mm、大鼠用 5.5mm 的采血针在凹陷处较快进针，拔出后血液流出，立即将血滴入集血管中。采血后，用干棉球止血 10～20s。

（二）豚鼠的采血方法

豚鼠少量采血常用耳缘切割采血、足背正中静脉采血、后肢小隐静脉采血等方法，采血量较大时，常用颈动脉采血、股动脉采血、腹主动脉/下腔静脉采血、心脏采血等方法，方法可参照大鼠采血操作。

（三）兔的采血方法

1. 心脏采血

将兔后仰位固定（可以是 2 个助手分别握住前肢和后肢或麻醉后固定在兔台上），在心脏搏动最强处（第 4～5 肋间隙、胸骨左缘旁 3mm 处）用 7 号针头刺入，若有回血，抽注射器即可。需注意的是若是助手固定的，应让兔保持安静不动时才可抽取，否则易划伤心脏致兔死亡。

2. 耳中央动脉采血

将兔固定于固定盒内，用酒精棉球反复擦拭兔耳中央，耳中央动脉充分扩张后，左手拇指与食指夹住兔耳，右手持注射器，针头（7 号）斜切面朝上，在动脉末端沿着动脉走行方向将针头刺入动脉，回抽可见动脉血进入针管时，左手拇指固定针头，右手轻抽注射器，采血完成后，可用夹子在近心端夹住动脉以止血。兔耳中央动脉易发生痉挛，采血前必须使兔耳动脉充盈；也可让助手在采血时轻拍耳根部，使动脉持续保持充盈。

3. 耳缘静脉采血

将兔固定于固定盒内，用酒精棉球反复擦拭兔耳缘静脉，用手轻弹兔耳，使静脉扩张。拉直耳朵，使耳朵处于水平，然后用左手食指和中指抵住采血部位下方，固定耳朵，右手持注射器（7 号针头）按血流逆行方向平行刺入，进针后立即用拇指按住采血部位以固定针头。回抽针栓有回血，确定已刺入血管，抽取血液。采血量大时，或采血速度太快，可使血管未能及时充盈，此时应暂停，等血管再次充血后再抽取。采血后用棉球压迫止血。

4. 颈总动脉采血

将兔麻醉，仰位固定在固定台上，剪去颈部被毛消毒，切开皮肤，钝性分离，暴露并分离颈动脉 3～4cm，用缝合线将远心端结扎，近心端穿入一根缝合线但不结扎，在缝合线更靠近心端处用动脉夹夹住颈总动脉，在动脉夹与结扎处且靠近结扎处切开一小口，从切口向近心端插入导管 1～2cm，用预先穿入的缝合线将动脉与导管一起结扎（不用很紧，仅需防止脱出即可），松开动脉夹，用采血管（瓶）收集血液。

（四）Beagle 犬的采血方法

1. 前肢内侧皮下头静脉和后肢外侧小隐静脉采血

前肢内侧皮下头静脉位于前肢内侧面皮下，靠前肢内侧外缘行走。后肢外侧小隐静脉在后肢胫部下 1/3 的外侧浅表皮下，由前侧方往后行走。采血时将动物固定，局部消毒，在静脉向心端绑扎止血带或由助手握紧，使血管充盈，用连有 7 号针头的注射器或头皮针刺入静脉，回抽见到血液，放松静脉近端的压迫，以适当的速度抽血，采血完毕后，压迫止血。

2. 颈外静脉采血

犬采用站立姿势保定，颈局部剪去被毛、消毒，助手将犬颈部拉直，头尽量后仰。操作者用左手拇指压住颈静脉入胸部位的皮肤，使颈外静脉充盈，右手持注射器，针头沿平行血管向头部方向刺入血管。回抽见到血液，以适当的速度抽血，抽血时要注意不让血管滑动。采血完毕后，压迫止血。

3. 股动脉采血

犬股动脉采血可不麻醉。将犬仰卧位固定，使后肢向外伸直，暴露腹股沟部位，剪毛、消毒，探摸股动脉，在搏动最明显的部位固定好血管，右手持连有 7 号针头的注射器，在动脉搏动处直接刺入。若见鲜红色血液流入注射器表明已刺入动脉，若未刺入动脉可微微转动或上下移动针头。采血后迅速拔出针头，压迫止血。

犬另外还有心脏采血等方法。心脏采血方法基本与大鼠、小鼠心脏采血相同，需要注意的是犬采用心脏采血，一般是终末处理，取血后宜作安乐死。

（五）小型猪采血方法

1. 耳静脉采血

小型猪采用帆布吊床保定。助手在耳根处挤压耳静脉，操作者左手拉直耳壳，使耳朵处于水平，用酒精棉球反复擦拭或用手轻弹血管，使血管充盈，右手持注射器或头皮针沿血管平行刺入，进针后立即用拇指按住采血部位以固定针头。回抽针栓有回血，确定已刺入血管，缓慢抽取血液。采血后压迫止血。

2. 前腔静脉采血

由助手仰卧位保定，一手拉直小型猪头颈部，另一手固定两前肢并使前肢与体中线基本垂直，在两侧第一对肋骨与胸骨结合处的前侧可见两个明显的凹窝。用酒精棉球消毒后，手持注射器，向右侧凹窝处，由上而下，稍稍偏向中央及胸腔方向刺入，见回血，缓慢抽取。采血后压迫止血。

二、尿液的采集

1. 代谢笼法

代谢笼可通过底部的分离漏斗把动物的粪便和尿液分开，达到采集尿液的目的。本方法一般适用于大鼠和小鼠。将动物饲养于代谢笼内，经过一段时间，通常需要数小时甚至更长时间采集尿液。采集管与采集容器最好密封连接，以减少误差。

2. 导尿法

本方法一般适用于大动物，可以不进行麻醉。导尿时一般先将动物仰卧固定，导尿管用甘油等润滑剂润滑。雄性动物暴露龟头后，从明显张开的尿道口缓慢插入导尿管，遇阻力时应动作轻柔，继续推进至尿液流出。雌性动物从阴道前庭的尿道外口插入导尿管，操作与雄性动物相同。经尿道插入膀胱采集尿液，如能做到无菌操作，可采集到无污染的尿液。

3. 膀胱穿刺法

将麻醉的动物仰卧位固定，剪去耻骨前、腹部正中线两侧的局部被毛，消毒，连接长针头的注射器直接刺入，7 号针头刺入皮肤后稍改变角度，以避免穿刺后漏液，边进针边回抽，直到抽到尿液为止。

4. 压迫膀胱法

将动物固定，用手按压骶骨两侧的腰背部或压迫膀胱的体表部位，手法轻柔有力，促使其排尿，当尿液流出时，即进行收集。可用于兔、犬等较大的动物。

5. 反射排尿法

当需采集少量尿液时可采用此法，适用于啮齿类动物。尤其小鼠，当被提起鼠尾时即出现排尿反射，排出几滴尿，尿滴一般黏附在尿道口被毛，可用吸管迅速收集尿滴。

6. 剖腹采集法

剖腹后，暴露膀胱或输尿管，可分别采用直视下穿刺膀胱采集尿液或输尿管插管采集尿液。输尿管插管采集时，在输尿管近膀胱处用线结扎，在结扎处上方开一小口，向肾方向插入插管，用线固定插管，尿液可从插管收集，这种方法主要用于要求精确时间计量单位内的排尿量实验。

三、胸腔积液的采集

活体动物常采用胸腔穿刺术采集胸腔积液，也可在处死动物时开胸采集胸腔积液。胸腔穿刺术位置一般在动物背侧腋后线胸壁第11～12肋间，穿刺针要紧贴肋骨上缘，不容易损伤肋间神经，同时此处是肺最下界的外侧，可避免损伤肺造成气胸，并且容易采集到积聚在肋膈窦的胸腔积液；也可在胸壁近胸骨左侧缘第4～5肋间穿刺。穿刺时，局部剪毛、消毒、麻醉。操作者左手拇指、食指紧绷穿刺部位的皮肤，右手持穿刺针，接上带夹子或三通的橡皮管，沿肋骨前缘垂直刺入，当有阻力消失或落空感时，表示针已刺入胸膜腔。再通过橡皮管接上注射器，去掉夹子或打开三通，缓慢抽取胸腔积液。抽取胸腔积液后拔出针头，轻揉穿刺局部，促使针孔闭合。操作中严防空气进入胸膜腔，穿刺时应以手指控制穿刺针的深度，以免穿刺过深损伤肺脏。

四、腹水的采集

采用腹腔穿刺术采集腹水。穿刺部位在耻骨前缘与脐之间、腹中线两侧。局部剪毛、消毒、麻醉后，操作者提起穿刺部位皮肤，右手持小针头或穿刺套管针垂直刺入。注意控制穿刺针的深度，不可穿刺太深，以免损伤内脏。穿刺针进入腹腔后腹水多时可因腹压高而自动流出。腹水少时可轻轻回抽，并同时稍稍转动针头，一旦有腹水流出，立即固定好针头和注射器的位置继续抽吸。抽腹水时速度不能太快，不能一次大量抽取，以免因腹压突然下降出现循环功能障碍。采集结束，用干棉球压紧穿刺部位，拔出针头。

五、消化液的采集

（一）胃液采集

1. 直接采集法

大动物胃液采集时，可先将动物麻醉，然后灌胃管经口插入动物胃内，灌胃管连接注射器，回抽注射器，可采集到胃液。大鼠胃液采集时，需进行剖腹，从幽门端向胃内插入导管，另一导管经口插入前胃，用 pH 值 7.5、温度约 35℃ 的生理盐水，以 12ml/h 的流速灌胃，收集 1h 流出液进行分析。

2. 手术胃瘘法

如果采集的胃液较多，需用手术制备胃瘘的方法。一般是将动物的胃分离出一小部分，缝合成小胃，小胃与主胃不通，主胃进行正常消化，小胃可采集胃液。

（二）胰液及胆汁采集

1. 犬的胰液采集

犬麻醉后仰卧固定，进行气管插管，在腹壁腹中线做约 10cm 切口，暴露腹腔，在十二指肠末端找出胰尾，沿胰尾剥离胰液组织，将十二指肠降部胰腺开口处的胰管，紧靠肠壁切开，结扎固定并与导管相连，即可见胰液流入导管。

2. 大鼠胰液和胆汁采集

麻醉固定大鼠后，自剑突部位向下腹正中切开约 3cm，暴露腹腔。与十二指肠垂直且离幽门约 2cm 处黄色透明的管即为胆总管。大鼠的胰管开口于胆总管。采集时，结扎胆总管紧靠十二指肠管侧，在胆总管剪一小口，插入胰液收集管，可见黄色胆汁和胰液混合液流出。结扎并固定。然后顺着胆总管找到肝总管，在近肝门处结扎，在胰液收集管内可见有白色胰液流出；若在近肝门处结扎并再插管，则可采集到胆汁。

六、脊髓液（脑脊液）的采集

大中动物的脊髓液用脊髓腔穿刺法采集，小动物脑脊液可通过枕骨大孔穿刺采集。

1. 犬、兔脊髓液的采集

犬、兔脊髓液的采集通常采用脊髓腔穿刺法。穿刺部位在两髂连线中点稍下方第 7 腰椎间隙。动物轻度麻醉后，侧卧位固定，使头部和尾部尽量向腹部屈曲。剪去穿刺部位被毛消毒后，操作者在动物背侧用左手拇指、食指固定穿刺部位的皮肤，右手持腰椎穿刺针垂直穿刺。当有落空感及动物后肢跳动时，表示穿刺针已达椎管内蛛网膜下腔，抽出穿刺针的针芯，即可抽脊髓液。

2. 大鼠脑脊液的采集

大鼠脑脊液的采集采用枕骨大孔直接穿刺法。将大鼠麻醉后，头部固定于脑立体定位仪上。颈部背侧剪毛、消毒，在头颈部背侧切一长约 2cm 的纵切口，钝性分离颈背侧肌肉，暴露枕骨大孔，由枕骨大孔进针直接抽取脑脊液。抽取完毕缝合肌肉、皮肤。也可不用脑立体定位仪从枕骨大孔抽取脑脊液：大鼠麻醉、钝性分离颈背侧肌肉后，使大鼠头尽量向胸部屈曲，在枕骨隆凸正中下 0.6～0.7cm，第 1 颈椎上 0.3～0.4cm 处进针 0.8～1.2cm，抽取脑脊液。

七、骨髓的采集

1. 大动物骨髓的采集

大动物骨髓的采集与人的骨髓采集法很相似，通常用活体穿刺法，多采集胸骨（胸骨中线，胸骨体与胸骨柄连接处）、肋骨（第 5～7 肋骨各自的中点上）、胫骨（胫骨内侧，胫骨上端的下方 1cm 处）和股骨（内侧面，靠下端的凹面处）等的骨髓。采集时，先选定穿刺点，预估从皮肤到骨髓的距离并依此标定骨髓穿刺针长度。左手拇指、食指绷紧穿刺点周围皮肤，右手持穿刺针垂直刺入，左右旋转钻入，当有落空感时表示已进入骨髓腔。用手固定穿刺针，抽出针芯，连接注射器缓慢抽吸骨髓。采集完成后，用棉球压迫。如穿刺的是肋骨部位，还需胶布封贴穿刺点，以防止气胸。抽取的骨髓应尽快涂片，以备镜检。

2. 小动物骨髓的采集

小动物因骨骼小，骨髓少，不宜采用活体穿刺采集法，一般于动物处死后主要采集胸骨和股骨的骨髓。采集大鼠和小鼠骨髓时，先将动物处死，解剖剥离出胸骨或股骨，用注射器吸取一定量的 Hanks 液，冲洗出胸骨或股骨中的全部骨髓液备用。如只取少量骨髓进行检查，可将胸骨和股骨剪断，将其断面的骨髓挤在有稀释液的玻片上。也可用针头插入骨髓腔取出骨髓，将骨髓移到有同种动物血清的玻片上，混匀后涂片，晾干即可染色检查。

八、精液的采集

对于小型动物，一般可在雌雄交配后 24h 内收集雌性动物阴道内的透明阴道栓；对于中型以上动物常用假阴道诱精法，有的也可从附睾内采集精液。

1. 阴道栓采精

对于小型动物，一般可在雌雄交配后 24h 内收集雌性动物阴道内的阴道栓。阴道栓是雄性大、小鼠的精液和雌性阴道分泌物混合，在雌鼠阴道内凝结而成的白色稍透明、圆锥形的栓状物，一般交配后 2～4h 即可在雌鼠阴道口形成。

2. 人工阴道采集

人工阴道采集是采用特制的人工阴道套套在动物阴茎上采集精液的一种方法。采精时，握住阴道套，完全套住雄性动物阴茎，若动物发出低叫后，表明已经射精，此时可取下阴道套，拆下采精瓶，迅速做有关检查。

3. 其他方法采集

由于附睾内贮存有大量精子，可从性成熟雄性动物附睾中直接采集精液。采集时可把性成熟的雄性动物处死，立即摘出睾丸和附睾，在灭菌滤纸上除去血液和脂肪组织，然后用前端尖锐的剪刀剪开附睾尾，即可取出精子团。也可将发情的雌性动物与雄性动物放在一起，当雄性动物被刺激发情后，立即将雄性动物分开，再用人工法刺激其射精。或按摩、刺激雄性动物的生殖器，使其射精。

第六节　实验动物的麻醉方法

麻醉（anesthesia）的基本任务是消除实验过程中所致的疼痛和不适感觉，保障实验动物的安全，使动物在实验中服从操作，确保实验顺利进行。

一、麻醉前的准备

1. 麻醉前检查

实验操作者必须提前做好检查准备，包括麻醉呼吸机是否运行正常，氧气供应是否充足。

2. 选择麻醉药品和方式

麻醉计划是否按试验设计要求，根据麻醉时间和手术性质选择合适的麻醉药品及麻醉方式。因为不同种属动物对同一种麻醉药物的敏感性不同，而且各种麻醉药物对动物的生理功能的影响和麻醉的时间也存在差异，因此，根据实验的要求与动物种类的不同，选择适当的麻醉药对于保证实验的顺利进行和获得正确的实验结果十分重要。

理想的麻醉药应具备以下三个条件：①麻醉效果好，使动物无痛，麻醉时间能满足实验要求；②对动物的副作用和对于所要观察的指标影响最小；③使用方便、安全。

3. 麻醉人员和紧急物品准备

与麻醉相关的人员是否到位，紧急情况处理的物品、手术器械及药品等是否准备。如盐酸多沙普仑，是呼吸兴奋剂，有促进呼吸的作用；肾上腺素可使心脏收缩力增强，心脏、肝和筋骨的血管扩张，以及使皮肤、黏膜的血管缩小；地塞米松可作为急救用药，并用于各类炎症的治疗。

4. 实验动物的准备

一般麻醉前，动物需禁食 8～12h，禁水 4～6h 为宜，以免手术时动物发生呕吐或误吸。

5. 麻醉前用药

麻醉前用药一般是指在术前 30min 内适当使用抗胆碱类药物（如阿托品）及镇静镇痛药物（如地西泮、咪达唑仑、氯丙嗪等），可以减少动物呼吸道的分泌物和防止呕吐，使动物安静以保证麻醉诱导的平稳和减少麻醉药物的用量。但是在使用肌肉松弛剂的时候要特别关注动物后期的复苏。

二、常用的麻醉方法及麻醉剂

（一）全身麻醉剂

全身麻醉剂主要分为吸入麻醉剂和非吸入麻醉剂。

1. 吸入麻醉剂

吸入麻醉（inhalational anesthesia）常用的挥发性麻醉剂主要有乙醚、氧化亚氮、氟烷、恩氟烷、异氟烷、氯仿等。吸入麻醉剂具有作用迅速、恢复快、对大多数动物的麻醉深度可控、作用稳定的优点，但该类麻醉剂需要专业的并能持续监测动物生理状态的仪器设备。目前实验动物中常用的吸入麻醉剂主要包括氟烷、异氟烷和七氟烷等。

（1）乙醚（diethyl ether）　具有易燃易爆性，为高度易挥发性液体，是曾被广泛使用的麻醉剂和动物安乐死药物。乙醚被吸收后会广泛地抑制中枢神经系统，对呼吸系统具有较大的刺激性，会增加呼吸道分泌物，若麻醉过深，可抑制呼吸中枢导致动物死亡。由于乙醚对实验动物有较大的毒副作用及可能造成的人员操作危险等原因，目前已不推荐使用。

（2）氟烷（halothane）　为临床最早使用的含氟吸入麻醉剂，其分子式为 $C_2HBrClF_3$，分子量为 197.38，是一种无色澄明、易流动、易挥发香味的液体，无引燃性，但其性质不稳定，遇光、热可缓慢分解生成氢卤酸。其麻醉效价较乙醚强而迅速，麻醉诱导期短，停药后 1h 左右即可苏醒。氟烷镇痛和肌肉松弛的作用不强，一般需加用阿片类镇痛药或肌肉松弛药配合使用，可用于小手术或复合麻醉。其缺点是抑制心脏和扩张血管，使血压下降，同时对脑血管扩张导致颅内压升高和对呼吸中枢有抑制作用。氟烷的吸入量一般视手术需要而定，常用浓度为 0.5%～5%。一般诱导麻醉用 4%，维持麻醉用 1.5%。

（3）异氟烷（isoflurane）　是目前在实验动物麻醉中广泛使用的吸入性麻醉剂之一，其分子式为 $C_3H_2ClF_5O$，分子量为 184.49，是无色澄明的液体，不易燃烧，化学性质十分稳定，诱导麻醉和苏醒恢复均快速，吸入后 80%以上以原型随呼气排出，体内代谢少和恶心呕吐少，不刺激呼吸道产生过多的分泌物，因此，对药物代谢和毒理学实验的干扰影响较小。麻醉时也有较好的肌肉松弛作用，不影响心肌的收缩力，对脑肝肾影响轻微。但深麻醉时，也会引起呼吸抑制。异氟烷一般使用精密蒸发器氧气驱动蒸发，常规浓度为 3%～5%异氟烷诱导麻醉后，以 0.5%～3%异氟烷维持麻醉。其缺点是需要使用精密蒸发器以及可能的职业暴露，如果使用开放系统而不是精密蒸发器可能有吸收过量的风险，以及导致呼吸频率和血压降低，因此在使用异氟烷时必须直接将异氟烷排出房间，或者吸附在木炭罐过滤器中，在达到目标重量（通常增加 50g）之前，须对过滤器进行更换。此外，动物从麻醉中苏醒后便无镇痛效应，建议同时使用氯胺酮组合或阿片类药物和非甾体抗炎镇痛药。

（4）七氟烷（sevoflurane）　也称为七氟醚，其分子式为 $C_4H_3F_7O$，分子量为 200.05，是一种醚吸入麻醉剂，用于诱导和维持全身麻醉，七氟烷是一种无色澄明、挥发性、无刺激的液体，对呼吸系统刺激小，不易燃易爆，也不与金属发生反应。七氟烷具有低溶解度和血气分配系数，诱导期短，麻醉维持期平稳，苏醒快的特点，是一种较为理想的吸入麻醉剂。七氟烷对心血管系统的影响较小，且未见明显的肝损伤，有良好的肌肉松弛作用，随着麻醉的加深会加重呼吸抑制。

（5）一氧化二氮（nitrous oxide，N_2O） 也称笑气，是一种无色有甜味的气体，N_2O和氧气的混合物（一般配比 50：50 或者 60：40）可用于吸入麻醉，但因全身麻醉效果差，常与异氟烷、甲氧氟烷或静脉全麻药合用，现已少用。N_2O不能作为手术的唯一麻醉剂，但它可能会降低所需的吸入剂量，并对呼吸道无刺激，对心肝肺肾等脏器无功能性损害作用。

2. 非吸入麻醉剂

常用的非吸入麻醉剂有巴比妥类、丙泊酚、氯胺酮、三溴乙醇、水合氯醛、氨基甲酸乙酯（乌拉坦）等。

（1）巴比妥类药物（barbiturates） 尽管目前巴比妥类药物在大多数应用中被更新的麻醉剂所取代，但巴比妥类药物在动物实验中仍占有一席之地，常用于终末或急性研究。在进行神经生理学记录（如视觉或听觉诱发反应）时，巴比妥类药物通常是首选的麻醉剂，但在使用时建议使用镇痛剂（阿片类药物或非甾体抗炎药），可缓解疼痛，并降低巴比妥类药物剂量。戊巴比妥钠（nembutal）和硫喷妥钠（pentothal）是目前常用的两种巴比妥类药物，其中戊巴比妥钠的作用持续时间比硫喷妥钠长。优点是巴比妥类药物不会像其他麻醉剂那样抑制皮质诱发反应。当动物处于手术麻醉平面时，它们不会感到疼痛，一旦实现稳定的麻醉，它的持续时间可能比大多数其他麻醉剂更长，因此巴比妥类药物是最常见的注射用安乐死溶液，因为它们可在动物呼吸抑制和死亡之前可靠地使其失去知觉。缺点是巴比妥类的药物安全范围窄，主要与呼吸抑制有关，疼痛感仅在无意识的手术平面上减弱，甚至在亚麻醉剂量下可能会增强（痛觉过敏），较大的动物可能会经历痛苦的麻醉恢复，巴比妥类药物可能对静脉外（血管周围或腹膜内）具有刺激性。用于腹腔内注射的巴比妥类药物应稀释至 3mg/ml。

这里着重介绍一下戊巴比妥钠的使用。戊巴比妥钠属于中效巴比妥类镇静催眠药，呈白色粉末状，随着使用量的增加逐渐产生镇静、催眠和抗惊厥的作用，大剂量使用时可产生麻醉作用，对呼吸中枢具有较强的抑制作用，安全范围较小，麻醉过量易导致动物死亡。由于较难买到医药级的戊巴比妥钠注射液，目前使用的大多为分析纯或试剂级产品，需要特殊配制（如 pH 值、除菌等处理）后并经动物使用管理委员会（institutional animal cure and use committee，IACUC）批准方可使用，且仅适用于终末阶段大剂量使用。

（2）丙泊酚（propofol） 化学名称为 2，6-二异丙基苯酚，分子式为 $C_{12}H_{18}O$，分子量为 178.27，是一种短效的静脉麻醉药物，但可以在动物身上产生全身麻醉效应，也可作为手术持续输注的药剂，或作为实验动物气管插管的预麻醉剂。丙泊酚的优点是动物在几分钟内即可从麻醉中恢复过来，即使在长时间给药后也是如此。缺点是丙泊酚在亚麻醉剂量下的镇痛作用很小，对呼吸系统有抑制作用，可出现暂时性呼吸停止，对循环系统也有抑制作用，可导致低血压。由于其快速消除，因此必须通过静脉注射给药，故在啮齿类动物中的使用受限。

（3）氯胺酮（ketamine） 广泛使用于实验动物，是一种镇痛麻醉药，不会引起中枢神经系统深度抑制，注射后动物产生表情淡漠、意识消失、眼睛睁开、深度镇痛和肌张力增强的分离麻醉现象。氯胺酮麻醉起效很快，但维持时间较短，一般仅 10～20min，为了延长麻醉时间，可重复给药，肌内、腹腔或静脉注射皆可。但氯胺酮不适合单独作为手术麻醉药物，常与其他麻醉剂联合使用，如氯胺酮与甲苯噻嗪联合使用，可增加镇静和镇痛作用；与地西泮联合使用可缓解肌肉僵硬症状，同时使用阿托品可预防使用氯胺酮导致的唾液分泌物增加和心律失常。

（4）三溴乙醇（avertin，tribromoethanol） 是小鼠转基因操作中的常用麻醉剂。它能产生短期（15～20min）手术麻醉，具有良好的肌肉松弛和中度呼吸抑制作用，易于通过腹腔途径给药，产生良好的短期手术麻醉效果，并且不是受控物质。缺点是三溴乙醇是非医药级化合物，必须经 IACUC 批准并经适当配制处理后方可适用。三溴乙醇可引起小鼠腹膜炎，每次使用都会增加发生腹膜炎（包括致命性腹膜炎）的风险，因此如无充分理由，小鼠使用三溴乙醇仅适用于单次存活麻醉加上终末或急性处理使用。此外，三溴乙醇术后镇痛作用尚未得到证实，因此通常需要与另一种镇痛剂一起使用。

（5）水合氯醛（chloral hydrate） 是一种催眠药、抗惊厥药，为白色或无色透明的结晶，有刺激性气味，较大剂量具有抗惊厥作用，大剂量可引起昏迷和麻醉。麻醉过量会导致延髓呼吸中枢抑制，引起死亡。水合氯醛对心血管系统的影响大，可引起严重的心律失常。目前认为水合氯醛适于催眠而非麻醉，动物手术所需麻醉剂量的水合氯醛不能提供足够的镇痛作用，还会导致显著的呼吸抑制。20%水合氯醛具有很强的刺激性，可能会造成大鼠肠梗阻、腹膜炎以及胃溃疡等，因此不推荐存活动物实验使用水合氯醛腹腔麻醉。此外，水合氯醛对实验动物还具有致突变和致癌作用。2020 年出版的《AVMA 动物安乐死指南》中已说明由于水合氯醛严重的副作用，水合氯醛也不是合适的安乐死药物，因此，不推荐在实验动物麻醉和安乐死中使用水合氯醛。

（6）氨基甲酸乙酯（乌拉坦，urethane） 是一种比较温和的麻醉药，通过抑制乙酰胆碱酯酶的活性，造成乙酰胆碱累积干扰正常神经传导而发挥麻醉作用，乌拉坦作用持久，麻醉较为平稳，对实验动物生理变化影响较少，有效麻醉时间可达 8～10h。但此药有致癌、骨髓抑制等副作用，仅可用于非存活实验。需注意的是，处理乌拉坦结晶或粉末时，需戴口罩、防护眼镜和手套，防止吸入和接触皮肤，处理乌拉坦麻醉动物的血液或血清时，应避免长期反复接触。

各种动物常用非吸入麻醉剂的剂量及给药途径见表 2-4。

（二）局部麻醉剂

局部麻醉剂能局部阻断神经传导，而不破坏神经组织。局部麻醉的方法有表面麻醉、浸润麻醉和阻断麻醉等，其中浸润麻醉使用最多。浸润麻醉是将麻醉剂注射于皮内、皮下组织或手术野深部组织，以阻断局部的神经传导，使痛觉消失。实验中使用的局部麻醉剂有酯类和酰胺类。酯类局部麻醉剂包括普鲁卡因、氯普鲁卡因等，在血浆中水解，其代谢产物对氨基苯甲酸可引起过敏反应。酰胺类局部麻醉剂有利多卡因、布比卡因等，在肝脏内水解。

表 2-4 各种动物常用非吸入麻醉剂的剂量及给药途径

药物	小鼠	大鼠	豚鼠	兔	犬	猪	猴
氯胺酮 ketamine	—	—	—	20~60mg/kg; IM	6~10mg/kg; IV, IM	6~10mg/kg; IV, IM	5~25mg/kg; IM
氯胺酮（K）+甲苯噻嗪（X）(xylazine)	90~150mg/kg(K)+7.5~16mg/kg(X); IP	40~75mg/kg（K）+5~10mg/kg（X）; IP, IM	40~75mg/kg（K）+5~10mg/kg(X); IP	22~50mg/kg（K）+2.5~10mg/kg（X）; IM	—	20mg/kg（K）+2mg/kg（X）; IM	—
氯胺酮（K）+地西泮（D）(diazepam)	—	—	—	60~80mg/kg（K）+5~10mg/kg(D); IM	5.5mg/kg（K）+0.3mg/kg（D）; IV	4mg/kg（K）+0.4mg/kg（D）; IV	15mg/kg（K）+1mg/kg（D）; IM
氯胺酮（K）+甲苯噻嗪（X）+乙酰丙嗪（A）(acepromazine)	60~100mg/kg(K)+7~20mg/kg(X)+0.6~3mg/kg(A); IP	30~40mg/kg（K）+5~6mg/kg（X）+1~2mg/kg（A）; IP, IM	61mg/kg（K）+7mg/kg（X）+0.6mg/kg（A）; IP	—	—	20mg/kg（K）+2mg/kg（X）+0.2mg/kg（A）; IM	—
戊巴比妥钠（pentobarbital sodium）	30~90mg/kg; IP 乳鼠: 5mg/kg	15~40mg/kg; IP, IV	30~60mg/kg; IP	20~60mg/kg; IV	20~30mg/kg; IV	5~15mg/kg; IV	—
丙泊酚（propofol）	—	—	7.5~10mg/kg; IV	—	2~8mg/kg; 维持 0.2~0.4mg/(kg·min); IV	2.5~3.5mg/kg; 0.1~0.2mg/(kg·min)维持; IV	7~8mg/kg; 0.3~0.6mg/(kg·min)维持; IV
乌拉坦（urethane）	—	1500mg/kg; IP, IV	1000~1500mg/kg; IP, SQ	—	—	—	—
三溴乙醇（阿佛丁）(tribromoethanol)	400mg/kg; IP	—	—	—	—	—	—

注: IM. 肌内注射; IP. 腹腔内注射; IV. 静脉注射; SQ. 皮下注射

1. 普鲁卡因

普鲁卡因（procaine），临床上常用其盐酸盐形式，又称奴佛卡因（novocaine），分子式为 $C_{13}H_{20}N_2O_2$，分子量为 236.31，为白色结晶或结晶性粉末，易溶于水，毒性比可卡因低，是一个短效局部麻醉剂，起效时间为 1～3min，时效约 50min。注射液中加入微量肾上腺素可延长作用时间，用于浸润麻醉、蛛网膜下腔麻醉等，用药过量会引起中枢神经系统和心血管系统反应，并偶见过敏反应。

2. 利多卡因

利多卡因（lidocaine）是局部麻醉和抗心律失常药物，它是可卡因的一种衍生物。利多卡因其盐酸盐为白色结晶性粉末，化学式为 $C_{14}H_{22}N_2O$，分子量为 234.337，在水中极微溶解，毒性与普鲁卡因相当，但局部麻醉效果较强且持久，具有良好的表面穿透力，可作为表面麻醉剂。推荐浸润浓度为 0.5%～2%，小鼠最大剂量为 17.5mg/kg。起效时间为 1～5min，时效为 1～1.5h。

3. 丁卡因

丁卡因（tetracaine），又称地卡因（diceine），化学结构与普鲁卡因相似，分子式为 $C_{15}H_{24}N_2O_2$，分子量为 264.363，局部麻醉效力比普鲁卡因强 10 倍，吸收的毒性作用也相应增强，能穿透黏膜，作用迅速，1～3min 显效，持续 60～90min。常用 1%～2%丁卡因进行表面麻醉。

三、麻醉深度判定及抢救

（一）麻醉深度判定

麻醉过浅，动物会感受强烈的疼痛刺激，动物全身特别是呼吸、循环、消化功能发生改变。麻醉过深，可使机体的反应降低，动物各种正常反应受到抑制，甚至导致动物死亡。

动物麻醉一般分为四期：①镇痛期，开始失去知觉；②兴奋期，呼吸急促、狂乱或喊叫，对外界刺激异常反应；③外科麻醉期，最适合进行手术；④麻醉中毒期，呼吸、心跳几乎停止，1～5min 内可能死亡。

（1）呼吸　动物呼吸加快或不规则，说明麻醉过浅，若呼吸不规则转变为规则且平稳，说明已到麻醉深度；一般而言，胸式呼吸为轻度麻醉，麻醉越深，越接近腹式呼吸，若以腹式呼吸为主，说明麻醉过深，动物有生命危险；不规则的呼吸表示动物快要苏醒或麻醉过深。

（2）黏膜颜色　正常麻醉状态下动物黏膜（口腔、肛门）为粉红色，表示氧气足够；如呈现紫色，则为发绀现象，表示缺氧。

（3）微血管再充血时间　指手指压牙龈后放开，牙龈再恢复正常粉红色为止所需时间，正常要小于 2s，超过则显示心脏输出功能不佳。

（4）心率、血氧和血压情况　可用专业的生理监护仪监测动物的心电图、血氧和血压情况。

（5）反射活动　主要观察角膜反射和睫毛反射，若动物的角膜反射灵敏，说明麻醉过浅；若角膜反射迟钝，说明麻醉程度适宜；角膜反射消失，伴瞳孔散大，则说明麻醉过深。

（6）张力　动物肌张力亢进，一般说明麻醉过浅；全身肌肉松弛，说明麻醉合适。

（7）皮肤夹捏反应　麻醉过程中可随时用止血钳或有齿镊夹捏动物皮肤，若反应灵敏，则说明麻醉过浅；若反应消失，则说明麻醉程度合适。

总之，观察麻醉效果需仔细评估，必须借助生理监护记录仪的监测，综合上述指标考虑，最佳的麻醉深度标志是：动物卧倒、四肢及腹部肌肉松弛、呼吸深慢而平稳、皮肤夹捏反应消失、角膜反射明显迟钝或消失并且瞳孔缩小。

（二）麻醉的抢救

一旦动物出现麻醉过深，应立即采取急救处理，一般遵循以下原则：维持气道畅通；给予高浓度氧气；心肺复苏术（CRP）；药物抢救，如多沙普仑、肾上腺素等处理。

（1）呼吸停止　可立即静脉注射尼可刹米（0.25～0.5g/次）；戊四氮可对抗戊巴比妥类及氯丙嗪等药物过量所致的中枢性呼吸衰竭，对呼吸作用迅速而有力，是呼吸中枢抑制的解救剂，每次用量 0.1g，静脉注射或心内注射；贝美格可对抗巴比妥类和水合氯醛中毒，每次用量为 50mg，缓慢注射。

（2）心跳停止　可立即给予肾上腺素（给药浓度 1∶10 000，每次 1mg/kg）进行静脉注射或气管内给药。

（3）大量出血　可压迫止血，血管结扎，注射维生素 K 注射液。

（4）休克　给予地塞米松、脱氢皮质醇。

（5）急性中毒　可以给予高剂量阿托品，并输液进行对症治疗。

（6）急性败血症　则给予广谱高效的抗生素治疗。

四、麻醉动物的复苏

动物全身麻醉后由于受麻醉药物的影响、手术的损伤与刺激程度等所引起的生理病理变化等，均可导致动物术后并发症的发生。由于在麻醉期时会在麻醉监护下进行，往往受到实验者高度重视，故也易于控制。但在动物麻醉的复苏期，实验者的警惕性通常有所降低，因此，对动物麻醉复苏期的管理十分重要。一般动物麻醉和术后常见的并发症包括苏醒延迟、术后躁动等。

1. 苏醒延迟

一般动物在术后不久会逐渐清醒，恢复自主呼吸，但苏醒时间受麻醉药物的影响长短不定。一般术后 30～90min 动物完全苏醒则较为正常，超过此时限者，可视为苏醒延迟。苏醒延迟与麻醉药物的选择、动物年龄、机体温度下降明显、手术创伤程度或结局有关，因此，必须在动物恢复自主呼吸的情况下，才可解除呼吸机的辅助，同时在麻醉复苏期间应对动物用无菌卫生纸、保温灯、电热毯维持体温，调节因麻醉引起的术后体温调节中枢暂时失控。另外，应注意的是在麻醉复苏期间，啮齿类动物或兔的笼内不要放木屑，避免动物误吸。

2. 术后躁动

也有实验动物在麻醉解除后出现嗜睡、躁动不安、撞头、行为不稳等神经功能障碍的现象，这些可能跟有些麻醉药物的副作用、术后动物的缺氧状态、心血管功能循环障碍或CO_2浓度过高导致代谢失衡等有关，因此，在术后动物尚未完全清醒时，应继续监测动物血氧和呼吸功能情况，同时避免动物出现呕吐现象。

五、麻醉注意事项

除了上述在麻醉过程、麻醉后恢复中需注意的问题以外，还需注意：

1）在动物麻醉时，根据不同动物和手术所需的时间，选择适合的麻醉方法，如麻醉剂的用量，除参考一般标准外，还应考虑动物自身个体的耐受性以及体重、年龄等。

2）注意控制静脉注射速度。静脉注射时必须缓慢，按照边注射边观察的原则，查看动物的肌肉紧张性、角膜反射和对皮肤夹捏后的反应，切不能一次性快速注射。

3）动物麻醉后体温容易下降，因此，除了在麻醉后恢复中需要采取保温措施外，在术中也应给予麻醉动物以保温。

第七节 实验动物常用手术方法

一、实验动物外科手术基本操作

在任何外科手术中外科的基本操作技能优劣程度直接影响手术的效果，因此，对外科手术基本操作技能的要求是熟练、准确和轻巧。外科基本操作的内容包括切开、止血、打结、组织分离、缝合等。

（一）切开

切开的基本原则是根据动物的局部解剖结构进行逐层切开。切口应显露充分，容易延长或扩大，对组织损伤小，尤其是血管、神经和肌肉尽可能不切除不损伤，切口大小适当，操作简单，便于术后恢复。切开皮肤和皮下组织时，应先用左手将局部皮肤固定，使其充分紧张，右手持手术刀与皮肤表面垂直，刀柄与皮肤表面呈 45°，用力均匀、适当，一次性切开皮肤和脂肪，避免多次切割，导致皮肤切口边缘层次不齐。应按解剖结构层次分层切开，由外向内切口。

（二）止血

在动物实验外科手术中，任何手术过程创面都不可避免会出现不同程度的出血，出血不仅会影响术区的视野，而且会导致动物失血过度、休克等并发症。止血的方法较多，下面介绍一下常用的止血方法。

1. 压迫止血法

压迫止血法是手术中常用的方法，一般对毛细血管出血和渗血，可先用无菌纱布或纱垫压迫几分钟即可达到止血目的；对于大血管也可先用无菌纱布压迫后结扎止血；对于骨髓腔、肌肉断面、腹膜后间隙、粘连剥离创面后的渗血，也可用无菌纱布或温热盐水纱布填塞压迫。

2. 结扎止血法

该法是最主要且常用的止血方法，常用于压迫无效或较大血管的出血，即用止血钳准确钳夹出血点，然后用手术线结扎止血的方法。一般先用无菌纱布短暂压迫止血后轻轻移除纱布，立即用止血钳尖端准确地钳夹住出血点，抬高止血钳钳柄，结扎线绕过钳夹出血点下，打好第1个单结后撤去止血钳，继续紧线后再打第2个手术单结，可完成止血。对于单纯结扎困难的出血点，也可以利用缝合结扎法止血。

3. 电凝止血法

电凝止血法是指用专业的电凝设备通过高频电流使组织接触点产热、血液凝固的止血方法，被广泛用于浅表较小的或不易结扎的出血点。其优点是止血迅速，节省时间，不留结扎线；缺点是止血效果不可靠，凝固的组织易于脱落而二次出血，对于较大的血管不能用此方法。

4. 局部药物止血法

常用的局部止血药物有明胶海绵、纤维蛋白丝、中草药等，其原理是促进血液凝固和提供凝血块的支架，一般适用于压迫无效的渗出面，如肝脏、脾脏、脑膜等创面，可先用无菌纱布压迫片刻止血后，立即撒上局部止血药物或明胶海绵压迫创面，稍后即可达到止血目的。

5. 其他止血方法

随着现代生物医学材料的高速发展，止血类医疗器械产品也大量涌出，如钛夹、Hem-O-lok 止血夹、高分子可吸收止血夹等应用于血管或组织中的结扎，在骨外科手术中对骨髓腔的止血可采用骨蜡填塞等。

（三）打结

打结也是实验动物外科手术的基本操作之一，用于血管结扎和创伤缝合时的结扎。打结速度、打结方法均会影响手术时间和结的牢固性，关系到术后是否出血或创口裂开，直接影响术后效果，因此，实验操作人员应熟练掌握打结方法。结的种类较多，常用的有方结、三叠结和外科结3种（图2-23）。方结又称平结，是由两个方向相反的单结所组成，为术中常用的结，用于结扎血管和各种组织缝合。三叠结又称加强结，由3个单结组成，第2个单结方向与第1、3单结的方向相反，也可在方结的基础上再加1个单结，第3个单结与第1个单结的方向相同。该结较为牢固可靠，用于有张力部位的缝合、大血管的结扎以及尼龙线、肠线的打结等。外科结是指第1个结的线圈绕两次，增加摩擦面，打第2个结时第 1 个结就不易松动，比较牢固可靠，常用于血管、组织和皮肤张力较大的缝合。此外，还有假结，即打两个同向的结，结扎后易于滑脱、松动。滑结是指打方结过程中，因拉紧线头和线尾的方向或用力不均，易滑脱、松动。假结和滑结在外科手术中一般不使用。

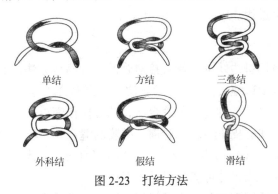

| 单结 | 方结 | 三叠结 |

| 外科结 | 假结 | 滑结 |

图 2-23　打结方法

打结的方法有单手打结法、双手打结法和器械打结法。①单手打结法为常用的打结方法之一，一般右手握持针器或缝线，左手打结，该法打结简便，速度快，用线节省，但用力不均，容易形成滑结。②双手打结法是一种比较稳妥的方法，适用于深部或张力较大组织的结扎，用线长且速度较慢。③器械打结法是采用止血钳或持针器缠绕打结，适用于线头过短或在深部组织中的结扎，该方法打结牢固稳定，不易滑脱，是常用的打结方法。

（四）组织分离

为达到目标部位的分离与显露，组织分离是外科手术中不可缺少的操作技术之一。分离时，应由浅入深，避开血管。组织分离方法包括锐性分离和钝性分离，其中锐性分离指用手术刀或剪刀等锐性器械在直视下进行切割分离，该法适用于皮肤、黏膜以及比较致密的组织，该法对组织损伤小，但须避开血管、神经后进行切口，否则容易导致出血；钝性分离则指用止血钳、手指、刀柄或剥离器等进行分离，该法适合于筋膜间隙、肌肉等疏松结缔组织和良性肿瘤。例如，结缔组织的分离，可先用止血钳戳入并撑开进行钝性分离；对确认无血管的薄层筋膜可用刀片或剪刀锐性分离；但对较厚的筋膜层，因看不到血管情况，建议采用钝性分离；肌肉的分离，一般顺着肌纤维的方法进行钝性分离；对于血管和神经的分离一般根据其顺行方向，用玻璃分针剥离。另外，若遇局部粘连组织，采用钝性分离可能会加剧脏器或组织的损伤，因此，分离时必须充分了解局部的解剖结构和病变情况。

另外，术区视野的暴露也十分重要，必须动物麻醉得当，手术无影灯照明良好，并采取适合的体位，才能充分显露术区部位，同时皮肤切口的位置应是距术区视野最近处，必要时可用牵开器和纱布垫充分暴露术区部位。

（五）缝合

缝合是将已经切开或外伤断裂的组织、器官进行对合或重建其通道，恢复其功能，促进愈合，故缝合也是重要的外科手术基本操作技术之一。

在外科手术中对不同部位的组织或器官所采取的缝合方法也有所不同。缝合方法可分为单纯缝合、内翻缝合、外翻缝合、减张缝合等；缝合的操作可用持针器，也可徒手用直针直接缝合，另外也可借助皮肤钉合器、吻合器或闭合器等。缝合的基本步骤包括进针、拔针、出针和夹针 4 个过程。

1. 单纯缝合法

单纯缝合法是指将切口边缘的两侧直接对合的一种缝合方法。其可分为单纯间断缝合法、连续缝合法、连续锁边缝合法、8 字缝合法、贯穿缝合法等。

（1）单纯间断缝合法　又称为结节缝合法，该法操作简单，应用最多，即每缝合一针便单独打结，适用于皮肤、皮下组织、肌肉、腱膜的缝合。一般缝合针与创缘平面垂直，可轻提起切口，针间距 1cm，边距 0.5cm，收线时用力均匀。优点是操作简单迅速，缺点是缝合时间长，耗费缝合线，并可能组织对合不齐。

（2）连续缝合法　适用于皮肤、皮下组织、筋膜、胃肠道和血管缝合。即用一根缝合线进第一针后打结，不剪断再继续缝合整个切口，最后打结。第一针和打结操作同结节缝合，该法可节省用线和缝合时间，其操作即同一侧进针，同一侧出针。优点是缝合严密，张力均等，省时。缺点是一处断裂，整个创口会崩裂。

（3）连续锁边缝合法　即在缝合中每次将缝合线交锁的方法，适用于胃肠道的断端、皮肤移植时的缝合。即同一侧进针，同一侧出针，出针的时候，要从上一针的内侧穿出，一般用双线打结。优点是闭合止血效果较好，对合整齐严密。缺点是比较耗时。

（4）8 字缝合法　即缝针斜着交叉缝合，呈 8 字形，可分为内八和外八，缝扎牢固，适用筋膜的缝合。始终将缝合针头进入同一侧，并将针头从同一侧退出，打结时，应留下背线。缝合针应垂直，针间距 1cm，边距 0.5cm，收线时均匀施力。优点是缝扎牢固，不易滑脱。缺点是操作烦琐。

（5）贯穿缝合法　也称缝扎法，是钳夹的组织较多，单纯结扎困难或线结易脱落时采取的缝合方法。缝合时将钳夹组织的止血钳平放，从止血钳深面的组织穿过缝合线，依次绕进进针点两侧的组织后收紧结扎。

2. 内翻缝合法

内翻缝合法即使创缘部分组织内翻，外面光滑，适用于胃肠道吻合，以及子宫、膀胱等空腔组织器官的缝合。可分为垂直褥式内翻缝合法、间断水平褥式内翻缝合法、连续水平褥式内翻缝合法、连续全层水平褥式内翻缝合法和荷包缝合法等。

（1）垂直褥式内翻缝合法　也称伦勃特（Lembert）缝合，是传统的胃肠道缝合方法，分间断和连续两种，以间断缝合法最为常用，即缝合线分别穿过创口两侧浆肌层即可打结，使部分浆膜内翻对合，适用于胃或肠吻合时外层缝合。

（2）间断水平褥式内翻缝合法　又称何尔斯得（Halsted）缝合，缝合仅穿过浆肌层而不是全层，缝合线穿行于浆肌层和黏膜层之间，缝一针后打一个结，适用于胃肠道浆肌层或修补穿孔时的缝合。

（3）连续水平褥式内翻缝合法　又称库兴氏（Cushing）缝合，适用于胃肠管浆肌层的连续缝合。即于创缘一端先做一浆肌层间断内翻缝合，再用同一缝线平行于切口做浆肌层缝合至切口另一端。

（4）连续全层水平褥式内翻缝合法　又称康乃尔（Connell）缝合，适用于胃肠道全层缝合。先在切口一端做一个间断内翻缝合，然后用同一缝线平行于切口连续缝合至切口另一端，再做一个间断内翻缝合。

（5）荷包缝合法　用于小范围的内翻缝合，适用于阑尾残端的包埋、空腔脏器造瘘管的固定、胃肠壁小伤口或穿刺针眼的密闭等。缝合方法是以拟包埋部位为圆心行浆肌层连续缝合一周，收紧荷包缝线时，则将断端或穿孔边缘埋入。

3. 外翻缝合法

外翻缝合法即缝合后切口外翻，内面光滑，常用于血管吻合、腹膜缝合、减张缝合、松弛皮肤的缝合等，防止皮缘内卷，影响愈合。可分间断水平褥式外翻缝合法、间断垂直褥式外翻缝合法、连续水平褥式外翻缝合法等。

（1）间断水平褥式外翻缝合法　常用于血管吻合或减张缝合，该法操作速度快，节省缝线，具有一定的抗张力条件。缝合时缝合针刺入皮肤，距创缘 2～3mm，创缘对合，跨切口至对侧相应部位穿出皮肤，随后缝线与切口平行向前约 8mm，再刺入皮肤，跨切口到对侧相应部位穿出，与另一端缝线打结。

（2）间断垂直褥式外翻缝合法　适用于腹股沟、阴囊、腋窝、颈部等处较为松弛的皮肤，该法具有较强的抗张强度，对创缘的血供影响小，缺点是需要时间长和缝线要多。缝合时缝合针刺入皮肤，距切缘 5～8mm 进针，穿过皮肤，跨切口至对侧距切缘 5mm 的对称点穿出皮肤，再从出针侧距切缘 1～2mm 处进针，从对侧距切缘 1～2mm 处穿出皮肤，由4 个进出针点连接的平面应与切口垂直，结扎使两侧皮缘外翻。

（3）连续水平褥式外翻缝合法　也称"弓"字形外翻缝合法，多用于血管壁吻合、腹膜和胸膜的缝闭。一般采用无损伤血管针线在吻合口的一端作进针，然后交替经过两侧切口边缘的皮内穿过，一直缝合至切口的另一端穿出，收紧缝合线使切缘外翻，如此连续缝合整个吻合口后打结，同侧进，出针点连线应与切缘平行。

4. 减张缝合法

减张缝合法适用于腹壁切口的减张。缝合线应选择较粗的丝线，于切口一侧缘距创缘2～2.5cm 处皮肤进针，达腹直肌后鞘与腹膜之间出针。跨切口，再于对侧同层次进针，达对侧皮肤相应对称点出针，缝合间距 3～4cm，确保能承受较高的切口张力，可在结扎前将缝合线穿一套管或纱布作为垫护，以防皮肤破损，同时结扎时切勿过紧，以免影响血运。优点是减少切口张力，避免术后裂开。缺点是损伤皮肤。

（六）剪线

剪线指缝合完成并打好线结后要将多余的缝合线剪除。一般建议残留的线头长 2～3mm 比较适合，如使用的线比较顺滑，最好能预留线头长一点，若太短容易崩线并造成切口裂开，反之太长也容易引起组织反应。一般实验操作者提起双线尾，右手将线剪靠近根部滑向线结，剪刀呈 45° 剪断。

二、颈 部 手 术

颈部手术的目的在于充分暴露气管、颈部动脉和静脉血管并作相应的插管、给药以及分离神经等。一般先将动物充分麻醉后，呈仰卧位保定，颈部剃毛消毒，用手术刀或剪刀沿颈腹正中线作一个皮肤切口，切口大小因动物而异，一般大型动物为 10cm，兔为 5~7cm，大鼠和豚鼠为 2.5~4cm，用止血钳沿血管神经方向进行钝性分离。分离细小神经或血管时，可用玻璃分针仔细分离出神经或血管周围结缔组织，操作应与神经、血管的走行方向一致，充分止血后，用止血钳或眼科镊在分离出的气管、神经、血管的下面穿两根缝合线，便于保定或结扎。分离结束后，可用温热的生理盐水纱布覆盖切口表面保湿。

1. 气管分离和插管

气管常位于颈部上 1/3 或中 1/3 交界处、颈腹正中线上，被胸骨舌骨肌和胸骨甲状肌所覆盖。在创口的深部寻找左右胸骨舌骨肌之间的白线，将两侧的胸骨舌骨肌向两侧外拉，即暴露气管，分离喉头下方的气管与食管之间的结缔组织，并穿线备用。在气管中段第三或第四软骨环上向头端作一纵向"T"形切口，然后将气管导管由切口向胸部方向插入气管腔内，在气管软骨环之间进行结扎，并将缝线固定于插管分叉处。插管结束后应检查气管内有无出血。

2. 颈总动脉分离和插管

颈总动脉位于气管外侧，其腹面被胸骨舌骨肌和胸骨甲状腺肌所覆盖，首先用止血钳将皮下结缔组织分离，并将切口向两侧拉开，用止血钳将胸骨舌骨肌和胸骨甲状腺肌分开，可见颈动脉鞘，内含颈动脉和神经，其中粉红色较粗大的、搏动明显的为颈总动脉。然后采用钝性分离方法将血管神经束分离，将颈动脉与其伴行的颈部神经分离，游离出颈总动脉，分离长度 3~4cm，穿两线备用。分离出的颈总动脉的远心端（尽量靠近头端）用一根丝线进行结扎，用动脉夹将颈总动脉近心端（尽量靠近心端）夹住，将剩余的另一丝线在两者间打一活结，利用眼科镊将颈总动脉托起，然后靠近远心端结扎处上方用锐利的眼科剪在动脉上作一"V"形切口，切口大小约为管径的 1/3，以防断裂，随后用充满肝素生理盐水的动脉插管由切口向心脏方向插入动脉内，再将活结打紧，彻底结扎血管和插管，然后将远心端的结扎线也同时固定插管和动脉，打开动脉夹便可以进行取血或测量血压等操作。

3. 颈外静脉分离和插管

颈外静脉插管常用于注射、给药输液和中心静脉压的测量。颈外静脉位置较浅，位于颈部皮下，从颈部正中线切开后，可用手指进行钝性分离，将一侧皮肤拉起，在胸锁乳突肌外缘即可见明显的颈外静脉。然后用止血钳沿血管走向仔细分离 3~4cm 的颈外静脉，穿两线备用。颈外静脉的插管方法与颈总动脉的插管相似。

三、股 部 手 术

股部手术的目的在于分离股动脉、股静脉和股神经，可用于股动脉、股静脉插管术、放血、输血输液和药物注射等。动物全身麻醉后，首先用手指触摸股动脉搏动位置，可辨明动脉的走向，然后在皮肤上作一个与动脉走行一致的切口（4～5cm），用止血钳小心分离肌肉及深部筋膜，充分暴露股三角区。其中股神经位于股三角区的外侧，股静脉和股动脉分别位于内侧和中间偏后。然后用止血钳仔细分离出股动脉、股静脉，并穿线备用。

1. 股动脉插管

仔细分离股动脉，长约 3cm，并在其下方穿两线。具体的插管方法同颈总动脉插管，先用眼科镊柄将股动脉抬高，用一根丝线结扎动脉的远心端，近心端用动脉夹夹住，将另一根备用的丝线打一活结，在远心端结扎线的上方用锐利的眼科剪将动脉剪开一斜切口，切口约为管径的1/3，将用肝素生理盐水充满的动脉导管从切口处向心脏方向插入管腔内约2cm，再将活结打紧，彻底结扎血管和插管，然后将远心端的结扎线也同时固定插管和动脉，打开动脉夹便可以进行取血或测量血压等其他操作。

2. 股静脉插管

在股静脉近心端用止血夹夹住或丝线提起夹住，使股静脉充分充盈，股静脉的远心端用丝线结扎，可用眼科剪剪一小口（大小鼠可用显微剪进行剪切口）或可用留置针直接向心脏方向穿刺并插入股静脉，随后用近心端的丝线结扎保定插管或血管，同时远心端也进行丝线固定插管，避免血管滑脱。

四、胸 部 手 术

胸部手术的目的在于充分暴露肺部和心脏，可进行心脏、肺切除，食管胸部阻塞，胸腔内器官移植手术等操作。胸部手术要求在全身麻醉下进行，可采用侧卧、半仰卧和仰卧位保定，开胸时必须连接呼吸机进行通气。一般动物全身麻醉后并行气管插管，连接呼吸机。首先将动物侧卧位保定，以肋间隙切口通向胸腔，两侧胸腔壁均可进行手术，具体视手术目的而定。然后对胸部术区进行剃毛消毒，胸骨正中皮肤切开，用止血钳游离左侧的胸大肌，前胸手术选择暴露第 2～3 肋间为宜，心脏和肺部手术选择第 4～5 肋间为宜，食管尾部和膈的手术以第 8 肋间作为切口通路。

1. 开胸术

以侧位开胸为例，在进行手术切口前，采用触摸方法确定动物的肋间位置，确定后，根据目标肋间隙的皮肤定位切开皮肤，再进行一次肋间位置的核实，然后用止血钳和剪刀依次分离肌肉，直至充分暴露肋间隙，其间若出血可用纱布压迫或电凝或结扎止血，然后用止血钳在两肋骨间刺入并挑起，进入胸腔，随后观察胸腔中肺的扩张状态，在肺萎缩时，用牵拉器或开胸器放入两肋间隙切口，充分暴露心脏或单侧肺叶。需注意的是在进行大动物心脏手术时建议进行心包吊床，其他小动物可直接用镊子撕开心包膜进行直视下观察；若视野不足，可进行肋骨切除和（或）横切，可充分进行胸腔显露。

一些手术也可以从胸骨正中切开，以显露整体的胸腔脏器。将麻醉动物呈仰卧位保定后，从胸正中部位切开皮肤，充分暴露胸骨柄和肋骨，用电锯沿胸骨柄进行正中切开，然后用开胸器或牵开器充分暴露心脏和双侧肺叶，此法对动物的创伤较大。

2. 闭胸

完成胸部手术后，可用缝线缝合 4～6 针将切口两侧肋骨拉紧并打结，大型动物建议用不锈钢钢丝穿过切口两侧肋间隙进行闭合，防止裂开，造成气胸，然后依次用缝线连续缝合肌层，缝合后采用单纯间断缝合法缝合皮肤，边距约 0.5cm，针间距约 1cm，缝合结束后进行皮肤消毒。

3. 胸腔引流术

该手术主要是术后有液体或气体蓄积，影响呼吸而进行的手术方法，一般可用胸腔穿刺或留置胸导管，以达到抢救和治疗的目的。一般动物经镇静或全身麻醉后，可用 18～20 号注射器针头进行胸腔穿刺，接上引流管，连接三通，便可吸引液体，穿刺的位置一般在第 7～8 肋间，动物站立或侧卧位，穿刺时应注意移向肋间中 1/3 处，不宜过低，否则容易损伤肺脏。另外，也可进行胸廓造口插管，动物麻醉后，在动物第 9～10 肋间作一个小切口，用蚊式止血钳的钳尖向前作一皮下隧道，然后从第 7～8 肋间进入胸腔，胸导管放置在前胸，胸导管的尾端从第 7～8 肋间引出，从第 9～10 肋间拉出皮肤外，最后进行荷包缝合法固定胸导管。

五、腹 部 手 术

腹部手术的目的在于充分暴露肝脏、脾脏、胃肠道、肾脏、肾上腺、生殖器等部位，如动物肝脾手术、胃肠管切开与吻合术、卵巢或子宫切除术等均需要进行开腹手术。腹壁由外向内可分为皮肤（skin）、浅筋膜（superficial fascia）、肌肉（muscle）、腹横筋膜（transversalis fascia）、腹膜上筋膜（extraperitoneal fascia）及腹膜壁层（peritoneum）。

1. 开腹术

一般将动物全身麻醉后，呈仰卧位保定于手术台上，进行腹部剃毛消毒，然后用碘酊进行反复擦拭消毒，用灭菌纱布擦干后，再用 75%乙醇溶液进行脱碘。消毒结束后，铺手术洞巾，并用巾钳进行固定。术者和助手将腹部皮肤绷紧，用手术刀沿腹中线切开皮肤，皮肤和皮下组织切开后，若有出血，需立即用无菌纱布擦拭压迫，可辅助用止血钳钳夹止血或电凝设备止血，止血结束后，继续用手术刀将显露的腹直肌沿着肌纤维的走行方向全层切开，直至暴露腹膜。术者和助手分别各持止血钳钳夹将腹膜提起，用剪刀将腹膜剪一小口，用止血钳或眼科镊将腹膜夹住，根据腹腔的状态依次剪开腹膜，切勿伤到腹腔内的脏器组织，此时可观察到腹腔内脏器组织的整体情况，可进行下一步的手术操作。

2. 关腹

完成腹腔内的手术后，在关腹前应仔细检查腹腔内的情况，如有无出血，有无遗留纱布或器械等，确定无误后可进行关腹。将腹膜和腹直肌后鞘切口边缘分别用止血钳钳夹提起，用手术缝合线作单纯间断缝合或 8 字缝合或连续缝合，第 1 针进针和最后 1 针应将腹膜切口双线结扎，外表皮肤采用单纯间断缝合法，边距约 0.5cm，针距约 1cm，缝合结束后进行皮肤消毒。

3. 腹部引流

在肝脏、胆道、胰腺和泌尿道等手术后，为防止胆汁、胰液、尿液从缝合处漏出而潴留在腹腔，需要放置引流管进行引导，以防止感染的发生和扩散。但引流物为异物，可刺激组织使渗出液增多，导致伤口愈合延迟；同时如若引流物放置时间过久，反而会促使继发感染、粘连、瘢痕组织增多，因此选用引流时也应慎重考虑。腹部放入引流管将体内的积液排出主要依靠虹吸作用，引流管一般不从原切口出来，而从切口旁另戳孔引出体表，以免污染整个切口并发感染。引流管在达到引流目的的前提下，尽量缩短放置时间，一般以 24~48h 为宜，引流液体应尽量放在腔隙的低位；应保持引流物的通畅，并要观察引流液体的性质和数量，以判断是否有出血、伤口破裂、感染、引流不畅等情况，以便及时采取措施处理，同时也要做好引流管的无菌消毒。

第八节 实验动物的安乐死方法

安乐死一词来源于古希腊词 euthanatos，寓意为美好的死亡。安乐死的定义为以科学人道的理念和方式，使动物生理和心理痛苦最小化而采取的动物意识逐渐丧失的处理过程；也就是指以不会给动物带来任何疼痛或痛苦，并能快速丧失意识随后死亡的方式人道地结束动物的生命。当前，如何对实验动物实施安乐死已受到广泛的重视，2006 年我国科技部就已发布《关于善待实验动物的指导性意见》，2020 年美国兽医协会（American Veterinary Medical Association，AVMA）更新了《AVMA 动物安乐死指南》，该指南文件也是世界范围内实验动物安乐死实施操作方法所普遍使用的指导性文件，2021 年我国也颁发了《实验动物安乐死指南》国家标准，这一系列相关的动物福利指导意见、指南和法规的出台，使实验动物安乐死更规范。

在生物医学研究中使用的动物种类繁多，必须根据其解剖学和生理学考虑用于每个物种的具体方法，因此，国际实验动物理事会总结了所有物种人道安乐死的一般原则，包括每当处理动物时，都应给予最高的尊重；安乐死应强调使动物的死亡没有疼痛和痛苦，应尽可能使用可能对动物造成最少疼痛和痛苦的方法；安乐死技术应能导致意识迅速丧失，随后是心脏或呼吸骤停，最终导致脑功能丧失；安乐死技术应尽量减少对动物的约束，并应尽量减少动物在失去意识之前经历痛苦和焦虑；使用的技术应适合动物的种类、年龄和健康状况；安乐死后和处置动物前必须核实死亡情况；应培训负责实施安乐死技术的人员，要求做到以最有效和最人道的方式实施安乐死，能识别相关物种的疼痛、恐惧和痛苦迹象以及识别和确认相关物种的死亡；选择安乐死方法时应考虑人类对安乐死的心理反应，伦理委员会应负责批准安乐死的方法（符合任何相关立法）；在选择安乐死方法时，特别是当对特定物种进行安乐死研究很少时，应咨询对该物种有经验的兽医。因此，在手术过程中，应温和、小心地处理受试动物，尽量减少动物的痛苦；同时在安乐死时，应最大限度地减少可能出现的其他动物之间的反应以及要使失去知觉的动物不会感觉到疼痛，若动物处于无意识状态，但仍可观察到反射性运动活动时，可采取两步法进行，即结合初始的麻醉（如异氟烷或三卡因全身麻醉）与二次物理方法（如斩首或放血等）。

目前，实验动物的安乐死方法很多，有吸入过量麻醉气体、注射过量麻醉药物以及物理方法等。而以往常用的如空气栓塞、溺死等非人道的方法处理实验动物目前都已不允许。在可用的安乐死方法中，又可分为可接受的方法和条件性可接受的方法。可接受的方法指通过单一方法即可保障人道地实施实验动物安乐死，该类安乐死方法通常为首选；而条件性可接受的方法是指需要满足一定的前提条件，才能保证人道的实施实验动物安乐死，如需要麻醉或借助其他相关设备，人员经培训后才可使用。因此，实验人员在选择安乐死方法时应根据实验目的、动物种类等因素选择。

一、物 理 方 法

1. 颈椎脱臼法

颈椎脱臼法即脱颈椎法，是一种条件性可接受的方法，即该方法可被接受的原则是被处死的动物体型应较小，如体重小于 200g 的啮齿类动物和小于 1kg 的兔子，且实施安乐死的人员必须能熟练完成脱颈椎操作技术，才可以徒手对上述体型较小的啮齿类动物实施脱颈椎安乐死，若技术不熟练的实验人员需在动物麻醉的前提下实施脱颈椎安乐死。啮齿类动物脱颈椎时，右手握住大、小鼠尾根部，左手的拇指和食指用力按住鼠头枕部，右手用力向后拉，使脊髓与脑髓断开，致动物立即死亡。对于体重大于 1kg 的兔子，即使技术熟练的操作人员也很难徒手将其颈椎完全脱臼，需借助能保定头部的特殊装置，操作人员通过拉拽动物的后肢完成兔的颈椎脱臼，但在使用该特殊装置时，操作人员应先使用动物尸体进行训练，确保操作熟练。

2. 断头法

断头法也是一种条件性可接受的安乐死方法，因为在一些科学研究中，由于使用麻醉药物或麻醉气体可能会影响血液、组织、尿液等样本的分析结果，可采用此法实施动物安乐死。一般断头可使动物在 5~30s 即脑死亡。操作人员可利用特制的断头装置（如闸刀），实施动物断头操作，操作时左手按住动物的脊背部，拇指放在右腋下，用食指和中指夹住左前腿，将动物的颈部放在断头装置的开口处，慢慢放下闸刀。但利用此法实施安乐死时必须定期对断头装置如闸刀进行清洁，刀片应足够锋利，故定期对断头装置进行维护保养也是断头法作为可接受安乐死方法的必要条件之一。另外，实施断头法安乐死的场所应尽量避免出现别的动物，以免安乐死时影响别的动物；此外，操作人员也应在麻醉动物或动物尸体上进行练习，确保操作熟练。

3. 放血法

如果动物首先通过另一种方法使其失去知觉，则所有物种都可以接受放血，可以通过切断大血管或（在较小的动物中）通过心脏静脉穿刺来快速放血。放血也是终末灌注过程中死亡的最终原因。

二、吸 入 法

吸入法被广泛用于啮齿类动物、兔、大动物等的安乐死，但所有通过吸入气体对动物实施安乐死的方法都有影响动物福利的可能，因为此类方法不能使动物立即失去意识。动物从接触气体到丧失意识的时间长短取决于气体的置换率、容器的容积和气体的浓度。在实验动物中常用吸入性麻醉剂如异氟烷或二氧化碳（CO_2）吸入对动物实施安乐死。

1. 麻醉药物吸入法

绝大多数吸入性麻醉剂在液体状态下是局部刺激物，因此应放置在专业的气体挥发罐内，动物应该只暴露在麻醉剂的气雾中，诱导箱的设计必须确保动物不会直接接触到麻醉剂；在诱导期必须提供充足的空气或氧气，以避免昏迷前的缺氧。在可能的情况下，啮齿类动物应在它们最舒适的条件下（即熟悉的环境）使用吸入性麻醉剂；同时，操作者必须时刻观察动物直到发生呼吸和心搏骤停。另外，还应注意尽量减少人员接触麻醉剂气雾。

异氟烷是麻醉药物吸入法进行安乐死的常用药物之一，具有作用快速且作为医药级产品很容易获得的特点，可以通过麻醉机挥发罐或在密封腔内使用滴入的方法来提供。该法适用于大鼠、小鼠、豚鼠、家兔、猫和犬等动物。

乙醚在历史上曾被用作安乐死剂，但其高度易燃，在暴露于空气和光线后会形成爆炸性的过氧化物；而且众所周知，乙醚是一种令动物痛苦的刺激物，因此，乙醚不得用于实验动物的安乐死。

2. 二氧化碳（CO_2）吸入法

CO_2 吸入法长期以来一直是啮齿类动物和其他小型实验动物实施安乐死的首选技术。该方法需要使用密封安乐箱、压缩气瓶、调节器和流量计。CO_2 流速应为每分钟置换 30%～70% 的安乐箱容积为宜。其他产生 CO_2 的方法，如干冰，因为无法调节气流，因此不能用于安乐死。安乐箱内动物数量应控制，不能过于拥挤，以免在此过程中造成痛苦。另外，吸入 CO_2 后在一定时间内可逆，所以在呼吸停止后须将动物留在安乐箱内几分钟，同时可在 CO_2 暴露后再采取物理手段确保死亡，物理方法包括颈椎脱位、开胸术或断头等。另外，在两次安乐死操作之间，应将安乐箱内残留的 CO_2 排空，避免将动物放进一个预充了 CO_2 的容器中。此外，由于生理特征，对于新生啮齿类动物需要长时间的 CO_2 暴露时间，直到动物对疼痛刺激再无反应直至死亡。

三、药物注射法

巴比妥类药物注射法

用于安乐死的药物应尽可能是医药级化合物，使用这些药物需要适当的限制和掌握一定的注射技术。巴比妥类药物适用于所有物种，但最常用于哺乳动物和鸟类。这些药物一般应静脉给药，但对啮齿类动物、两栖动物、爬行动物和鱼类可接受腹腔注射或体腔内注射。心内注射是一种替代方法，但只能在已镇静或麻醉的动物身上进行。戊巴比妥钠是最常见的安乐死用的巴比妥类药物，可单独使用或以市售的安乐死混合物形式使用。剂量通常至少是麻醉所需的 3 倍，范围从 85mg/kg（大型动物）到 200mg/kg（一些啮齿类动物）。对于大多数物种，120mg/kg 的剂量已足够，但如果没有发生死亡，则应给予更多的剂量。另外，某些非巴比妥类注射麻醉剂（如氯胺酮/甲苯噻嗪）的麻醉剂过量在某些物种中可以接受，使用的剂量通常比正常麻醉剂量高 3～5 倍；而在两步法程序中使用物理方法之前，可以使用标准剂量对动物进行镇静或麻醉。

四、化学药物致死法

化学药物一般使用氯化钾（KCl），但 KCl 的安乐死仅允许在麻醉动物中进行，应迅速静脉注射 75～150mg/kg KCl 以发挥作用，直到升高的血清钾水平导致心搏骤停。

第九节　实验动物的解剖

动物处死后应立即解剖，最好在动物处死后 2～3min 开始解剖，仔细观察动物的体表和脏器情况，可初步了解病变特点。解剖后的取材将在病理技术章节作详细描述。解剖时应按事先拟定的顺序表，有条不紊地逐项进行。

一、大体形态观察顺序

一般采用由外到内的顺序，即体表检查、皮下检查、腹腔脏器的观察、胸腔脏器的观察、腹腔脏器的取出、胸腔脏器的取出、头颈部器官的观察及取出、脊椎管的剖开及脊髓的取出与观察、肌肉和关节的观察、骨与骨髓的观察。

二、动物体表检查

主要了解动物的发育与营养状况、毛色、皮肤、可视黏膜和天然孔道的状况。

1. 发育与营养状况

观察动物发育是否与年龄、品种相称，可根据肌肉和皮下脂肪的蓄积、被毛的光泽整洁程度等来判断。

2. 可视黏膜及天然孔道的检查

检查眼结膜、鼻腔、口腔、肛门和生殖器等黏膜，着重观察有无贫血、淤血、出血、黄疸、溃疡和外伤等。检查各天然孔道的开闭状态，有无分泌物、排泄物及其他性状等。

3. 皮肤及全身性水肿情况的检查

检查皮肤有无外伤、皮肤病等，皮下（尤其是腹部下）是否有水肿等。

三、皮下组织检查

将动物以仰卧位固定，从耻骨联合沿正中线切开皮肤至下颚，剥离皮下组织，观察是否有水肿、出血和感染情况，观察浅表淋巴结有无肿大。分离出气管，用止血钳夹住，便于剖胸时对肺脏的观察。

四、腹腔脏器的采集与检查

将动物仰卧位固定于解剖台，一般先切断肩胛骨内侧和髋关节周围肌肉（仅以部分皮肤与躯体相连），使四肢推开。沿正中线剪开剑突至肛门之间的腹前壁，再沿最低位肋骨分别向左右两侧切开侧腹壁至脊柱两旁，完全暴露腹腔脏器。检查腹腔有无积液、充血、淤血、出血、破裂、脓肿、粘连、肿瘤和寄生虫，腹膜是否光滑。脏器位置是否正常，注意肝、脾的位置及大小，肠管有无变化，有无破裂。膈的紧张度及有无破裂、大网膜脂肪含量等。可按脾、胰、胃、肠、肾、肝、膀胱、生殖器的顺序分别取出并检查。

1. 脾脏

腹腔剖开后，在左侧很容易见到脾脏，一手用手术镊将脾门处组织提起，另一手持剪刀剪断韧带，取出脾脏。首先检查脾脏大小、硬度、边缘的厚度以及脾淋巴结的性状。然后沿长轴切成两片，检查脾髓的色泽，脾小梁的性状，并用刀背轻轻刮脾髓，检查出血量的多少。犬脾脏红髓富有血液，大鼠和小鼠切面较干燥。

2. 胰腺

胰腺靠近胃大弯和十二指肠，在胰腺的周围有很多脂肪组织，与胰腺不易区别。可将胰腺连同周围的脂肪组织一并采出，浸入 10%甲醛液中，数秒钟后胰腺变硬呈灰白色，脂肪不变色，很容易区分。首先检查胰腺的色泽和硬度，然后沿胰腺的长径切开，检查切面有无出血和寄生虫等。

3. 胃肠

在食管下段与贲门部做双道结扎，于中间剪断，再用镊子提起贲门部，一边牵拉，一边切断周围韧带，使胃与周围组织分离，然后按十二指肠、空肠、回肠的顺序，切断这些肠管的肠系膜根部，将胃肠从腹腔中一起取出，动作要轻，避免拉断肠管。

（1）胃的检查　首先检查胃的大小，浆膜面的色泽，有无粘连和胃壁有无破裂和穿孔。然后用肠剪由贲门沿胃大弯剪至幽门，检查胃内容物的量、性状（如含水量、有哪些饲料、异物，有无引起中毒的物质）、气体、寄生虫等。最后检查胃黏膜色泽，有无水肿、出血、炎症和溃疡等。

（2）肠的检查　首先检查肠管浆膜的色泽，有无粘连、肿瘤、寄生虫结节，同时检查淋巴结性状等。然后打开肠管，由十二指肠开始，沿肠系膜附着部向后依次剪开空肠、回肠、结肠等各部肠管，注意应边剪开边检查肠内容物的量、性状、气体，有无血液、异物、寄生虫等。去除内容物后，检查肠黏膜的性状，看不清时，可用水洗后再检查。注意黏膜的色泽、厚度和淋巴组织的性状及有无炎症等。

4. 肾脏和肾上腺

切断肾周围结缔组织和输尿管，取出两肾，肾上腺在肾的上方应一并小心分离取出。首先检查肾脏大小、硬度、肾表面色泽、平滑度、有无瘢痕、出血等。然后对准肾门剖开，暴露肾盂，检查被膜是否容易剥离，切面皮质和髓质的厚度、颜色及其界限是否清晰，有无淤血、出血、化脓和梗死，切面是否隆突，以及肾盂、输尿管、肾淋巴结的性状，有无肿瘤及寄生虫等。肾上腺首先检查其外形、大小、色泽和硬度，然后作纵切和横切，检查皮质、髓质的色泽及有无出血。

5. 肝脏

剪断肝十二指肠韧带、胆总管、门静脉、肝动脉等，一同取出肝脏和胆囊。首先检查肝脏的大小、被膜性状、边缘厚薄、实质的硬度和色泽以及肝淋巴结、血管、肝管等的性状。然后作切面，检查切面的出血量、色泽，有无脓肿、肝坏死、肝纤维组织增生等变化。先在胆囊原位检查其形态、大小、色泽，然后将胆囊从肝脏剥离，剪开胆囊壁，胆汁流出，观察胆汁颜色、性状，有无结石等。

6. 盆腔脏器

将雄性动物输尿管、膀胱、前列腺及尿道后部相连的组织剥离，将两侧输尿管、膀胱、睾丸、附睾、精囊腺、前列腺一并取出。雌性动物可将两侧卵巢、输卵管、子宫角、子宫体一并取出。剪开膀胱，检查有无结石，黏膜有无出血，生殖器各组织有无粘连出血、水肿、积液等异常现象。

五、胸腔脏器的采集与检查

用镊子夹住胸骨剑突，剪断膈肌与胸骨的连接，然后提起胸骨，此时必须首先取出胸腺。然后在靠近胸椎基部，剪断左右胸壁的肋骨，将整个胸壁取下。打开胸腔后，注意检查胸腔有无积液、出血、充血或粘连等，胸膜的色泽。检查心包时，注意心包的光泽度及心包积液的量、色泽、性质、透明度。从喉头以上剪断气管，沿食管后壁分离，剪断食管同胃的连接处，将胸腔脏器一并取出。

1. 食管

纵行剪开食管，检查食管黏膜有无出血、增厚、溃疡和肿物。

2. 肺脏

首先检查肺脏的大小、肺胸膜的色泽以及有无出血和炎性渗出物等。然后检查有无硬块、结节和气肿。再剪开气管和支气管，检查黏膜性状，有无出血和渗出物等。最后检查左右肺叶横切面的色泽，有无炎性病变、寄生虫、结节等。

3. 心脏

剪开心包膜，首先检查心脏纵沟、冠状沟的脂肪量和性状，然后检查心脏的大小、外形，心外膜有无出血和炎性渗出物。按血流方向剖开心腔，放出血液，检查心内膜、乳头肌、瓣膜、心肌色泽等是否正常。

六、头颈部及脊椎的采集与检查

将动物改成俯卧位，用剪刀剪开头颈部皮肤，分离皮下组织并向两侧拉开，暴露头颅和颈部。切断颈部肌肉暴露气管，剥离下颌组织，切断舌与下颌骨的连接，整体摘出舌、喉头、气管、甲状腺。用刀将附着在头颅和颈部脊椎骨上的肌肉尽量剥离干净。用尖嘴剪刀将枕部脊椎腔剪开暴露脊髓，从枕骨大孔头部两侧与眼眉部平行剪开颅盖骨，暴露硬脑膜；观察硬脑膜有无出血、充血等变化，然后剪开硬脑膜。用眼科剪剪断与脊髓相连的脊椎动脉和颈神经，用镊子夹住脊髓轻轻往外拉；托住脑组织，将各脑神经切断，用小剪刀探入蝶骨鞍槽内剥离与脑垂体相连的周围组织，最后将整个脑和脊髓取出。检查脑的表面、脑回、脑沟有无异常变化，脑垂体有无肿大和颜色异常。随后用手术刀切开，观察皮质和髓质的厚度、色泽及界限是否清晰，有无梗死灶、出血灶、脓肿等病变，脊髓的检查内容与脑相似。

动物解剖时要尽量减少器械对器官组织的钳夹、压迫和牵拉，对取出的内脏应尽早固定，防止自溶。

七、记录和描述病变的要求和方法

记录的基本信息包括实验动物来源、种类、年龄、性别、编号、体重及解剖时间、地点、温湿度、处死方法、操作者及记录人。

描述病变要客观、准确、使用科学语言，其要点包括：大小及体重有无变化、有无增减；表面是否隆起、光滑，有无坏死、出血、囊腔形成等。颜色使用苍白、暗红、褐色等词汇，质地用硬、软、坚韧、松脆等词汇；病灶的分布与位置要说明病变位于某器官的哪个部位；病灶的数量可用单个或多个、弥漫性或局灶性描述，大小以厘米为单位，按长×宽×厚的顺序记录，形状可用椭圆形、不规则状、菜花状、乳头状、息肉状、结节状等；病变组织与周围正常组织的关系可用界限是否清楚，有无包膜、粘连等词汇。

第三章　实验动物生理与行为学实验方法

动物生理学是一门实验性的科学，是建立在动物实验和观察基础上的，研究动物的正常生命活动及各器官系统的功能。动物行为学实验则是研究人类疾病的发病机制、评价疾病动物模型建模效果和临床前新药疗效评估的一种重要的研究手段，在医学、生命科学、药学和心理学等领域研究中被广泛应用。因此，实验动物生理与行为学实验技术与方法是研究实验动物的健康生理状况与行为评估重要的实验手段。

本章主要介绍了实验动物的心电图、血压、呼吸和行为学方面的实验方法。

第一节　心电图检测与心率变异性分析方法

心脏作为机体全身的"循环泵"，具有协调舒缩功能。当双侧的心房收缩时，血液进入左右心室，可引起心室收缩并将血液输送至主动脉、肺动脉。在此过程中，心肌细胞的收缩源于电激动，该激动沿特定的路径传输至整个心脏，进而引起心脏机械性的收缩，这种心脏电活动可经心电描记仪从体表引出多种形式的电位变化的图形被称为心电图（electrocardiogram，ECG）。心电图是一种测量心跳电活动的测试，是评估心脏传导系统的重要工具。心电图与肌电图、脑电图等一样均为生物电流的现象。实验动物心电图记录有助于了解实验动物机体生理健康状况，也有助于了解有关心电图新的遗传和药理学信息，并确定心脏表型的生理和病理机制，如心律失常、心房颤动和心力衰竭等。

心电图源于 19 世纪，法国科学家马特尼斯（Mattencci）于 1842 年首先发现了心脏的电活动；1872 年穆黑德（Muirhead）记录到心脏波动的电信号；直到 1885 年荷兰生理学家威廉·艾因托文（W.Einthoven）首次从体表记录到心电波形，由此开创了体表心电图记录的历史，并在 1924 年获得诺贝尔生理学或医学奖。自从 1887 年沃勒（Waller）描记出人类第一份心电图至今，随着心电图记录的电生理学和方法的不断发展，并不断识别优化有意义的电信号，极大提高了心脑血管疾病的诊断。心电图已被证明在心脑血管健康的临床评估中具有无可估量的价值，并对化学品和药物的毒性作用也非常敏感。美国食品药物监督管理局在 2005 年授权对照人体心电图试验，以确定新药的心脏风险。另外，在心电图记录分析中，发现在窦性节律状态下，一定时间内心率快慢差异的周期性变化现象，即为心率变异性（heart rate variability，HRV）。

因此，心电图是最常用的心率和 HRV 监测方法。在实验动物或动物实验中进行心电图记录和分析，是建立实验动物生物学特性和相关心血管疾病动物模型成功与否的关键基础性生理指标之一。下面将着重介绍心电图的监测技术与分析方法，以及 HRV 分析技术。

一、正常心电图

正常心电图由心房激动波和心室激动波两部分组成。在每个心电图的心动周期中，第一个波为 P 波，为心房激动波；第二个波为 QRS 波群，是由心室肌去极化产生；第三个波为 T 波，是由心室肌复极化产生的，QRS 波和 T 波均为心室激动波；在 T 波后还可以有一个 U 波，见表 3-1。

1. P 波

P 波代表左右心房兴奋的过程，正常心脏的电激动来源于窦房结，由右心房最先产生激动，然后左心房激动，故 P 波的前半部和后半部被认为分别表示右心房肌和左心房肌去极化时的动作电位变化，其持续时间表示两个心房内传导的兴奋时间，代表了从窦房结至房室结的电激动传导过程。窦房结主导的心跳节律即为窦性心律。

2. P-R 间期

P-R 间期是从 P 波结束到 QRS 波群起点的一段等电位线，代表了激动从窦房结产生兴奋并经心房、房室交界和房室束传导至心室，引起心室肌开始兴奋的时间，也被称为房室传导时间，相当于 P 波时限与 P-R 段的时间之和。

3. QRS 波群

QRS 波群是由向下的 Q 波、陡峭向上的 R 波以及向下的 S 波组成，来自房室结的激动通过希氏束和浦肯野纤维的心室内传导。QRS 波群代表了心室肌去极化的时间。R 波在肢体 II 导联正常心电图中一般为正向波。

4. J 点

J 点即 QRS 波结束与 S-T 段开始的交点，代表心室肌细胞全部除极完毕，其在 S-T 段不明显的啮齿类动物心电图分析中尤为重要。

5. S-T 段

S-T 段是指 QRS 波群终点到 T 波起点的一段等电位线，此时心室肌处于去极化状态，各部分之间没有电位差而呈一小段等电位的基线。

6. T 波

T 波是继 QRS 波群后的一个振幅较低、时限较长的波，代表心室肌复极化过程的电位变化，T 波的方向可为正向、负向或双向波。

7. U 波

某些导联在 T 波之后可见 U 波，目前认为可能与心室肌的复极化有关。

8. Q-T 间期

Q-T 间期是指从 QRS 波群起点到 T 波终点之间的距离，Q-T 间期代表了心室肌复极化的持续时间。由于 Q-T 间期的长短与心率有关，心率越快，Q-T 间期时限越短；心率越慢，Q-T 间期时限越长。故 Q-T 间期受心率的影响较大，在分析时建议矫正 Q-T 间期（QTc），其中一种计算方法为 $QTc = QT / \sqrt{RR}$。

表 3-1　心电图各波段及意义

心电图各波段	心电活动的意义
P 波	心房肌除极
P-R 间期	房室传导时间
QRS 波群	心室肌除极
J 点	心室肌细胞全部除极完毕
S-T 段	心室肌除极完成
T 波	心室肌复极化
U 波	可能与复极化有关
Q-T 间期	心室肌除极到完全复极的时间

二、实验动物心电图导联与检测方法

在实验动物心电生理监测中，最常用的是体表心电图。体表心电图是指通过导联线与四肢电极、胸电极连接采集的心电信号，主要有两种心电图记录方式，即全导联和标准 II 导联。其中全导联心电图记录包括标准肢体导联、加压肢体导联、胸导联共 12 个记录，一般用于临床检测和心脏疾病评估。标准 II 导联常用于实验过程中对心律变化的监测或者复制心肌缺血性等疾病动物模型时的监测。一般情况下，动物实验心电图记录可连接四肢的心电电极，相应电极颜色分别为：右上肢红色，左上肢黄色，左下肢绿色，右下肢黑色，可记录标准肢体导联 I、II、III 和加压肢体导联 aVL、aVR、aVF 等 6 个心电图波形。

（一）实验动物的导联系统

心脏周围的组织和体液均能导电，故机体可视为一个容积导体。心电图所记录的电位变化是一系列瞬间心电综合向量在不同导联轴上的反映，每个导联均有方向和极性。当心脏激动沿该导联的正极传递时，可记录正向波；去极化波向该导联的负极传递时，可记录负向波。若心肌电激动波传导方向与该导联平行，便可记录到一个相应的大波；导联轴的方向与电传导的方向越接近 90°，所记录的波越小；当电激动方向与导联轴垂直时，波形变为等电位波。在实验动物监测中双极导联和单极导联均有应用。标准双极导联可记录体表两个不同电极间的电位差，导联轴的方向为这两点的连线方向。加压单极导联（阳极）记录体表某点的电位变化，"威尔逊中心电极"（Wilson's central terminal [V]）通过将其他电极的平均值模拟心脏总电位（或零电位），形成单极导联的负极，实验动物具体的连接方式见图 3-1 和表 3-2。肢体导联系统反映了心脏电位投影在矢状面的情况，包括肢体Ⅰ、Ⅱ、Ⅲ、aVR、aVL 和 aVF 导联。

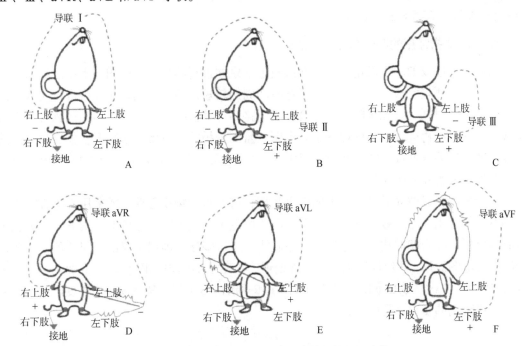

图 3-1　标准肢导联和加压单极肢导联的电极连接

表 3-2　实验动物心电图各导联连接方式

导联名称	正极	负极
Ⅰ	LA	RA
Ⅱ	LL	RA
Ⅲ	LL	LA
aVR	RA	1/2（LA+LL）
aVL	LA	1/2（RA+LL）
aVF	LL	1/2（LA+RA）

注：LA 为左上肢，RA 为右上肢，LL 为左下肢。

（二）实验动物心电图监测设备与测量方法

心电图仪由威廉·爱因托芬（W.Einthoven，1860～1927 年）首先发明并不断改进。心电图仪能将心脏活动时心肌激动产生的生物心电信号自动记录下来，是临床诊断和科研常用的医疗仪器电子设备。

心电图仪可按记录器输出导数的不同而划分为单导式或多导式（如三导、六导和十二导）。对于实验动物物种而言，由于其心率与人类存在较大差异，在心电图采集与分析上，应使用与临床完全不同的参数设置。在心电图采集时，推荐设置 0.3Hz 高通，1～2kHz 低通。不同实验动物的采样频率也有所不同，动物越小，心率越高，所采用的频率应越高。常规采样频率：小鼠 0.5～4kHz，大鼠 0.5～4kHz，兔 0.5～2kHz，豚鼠 0.5～2kHz，犬或猪 0.2～1kHz，人类 0.2～1kHz。

1. 实验动物常用的心电图测量方法

以往心电图仪的心电图记录主要在纸质上记录并进行测量，心电图纸上记录导致所有分析均需手工测量完成，且心电图纸保存时间周期较短，不利于动物实验中进行大规模的测量分析，耗时耗力。如今随着大规模集成电路和计算机技术的发展，利用计算机处理可实现心电信号的再处理，由此揭开了心电图仪监测分析的新发展和新高度，如目前常用的多导生理信号采集处理系统由此应运而生，实现了计算机处理和心电图记录与自动化分析，大大节省了人力和分析时间。

检测方法：以肢体 II 导联心电图记录为例，将实验动物物理保定或采用麻醉方式下记录心电图，分别在右上肢（红色）、左上肢（黄色）、左下肢（绿色）、右下肢（黑色）将心电电极针插入四肢皮下，连接电极导联线，通过多导生理记录仪记录与处理，可获得连续的心电图波形，并经计算机软件系统处理，可获得心电图的相应参数，包括心率（heart rate，HR）、P 波、QRS 间期、P-R 间期、R-R 间期、S-T 段、R 幅度、T 幅度、Q-T 间期等时间或距离的变化，见图 3-2。

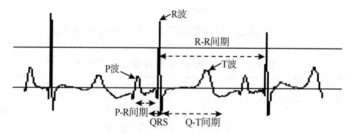

图 3-2　实验动物肢体标准 II 导联正常心电图

心电图记录时心电电极的位置十分重要，应确保电极片粘贴牢固或电极针插入到皮下，避免因插入肌肉而产生肌电信号干扰波。心电图仪最好接地线，否则也会有其他电信号的干扰。另外，实验动物的保定、麻醉深度、电极连接方式均可影响心电图结果。若忽略药理效应，可在麻醉后 5min 开始记录，取麻醉后 10～15min 的心电图数据进行测量分析。

2. 生物遥测系统在心电图记录中的应用

随着实验动物福利理念的深入，在尽可能的情况下，选择有意识的动物所获得的心电图记录优于麻醉动物，因为麻醉因素对心脏功能的影响已得到充分的证实。目前采用生物遥测系统是连续长期监测有意识实验动物心电图的金标准，其不仅克服了上述麻醉或物理保定因素等对心电图记录的不利影响，也符合动物福利的要求。当前常见的实验动物心电图生物遥测技术主要有植入式生理信号遥测技术和无创生理信号遥测技术，这两种技术均可实现自然状态下的动物生理健康监测。

（1）植入式生理信号遥测技术　被誉为是安全药理学的金标准，可长时间测量清醒无束缚的大鼠、小鼠、兔、豚鼠、犬、猪和猴等实验动物的心电图。即将植入子埋入动物体内后，生理信号被植入子采集并转换成相应的电信号后无线发射，经接收器接收信号并进行数据转换，通过软件记录系统便可自动化分析处理。但该技术有几个局限性，包括仪器和植入子的费用高昂，对操作员的外科技术有一定要求，同时术后需要超过1周的稳定期，另外小鼠体重一般要大于20g。

检测方法：将动物麻醉后，术区剃毛消毒，分别在左右两侧胸部标记处各切一个约1cm的小切口，用穿引器从皮下引出通路，将两根电极线分别经穿引器引出，暴露电极，缝合固定于皮下，并进行皮肤创面缝合。待动物完全清醒并恢复数天无感染后，方可进行生理遥测。但植入手术必须在无菌环境下进行，实验技术人员应加强外科技巧的训练，提高手术熟练程度和效率；另植入电极的安放位置选择十分重要，要确保心电图波形能完整描述；且须在动物术后恢复健康后才可检测，检测前应查看植入子电池状态，避免出现二次手术；当然现在的无线充电技术的应用可解决这一困局。

（2）无创生理信号遥测技术　不需手术治疗，不需麻醉，即可对同一动物长时间和反复监测，具有无创、安全且仪器维护成本较低，更利于提高动物福利的优点，但检测前需对动物进行马甲适应性穿戴训练，目前在中大型实验动物中应用较为广泛，但在啮齿类动物中的应用有一定的局限性。

检测方法：先对动物进行马甲适应性穿戴训练后，将动物保定、剃毛消毒，在胸部位置贴上心电电极贴片，电极线一端连接电极贴片，另一端连接到心电记录器，把心电记录器放置在专用马甲口袋中，穿上马甲，打开记录器开关并无线发射生理电信号，将动物放回笼内即可自由活动，接收器可实时接收电信号并经采集处理系统记录心电图。监测时应注意对动物进行马甲适应训练，避免动物的不适感；心电贴膜应确保贴牢，避免动物出汗或活动时滑脱；所有装置连接结束后，确保遥感信号稳定并在软件中记录保存。

三、心电图分析与解读

（一）检查心电图波形中出现任何明显异常的地方

在监测或分析测量心电图时，应总体观察心电图的心率，如有无心动过速或心动过缓；注意监测过程中出现的任何异常的心电图波形，如偶现的又宽又奇怪的复合波（可能为室性早搏）或没有波的时间延长（可能预示窦房结阻滞或心房静止）。

（二）确定心电图的波谱

确定心电图的波谱最常规方法是在一定时间内对QRS波群进行计数；间断的又宽又奇怪的复合波被称为室性早搏（ventricular premature contractions，VPCs）；若出现较多VPCs波形，提示室性心动过速。若遇到一个P波之后紧跟着一个正常的QRS波群，提示可能出现束支的阻滞。

（三）确定心电图的频率

应根据正常心电图波形来分析判断，即判断每个P波之后是否都有一个QRS波群，心率是否有规律，波形是否异常以及 R-R 之间的间隔情况（若心率正常的，R-R 间期变化不应大于 10%）等。

（四）测量心电图的 P-QRS-T 复合波

P-QRS-T 复合波一般表现由 P 波开始，紧接着为 QRS 复合波，之后为 T 波，被称为窦性心律。心率过快则为窦性心律过速，过慢则为窦性心律过缓，或无规律则称为窦性心律不齐。但在犬中这种无规律的节律被认为是正常的。

P 波：可能为正向波或负向波，也可能为双向或者有缺陷。P 波代表心房的去极化，正常 P 波在 I、II、aVF 导联是直立向上的波，在 aVR 导联则是负向波。又尖又高的 P 波提示右心房扩大。当 P 波变宽，有时还有凹陷则提示左心房扩大。若两个心房扩大的情况下，一般在心电图上可表现为 P 波振幅增大和持续时间变长；若 P 波经常出现凹陷并有可能粘合，这种情况也同二尖瓣和三尖瓣机能不全，和由二尖瓣机能不全引发的严重肺淤血同时出现。

PR 间隔：代表从窦房结传到房室结所需的时间，即兴奋性从心房传到心室所需的时间。心率快时 P-R 间期相对缩短，心率慢时 P-R 间期相对延长。P-R 间期延长，常见于房室传导阻滞；P-R 间期缩短，常见于预激症候群。

QRS 复合波：代表心室去极化，复合波的显著部分为 R 波，是第一个超过基线的正向波。QRS 复合波持续时间增加，预示左心室扩大，但也可能是因传导紊乱引起的。

ST 段：代表着早期心室肌复极化，其变化包括 ST 段的抑制、抬高和与基线的重合。大小鼠心电图无明显的 ST 段。正常心电图的 ST 段抬高一般不能超过 0.1mV，下移不能超过 0.05mV。ST 段抬高常见于急性心肌梗死，特点是弓背向上；若出现急性心包炎，以 R 波为主的导联上 ST 段广泛抬高，其特点是弓背向下。ST 段下移＞0.05mV，常见于急性心肌缺血或心绞痛，R 波与 ST 段的夹角＞90°时有意义，ST 段下移与 R 波夹角＜90°无意义，偶见于心脏神经官能症。

T 波：II 导联 T 波可能是正向、负向或双向的，代表着心室肌复极化，其高度通常不超过 R 波的 1/4（除非 R 波特别小）。T 波扩大预示心室扩大或心肌缺氧。T 波高尖暗示高钾血症（钾离子外流所致），双向 T 波或低平预示低钾血症。

Q-T 间期：代表心室肌去极化和复极化过程，Q-T 间期与心率成反比；Q-T 间期缩短，常见于高血钙或洋地黄中毒；Q-T 间期延长，可能存在心室肥厚、低钾血症、低血钙。

（五）不同物种间的电生理特征差异

虽然潜在的电生理学和生物物理原理在哺乳动物与人类中是相同的，但在体型大小、解剖结构、通道类型和分布以及细胞离子调节方面存在差异，见表 3-3。相比人类，大部分实验动物是四足动物，身体与地面平行，使得心脏不停留在横膈膜上，心包腔内有更多的空间移动；且心房相对于心室大小小于人类。与较大物种的心脏不同，大鼠的心脏在早期生长过程中跟不上体重的增加，故心脏与体重比较小，且较小的哺乳动物比较大的哺乳动物具有更紧密包装的浦肯野纤维，同时啮齿类动物的冠脉不像人类那样位于心脏表面，而是嵌入心肌内。

表 3-3　人类和实验动物物种的主要电生理特征

指标	人	犬	兔	豚鼠	大鼠	小鼠
静息心率（次/分）	≤75	≤70	≤200	≤230	≤300	≤500
冠脉侧支	低	中间	无	高	低	多变
心室动作电位持续时间（ms）	≤250	≤250	≤120~140	≤140	≥50	25~40
心电图中的 Q 波	有	有	有	有	无	无
心电图中的 ST 段	有	有	有	有	无	无

四、心率变异性分析方法

心率变异性（HRV）是指连续心跳的两次间隔的差异程度，最早由学者 Hon 和 Lee 在 1965 年测量胎儿的 R-R 间期时观察到，HRV 降低可预示胎儿宫腔内有呼吸窘迫。此后，已开发了较多的公式以更好地量化这些差异，并且该研究领域已扩展到其他特定患者群体，包括心肌梗死、脑卒中、糖尿病、充血性心力衰竭、高血压患者和老年人群等，均发现 HRV 降低与不良结局存在关联。1996 年欧洲心血管病学会（ESC）与北美心脏起搏和电生理学会（NASPE）专题报告了 HRV 的理论标准。1998 年我国对 HRV 也进行了定义，即指机体在窦性节律状态下，在一定时间内心率快慢差异的周期性变化现象，能实现对机体的连续、实时和长期的监测，是一种用于评估心脏自主神经功能的非侵入式手段，能反映心脏自主神经的活动性、均衡性或病理状态，可用于预测心脑血管疾病的重要指标。近来，HRV 的研究已应用于实验动物疾病动物模型，也可作为流行病学或动物毒理学研究的生理测量结果。

基于心电图的 HRV 评估可通过多种方法进行，包括时域分析、频域分析以及非线性域分析法等。其中时域分析法和频域分析法最为常用，前者通常利用来自连续心电图记录的正常窦性心跳的描述性统计计算（许多基于标准差），后者通常用于比较不同病理生理状态之间的基线条件，并检查由影响自主神经系统的操作（如抬头倾斜或注射去氧肾上腺素）引起的反应。分析通常基于长期（至少 18h）动态心电图记录或在受控标准化条件下获得的短期（通常 5min）心电图记录，以避免任何可能影响自主神经张力的外部刺激的影响。

（一）HRV 时域分析法

在临床上最常见的 HRV 评估是基于时域分析法。主要对采集到的 R-R 间期的时间序列信号，按时间顺序或心搏顺序排列的 R-R 间期数值，直接进行统计学或几何学分析，通过分析可获得自主神经功能变化情况，常用 24h 长时程分析，可获得以下分析指标：

（1）SDNN　为全部窦性心搏 R-R 间期的标准差，反映交感神经活跃程度和自主神经系统总张力的变化，也反映了 HRV 的复杂性。当 SDNN 指标降低时则提示交感神经活性增加。

（2）SDANN　为每 5min 正常 R-R 间期平均值的标准差，当 SDANN 指标下降时提示交感神经张力增高。

（3）rMSSD　为相邻 R-R 间期之差的均方根。

（4）pNN50　为相邻差＞50ms 的相邻间期数占总数的百分比。pNN50 与 rMSSD 一样，均被认为是主要反映心脏副交感神经调节的测量值，pNN50 和 rMSSD 降低均提示迷走神经活性降低。

（二）HRV 频域分析法

HRV 频域分析法通常采用快速傅里叶变换法（fast Fourier transform，FFT）或自动回归分析法（auto regression，AR），将心率变化信号分解为不同的频率成分并将其相对强度定量为功率，提供了各种频率成分的功率谱测定。频域分析分为短时程分析（5min）和长时程分析（24h）。HRV 频域分析法常用分析指标：总功率（total power，TP）、超低频功率（ultra low frequency，ULF）、极低频功率（very low frequency，VLF）、低频功率（low frequency，LF）和高频功率（high frequency，HF）等。

（1）TP　为 RR 间期的总变异，HRV 的总和，反映交感神经系统的整体活性。

（2）ULF　样本数量较小，仅占总功率的极小部分，目前对于 ULF 的生理意义还不明确。

（3）VLF　有报道与外周血管舒缩及肾素-血管紧张素系统活动有关，也有认为与交感神经活动有关，但具体生理意义还有待于进一步的探讨。

（4）LF　可反映交感神经的调节功能，但也有报道其受交感神经和迷走神经的共同调节。

（5）HF　反映迷走神经调节功能，主要代表呼吸变异。

（6）LF/HF 比值　代表交感-迷走神经张力平衡状态。HRV 的时域和频域测量是具有相关性的，一般 HF 与 rMDSS、pNN50 相关，LF、VLF 与 SDNN index 相关，ULF 与 SDNN、SDANN 明显相关。

另外，不同动物 RR 间期变化差异较大，对于频域分析的功率谱范围划分也不相同，故在分析实验动物频域分析指标时，应注意此问题。根据一些文献报道，将人和不同实验动物的频域分析指标的功率谱划分整理为表 3-4 内容。

表 3-4　人和部分实验动物的功率谱分析　　　　　　　　　　（单位：Hz）

指标	人	猪	犬	兔	大鼠	小鼠
TP	＜0.4	＜2.0	＜0.6	＜2.1	＜3.0	＜5.0
ULF	≤0.0033	—	≤0.003	—	—	—
VLF	0.0033～0.04	0～0.02	0.003～0.04	＜0.20	0～0.20	—
LF	0.04～0.15	0.02～0.09	0.04～0.10	0.20～0.50	0.20～0.75	0.15～1.50
HF	0.15～0.4	0.09～2.0	0.10～0.6	0.50～2.1	0.75～3.0	1.50～5.0

（三）HRV 的非线性域分析法

HRV 非线性域分析法研究常用的分析指标：散点图分析法、样本熵分析法及分形维数分析法、非线性预测与建模等。散点图分析法中的长度向量指标反映心率变异中的低频和极低频的成分，角度向量指标表示心率变异中的高频成分，样本熵则反映了 RR 间期时间序列的复杂程度，但目前尚不完善，缺乏临床应用基础。

可见，随着 HRV 在药理毒理学研究中的应用越来越广泛，实验动物 HRV 分析也可能成为关键性指标，在分析中应考虑以下问题：首先，实验动物不同物种与人类在频域变异性上的主要差异几乎完全反映在心率的差异上。在数据采集和分析方面，实验动物心电图采集可能相对困难，因为在人类身上获得静态数据远比在实验动物中容易获得地多，且最近的一些学者认为短期 HRV 测量并不十分可靠，这也强调了 HRV 在自由活动实验动物中对心电图测量技术提出了新的挑战。其次，应考虑实验动物 HRV 是否反映了类似于人类研究的自主控制。因为实验动物物种的静息迷走神经张力较低或缺失可能会影响 HRV 反应的质量和程度。最后，在实验动物研究中，HRV 降低能否作为毒性或疾病敏感性增加的标志物。尽管在实验动物药理毒理学研究中使用 HRV 分析已有较多的应用，但仅 HRV 降低则表示毒性反应或疾病产生的结论还为时过早，因为还尚不能确定这些影响是来自神经、心脏还是血管，对最终结论的推测还缺乏可靠性，仍需与疾病的病理结果相关联起来。

第二节　血压测量与血压变异性分析方法

血压（blood pressure，BP）指血液在血管内流动时作用于单位面积血管壁的侧压力，它是推动血液在血管内流动的动力。在不同血管内被分别称为动脉血压、毛细血管压和静脉血压，通常所说的血压是指体循环的动脉血压。血压与心电图一样，血压测量是生物医学研究的基本技术之一。在实验动物中，血压不仅是生理健康监测的重要指标，也是评估高血压等相关心血管疾病动物模型的关键性指标。在动物实验中，血压测量的方法主要分为两种：直接测量法和间接测量法。直接测量法就是将导管插入动脉内直接测量血压，大多是有创的；间接测量法则一般是无创的，常用的有鼠尾容积测压法或尾动脉脉搏测压法等。

（一）直接测量法

直接测量法测量血压的方法较多，但有一个共同点即将导管插入动脉内直接测量血压，并借用多导生理记录仪等此类仪器和软件记录。其优点是准确度高，可监测到血压的微小变化，特别是一些静脉注射类药物，需即刻观察血压的波动变化，可选用直接测量法。另外，其缺点也十分明显，即需要将实验动物麻醉且进行血管插管外科手术后测量，在这种情况下，麻醉因素可能对心血管系统有着一定的影响。但也有将实验动物麻醉后植入压力导管，再借助清醒自由活动装置或遥感装置（如遥感植入子的植入），待动物完全清醒后再进行血压监测者。

以动脉插管法为例，具体方法如下：将实验动物麻醉后，分离颈动脉或股动脉约 2cm，用含肝素生理盐水的聚乙烯医用塑料导管（PE 管，兔中常用的 PE 管外径为 2mm，内径为 1.5mm；大鼠中常用的 PE 管外径为 1mm，内径为 0.8mm）进行插管，用丝线结扎远心端，近心端用动脉夹夹住，并在远心端结扎前端的动脉壁上作一"V"形小切口，向近心端插入 PE 管并穿线结扎固定，再将 PE 管在远心端也结扎固定，防止导管滑脱，之后连接压力换能器和多导生理记录仪，松开动脉夹，即可在软件中观察到血压波形，稳定后即可记录血压。监测的指标包括收缩压（systolic blood pressure，SBP）、舒张压（diastolic blood pressure，DBP）、平均动脉压（mean blood pressure，MBP）。另外，应注意外科手术操作时要轻巧，尽量钝性分离组织，避免损伤迷走神经，插管结束后，观察结扎部位是否牢固，避免插管滑脱。若需较长时间观察，可在创面上覆一湿纱布保湿，避免血管干燥。

生物遥感技术被认为是测量实验动物血压的"黄金标准"，也是监测清醒和自由活动的实验动物生理功能最先进的方法，该技术可减少或消除对动物造成的不适（如不需要束缚、麻醉）。方法为动物常规麻醉后，从腹中线切口，使用无菌棉签暴露腹主动脉；将遥测装置的导管插入腹主动脉并被引导到上游，组织黏合剂用于固定导管并止血；遥测装置的主体放置在腹腔中并缝合到腹部肌肉组织上，腹部肌肉组织和皮肤分别缝合。动物完全清醒后，可自由在笼内活动。一般在术后1周，发射器通过磁性装置打开，开始接收信号，将信号传输到软件系统中，进行实时数据观察、存储与分析，记录结束后执行相同的程序以关闭发射器。该法更符合实验动物伦理，可连续监测实验动物自由状态下的动态血压，减少人为操作因素的影响，数据结果可靠、精确。其不足是需要外科手术，对手术技巧要求高；仪器设备较贵，传感器的电池寿命较短，仪器维护成本较高。

（二）间接测量法

间接测量法大多采用无创的方法，常用的有鼠尾容积测压法和尾动脉脉搏测压法等。目前，清醒大小鼠血压测定，大多采用尾动脉脉搏测压法（Tail-cuff法）。该法的基本原理是将大鼠尾部加压超过收缩压时，脉搏消失；压力减至收缩压时，脉搏出现，继续减压至舒张压时，脉搏恢复加压前的水平，通过检测这种脉搏变化时的瞬间压力，即为血压值。其优点是无创，不需手术；不足是测量的是某个时间节点的血压，不能得到连续的血压曲线，也不能准确监测到血压微小的变化；另外，对于舒张压结果的判断目前还有待商榷。有报道认为，间接测量法和直接测量法比较，74%的舒张压误差大于5mmHg。

以大鼠尾动脉测压法为例，大鼠尾动脉无创测压系统由尾动脉测压仪、脉搏传感器、加压尾套、尾部加热器及动物固定装置等组成。将大鼠保定在固定器内，并用全身或鼠尾局部加温的电热毯；将加压尾套、脉搏传感器依次套在鼠尾合适位置；测压时，先充气加压，促使加压尾套内的压力升高直至脉搏完全消失，再继续加压20mmHg左右，随后缓慢放气减压至脉搏信号恢复起始水平，此时可从测压仪的操作软件中读取收缩压、舒张压、平均动脉压和心率等参数。一般需连续测3次，取其平均值作为血压测量值。在测压过程中，应注意以下几点：①动物因保定而活动受限，可能处于应激状态，影响血压结果的准确性，故建议在测压前对实验动物进行适应性操作训练，减少动物应激。②温度可影响尾动脉的舒张，测压时尾部应适当加温。一般控制在34℃左右，持续时间以10min为宜。③加压尾套宽度与位置也会影响测压值，加压尾套过小使所测血压值偏高，过大则偏低，故应根据动物体重大小选择适当宽度的加压尾套（<150g的动物加压尾套以1.5cm为宜；200g左右的动物加压尾套以2.0cm为宜；>300g的动物加压尾套以2.5～2.8cm为宜）；另外，加压尾套距鼠尾根部距离越远，测量值可能越低，故以放在大鼠尾根部为宜，且每次测量必须放置于同一位置。④减压速度可影响测压值，故放气时尽可能恒速。

（三）中心静脉压的测定

中心静脉压（central venous pressure，CVP）是反映右心房内压力变化的指标，其压力变化受两个因素的影响：一是上下腔静脉回流的情况，如大失血或体液丢失而引发低血容量性休克时，回心血量减少，右心房内压力降低，CVP 降低；二是右心室内压力变化的情况，如肺动脉高压时，右心室内压也会增高，右心房内血液进入右心室受阻，右心房内压增高，CVP 增高。

具体操作方法：动物常规麻醉后，保定并颈部剃毛消毒，颈部正中皮肤切开，钝性分离颈外静脉约 2cm，分别在远心端和近心端穿线备用，结扎远心端，轻轻提起远心端结扎线，用眼科剪刀在静脉壁上剪一小切口，将充满肝素生理盐水的心导管向近心端方向插入约 4cm 左右，然后将近心端的手术线结扎血管和导管，同时远心端的手术线也继续固定导管，连接压力换能器，经软件可观察到中心静脉压的波动变化。

中心静脉压主要用于监测右心房压力的变化，评价体循环有效循环血容量，或者是右心室压力变化的情况。在操作时，由于静脉壁较薄，应小心并钝性分离，将管壁上的筋膜组织剥离干净。剪开静脉壁切口时，静脉会立即塌陷变扁，可用小镊子提起切口将导管插入。

（四）左心室内压的测定

左心室内压（left ventricular pressure，LVP）是评价左心室收缩和舒张功能的重要指标。通过右侧颈总动脉插管至左心室，可获得 LVP 曲线；但也可经左心室心尖部插管到达左心室。

具体操作方法：动物常规麻醉并保定，颈部剃毛消毒，从颈正中皮肤切口，钝性分离右侧颈总动脉 2~4cm，分别在血管远心端和近心端穿线备用。先将右侧颈总动脉远心端结扎，近心端用动脉夹夹住，在远心端结扎处前端的动脉壁上剪一切口，将充满肝素生理盐水的心导管经颈总动脉向近心端插入约 2cm，再在近心端用手术线打一松结结扎血管和导管，使导管可继续插入。松开动脉夹将导管再送入 2cm 左右，观察血压波形的变化，若为正常血压波形时，可轻轻地继续将导管向心脏方向插入，经过颈总动脉、主动脉弓到达主动脉瓣膜口时，血压波幅会增大，可明显感受到心脏的跳动，此时可继续将导管伸入一小段，即可进入左心室。记录 LVP 曲线，插入后将近心端的穿线扎紧，再用远心端的结扎线结扎、固定导管，避免滑出。

从 LVP 曲线中可获得如下指标：左心室收缩压（left ventricular systolic pressure，LVSP）、左心室舒张压（left ventricular diastolic pressure，LVDP）、左心室舒张末期压（left ventricular end-diastolic pressure，LVEDP）、左心室内压最大上升速率（$+dp/dt_{max}$）、左心室内压最大下降速率（$-dp/dt_{max}$）、心率（heart rate，HR）。在这些指标中，左心室收缩压和左心室内压最大上升速率可反映左心室的收缩功能；左心室舒张压、左心室舒张末期压和左心室内压最大下降速率可反映左心室的舒张功能。但在行心室内插管时，心导管口应尽量平滑，不能尖锐，否则易损伤血管壁或刺破心室；若在插管过程中遇到原波幅较大的血压波形突然变小或呈一直线时，则可能是导管口抵在了动脉管壁上，或是抵在主动脉瓣膜上，这时应稍微后退心导管或转动一下心导管的方向，使原来的血压波形出现后再继续送入即可到达左心室。另外，在无血压波形显示时，不要强硬将心导管送入，否则易刺破血管壁。此外，采用经左心室心尖部插管时，心导管口一定要尖，才可容易穿透左心室壁，进入左心室腔内。

（五）右心室内压的测定

右心室内压（right ventricular pressure，RVP）的变化可反映右心室的收缩与舒张功能。右心室收缩与舒张功能的改变也受到两方面因素的影响，一是右心室心肌自身收缩、舒张性能的改变；二是肺循环内压力的变化，如肺动脉高压。一般情况下，用特制的塑料导管从右颈外静脉插入，送到上腔静脉，进入右心房，再进入右心室，测定右心室内压。

具体操作方法：动物常规麻醉并保定，颈部剃毛消毒，从颈部正中切口，分离右颈外静脉，分别在远心端和近心端穿线备用。插管前准备含肝素生理盐水的心导管，并与压力换能器连接，建议将压力量程调到 50mmHg 以下。先将颈外静脉远心端结扎，在远心端结扎处的静脉壁上作一小的"V"形剪口，将特制的心导管（经特殊加工处理，使导管的管头部分有一定的弯度）插入颈外静脉，将近心端的手术线打一松结，结扎血管和心导管，使心导管可继续插入，此时可观察到静脉压力曲线；然后继续缓慢地插入心导管至右心房，可观察到右心房内压力的波形，幅度为 0～5mmHg。在心导管从右心房进入右心室时，由于受管头部分弯度不同的影响，有时很容易进入右心室，可观察到与右心房内压力波形完全不同的右心室内压波形，幅度在 0～25mmHg，但有时则很难进入右心室，需要将心导管进行反复多次前后进退才行。

由于右心室与肺循环密切相关，右心室内压的变化也可评估肺循环功能的变化；但在插管时应注意从右颈外静脉插管至右心室时，导管管头部分应有适当的弯度，若弯度过小，心导管容易在右心房内滑入至下腔静脉；若弯度过大，心导管可能会在右心房内打圈而不能进入右心室。

（六）肺动脉压的测定

肺动脉压（pulmonary artery pressure，PAP）的变化可反映肺循环和肺功能的变化，也可间接反映左心室功能的变化。如肺部疾病时，肺毛细血管内压改变可引起肺动脉压力的改变。临床上还可通过测量肺动脉毛细血管内压，又称为肺动脉楔压（pulmonary artery wedge pressure，PAWP），来评估左心室功能的变化。

具体操作方法：动物麻醉并保定，颈部剃毛消毒，从颈正中部切开，分离出右颈外静脉约 1cm，在远心端和近心端穿线备用。插管前备好含肝素生理盐水的心导管，并与压力换能器连接，建议将压力量程调到 50mmHg 以下。先将颈外静脉远心端结扎，在远心端结扎处的静脉壁作一小的"V"形剪口，将特制的心导管插入颈外静脉并将在近心端的手术线先打一松结，结扎血管和心导管，使心导管可继续插入，此时可看到静脉压力曲线；继续缓慢地插入心导管至右心房，可观察到右心房内压力的波形，幅度为 0～5mmHg，继续插管至右心室，出现右心室内压力波形，幅度在 0～25mmHg，随后再继续插管，即可进入肺动脉并出现肺动脉压波形，收缩压高度与右心室内压高度相同，舒张压高度在 10～15mmHg。

肺动脉压的变化可反映肺循环和肺功能的变化，是评价肺功能的重要指标。另外，由于肺循环与左心房密切相关，临床上也可通过监测肺动脉楔压的变化，间接反映左心房压力和左心功能的情况。在肺动脉压测量插管中，心导管管头部分适当的弯度十分重要，弯度过小，心导管容易在右心房内下滑至下腔静脉；过大，心导管可能会在右心房内或者在右心室内打圈而不能进入肺动脉内。

（七）血压变异性分析

血压作为人体生命体征的重要指标之一，早在 18 世纪就已认识到其不是恒定的，会随生理状况和环境变化而不断出现波动，以适应机体生理功能的需要。直到 1969 年，英国学者贝文（Bevan）等首次利用动脉插管技术监测后认识到血压的自发波动性。随后在 20 世纪 80 年代，随着动态血压在临床上的广泛应用，才逐渐形成了血压变异性（blood pressure variability，BPV）的概念。BPV 是指个体在一段时间内血压波动的程度，是反映血压自发波动性的指标，也被称为血压波动性。BPV 是体内神经-内分泌动态调节综合平衡的结果，目前认为，BPV 与心脏左心室肥大、脑卒中、高血压肾脏损害等密切相关。

BPV 分析主要包括时域分析法和频域分析法，时域分析法可将 BPV 分为心动周期间 BPV、短时 BPV 和长时 BPV，其中短时 BPV 包括数分钟至数小时的变异，长时 BPV 包括数日间变异、数周内变异、季节变异，但后者更能反映心血管自主神经对心血管中枢的作用。因此，BPV 结果通常以特定时间段测量的血压读数的标准差或变异系数来表示。频域分析法可将 BPV 按其成分分为高频血压变异（＞0.15Hz）、低频血压变异（0.04～0.15Hz）和极低频血压变异（＜0.04Hz）。

BPV 检测方法：以大鼠为例，将大鼠常规麻醉并保定，行腹中线切口，暴露腹主动脉并在下方穿线，将线向上提紧减缓血流，用 7 号针头穿刺腹主动脉，将遥测植入子导管插入腹主动脉内 4～5mm，用棉签按压动脉止血并用专用生物胶水将穿刺点封闭，待血管完全不出血后，抽出缝合线，观察植入子是否连接成功，若成功后缝合创口。术后数天给予抗生素预防感染。待动物恢复 1 周后，进行血压遥测。

BPV 的时域分析可记录 24h 中每一心动周期的血压，将 24h 分为 48 等份，每等份 30min，计算出每 30min 内血压的平均值和标准差（SD），然后所有均数的 SD 为长期波动性，所有 SD 的均数为短期波动性。BPV 的频域分析以高频峰 HF（0.16～0.4Hz）、低频峰 LF（0.04～0.15Hz）和极低频峰 VLF（0～0.03Hz）划分，各频段能量的总和称为 TP，用来衡量整体的变异性水平。HF 反映迷走神经张力，LF 反映交感神经张力。当然，也可注射受体阻断剂来观察 BPV 的变化，如注射 α 受体阻断剂酚妥拉明、β 受体阻断剂普萘洛尔或 M 受体阻断剂阿托品。一般情况下，注射阿托品时，会导致 BPV 的升高。

第三节　呼吸生理检测方法

呼吸是指机体与外界环境之间气体交换的过程，呼吸过程包括三个相互联系的环节：

①外呼吸包括肺通气和肺换气；②气体在血液中的运输过程；③内呼吸指组织细胞与血液间的气体交换与组织细胞内的氧化代谢。一般来说，每次吸入和呼出的气体量被称为潮气量；当用力吸气至不能再吸为止，然后用力呼气到不能再呼为止，此时呼出的气体量被称为肺活量。

一、实验动物呼吸的检测

呼吸肌的肌电图记录是呼吸的最直接和最精确的测量方法之一，不仅能提供即时呼吸频率，而且允许实验者量化给定呼吸周期的不同阶段以及这些给定周期的呼吸量，但这些方法通常是侵入性方法，需要打开腹膜才能将电极植入呼吸肌，并且具有这种手术所隐含的所有风险。也有其他方法允许通过侵入性较小的程序精确测量瞬时呼吸频率。

1. 气管插管检测法

对于技术熟练的操作者来说，气管插管相对比较简单，即将插管插入麻醉动物的气管中，以监测套管的气流，但要求套管在气管和声带周围有良好的密封性，不漏气，这可以精确测量进出肺部的空气量。与呼吸肌的肌电图类似，该方法不仅提供呼吸频率，还提供呼吸量。该方法也可与肌电图测量配对，反映脑干中枢如何控制呼吸。然而，插管是侵入性的，只能在麻醉的啮齿类动物上进行。

2. 鼻内插管检测法

使用鼻内插管检测法监测呼吸是最近才发展起来的。在动物鼻腔的顶部穿孔，并在其上粘上套管，经套管测量鼻内压力和瞬时呼吸频率。但该方法有一些不足，即植入后，套管需要每天清洁，否则结缔组织会再生并堵塞套管；此外，植入时需要刺穿鼻腔的顶部以及可能造成嗅觉上皮的部分破坏，可能会改变啮齿类动物的呼吸方式和扰乱气味感知。

3. 面罩检测法

动物通过压在面部的面罩呼吸，由此产生的空气流动可以在气流传感器的帮助下进行量化。与鼻内插管相比，这种方法具有无创、制作成本低廉、易于使用的优点，可用于麻醉和清醒的啮齿类动物。需要注意的是面罩的边缘和面部皮肤之间应密封，以确保可以测得通过传感器的最大气流量，通常是通过限制动物的头部来实现，该情况下，呼吸是连续测量的；或者通过训练啮齿类动物将其鼻子套入面罩，但这使得只有在啮齿类动物的鼻口与面罩相连的短暂时期才可测量呼吸。

4. 呼吸感应体积描记术检测法

呼吸感应体积描记术（respiratory inductance plethysmography，RIP）可实现动物体外无创式呼吸生理信号监测，在实验动物清醒、自由活动、无应激反应状态下监测呼吸生理参数，通过呼吸带监测与计算呼吸容积的变化，从而获取精准的呼吸信号。一般在实验动物的胸部和腹部各固定一条呼吸带，通过呼吸感应体积描记术记录呼吸曲线，从而获得呼吸生理参数。但在检测前，应对实验动物采用呼吸面罩进行校准，可获得准确的呼吸生理参数，呼吸指标包括呼吸频率、潮气量、分钟通气量、呼吸流量等参数。

二、实验动物肺功能监测

肺功能监测是反映呼吸系统疾病发生、发展状态较直观和客观的指标之一，尤其在呼吸药理研究和呼吸系统性疾病动物模型评价方面，常需测量肺功能以探索疾病的发生发展规律、评价药物的疗效和毒性反应。实验动物肺功能测量主要有无创体积描记法（整体和双室体积描记法）和有创体积描记法。其中，整体体积描记法又分压力型和流量型体积描记法。如常用的 FinePointe 整体体积描记法属于压力型体积描记法。该系统测量时不限制动物的呼吸和活动，无需麻醉，能反映动物的自然呼吸状态，操作简便，可同时监测多只动物，适用于肺功能的动态变化跟踪和药物筛选，但该法易受腔体内的气体温度、湿度、潮气量、动物活动度等影响，且一些反映肺阻力和肺顺应性的指标不能被测量。相反，有创测量方法能精确测量肺阻力和肺顺应性指标，特异性地反映肺功能的变化，但该法复杂，需对动物行麻醉、气管插管等操作，并受多种因素的影响。因此，对于需要监测肺功能动态变化的，适宜采用无创法测量；而对于肺部疾病机制探讨的研究，应采用有创法进行。当然，也有学者采用气管插管的方法，间隔数天重复监测动物肺功能的变化，此法可综合有创和无创测量方法的优点。

1. 无创体积描记法

以整体体积描记法（whole body plethysmography，WBP）为例。检测当天，将自然状态下的大鼠放入体积描记箱中，调整监测条件：气泵流量 2L/min，传感器放大倍数 500；采样频率 200Hz；输入校准，-50；有效波形达 90% 时记录不同时间的呼吸参数。稳定 30min 后，环境温度维持在 22℃ 且保持安静，连接肺功能仪，实时记录并将肺功能图谱信号发送至计算机软件系统。观察指标：吸气时间（inspiration time，Ti）：指从吸气开始到吸气末的时间；呼气时间（expiration time，Te）：指从呼气开始到呼气末的时间；最大吸气流量（peak inspiratory flow，PIF）：指吸气时的峰值流速；最大呼气流量（peak expiratory flow，PEF）：指呼气时的峰值流速；潮气量（tidal volume，TV）：指每次吸入或呼出的气体量；呼吸频率（frequency，F）：指每分钟呼吸的次数；每分钟通气量（minute ventilation volume，MV）：指每分钟吸入或呼出的气体总量，即潮气量与呼吸频率的乘积；呼气末暂停（end-expiratory pause，EEP）：指从呼气末至吸气开始之间的呼吸暂停；吸气末暂停（end-inspiratory pause，EIP）：指从吸气末至呼气开始之间的呼吸暂停；50% 呼气流速（expiratory flow 50，EF_{50}）：表示呼出 50% 潮气量时的呼气流速；松弛时间（relaxation time，RT）：指动物呼出一定量气体所需的时间；气道狭窄指数（enhanced pause，Penh）：是反映气道阻力的指标。

2. 有创体积描记法

以 FlexiVent 肺功能仪为例，FlexiVent 是基于强迫振荡法（FOV），将小鼠深度麻醉并自主呼吸消失后，行气管插管，将插管与 FlexiVent 仪器相连接，在含氧 21%、呼吸频率为 150 次/分，潮气量为 10ml，呼吸末压力为 $2cmH_2O$ 状态下进行机械通气，待呼吸平稳后，检测气道阻力、气道弹性阻力、动态肺顺应性、功能残气量（functional residual capacity，FRC）、准静态肺顺应性、用力肺活量（forced vital capacity，FVC）、第 0.1s 用力呼气容积

（$FEV_{0.1}$）、第 0.5s 用力呼气容积（$FEV_{0.5}$）、第 1s 用力呼气容积（forced expiratory volume in one second，FEV_1）、呼气峰流量（peak expiratory flow，PEF）等指标。

第四节　行为学实验方法

行为学是一门研究各种行为功能、机制、发展和进化的学科。实验动物行为学实验是研究人类发病机制、评估动物模型和新药疗效的一种重要实验手段，其研究早期主要为学习记忆行为能力而设计，此后逐渐发展为情绪表达、运动行为、社交行为、疼痛、成瘾性等行为学实验方法。目前行为学实验已包含了多种行为，如学习记忆、抑郁、焦虑、恐惧、自发活动、节律、攻击、防御、繁殖、社会（包括社交行为、利己行为和等级行为）等；但在行为学研究应用中以学习记忆、情绪和运动行为等最多。

一、学习记忆行为实验

学习是指机体神经系统接受外界环境变化而获得的新技能、新知识和经验的行为过程。记忆是指对学习获得的经验或行为的保持，包括获得、巩固、再现及再巩固等四个环节。学习与记忆二者是相互联系的神经活动，学习必然包含记忆，而记忆总以学习为先决条件。研究者根据动物的天性和习性，建立了以奖赏、惩罚和动物自然探索天性为基本原理的学习记忆评价方法，在神经行为研究中发挥着重要的作用。另外，非人灵长类动物的大脑结构与人类极为相似，具备高级脑功能，可经多次训练完成特定类型的学习测试任务，并经触屏系统认知评价其记忆能力。因此，用非人灵长类动物在评价认知功能、情绪反应等中具有啮齿类动物无法替代的作用。

目前，评价实验动物中枢神经系统高级功能主要进行学习记忆行为能力的测试，但应根据不同的学习记忆理论机制选择行为学实验方法，学习记忆行为能力的检测方法主要分为迷宫类实验和回避类实验两类。

（一）迷宫类实验

迷宫类实验是检测动物辨识不同刺激形式的特殊技术，用于检测空间记忆和工作记忆能力，包括莫里斯（Morris）水迷宫实验、T迷宫实验、放射臂状迷宫实验和巴恩斯（Barnes）迷宫实验等四种，是啮齿类动物空间记忆整体评估中最常用的实验装置。此外，高架十字迷宫实验和 Y 迷宫实验，也是目前较为常见的迷宫实验。

Morris 水迷宫实验以啮齿类动物厌水刺激为驱动因素，避免了禁食导致的机体代谢改变对实验客观性的影响，也减少了电刺激对动物的应激反应。该法设备简易、操作易学，可全面地考察动物的空间记忆能力。该法对年龄相关的记忆损害具有较好的敏感性，已成为世界公认的客观评估学习记忆功能的实验方法。其不足是并非所有啮齿类动物均适合 Morris 水迷宫实验，个体差异大，动物体力消耗较大，年老体弱的动物则难以完成任务。另外有视觉及肢体障碍的动物进行测试也受到限制。

T 迷宫实验根据动物探究的天性，未设置奖惩条件，故能最大限度减少影响结果的混杂因素，能较好地测试动物的工作记忆，其缺点是啮齿类动物有天生的偏侧优势，即在 T 迷宫中动物更偏向于一边走（左边或右边），且这种现象存在种系和性别差异。

放射臂状迷宫实验则是以食欲驱动的实验方法，重复稳定性较好，但需禁食且实验周期较长，一般需要几周。下丘脑功能受损的动物因食欲缺乏影响食欲动机，不能很好地完成测试任务。同时动物对环境的恐惧也可能影响测试，造成动物拒绝对环境的探索。

Barnes 迷宫实验则弥补了放射臂状迷宫实验的缺陷，以光或声音为刺激驱动因素，动物应激小，并对动物自身体力要求也较小，能最低限度减少因年龄所致的体力下降对结果的影响，还可避免动物凭借气味完成实验。

1. Morris 水迷宫实验

Morris 水迷宫实验由英国心理学家 Richard G. M. Morris 于 1981 年发明并应用于动物学习记忆行为能力的研究，是研究与空间学习记忆相关脑区功能评价首选经典的实验方法。Morris 水迷宫的装置由一个充满不透明水的圆形水池（一般直径大鼠 130～200cm、小鼠 75～150cm，高 50cm）、摄像头及跟踪分析系统组成。水池分成 4 个象限，其中在一个象限的正中水域内隐藏着一个圆形透明逃生平台（直径 8～12cm，高 28cm），略低于水位 2～3cm，水温控制在 24～25℃。通常在实验时往水池中加入奶粉、白色涂料、二氧化钛等不透明剂，以避免动物直接观察到平台。

Morris 水迷宫实验分为定位航行实验（place navigation）和空间探索实验（spatial probe）两个阶段。定位航行实验将动物随机从某个象限的中点面壁式放入水池，动物入水后为逃避水，一旦发现平台后就会爬上平台栖身，每次的训练时间大多为 120s 或 180s，为最大潜伏期，允许动物找到平台后在平台上停留 10～30s；但若动物无法找到平台，则需实验者将动物引导至平台并停留约 30s，然后重新训练。实验时间记为最大潜伏期，记录动物每次找到平台所需的时间、游泳轨迹和速度等。进行空间探索实验时，将水池中的平台撤去，让动物在水中自由游泳，记录最大潜伏期内各象限中的时间以及经过原平台位置的次数，所有实验过程均可通过图像采集软件实时记录动物运动轨迹并分析，见图 3-3。

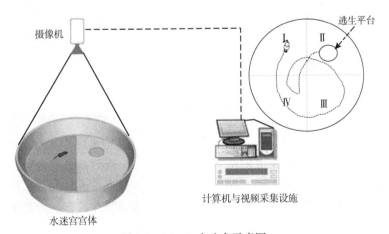

图 3-3 Morris 水迷宫示意图

进行 Morris 水迷宫实验时应注意：①水池的直径可能影响结果，大鼠最佳直径在 130～200cm，小鼠最佳直径在 75～150cm，具体取决于所用动物的品系。②训练时注意平均使用每个象限，每天训练的象限顺序应改变，否则动物可能凭借位置或其他非记忆信息（如向右转弯）来定位站台；在进行空间探索实验时，建议重复测试 1 次，取其平均值，以减小误差。③不是所有的啮齿类动物均适合 Morris 水迷宫，如近交系 BALB/c 小鼠不能学会；129X1/SvJ 小鼠由于有年龄相关性视觉病变，学习能力也偏差。也有一些学者建议使用 Long Evans 大鼠和 C57BL/6 小鼠更好。④动物个体间可能造成结果差异，建议测试前进行动物初筛；操作时忌用手抓动物的尾巴，造成动物应激。⑤体重、年龄和身体状况会影响游泳速度，但有报道，动物年龄超过 6 个月时这些差异就会消失。⑥动物性别之间也存在差异，表现在雄性动物较雌性动物在体力和空间导航能力方面更佳，但性别之间的差异也可能会消失，主要取决于接受检测时所处的激素周期的阶段。

2. T 迷宫实验

T 迷宫实验是检测啮齿类动物空间工作记忆能力的一种经典行为学实验方法，其结果可反映前额叶皮层功能。Tolman 是最早使用 T 迷宫的实验者之一，描述了大鼠在重复实验中交替选择侧臂的"非常明显"的倾向。T 迷宫由大写的 T 形设计组成，由中央通路（72cm×12cm）和两条侧臂（60cm×12cm）组成，距中央通路开始部位 20cm 处和每个侧臂的入口处各装有一个可开关的闸门（图 3-4），迷路的壁高 15cm，在每条侧臂末端各设有一个直径约 3cm 的圆形食物盒，内置食物。

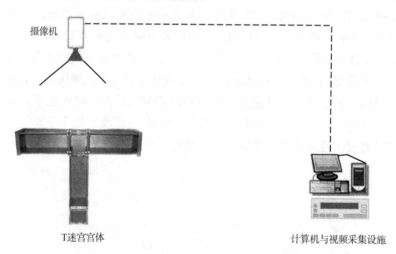

图 3-4 T 迷宫示意图

方法：先对动物进行训练，即将测试动物放入 T 迷宫中适应 10min，并在迷宫两臂食物盒里放入适量的饲料，待动物觅食完毕后将动物取出；待动物对觅食适应后进行测试。每个实验包含两部分，即强迫运动（forced run）和测试运动（test run）。强迫运动是指任意选择 T 迷宫的一臂，用闸门将之关闭，动物只能进入一臂获取食物；觅食完毕后，立即取出，用 75%乙醇溶液清洗迷宫并去除残留动物的气味；15s 后，撤去所有的闸门。测试运动是指将 T 迷宫的两臂全部打开，将动物放入开始臂中，若动物选择未曾进入的臂，则为正确选择，给予食物奖励；若重复进入相同的臂，则为错误选择，不给予食物。每只动物每天进行4次重复测试，每次间隔15min，连续4天，分别计算每天每组动物的正确率。当平均正确率都达到85%以上，训练阶段结束。测试实验则需延长强迫运动和测试运动之间的时间间隔至1min和3min，分别计算每组动物测试的正确率。

T迷宫的优点是为评估空间工作记忆的最简单设备，但不能用于参考记忆，主要缺点是动物只有两个单一的选择点，这可能增加了成功的可能性。

3. 放射臂状迷宫实验

放射臂状迷宫实验主要用于评估药物干预或大脑受损状态下的学习记忆方面的表现，常用八臂迷宫，也有十二臂或十六臂迷宫。八臂迷宫由八个完全相同的臂组成，这些臂从一个中央平台放射出来，见图3-5。八臂迷宫能区分短期的工作记忆和长期的参考记忆，被广泛用于学习记忆功能的评估。

方法：动物适应环境1周后，称重并禁食24h。第2天和第3天，在八臂迷宫各臂和中央区分撒食物颗粒（每只4～5粒），让动物在八臂迷宫内自由摄食和探究10min，进行训练；第4天，在每个臂靠近外端食盒处各放1粒食物颗粒，让动物自由摄食，食物颗粒吃完或10min后将动物取出迷宫；第5天重复前1天的训练，一天2次；第6天后，随机选取4个臂，每个臂放1粒食物颗粒，各臂门关闭，将动物放在迷宫的中央区，30s后臂门打开，让动物在迷宫中自由活动并摄取食物颗粒，直到动物吃完4个臂的所有食物颗粒为止，若10min后食物饲料仍未吃完，测试结束。当动物连续训练4次最多只有1次错误时，视作动物达到工作记忆形成标准。每次测试完后，用75%乙醇溶液擦拭迷宫并擦去粪便，避免残留上一只动物的气味。观察指标：①工作记忆错误（working memory errors），即在同一次训练中动物进入已吃过食物颗粒的臂。②参考记忆错误（reference memory errors），即动物进入无食物颗粒的臂。③总的入臂次数。④测试时间，即动物吃完所有食物颗粒所花的时间。

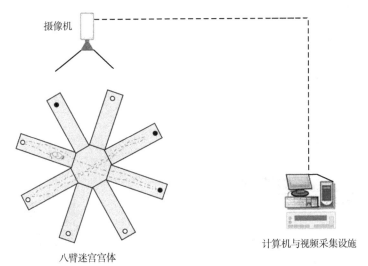

摄像机

八臂迷宫宫体

计算机与视频采集设施

图3-5　八臂迷宫装置

4. 高架十字迷宫实验

高架十字迷宫实验是利用动物对新异环境的探究特性和对高悬敞开臂的恐惧形成矛盾冲突行为来考察动物的焦虑状态。高架十字迷宫由两个开臂和两个闭臂组成十字迷宫，并将迷宫抬高借以增加动物进入开臂时的恐惧，可用于焦虑情绪的评价。高架十字迷宫多用无味的黑色塑料材质制作，其组成包括 50cm×10cm 的两个相对开臂（open arm）和两个50cm×10cm×40cm 的相对闭臂（closed arm），闭臂的上部是敞开的，在迷宫中央有一个10cm×10cm 的开阔部，迷宫距离地面 50cm 高。迷宫上方安装摄像机，以录制动物在迷宫中的活动轨迹，见图 3-6。

方法：首先测试前让动物适应环境，以消除其对实验的恐惧。测试当天将动物放入迷宫中央区，头朝开臂（注意此后每只动物均应放在同一位置），开启摄像记录软件，记录5min 内动物进入开臂和闭臂的次数以及进入各臂的时间。测试结束后用 75%乙醇溶液擦拭迷宫和擦去粪便，以消除动物气味对后续测试动物的影响。

观察指标：进入开臂次数（open arm entry，OE）、进入开臂时间（open arm time，OT）、进入闭臂次数（close arm entry，CE）、进入闭臂时间（close arm time，CT）、向下探究次数（head-dipping）、闭臂后腿直立次数（rearing）。计算开臂进入次数百分比（OE%）= OE/（OE+CE）；开臂滞留时间百分比（OT%）=OE/（OE+CE）×100%。开臂和中央区向下探究次数可反映非保护区的探索行为，进入开臂和闭臂总次数可反映动物运动能力。在测试时应注意：①为提高动物入臂总次数，避免总躲在闭臂中，通常在测试前先将动物放入开阔场地中适应 5min 后再放入迷宫。②测试者应对动物进行抚摸接触，减少动物恐惧因素。③测试应在安静环境下进行，建议在 9~15 点间进行，为减少时间和组间差异，可每组各选 1 只轮流测试。④最好用雄性动物，但也可用雌性，因其测定的行为有所不同，用雄性动物主要测定焦虑行为，而雌性动物主要测定活动性。⑤建议在高架十字迷宫周围悬挂具有一定遮光性的布帘，造成迷宫的周边环境相对一致以及弱光照的环境。

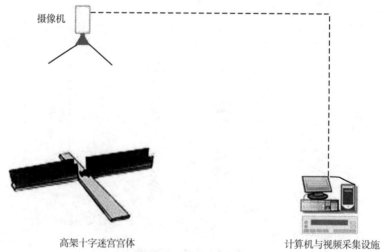

摄像机   高架十字迷宫宫体   计算机与视频采集设施

图 3-6　高架十字迷宫示意图

5. 巴恩斯迷宫实验

巴恩斯（Barnes）迷宫实验是由美国学者 Carol A. Barnes 在 1979 年发明并用于检测动物在"干燥"或"非水环境中"的空间记忆行为能力的实验。Barnes 迷宫利用啮齿类动物避光喜暗且爱探究的特性而建立。动物获得的强化是从一个光亮、敞开的平台上面逃往位于平台下面的一个黑暗、狭小的箱里，该箱称为目标箱。经过训练，动物学习并记忆目标箱的位置。该模型对动物的应激较小，不像放射臂状迷宫实验需要禁食，也不像水迷宫实验应激性较大。故在空间记忆行为研究中较为常用，适于与应激相关的记忆研究以及基因敲除小鼠的行为表型研究。

Barnes 迷宫的宫体是采用无味的 ABS 塑料材质或者医用有机板制成的一个圆形平台，颜色为黑色或灰色，可旋转，平台的直径、厚度以及洞口宽度可根据实验动物不同而不同，平台周边的等距离圆洞一般为 10～40 个，其中一个洞（为目标洞）与一暗箱（为目标箱）相连。其他圆洞则为空洞，不与任何物体相连。暗箱设置成抽屉式，便于从中取出动物。在平台表面上看不见目标箱，但要求能给动物提供视觉参考物，动物可通过目标洞逃至目标箱内，见图 3-7。

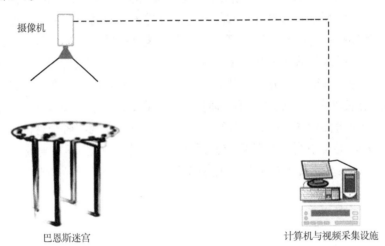

摄像机

巴恩斯迷宫　　　　　　　　　　　　计算机与视频采集设施

图 3-7　巴恩斯迷宫示意图

方法：测试前一天，将动物单个从目标洞置于目标箱内适应 4min；然后将动物置于迷宫中央的塑料圆桶内限制活动 5s；移开圆桶，启动计时器，实验者在挡帘后进行观察。动物四肢均进入目标箱，则计为一次逃避（escape），并让动物在箱内停留 30s。每一只动物一次最多观察 4min。在此期间如动物仍找不到目标箱，则将动物从迷宫移开，放入目标箱内并停留 30s。利用这一间隙清洁迷宫。动物每天训练两次，连续 5～6 天。从第二次训练开始，每次训练之前将迷宫随机转动一至数个洞的位置，但目标箱始终固定在同一方位，防止动物依靠气味、而非凭借记忆来确定目标洞的位置。

观察指标：测定动物对于目标的空间记忆能力。实验时把实验动物放置在高台的中央，记录动物找到正确洞口的时间，以及进入错误洞口的次数以反映动物的空间参考记忆能力。也可以通过记录动物重复进入错误的洞口数来测量动物的工作记忆。

Barnes 迷宫的优点是为地迷宫，与 Morris 水迷宫涉及游泳相比，没有压力刺激，同时也可用于评估学习工作记忆和空间参考记忆。缺点是在某些情况下，学习可能会非常缓慢甚至不会，这可能与缺乏压力刺激，使得在无足够动机逃避的动物中产生比逃避反应更多的探索行为，从而导致错误数量增加。需要注意的是，有一些动物存在到达目标箱的入口时却不进入的情况，建议将动物到达入口的潜伏期记录为目标反应（主要潜伏期）；另外它还可以刺激非空间策略，如串行策略或因迷宫不够清洁，动物可使用"芳香线索"来解决迷宫，从而影响实验结果。

6. Y 迷宫实验

Y 迷宫实验由 Dellu F.等学者发明，用于啮齿类动物空间工作记忆行为的研究，其基本原理是利用实验动物对新异环境探索的天性，不需要动物学习任何规则来趋利避害，能够有效地反映出动物对新异环境的识别记忆能力。

Y 迷宫交替行为测试及参数：Y 迷宫能有效地反映动物对新异环境的识别记忆能力。Y 迷宫由 3 个等长臂（每两个臂之间夹角为 120°）和一个中间区组成，每一臂尺寸为 50cm×18cm×35cm，在中央处各有一个可移动的隔板，迷宫各个臂内贴上不同几何图形，作为视觉标记，3 个臂被随机设为：新异臂、起始臂和其他臂，见图 3-8。新异臂：在动物训练期用隔板挡住，测试期时打开；起始臂为动物进入迷宫时所在的臂。整个实验过程中起始臂和其他臂都是一直打开，动物可自由出入。迷宫内铺垫木屑，每次测试结束后，可混匀各个臂内的木屑以防动物残留气味干扰。在 Y 迷宫上方处安装摄像机。测试包含两个阶段，第一阶段为训练期，首先关闭新异臂，动物由起始臂放入，在起始臂和其他臂中自由活动 8min，结束训练；1h 后进行第二阶段即测试期，3 个臂全部打开，动物由起始臂放入，在 3 个臂中自由活动 5~8min。观察 5~8min 内每只动物在各个臂停留的时间和穿梭次数。通过 Super Maze 软件分析计算交替百分比，交替百分比=不重复进入三个臂的次数/（总次数–2）×100%。此值越高说明记忆力越好。

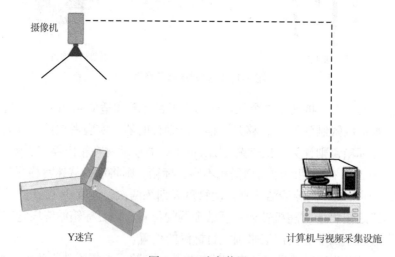

摄像机

Y迷宫　　　　　　　　　　计算机与视频采集设施

图 3-8　Y 迷宫装置

（二）回避类实验

回避类实验包括被动回避实验和主动回避实验，其原理是利用动物的好暗避光、对厌恶刺激的恐惧和记忆而建立起来的。被动回避实验的基本思路是使动物记住某一行为所带来的不良后果，在下次若想进行该行为时则表现出犹豫。主动回避实验与被动回避实验类似，其不同点在于要求动物主动采取某种措施以逃避惩罚。被动回避实验最常见的实验方法是穿梭箱实验，主动回避实验主要包括跳台实验和 Y 型电迷宫回避实验。

1. 穿梭箱实验

穿梭箱实验（shuttle box test）是一种被动回避实验法，其以光（或声）、电击为联合刺激，使动物由被动回避建立主动的条件反射。记录此条件反射建立过程中的主动回避反应指标可反映动物学习记忆能力的变化。穿梭箱由实验箱和自动记录打印装置组成，其实验箱箱体大小一般约为 50cm×16cm×18cm，具体可视实验动物不同而不同。箱底部格栅为可通电的不锈钢棒，箱底中央部有一高约 1.2cm 挡板，将箱底部分隔成左右两侧，即安全区和电击区。实验箱顶部有光源和（或）蜂鸣音控制器，自动记录打印装置可连续自动记录动物对电刺激[灯光和（或）蜂鸣器]的反应和潜伏期。具体实验方法如下：

（1）训练期　让测试动物在实验箱中自由活动 5min，以消除探究反射。将动物置于穿梭箱电击区，先给予条件刺激（灯光）和（或）蜂鸣音 20s，后 10s 内同时给予电刺激（电击强度为 30V，50Hz）。如果在亮灯和（或）蜂鸣 10s 内动物逃向安全区为主动回避反应（active avoidance response，AAR），电击后才逃向安全区则为被动回避反应（passive avoidance response，PAR）。经过数次训练后，动物可逐渐形成主动回避性条件反射，从而获得记忆能力。每次训练 20s，一般训练 30～50 次（即设定循环次数为 30～50 次）。

（2）测试期　测试时，将动物置于穿梭箱电击区，记录遭受电击的次数（被动回避的次数），该值与设定循环次数之差即为主动回避次数；记录刺激时间（指动物在被动回避过程中受到电刺激的时间和），该值越小，说明动物主动回避反应越迅速。测试时应保持环境安静，光线不宜过强，测试中应及时清除格栅上的粪便，以免影响刺激鼠的电流强度，建议每次测试在同一时间（8～12 点或 13～16 点）。

2. 跳台实验

跳台实验（step down test）是一种检测动物被动性条件反射能力的方法，主要用来测试动物对空间位置辨知的学习记忆能力。给以一定程度的电刺激，动物为避免伤害而寻找安全区（绝缘跳台），经过几次反复电刺激后，最终记住安全区域；其可反映动物学习记忆的获得、巩固、再现等过程，操作简单，是啮齿类动物学习记忆实验常用的行为学实验方法之一。

方法：跳台实验装置是由约 30cm×30cm×30cm 的有机玻璃制成的反应箱，底面布满铜栅，间距约为 0.18cm，可通电，电压由变压器控制。箱子左后角放置一平台，具体视实验动物的不同而不同，见图 3-9。测试时，先将动物在反应箱内适应环境 3min，然后通 36V 的交流电，一旦动物受到电击，正常的反应是跳上平台以躲避伤害性刺激；较多动物可能会再次或多次跳至铜栅上，受到电击后又迅速跳回平台，如此训练 5min。动物受到电击的次数为错误次数。24h 后重复测试 1 次，将动物置于平台上，通电并计时，记录 5min 内的错误次数。错误次数数值可反映动物学习记忆的情况。

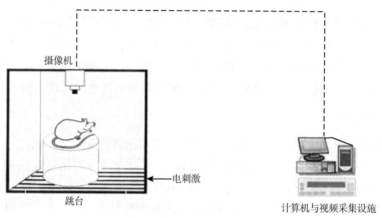

图 3-9　跳台实验示意图

3. Y 型电迷宫回避实验

　　Y 型电迷宫,即在 Y 迷宫基础上,3 个臂中有 1 个臂的栅栏底部可产生电击,当动物在该臂受到电击后,必须逃避到其他臂方可免受电刺激,进而动物会依据周围环境进行定位,对遭受电刺激臂的位置形成空间记忆而避免进入此臂。

　　方法:Y 型电迷宫有 3 个等臂,分别称为Ⅰ臂、Ⅱ臂、Ⅲ臂。通常把下臂(Ⅰ臂)定为起步区,左侧(Ⅱ臂)为安全区,右侧(Ⅲ臂)为电击区,三臂相交处为隔离区(0 区)。迷宫底部铺以铜棒,可通电予以刺激。三臂顶端各装有 15W 的信号灯。测试前将动物放入迷宫,适应环境 5min,训练组的动物在起步区予以电击致其逃至安全区,灯光持续 15s,然后熄灯休息 45s,开始下一次操作。每次实验在每只动物上重复 20 次作为一轮。实验在黑暗安静的环境中进行,凡动物受到电击后 10s 内一次性从起步区逃至安全区的反应,称为"正确反应",否则为"错误反应"。以连续 10 次电击中正确反应达 9 次或以上,判为学会标准,达到学会标准所需的电击次数表示学习记忆成绩,电击次数少,说明学习记忆能力强。

　　综上,实验动物学习记忆行为的实验方法较多,在选择时应有目标性和针对性,迷宫类实验常用于研究动物空间学习记忆能力,同时 T 迷宫和 Y 迷宫实验也可用于辨别性学习试验,而高架十字迷宫可使动物同时产生了探究的冲动与恐惧,造成了"探究-回避"的冲突行为,能较好地反映动物的焦虑情绪。穿梭箱实验、跳台实验、Y 型电迷宫回避实验等均属于操作式条件反射试验,其中穿梭箱实验在行为学实验中较为常用,可同时观察被动和主动回避性反应。因此,以上的行为学方法可观察研究对象的行为学、学习记忆能力等变化,从整体上评估研究对象的学习记忆情况。

二、情绪行为实验方法

　　情绪行为是一种瞬时变化的心理生理现象,反映了机体对不断变化的环境所采取的适应模式。从心理学层次来讲,情绪是对客观事物的态度体验和行为反应,为人类与动物所共有,主要包括抑郁、焦虑和恐惧三类。由于动物的情绪体验难以用语言表达,因此,行为学实验是其主要的评价方法。抑郁行为的实验方法主要包括获得性无助实验、强迫游泳实验、悬尾实验、糖水偏爱实验、旷场实验、新奇事物探索实验等；焦虑行为实验方法主要有高架十字迷宫实验、旷场实验、明暗箱实验、新奇环境摄食抑制实验、饮水冲突实验等；恐惧行为实验方法主要有穿梭箱实验、场景恐惧实验、跳台实验等。

（一）获得性无助实验

获得性无助实验（learned helplessness test）是指当动物接受连续无法控制或预知的厌恶性刺激（如电击）反应后，将其放在可逃避的环境中时，表现出逃避行为欠缺的现象，同时伴有体重降低、运动性活动减少、攻击性降低等改变。

获得性无助实验方法分为模型的建立期和条件性回避反应测试期。以电击为例，在模型建立期，测试当天将动物放入测试箱（A侧或B侧）中适应5min，然后动物在测试箱内接受30～60个运行周期的循环电击。每个运行周期应包括无信号不可逃避的双室足底电击期和间歇期，电击期时间应为3～10s，间歇期时间应为3～10s。电刺激频率宜为5～15Hz，刺激电流强度，大鼠应为0.65～1.80mA，推荐0.8mA；小鼠为0.15～0.6mA，推荐0.25mA。刺激电压，大鼠应为65～70V，小鼠为30～36V。在建模结束后第2天进行条件性回避反应测试，将动物放入测试箱（A侧或B侧）中适应5min后，进行15～30个运行周期的实验，每个运行周期的总时间为30s，包括条件性刺激（灯光/声音）、条件性刺激（灯光/声音）+非条件刺激（电击）和间歇期（不给以任何刺激）；最后重复上述步骤连续2～3天。

观察指标：

（1）逃避失败次数（times of evasion failures）　即动物在设定的非条件刺激持续时间内未完成回避反应的总次数。逃避失败次数越多，说明抑郁越严重。

（2）逃避潜伏期（escape latency）　指测试开始后，动物第1次穿梭至对侧测试箱的时间。逃避潜伏期时间越长，说明抑郁越严重。

（3）其他　主动回避次数、安全区时间（无电区域）、运动总时间（动物处于运动状态的总时间）、运动总路程（动物物理位移的总距离）等实验指标亦可作为抑郁行为的辅助评价指标，这些指标数值越小，表明动物抑郁程度越重。

（二）强迫游泳实验

强迫游泳实验（forced swim test）由学者Porsolt等建立，其原理是让动物被迫在一个局限且无法逃脱的空间游泳，由于啮齿类动物先天对水的厌恶，使得它们在水中会拼命挣扎游动，并试图逃离水环境，一段时间后，发现逃离无望时动物停止挣扎进而表现出"行为绝望"状态（即漂浮不动状态）。大鼠、小鼠强迫游泳实验以游泳的不动时间为主要指标评估动物的绝望行为。

方法：测试前调节测试箱内水温至23～25℃，水深可根据动物体重调整，但动物尾巴与测试箱底面应保持一定距离。若多只动物同时进行，两只动物间用不透明挡板隔开。在以大鼠为测试对象时，在测试前1天应进行预先适应性游泳，24h后进行强迫游泳实验，记录5min内大鼠的不动时间、游泳时间和攀爬时间。若以小鼠为测试对象时，可在检测当天进行，小鼠游泳时间应为6min，记录后4min的不动时间、游泳时间和攀爬时间。

观察指标一般采用动物漂浮不动、游泳、攀爬（挣扎）三类动作的时间及次数进行判定。

（1）漂浮不动（immobility）　指动物在水中停止挣扎，呈漂浮状态，仅有轻微的肢体运动以保持头部浮在水面。不动时间越长，表明抑郁程度越重。一般正常小鼠不动时间在检测时间的 40%～80%内；正常大鼠不动时间在检测时间的 30%～70%内。

（2）游泳（swimming）　动物进行流畅、协调的运动，动物四肢始终在水面以下。游泳时间和游泳距离越少，表明抑郁程度越重。

（3）攀爬（climbing）　动物四肢强有力伸出水面，并沿测试箱箱壁做剧烈的上下运动；一般 5min 检测期内，大鼠攀爬时间约为 60～130s。攀爬时间越少，表明动物抑郁程度越重。

（三）悬尾实验

悬尾实验（tail suspension test）由斯泰鲁（Steru）等于 1985 年建立，其原理是将大小鼠尾巴悬挂，头部向下呈倒悬体位，刚开始动物会进行剧烈的挣扎并试图逃脱这一不适状态，但挣扎一段时间后发现逃跑无望会表现出不动状态，也被称为"绝望状态"，并以悬尾动物的不动时间为指标检测动物的绝望行为。

悬尾实验中大多以小鼠为测试对象。测试前，将动物的尾部悬吊使其呈倒悬体位，头部应与悬尾测试箱底面保持一定的距离，如若要同时测试多只动物，应采用不透明挡板隔开，观察记录动物的不动时间。一般实验时间为 6min，记录后 4min 内动物的不动时间。

观察指标：用不动、运动挣扎两类动作行为的时间进行判定。其中不动是指动物停止挣扎，身体保持垂直倒悬状态，静止不动。不动时间越长，表明抑郁程度越重。运动挣扎是指动物有明显可见的挣扎运动，运动挣扎时间越短，表明抑郁程度越重。

（四）糖水偏爱实验

糖水偏爱实验（sucrose preference test）是检测动物快感缺失的经典实验，其是利用动物对甜味的偏好而设计的一种检测方法。动物禁食一段时间后，同时给予常规饮用纯水和低蔗糖水，以动物对蔗糖水的偏嗜度（蔗糖偏嗜度）为指标检测动物是否出现快感缺失这一抑郁症状。

1. 大鼠糖水偏爱实验

在训练期时应将大鼠单笼饲养并进行 48h 的蔗糖饮水训练。前 24h 给予两瓶 1%～2%蔗糖水，后 24h 一瓶给予 1%～2%蔗糖水，另一瓶给予饮用纯水（中途交换两个水瓶的位置）。测试前大鼠应禁食禁水 14～23h 后进行蔗糖偏嗜度的测定，即测定 1h 内大鼠对两瓶水的饮用量，以重量（g）为单位。

2. 小鼠糖水偏爱实验

具体操作方法同大鼠，但在 48h 饮水训练时，应全程给予 1%～2%蔗糖水和饮用纯水（中途交换两个水瓶的位置）。训练结束后，禁水（不禁食）9～16h，测定 8～15h 内（中间宜交换两个水瓶的位置 1 次）小鼠对两瓶水的饮用量，以重量（g）为单位。

观察指标：以蔗糖偏嗜度（sucrose preference）作为评价指标，蔗糖偏嗜度（%）=蔗糖水饮用量/（蔗糖水饮用量＋饮用纯水饮用量）×100%。

（五）旷场实验

旷场实验（open field test，OFT）也称敞箱实验，主要观察动物在开放区域中的活动情况，用于检测动物在陌生环境中的行为表现，包括自发活动行为和探索行为，是评价动物在新异环境中自主行为、探究行为与紧张度的一种方法。

一般实验者将实验箱箱体底部划分成 9 宫格、16 宫格或 25 宫格，沿墙格为外周格，其余为中央格，见图 3-10。测试前，先确认实验箱是清洁、无味的，尤其要注意清理实验箱底部上一次实验时动物遗留下来的粪便、尿液等。设置好软件的参数、编号、日期等信息后，将动物背向实验者放在正中央格，即开始检测，此时动物迅速离开中央区域。检测时间宜为 3～5min，并用固定于旷场上方的摄像设备记录动物的运动轨迹。每次实验时应从同一位置同一方向将动物放入实验箱中央。测试结束后，用乙醇溶液喷洒仪器装置除味，并用纸巾擦干。

观察指标：方格间穿行次数、站立或修饰次数、中央格停留时间，也有研究认为经过的格子数的得分反映动物的兴奋性；后肢性站立的次数代表动物对陌生环境的适应能力；排出粪便的粒数提示动物的紧张程度。也可通过摄像记录系统分析以下指标：①总路程（total distance），是指动物在记录时间内产生的物理位移距离；②速度（speed），是指动物在单位时间产生的物理位移，动物出现抑郁行为时，速度减少；③运动总时间（total move time），是记录动物在实验时间内产生物理位移时所需的时间累积，运动总时间降低越多表明抑郁越严重；④站立次数（number of standing），计算动物在记录时间内的站立总次数，站立次数降低越多表明抑郁越严重。

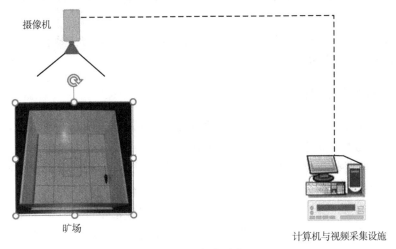

摄像机

旷场

计算机与视频采集设施

图 3-10　旷场实验装置

（六）新奇事物探索实验

新奇事物探索实验是纳赛尔（Ennaceur）和德拉库尔（Delacour）于 1988 年报道的一种非奖赏性的、简单的认知记忆实验模型，是用于评估啮齿类动物记忆能力的方法，也可评价抑郁症的典型症状，即兴趣缺失的行为。其原理是研究动物对新奇事物的探索行为是基于动物先天的寻求新奇的行为，以此评价抑郁症模型是否存在兴趣缺失症状。根据动物对熟悉物体和新物体的探索时间长短来评价被测试动物的记忆能力，一般情况下抑郁症模型动物在新奇事物探索实验中的探索行为减少。

方法如下：

（1）适应期　将动物放入旷场实验装置内（无物体）自由活动 10min。

（2）熟悉期　在装置中放入 2 个相同的物体（A 和 B，确保物体无气味，且不易被推动），物体距离两侧壁约 10cm，将动物背朝物体且在离两物体等距离处放入装置中，用摄像头和软件系统来记录动物在每个物体上的探索时间（以嘴或鼻子接触到物体和凑近物体 2～3cm 都算对物体的探索），在 5min 内测定动物探索每个物体的次数、时间和距离。

（3）测试期　一般选择熟悉期完成后的 1h 作为检测记忆的时间间隔（更长的时间间隔可用来评价改善记忆的效果）。将两个相同物体中的一个物体替换成另一个不同的物体（AC 或 BC），同样将动物背朝物体且在离两物体等距离处放入装置中 5min。

观察指标：动物对替换后两个不同物体（新旧物体）的探索次数、时间和距离，即动物在两个不同物体周围活动的次数、时间和距离，检测动物的认知情况：若小鼠认知能力差，则对两个物体的探索无差异；若小鼠认知能力正常，则对新事物的探索较旧事物时间长。认知指数（recognition index，RI）计算公式为：RI =新物体/（新物体+旧物体）×100%。

（七）自主活动实验

自主活动实验是通过检测大鼠、小鼠自发的水平运动或直立运动的频度，从而评价大鼠、小鼠自主活动的能力。

方法：将动物背向实验者放入自主活动记录仪中适应 5min，在开启自主活动记录仪后测定 5min 内自主活动次数和站立次数。

（八）场景恐惧实验

场景恐惧实验用于评估啮齿类动物环境相关条件性恐惧反应行为，即在动物遭受恐惧时会呈现出特有的不动状态。实验时，实验对象被给予一个声音条件刺激，随后给予电刺激，该训练称为条件性训练；训练结束后对实验对象进行声音信号或环境关联测试。一般情况下实验对象对相应的环境和不同环境下同样的声音信号均会做出条件性恐惧反应，如静止不动。这种测试可在训练后即刻或几天后进行，以评估条件信号影响下的短期和长期记忆信息。该设备由条件恐惧箱、隔音箱和关联箱组成。条件恐惧箱内有栅板、电刺激器、声音发生器。隔音箱装有灯、风扇及一个与声音发生器相连的扩音器。关联箱有可移动的格栅式地板和纱窗式顶部。

方法：分为训练和测试两阶段。

（1）训练阶段 第一天先调试设备，确保栅板有电刺激，扩音器有声音刺激，并记录电流强度和声音强度。随后将动物放入条件恐惧箱 2min（A 相），记录 2min 内的动物僵直时间，作为基线。接着加入条件声音，80dB，30s（B 相）；紧接着再给予电击，0.35mA，2s（C 相），完成一轮训练。如需多轮训练，则重复上述操作。记录整个训练阶段动物僵直时间（s），用以测量动物的非条件恐惧。将动物取出后，立即用 70%乙醇溶液清洁操作箱，以备后续动物训练。

（2）测试阶段 训练后第二天可进行关联测试、变更关联或条件刺激前测试以及条件刺激测试。测试阶段无电击刺激。关联测试和变更关联测试中也无听觉条件刺激，但每只动物所用的操作箱应与训练阶段的相同。

1）关联测试时，将动物放入箱内，软件系统可以自动记录动物的僵直行为。若人工观察，观察者（应不知动物处理或基因型）可用秒表通过箱门上猫眼（或小窗口）观察动物行为并计分：1 分（僵直），0 分（活动）；每 10s 一次，共 5min，即最大僵直得分为 30 分。用在这一阶段记录到的动物在同一操作箱内的僵直时间测量动物的关联条件恐惧。测试结束后，清洁操作箱，进行下一只动物的测试。计算关联率=（关联测试中的僵直得分/30）×100%。

2）变更关联测试和听觉条件刺激测试：于关联测试 1h 后进行。先设置操作程序，并对操作箱进行改造：①用平滑塑料板取代关联条件箱内的栅板；②在箱的对角线加一块有色塑料板，这样将长方体的操作箱变成三角体；③改变嗅觉暗示。然后开始变更关联测试和听觉条件刺激测试。将动物放入经改造后的操作箱内（从关联实验中的第一只动物开始）。启动预置的实验程序，每隔 10s 记录动物的僵直和非僵直得分，共记录 3min，即最大僵直得分为 18 分。加入听觉条件刺激 30s。重复上述记录 3min。测试结束后，清洁操作箱，进行下一只动物的测试。计算变更关联率（条件刺激前）=（变更关联中的僵直得分/18）×100%；听觉暗示（条件刺激）=（听觉条件刺激中僵直得分/18）×100%。

三、运动行为实验方法

运动行为实验方法包括一般运动行为学评价（如旷场实验）、协调运动评价（如转棒、平衡木实验）、肌力评价（如握力实验）、耐力行为学评价（如负重游泳、跑台实验）等。可见，实验动物的各式各样运动，如跑、跳、游泳等，是实验动物行为学研究的重要组成部分。但如果动物的运动功能被削弱，就不能承担复杂的实验任务，比如迷宫的训练、社交行为的检测甚至觅食等活动，从而影响实验结果。另外，运动功能障碍也是帕金森病、脑缺血等中枢神经系统疾病的主要临床表现。因此，运动行为检测也是实验动物行为学检测的重要内容。

1. 转棒实验

转棒实验是根据啮齿类动物善攀爬的生理设计的，提供了一种检测啮齿类动物运动功能的实验方法。中枢神经系统疾病或损伤以及药物对运动协调功能和疲劳的影响均可通过测量动物在滚筒上行走的持续时间来反映。该仪器也可进行疲劳实验、骨骼肌松弛实验、中枢神经抑制实验以及其他需用运动方式检测药物作用的实验，如毒性对运动能力的影响，体内某种物质缺乏对运动能力的影响，心脑血管药物对运动能力的影响等。

方法：设置好转棒疲劳仪的转速并接通电源后，轮子可自动转动，该转棒在 5min 内逐渐将旋转速度从 2r/min 增加到 50r/min。一般先进行为期 3 天的适应性训练，每天将动物放置在转棒疲劳仪上，设置旋转速度为 20r/min，时间为 10min。中途若有动物掉落，则将动物放回转棒上继续适应。测试时，设定转速为 40r/min，记录 5min，进行预适应，然后进行 3 个连续实验，每次实验时间为 5min。每个实验之间的休息时间为 30min。以最后 3 次实验中动物从转棒上掉下来的平均等待时间表示。注意应将动物放在安静的环境下进行，避免动物逃逸。观察指标：从转棒上掉落的潜伏期（动物从转棒上掉下来的平均等待时间），即从开始计时到第一次掉落所用的时长。

2. 平衡木实验

平衡木实验是啮齿类动物中运动协调和平衡能力的测试。该测试评估了运动皮层损伤，创伤性脑损伤，γ-氨基丁酸输注到额叶皮层和中风啮齿类动物模型后的感觉运动功能。

方法：准备一根长约 80cm、宽约 2.5cm 平衡木，放置并固定于距水平面 10cm 处，实验前 1 周可进行适应性训练，每天上下午各 1 次，每次 10min，使其能顺利在平衡木上行走。测试时，将动物放置于平衡木上，根据动物表现记录评分。按 Feeney 5 级计分标准进行划分：①动物可跳上平衡木，正常穿过平衡木，不会跌落，记为 0 分；②动物能跳上平衡木，在上面行走跌落机会小于 50%，记为 1 分；③动物能跳上平衡木，但在上面行走跌落机会大于 50%，记为 2 分；④在健侧后肢帮助下能跳上平衡木，但受累瘫痪侧后肢拖行，记为 3 分；⑤动物在平衡木无法行走，但可在平衡木上保持平衡，记为 4 分；⑥将动物放在平衡木上，立即跌落，记为 5 分。

3. 爪抓力实验

爪抓力实验可客观量化啮齿类动物的肌力，以评估药物、毒素、神经损伤等的影响。

方法：实验者抓住动物的尾巴，缓慢靠近爪抓力测试仪上的抓具（网格或 T 型棒），直到动物的脚爪抓住网格（或 T 型棒），然后水平方向缓慢拉动物，直到动物无法抓住网格（或 T 型棒），此时软件会自动记录抓力峰值。

4. 负重游泳实验

负重游泳实验是定量客观评价疲劳程度的指标之一。

方法：在动物尾部 1/3～2/3 处负重（铅丝，为体重的 3%～10%）后置入水深约 40cm 的游泳箱（80cm×60cm×60cm）中，维持水温（30±1）℃，观察记录动物自游泳开始至沉入水中 10s 后不能浮出水面（处于力竭状态）的时间。

四、疼痛行为评估方法

疼痛是目前困扰人类健康最严重的问题之一，开发和筛选疗效可靠、副作用少，且无依赖性的新型镇痛药成为当前医学研究的热点。根据疼痛机制已建立了多种的疼痛动物模型，因此在疾病动物模型建立中选择适合的疼痛行为评估方法十分重要。下面介绍实验动物疼痛行为评估的实验方法。

1. Von-Frey 实验

疼痛阈值检测是目前世界公认的一种进行镇痛药物筛选的实验方法，其优点是动物可在无约束、无干扰的自由状态下进行测试，完全消除了干扰痛阈的各种客观因素（如保定、牵拉、扭曲等），使动物的痛阈能真实地表现出来。Von-Frey 试验中常用 Von-Frey 纤维丝测痛仪进行，该套件由 20 根尼龙丝组成，主要用于评估皮肤的触觉，是一种非侵入式实验器材，可提供 0.008～300g 的刺激力。Von-Frey 纤维丝测痛仪套件中尼龙丝的粗细及伸出长度决定了提供刺激力的大小。实验时，可根据实际情况选定粗细得当的尼龙丝，调节适当的伸出长度，垂直地刺激皮肤，可通过调节伸出长度、更换尼龙丝调整刺激力大小，直到尼龙丝弯曲，进而获得痛阈值。

方法：以大鼠为例，可将一底部为铁丝网的透明有机玻璃箱放置于距实验台约 20cm 的架子上，将待测动物置于箱中，以强度相同的 Von-Frey 纤维丝测痛仪细丝刺激左后爪的足底中心部位，刺激强度由小到大，每个强度反复刺激 5 次（间隔 3～5s），每次刺激持续 1s，用内推法算出动物对机械刺激的反应阈值。机械刺激阈值<0.04N 均以 0.04N 计。

此法也可用于大动物皮肤疼痛模型的评价，以小型猪为例，将小型猪放入一宽敞的长方形框内，待小型猪稳定 15min 后，用 Von-Frey 纤维丝测痛仪细丝刺激小型猪皮肤，刺激强度由小到大，间隔 1min，每次刺激持续 1s，直至尼龙丝弯曲，此时为最大峰值阈值，通过观察动物的反应来内推小型猪对机械刺激的反应阈值。

2. 热板实验

热板实验属于急性疼痛刺激反应，其基本原理是指当伤害感受器受到一定程度的刺激后，感觉信号传导到神经中枢，再反馈到运动中枢即可引起身体反应或保护性反射（如肢体回缩）。

方法：实验前筛选小鼠，以 30s 内有疼痛反应的动物入选。将小鼠置于温度（55±0.5）℃的热板仪上，热刺激小鼠足部会产生疼痛反应，即舔足反应，测定小鼠的痛阈值，以小鼠出现舔足的时间作为痛反应指标，重测 3 次，每隔 5min 测量 1 次。注意热板实验一般选用雌性小鼠，痛阈反应时间超过 60s 应立即将其取出以免烫伤足部；室温以 15℃左右为宜，过低反应迟钝，过高则敏感；镇痛百分率大于 50%时，可认为有镇痛作用。

3. 哈格里夫斯实验

哈格里夫斯实验（hargreaves test）于 1988 年首次被提出，主要用于测量啮齿类动物后爪辐射或尾部红外热刺激的痛觉阈值。其基本原理是将一束红外光源聚集于动物足底，按下开关对动物足底进行热痛刺激，待动物缩回受测爪，仪器自动记录红外光强度和动物热耐受的持续时间。

方法：将测试动物置于特制笼中，待动物熟悉适应环境 20min 后，以红外光照刺激动物后足部，以动物抬后肢为反应阳性，记录光照开始至动物抬足的时间，即为缩足反应潜伏期（s）；也可用红外热痛刺激仪刺激尾部进行甩尾实验，将动物置于仪器上，把动物的尾巴放在红外光源处，接受刺激，当动物感觉疼痛时，尾巴会轻敲台面，内置感应器会立即检测到，停止计时和关闭光源，即可记录反应时间和光源强度。

4. 压痛痛阈法

一般采用电子压痛仪测定动物对压痛刺激的反应。

方法：将动物放入固定器中保定，露出尾部，将尾部后 1/3 处放在压痛仪受压位置，使其安静适应 5min 后，打开电子压痛仪的运行按钮，并逐渐增加其对动物尾部的压力，记录动物出现缩尾、鸣叫或挣扎等疼痛反应时的压力，建议重复测量 3 次，每次间隔 15min，取其平均值。

五、特殊疾病模型评价中行为学评分方法

1. 脑出血和脑梗死动物模型的行为学评分

一般采用 Longa 法或 Bederson 法进行评分。

Longa 法五级评分标准如下：0 分：无神经损伤症状；1 分：提尾时动物不能完全伸展对侧前肢；2 分：行走时向手术对侧转圈；3 分：行走时，向手术对侧倾倒；4 分：不能自发行走，意识丧失。

Bederson 法：轻轻抓住小鼠尾巴，提起至高于操作平台 10cm 进行观察，评分标准如下：0 分：无任何神经功能缺损症状；1 分：提尾时对侧肢体屈曲内收；2 分：向麻痹侧推阻力减弱并有 1 分症状；3 分：爬行时向对侧划圈（追尾状）并有 2 分症状。

2. 癫痫动物模型的行为学评分

一般采用 Smialowki 法和 Racine 法进行评分。

Smialowki 法癫痫发作分级标准如下：0 级：无反应；1 级：面部运动，指鼻子、点头、奔跑；2 级：前肢痉挛；3 级：前肢痉挛伴后退；4 级：前肢痉挛伴后退及摔倒发作；5 级：摔倒、强直发作。

Racine 法癫痫发作分级标准如下：0 级：无反应；Ⅰ级：节律性嘴部或面部抽动；Ⅱ级：点头运动或甩尾；Ⅲ级：单侧肢体抽动；Ⅳ级：多侧肢体抽动或强直；Ⅴ级：全面强直阵挛发作。

3. 小型猪脑缺血模型神经功能缺失评分

吉玲等对小型猪脑缺血模型进行神经功能缺失评分。总分 25 分，其包括了站姿（5 分）、食欲（4 分）、头部位置（2 分）、发声（2 分）、步态（3 分）、运动功能（前肢/后肢，4×2 分）以及面瘫（1 分）。

4. 骨关节炎模型行为学评分

一般采用膝骨关节炎功能指数（Lequesne MG）评分法进行，评分标准分为四类。

（1）局部疼痛刺激反应 Ⅰ级：无异常疼痛反应（0 分）；Ⅱ级：患肢收缩（1 分）；Ⅲ级：患肢收缩、痉挛，伴轻度全身反应，如周身颤抖，回头舔吮等（2 分）；Ⅳ级：患肢剧烈收缩、痉挛，全身颤抖，乱窜、挣扎（3 分）。

（2）步态改变 Ⅰ级：患肢无跛行，跑动正常，蹬地有力（0分）；Ⅱ级：患肢奔跑时轻度跛行，蹬地有力（1分）；Ⅲ级：患肢参与行走，但跛行明显（2分）；Ⅳ级：患肢不能参与行走，不能触地、蹬地（3分）。

（3）关节活动程度 Ⅰ级：活动范围大于90°以上（0分）；Ⅱ级：活动范围在45°～90°之间（1分）；Ⅲ级：活动范围在15°～45°之间（2分）；Ⅳ级：活动范围小于15°（伸直为0°）（3分）。

（4）关节肿胀程度 Ⅰ级：患肢关节无肿胀，并且骨性标志清楚可见（0分）；Ⅱ级：患肢关节轻度肿胀，骨性标志变浅（1分）；Ⅲ级：患肢关节明显肿胀，骨性标志消失（2分）。

5. 抽动障碍大鼠模型抽搐行为学评分

采用摄像机记录大鼠的刻板行为和5min内的运动行为，采用DIAMOND法进行评分，其包括：

（1）刻板行为评分 0分：无刻板行为；1分：旋转行为；2分：头颈部的上下运动过多；3分：旋转行为+头颈部的上下运动过多；4分：头向侧摆+头颈部上下运动过多。

（2）运动行为评分 0分：安静或生活正常；1分：过度兴奋；2分：探究行为增加；3分：跑；4分：跑与跳。

6. 脊髓损伤动物模型后肢神经功能行为学评分

常采用Basso-Beattie-Bresnahan（BBB）评分量表法和Tarlov法进行后肢神经功能行为学评分。

（1）BBB评分量表法 将动物置于平台上行走15～30min，观察动物的行走与肢体活动并进行评分，总分21分，0分为双后肢完全瘫痪，9分可依靠足底/足背负重，21分为双后肢运动完全正常。具体评分如下：0分：无可观察到的后肢运动；1分：1或2个后肢关节轻度活动；2分：2个后肢关节大幅运动和另一关节轻度活动；3分：2个后肢关节大幅运动；4分：所有3个后肢关节轻度活动；5分：2个后肢关节轻度运动和第3个关节大幅运动；6分：2个后肢关节大幅运动，第3个关节轻度活动；7分：所有3个后肢关节大幅运动；8分：不负重拖动或足置于不负重位；9分：足底仅位于负重位，或偶尔/频繁/持续以足背负重步行，无足底负重步行；10分：偶见负重步行，但前、后肢不协调；11分：由频繁到持续负重步行，但无前、后肢协调；12分：由频繁到持续负重步行，偶见前、后肢协调；13分：由频繁到持续负重步行，频繁前、后肢协调；14分：持续协调足底步行，优势爪在刚触地和抬起时旋转，频繁足底步行，持续前、后肢协调，偶尔足背侧步行；15分：持续协调足底步态，当前肢向前时无或偶有伸趾，优势爪刚触地时平行；16分：持续协调足底步态，频繁伸趾，优势爪触地时平行，抬起时旋转；17分：持续协调足底步态，频繁伸趾，优势爪在触地及抬起时均平行；18分：持续协调足底步态，持续伸趾，优势爪在触地及抬起时均平行；19分：基本内容同"18分"，尾在部分或全部观察期中下垂；20分：基本内容同"18分"，尾持续上翘，但躯体不稳。

（2）Tarlov法 评价标准为0分：后肢完全瘫痪，没有可察觉的任何活动；1分：后肢可见细微活动，但不能对抗重力；2分：后肢可见活动，仍不能站立；3分：后肢可站立但不能行走；4分：后肢功能恢复，可站立行走。其中 0～1 分考虑为截瘫。

六、大动物行为学实验方法

实验动物行为学在医学领域如疾病诊断方面发挥着重要作用，观测动物行为学变化可了解其健康情况和疾病的发生发展。由于大动物的体型相对较为庞大，目前还没有如啮齿类动物一样的专业行为学测试仪，一般都是借助红外摄像头来观察动物的探究或修饰行为，并通过摄像软件分析大动物的行为变化。以小型猪为例，根据小型猪如打哈欠、咬物品、咬同伴、空咀嚼、拱物品、拱同伴、刨、摆尾、借物抓痒、后蹄抓痒、快速摇头、跪、打滚、骑、跳跃、排便等16项次数（单位为次/天）；闻物体、闻同伴、站立、卧、走、坐、攻击同伴、避让持续时间（单位为 s/d）；记录大动物的探究行为是否与正常动物不一致。

非人灵长类实验动物的大脑结构与人类极为相似，具备高级脑功能，经训练后可完成特定类型的测试任务。在非人灵长类动物的运动行为评价，如取物实验等，计算动物将食槽中的苹果全部取走的时间，一般需要人工计时；但也有利用红外摄像头和视频软件进行非人灵长类动物的行为系统分析，观察动物的昼夜运动路程、运动及静止时间等。此外，随着数字化技术的不断发展，以触屏测试认知系统在非人灵长类动物认知行为评价中已被广泛应用。动物通过触摸屏与计算机联机，可完成高通量的系列模块化测试，如强化认知、内外空间的设置变化与视觉辨别、对显示符号的短暂识别和不识别、空间记忆、选择序列反应时测试和成对结合学习等。

可见，随着现代数字化技术的不断发展，实验动物的行为学实验技术与方法也必将出现飞跃性的发展，相信除啮齿类动物外，大动物的行为学研究技术方法也必将有新的突破。

第四章 实验动物分子影像技术与方法

分子影像学（molecular imaging）的概念最早是在 1999 年由美国哈佛大学 Weissleder 等人提出的，是指应用影像学方法，对活体状态下的生物过程进行细胞和分子水平的定性和定量研究的方法学科。

传统成像大多依赖于肉眼可见的身体、生理和代谢过程在疾病状态下的变化，而不是了解疾病的特异性分子事件。分子成像则是利用特异性分子探针追踪靶目标并成像。这种从非特异性成像到特异性成像的变化，给疾病生物学、疾病早期检测、定性、评估和治疗带来了重大的影响。

分子成像技术使活体动物体内成像成为可能，它的出现，归功于分子生物学和细胞生物学的发展、转基因动物模型的使用、新的成像药物的运用、高特异性的探针、小动物成像设备的发展等诸多因素。目前，分子成像技术可用于研究观测特异性细胞、基因和分子的表达或互作过程，同时检测多种分子事件，追踪靶细胞，使药物和基因治疗最优化。分子成像技术从分子和细胞水平对药物疗效进行成像，从分子病理水平评估疾病发展过程，对同一个动物或病人进行时间、环境、发展和治疗影响跟踪。

分子成像和传统的体外成像或细胞培养相比有着显著优点。首先，分子成像能够反映细胞或基因表达的空间和时间分布，从而使我们了解活体动物体内的相关生物学过程、特异性基因功能和相互作用。其次，由于可以对同一个研究个体进行长时间反复跟踪成像，既可以提高数据的可比性，避免个体差异对试验结果的可能影响，又不需要处死模式动物，节省了大笔科研费用。尤其在药物开发方面，分子成像更是具有划时代的意义。

根据目前的统计结果，进入临床研究的药物中大部分因为安全问题而终止，导致了在临床研究中大量的资金浪费，而分子成像技术的问世，为解决这一难题提供了广阔的空间，利用分子成像的方法，可获得药物在临床前研究中更详细的分子或基因水平的数据，这是用传统的方法无法了解的领域，所以分子成像将为新药研究的模式带来革命性变革。此外，在转基因动物、动物基因打靶或制药研究过程中，分子成像能对动物的性状进行跟踪检测，对表型进行直接观测和（定量）分析。

目前在实验动物相关研究中，常用的分子成像技术主要分为实验动物显微 CT（micro-CT）成像、超声成像、磁共振（MRI）成像、核素成像和可见光成像五大类。

第一节　实验动物 micro-CT 技术与方法

一、micro-CT 的基础知识及成像原理

（一）micro-CT 的发展历史

1895 年德国科学家伦琴发现了 X 线并应用于人体组织成像。然而单纯 X 线仅仅是平面成像，之后很多年人们一直为了提高其清晰度和建立三维成像进行努力。随着计算机技术的发展，1969 年 Hounsfield G. N. 教授率先发明了 X 射线计算机断层扫描（X-ray computed tomography），即 CT 技术。其不仅实现了三维成像，密度分辨力明显优于 X 线图像，使 X 线成像不能显示的解剖结构及其病变得以显影，从而显著扩大了人体的检查范围，提高了病变检出率和诊断的准确率，大大促进了医学影像学的发展。之后在 20 世纪 80 年代，显微 CT，即 micro-CT 被研制发明，它与临床 CT 有类似的光路和机械系统，只是把临床使用的光电倍增管改成了放射成像胶片，使空间分辨率达到 147μm×147μm×1000μm，之后 Feldkamp 改用锥束 X 光源，并提出了具有实用价值的图像算法，进一步把分辨率提高到了 30μm×30μm×30μm，从而使得适用于小动物成像的显微 CT 问世。

（二）micro-CT 的概念

传统 CT 是用 X 线束对检查部位一定厚度的层面进行扫描，由探测器接收透过该层面的 X 线，转变为可见光后，由光电转换器转变为电信号，再经模拟/数字转换器（analog/digital converter）转为数字信号，输入计算机处理后形成图像的技术。因此，其原理本质上与 X 线相同，主要是利用不同组织的密度不同造成对 X 线透过率的不同，而对人体或者动物的组织器官成像。差别在于 CT 应用了计算机技术，将检测器接收到的射线信号的强弱利用数学处理方法重组图像，显示到荧光屏上，就形成受检面的 CT 图。

而应用于小动物的显微 CT（micro computed tomography，微计算机断层扫描技术），则是在普通临床 CT 的基础上采用了锥束 X 光源，对活体小动物或多种硬组织和相关软组织进行 360°以上的不同角度成像扫描。该技术是一种非破坏性的 3D 成像技术，可以在不破坏样本的情况下清楚了解样本的内部显微结构。它与普通临床 CT 最大的差别在于分辨率极高，可以达到微米（μm）级别，目前国内自主研发 micro-CT 的公司已经将分辨率提高到 0.5μm，具有良好的"显微"作用。

与传统 CT 相比，micro-CT 有几大显著优点：①辐照剂量极低（射线利用率高）；②空间分辨率高，成像质量好；③应用范围广（表 4-1）。

表 4-1　micro-CT 与其他类型 CT 的比较

类型	视野范围	分辨率	应用对象
临床 CT	10～60cm	500～1500μm	人体扫描
四肢定量 CT（pQCT）	5～15cm	50～500μm	四肢扫描
micro-CT	1～8cm	5～200μm	生物医学研究
CT 显微镜	0.01～0.5cm	0.1～10μm	工业材料

与其他影像技术相比，CT 突出的优点是密度分辨率高，断面解剖关系清楚，病变细节显示良好，尤其是可以显示平片显示不了的细小钙化、液化、坏死等结构，对定性诊断很有帮助。但是也存在明显的不足：①有些部位骨骼伪影太多，影响其周围软组织结构的显示，如颅底部及椎管。②受呼吸运动的影响，容易漏诊小的病灶，如肺、肝脏等。③X 线辐射对机体有一定损伤。④重建图像伪影较多。

（三）CT 成像的原理

在 CT 成像中物体对 X 线的吸收起主要作用，在一均匀物体中，X 线的衰减服从指数规律，无论是传统 CT 还是 micro-CT 均遵循该原理。

在 X 线穿透人体器官或组织时，由于人体器官或组织是由多种物质成分构成的，有不同的密度，所以各点对 X 线的吸收系数是不同的。将沿着 X 线束通过的物体分割成许多小单元体（体素），令每个体素的厚度 l 相等。设 l 足够小，使得每个体素均匀，每个体素的吸收系数为常值，如果 X 线的入射强度 I_0、透射强度 I 和体素的厚度 l 均为已知，沿着 X 线通过路径上的吸收系数之和 $\mu_1 + \mu_2 + \cdots + \mu_n$ 就可计算出来。为了建立 CT 图像，必须先求出每个体素的吸收系数 μ_1、μ_2、$\mu_3 \cdots \mu_n$。为求出 n 个吸收系数，需要建立 n 个或 n 个以上的独立方程。因此，CT 成像装置要从不同方向上进行多次扫描，来获取足够的数据建立求解吸收系数的方程。吸收系数是一个物理量，用 CT 影像中每个像素所对应的物质对 X 线的线性平均衰减量大小表示。实际应用中，均以水的衰减系数为基准，故 CT 值定义为人体被测组织的吸收系数 μ_i 与水的吸收系数 $\mu_{水}$ 的相对值，用公式表示为：$H = (\mu_i / \mu_{水} - 1) \times 1000$。再将图像面上各像素的 CT 值转换为灰度，就得到图像面上的灰度分布，就是 CT 影像。

二、CT 的图像特点

CT 图像与一般图像大致相同又有所不同，CT 图像是由一定数目由黑到白不同灰度的小方块组成，每个方块为图像的最小单位，称为像素（pixel），这些像素反映的是相应体素的 X 线吸收系数。不同 CT 装置所得图像的像素大小及数目不同。显然，像素越小，数目越多，构成图像越细致，空间分辨率越高。

CT 图像以不同的灰度来表示，反映器官和组织对 X 线的吸收程度。因此，与 X 线图像所示的黑白影像一样，黑影表示低吸收区，即低密度区，如肺部；白影表示高吸收区，即高密度区，如骨骼。但是 CT 与 X 线图像相比，CT 的密度分辨力高，即有高的密度分辨力。因此，人体软组织的密度差别虽小，吸收系数虽多接近于水，但也能形成对比而成像。所以，相比 X 线图像，CT 可以更好地显示由软组织构成的器官，如脑、脊髓、纵隔、肺、肝、胆、胰以及盆部器官等，并在良好的解剖图像背景上显示出病变的影像。为了进一步了解 CT 图像特点，我们进一步对 CT 图像中常用的参数及其概念进行了解。

（一）CT 值

X 线图像可反映正常与病变组织的密度，如高密度和低密度，但没有量的概念。CT 图像不仅以不同灰度显示其密度的高低，还可用组织对 X 线的吸收系数说明其密度高低的程度，具有一个量的概念。实际工作中，不用吸收系数，而换算成 CT 值，用 CT 值说明密度。单位为 Hu（hounsfield unit）。

水的吸收系数为 10，CT 值定为 0Hu，人体中密度最高的骨皮质吸收系数最高，CT 值定为+1000Hu；而空气密度最低，定为–1000Hu。人体中密度不同的各种组织的 CT 值居于–1000Hu 到+1000Hu 的 2000 个分度之间。表 4-2 和表 4-3 为人体各正常组织和常见病变组织的 CT 值。

表 4-2　人体正常组织平均 CT 值

组织	平均 CT 值（Hu）	组织	平均 CT 值（Hu）
脑	25～45	胰	40～60
脑室	0～12	肾	40～60
肺	–500～–900	主动脉	35～50
甲状腺	90±110	肌肉	35～50
肝	50～70	脂肪	–80～–120
脾	45～70	前列腺	30～75

组织器官产生各种病变，CT 值亦相应产生变化，然而有时病变与正常组织呈等密度时，可以应用增强扫描来加以区别，为诊断提供重要信息。增强扫描是指用高压注射器经静脉注入水溶性有机碘剂，常用的如 60%～76%泛影葡胺，后再行扫描的方法。血内碘浓度增高后，器官与病变内碘的浓度可产生差别，形成密度差，可使病变显影更为清楚。

表 4-3　常见病变组织平均 CT 值

病变	平均 CT 值（Hu）
新鲜出血	50～80
慢性血肿	20～40
渗出液（蛋白>30g）	>20
漏出液（蛋白<30g）	<20
囊肿	–15～15
炎症包块	0～20
钙化	>90

值得注意的是，CT 值不是绝对不变的数值，它不仅与人体内在因素如呼吸、血流等有关，而且与 X 线管电压、CT 装置、室内温度等外界因素有关，所以应经常校正，否则将导致误诊。

（二）窗宽、窗位

人体组织 CT 值的范围为–1000Hu 到+1000Hu 共 2000 个分度，而人眼不能分辨这样微小灰度的差别，仅能分辨 16 个灰阶。为了提高组织结构细节的显示，能分辨 CT 值差别小的两种组织，操作员根据诊断需要调节图像的对比度和亮度，这种调节技术称为窗技术，即窗宽、窗位的选择。

窗宽（window width，WW，W）是指显示图像时所选用的 CT 值范围。窗宽的宽窄直接影响图像的对比度；窗宽窄显示的 CT 值范围小，可分辨密度较接近的组织或结构，如脑组织；反之，窗宽加宽的 CT 值范围大，对比度差，适用于分辨密度差别大的结构，如肺、骨质。窗位（window level，WL，L）是指窗宽上、下限 CT 值的平均数。窗位的高低影响图像的亮度；窗位低图像亮度高呈白色；窗位高图像亮度低呈黑色。

如果要获得较清晰且能满足诊断要求的 CT 图像，必须选用合适的窗宽、窗位，否则不仅图像不清楚，还难以达到诊断要求，降低了 CT 扫描的诊断效能。比如同一张肺部的 CT 图像，当我们选择较大的窗宽和较低的窗位，例如，W=1200，L=−600 时，适合我们分辨密度差异较大的组织，如肺部的肺泡和其中的小结节；而当我们选择较小的窗宽和接近组织的窗位，例如，W=350，L=40 时，适合我们分辨密度差异较小的组织，如比较肺部周边骨骼和肌肉组织中的病理变化。

（三）伪影

伪影是指原本被扫描物体并不存在而在图像上却出现的各种形态的影像。大致分为与病人有关和与机器有关两类。伪影的形成原因较为复杂，涉及 CT 机部件故障、校准不够及算法误差甚至错误等。要消除伪影，需根据图像伪影的形状、密度变化值及扫描参数等进行具体问题具体分析。第三代 CT 机的图像伪影具有一定的普遍性，又特别以环状伪影为最常见。造成环状伪影的原因通常是探测器通道的问题，应及时联系厂家进行校准和维护。我们在操作过程中要注意区分。

除了以上三种特征之外，CT 图像是层面图像，常用的是横断面。为了显示整个器官，需要多个连续的层面图像。通过 CT 设备上图像的重建程序的使用，还可重建冠状面和矢状面的层面图像。

三、micro-CT 的仪器构造和功能

普通 CT 机主要应用于人体或者大型动物，如小型猪、犬等，而对于大鼠、小鼠和兔等中小型动物，micro-CT 的应用更多。从构造上来说不管是普通 CT 和 micro-CT，均由硬件部分与软件部分所构成。硬件部分主要由扫描架、扫描床及控制台三大部分所组成。X 线管及发生器、检测器设置在扫描架内，控制台内装有微型电子计算机以及图像显示器。为了将扫描图像摄在胶片上，另设有多幅照相机，近年逐渐应用激光照相机，使照片图像更加清晰。

1. micro-CT 提供的两类基本信息

micro-CT 提供的两类基本信息分别是几何信息和结构信息。前者包括样品的尺寸、体积和各点的空间坐标，后者包括样品的衰减值、密度和多孔性等材料学信息。除此之外，SCANCO micro-CT 的有限元分析功能，还能够提供受检材料的弹性模量、泊松比等力学参数，分析样品的应力应变情况，进行非破坏性的力学测试。

2. micro-CT 的两种基本结构

（1）样品静止，X 线球管和探测器运动　这种结构和临床螺旋 CT 一致，球管绕样品旋转。扫描速度快，射线剂量小，空间分辨率较低，多用于活体动物扫描。

（2）样品运动，X 线球管和探测器固定　样品在球管和探测器之间自旋，并可做上下和前后移动。扫描速度较慢，射线剂量大，空间分辨率高，多用于离体标本扫描。

3. micro-CT 的两类应用对象

（1）活体（in vivo）　研究对象通常为小鼠、大鼠或兔等活体小动物，将其麻醉或固定后扫描。可以实现生理代谢功能的纵向研究，显著减少动物实验所需的动物数量。和医学临床 CT 类似，活体小动物 micro-CT 也能够进行呼吸门控和增强扫描（采用造影剂）。

（2）离体（in vitro）　研究对象通常为离体标本（如骨骼、牙齿）或各种材质的样品，可分析其内部结构和力学特性。也可以使用凝固型造影剂灌注活体动物，对心血管系统、泌尿系统或消化系统进行精细成像。

四、micro-CT 的操作要点

由于不同厂家的 micro-CT 操作方法各不相同，因此没有统一的操作步骤。但是整体上分为四个阶段，分别是准备阶段，扫描阶段，成像处理阶段和维护阶段。

1. 准备阶段

该阶段主要是进行材料的准备，如动物剃毛，麻醉等，同时进行机器的开机预热，检查机器运行是否正常，电压是否稳定。

2. 扫描阶段

根据研究目标的不同选取不同的扫描部位。一般进行横截面，纵截面等多个维度的扫描。

3. 成像处理阶段

扫描图像应根据实验需要，选择适当层厚和层次。恰当选择窗宽和窗位，必要时需测定病灶 CT 值和体积。摄影选择层面和幅数的原则是保障全面又能突出病变部位。根据需要加入造影剂增加对比度。结果判读：首先根据整体图像密度变化寻找异常的病灶，然后判读可能的情况。以神经系统为例，当发现有病变时，常见的高密度病灶可能有钙化灶、出血、血肿或者高密度肿瘤；病变密度接近脑实质的，如等密度的血肿或者等密度的肿瘤；颅内病变密度低于脑实质的，如水肿、囊肿、低密度肿瘤、梗死区、脓肿或是低密度血肿。

4. 维护阶段

如每周进行一次校准。CT 机房必须保持干燥、恒温、清洁整齐、每日整理卫生、定期检测。CT 机专人使用，机器操作必须严格按照操作程序等。

五、micro-CT 的应用领域

通过 micro-CT 技术，可以动态分析活体动物内相关组织的形态特征，并在扫描样本的基础上，进行组织三维重建、骨形态学分析等，同时可通过软件进行 3D 图像高级处理、力学分析等相关分析。其主要应用领域包括：

1. 骨骼

骨骼是 micro-CT 最主要应用领域之一，其中骨小梁是其中主要研究对象。骨小梁可直接反映骨松质和骨密质的变化，与骨质疏松、骨折、骨关节炎、局部缺血和遗传疾病等病症有关。micro-CT 技术的应用在很大程度上取代了破坏性的组织形态计量学方法。

2. 牙齿及牙周组织

micro-CT 技术能够从 3D 整体结构出发，对根管形态改变、龋齿破坏、牙组织密度变化、牙槽骨结构和力学特性的变化等情况进行研究。

3. 生物材料

目前生物材料在体内应用非常广泛，例如，分析体外制备仿生材料支架的孔隙率、强度等参数，优化支架设计；扫描需要置换的组织样品，获取三维图像后进行快速成型（CAD/CAM）等。

4. 心血管疾病的研究

目前心血管方面的应用主要包括动脉粥样硬化斑块的成像，心功能的活体检测和相关疾病研究以及血管造影成像。这些功能的研究为领域内的研究提供了极大的便利，例如：心脏成像易受心跳运动影响而产生伪影，CT 的高速成像配合心跳门控可以在活体心脏成像中最大程度地校正伪影，并提供收缩相和舒张相两种影像，一次拍摄就可以获得心功能相关的所有指标。

5. 肺及相关疾病的研究

肺部由于其 CT 值较低，一旦发生病灶，其灰度变化有较大的差异，因此容易被 CT 检测发现。比较适合肺肿瘤病灶，肺纤维化程度，肺部感染等相关疾病的研究。甚至可以取代小动物成像，进行活体肺肿瘤的监测。

第二节　实验动物超声技术与方法

一、实验动物超声的基础知识及成像原理

（一）超声的发展历程

20 世纪 50 年代建立，70 年代广泛发展应用的超声诊断技术，总的发展趋势是从静态向动态图像（快速成像）发展，从黑白向彩色图像过渡，从二维图像向三维图像迈进，从

反射法向透射法探索，以求得到专一性、特异性的超声信号，达到定量化、特异性诊断的目的。

近三十年来，医学超声诊断技术发生了一次又一次革命性的飞跃，80年代介入性超声逐渐普及，体腔探头和术中探头的应用扩大了诊断范围，也提高了诊断水平；90年代的血管内超声、三维成像、新型声学造影剂的应用使超声诊断又上了一个新台阶。目前超声已成为诊断临床多种疾病的首选方法，并成为一种非常重要的多种参数的系列诊断技术。

（二）小动物超声成像的概念

小动物超声技术，又称为高频超声技术，是近年来出现的新技术，目前在心血管疾病的诊断领域发展迅速。与临床超声诊治相对应，小动物超声技术针对动物疾病模型，尤其是小鼠疾病模型，以实时、动态、经济以及可重复性的优点，成为评价心血管形态和功能的重要工具。临床超声探头频率为 3～15MHz，小动物超声探头频率一般可达到 20～50MHz，小鼠超声探头可达到 80MHz。小动物内部脏器体积较人的要小很多，所以使用超高频的探头获取高分辨率图像才能观察清楚。高频超声技术由于其分辨率几乎可达到光镜水平，又称超声生物显微镜。国际上，以超声生物显微镜为基础的小动物高频高分辨率超声仪，从 21 世纪初运用于小鼠，使小鼠的心血管结构得以清晰显示，比起传统临床检测仪，大大提高了成像的质量和测量的准确性，能够客观反映小动物模型心血管的形态和功能。

小动物超声成像系统特点包括：①无辐射、操作简单、图像直观，能够实时、长时程的观察。②最擅长软组织成像。③应用领域广：除肺部成像暂时有困难外（肺内充满气体，超声时显示为强回声区域，无法看清内部结构），其他组织脏器都可以有超声影像。

（三）小动物超声成像原理

超声波是指频率超过 20 000Hz 的声波，其在组织中的传播具有一定的声速、反射和折射、衍射、散射、吸收和衰减、多普勒（Doppler）效应等特性。超声波诊断仪利用超声波的这些物理性质进行成像。目前，医学超声成像技术分为两大类，基于回波扫描的超声成像技术和基于多普勒效应的超声成像技术。

1. 基于回波扫描的超声成像技术

基于回波扫描的超声成像技术主要用于了解器官的组织形态学方面的状况和变化。超声波在组织和脏器中传播，由于组织和脏器具有不同的声速和声阻抗特性，形成不同的声阻抗界面，超声波在传播过程中会发生不同的反射和散射等现象，反射回波主要携带的是超声成像的位置信息，散射回波主要携带了被测介质的结构信息。

在组织和脏器不同的界面上，由于声阻抗特性不同，产生回波的位置可以根据脉冲发出到达界面以及返回所经历的总路程与声速的关系确定。声源距界面的距离为：

$$l = ct/2 \tag{4-1}$$

式中，t 为发出超声到接收界面反射回波的时间间隔，即回波时间；l 为各个界面与换能器之间的距离，式（4-1）就是脉冲回波测距的理论基础。

2. 基于多普勒效应的超声成像技术

基于多普勒效应的超声成像技术主要用于了解组织器官的功能状况和血流动力学方面的生理病理状况，它是利用运动物体散射或反射声波时发生的频率偏移现象及多普勒效应来获取组织器官内部的运动信息。

小动物超声成像的过程：超声能量转换器即超声探头，将电能转换为超声波，通过介质即涂抹到小动物皮肤表面的耦合剂，将超声波传递到小动物体内，超声波在遇到两种不同密度介质的交界面时发生界面反射，反射回的超声波称为回声，仍由超声探头接收，后经数模转化，形成最后的超声图像。

二、小动物超声的图像特点

超声的常用模式主要为 B 超模式和彩色多普勒模式。当超声成像的基本成像模式为 B 超（B-mode）时，此模式下成像的是小动物的解剖结构，以黑-白-灰的色阶显示。

（一）B 超模式

白色：代表强回声，一般是高密度组织结构，如结石、钙化、气泡等。
灰色：代表低回声，一般是中密度组织结构，如肝、胆、胰、脾等器官。
黑色：代表无回声，一般是低密度组织结构，如液体、血管、坏死组织等。

（二）彩色多普勒模式

超声成像的另一常用模式为彩色多普勒模式（color Doppler-mode），临床上俗称彩超，它在 B-mode 结构图像的基础上，将血流信号用不同的颜色标示出来，方便观察组织脏器的血流分布，其中：红色代表血流朝向探头。蓝色代表血流背离探头。

（三）M 型超声模式

除了以上两种超声模式外，小动物中常用的还包括 M 型超声模式。M 型超声又称超声光点扫描法，在声像图上加入了慢扫描锯齿波，使回声信号从左向右自行移动扫描。如 M 型超声心动图，反映的是一维空间结构。M 型超声主要应用于心血管系统的检查，可以动态地了解心血管系统形态结构和功能状况，并获取相应的心血管生理或病理的技术指标。

（四）常见的病理性超声图像特点

1. 囊性与实质性病变

超声对液体与实质组织有着显著的图像差别，因而很好鉴别两者。

2. 均质性与非均质性病变

均质性病变呈均匀一致的低回声、等回声或强回声；非均质性病变则呈复杂的回声结构。

3. 钙化性与含气性病变

钙化性病变图像稳定，声影清晰；含气性病变图像不稳定，声影混浑。

4. 炎性与纤维化病变

急性炎症早期以水肿为主，局部回声减低，脏器肿胀，经线值增大；慢性炎症纤维组织增加，回声增粗增多。纤维化病变多呈强回声，按其病变程度不同而表现不同。如血吸虫肝纤维化呈典型的"地图"样改变。

5. 良性与恶性病变

一般而言，良性病变质地均匀、界面单一故回声均匀、规则。恶性病变因生长快，伴出血，变性，瘤内组织界面复杂不均匀，表现为不规则的回声结构。

（1）肿瘤边缘　①有：良性或恶性未向外伸展；②假边缘：光晕圈，水牛眼；③规则：良性、恶性均可；④分界截然：良性为多；⑤不规则，伪足伸展：恶性为多。

（2）内部回声　①均匀：良性为多；②不均：恶性为多。

（3）内部其他结构　①正常：多为良性；②异常：多为恶性。

（4）后方回声　①正常或增强：多为良性；②正常或减弱：多为恶性。

（5）侵入或转移　阻塞或侵入管道、邻近组织和（或）脏器扩散或转移者考虑为恶性。

三、小动物超声诊断仪的仪器构造和功能

小动物超声诊断仪的基本构造包括发射与接收单元，数字扫描变换器部件，键盘，面板开关组件，超声探头，监视器，摄影部件和电源部件等。

1. 超声诊断仪工作原理

振荡器即同步触发信号发生器，产生控制系统工作的同步触发脉冲，它决定了发射脉冲的重复频率。受触发后的发射器产生高压电脉冲以激发超声换能器向探测目标发射超声脉冲，由目标形成的回声脉冲信号经换能器接收后转换成电信号，接着进入回波信息处理系统。该系统由射频信号接收放大器、检波器和视频放大器等组成，最后由显示器进行显示。扫描发生器在振荡器产生同步脉冲控制下，输出扫描信号给显示器，使显示器显示超声回声图稳定。

2. 主机部分

随着电子技术的发展，超声诊断仪器的内部电路由原来的模拟电路逐渐转换为数字合成电路，形成了现今的全数字超声诊断仪器，具体的电路模块，主要是前置放大电路、A/D 转换电路、数字电路及电源部分。超声探头将接收到的信号传输到前置放大电路放大后，将模拟信号通过 A/D 转换电路转换成数字信号，然后经过数字电路的合成处理，再经过数字扫描变换器，将处理后的图像视频显示在显示屏上。电源部分则为上述各部分提供电源。

3. 超声探头的结构原理

超声探头可以发射和接收超声，进行电声信号转换，将由主机送来的电信号转变为高频振荡的超声信号，又能将从组织脏器反射回来的超声信号转变为电信号而显示于主机的显示器上。探头是通过探头内部的晶片，在通电状态下产生弹性形变，从而产生超声波；反之，当超声波通过晶片时，又能引起它产生弹性形变，继而引起电压的变化，最后通过信号处理板对相应电信号化的处理来完成被探测物的图像探查。这一处理过程称为压电效应。目前较常用的超声探头有凸阵探头、线阵探头、腔体探头、高频线阵探头。

四、B超的操作要点

（一）探测前准备

一般不必作探测前准备，在探测易受消化道气体干扰的深部器官时，需空腹检查或作更严格的肠道准备。胆囊检查需提前禁食；妇产类研究或者膀胱前列腺检查要求充盈膀胱等。

（二）探测方法和体位

1. 探测方法

（1）直接探测法　探头与动物皮肤或黏膜等直接接触，是常规采用的探测方法。

（2）间接探测法　探头与动物之间灌入液体或插入水囊、Proxon 耦合（延迟）块等使超声从发射到进入动物有一个时间上的延迟。可以：①使被检部位落入聚集区，增加分辨力；②使表面不平整的部位得到耦合；③使娇嫩的被检组织（如角膜）不受擦伤。

2. 体位

超声探测因探测部位需要不同，可采用各种体位，如仰卧位、左右侧卧位、俯卧位等，无一定限制。

（三）不同部位的观察

（1）脏器外形及大小、柔度或可动度　各种脏器均有其自然的解剖形态及大小、尺寸。观察脏器的轮廓有无形态失常，肿块的形状、位置、大小、数目、范围等，以及腹腔脏器的活动度等。

（2）病灶边缘回声　发现病灶后，观察病灶的边缘回声，有无包膜，是否光滑，壁的厚薄，以及周边是否有晕圈等。

（3）后壁及后方回声　由于正常组织和病变组织对声能吸收衰减不同，故表现为后方不同的回声。如含液性的囊肿或脓肿，则出现后壁回声"增强"；而钙化、结石、气体等，则其后方形成"声影"。某些酷似液性病灶的均匀实质性病灶，后方则无回声增强效应。

（4）内部结构特征　可分为结构正常，正常结构消失，界面的增多或减少，界面散射点的大小与均匀度的不同以及其他各种不同类型的异常回声等。

（5）周邻关系　根据局部解剖关系判断病变与周邻脏器的连续性，有无压迫、粘连或浸润。

（6）功能性检测　如应用脂肪餐试验观察胆囊的收缩功能。空腹饮水后，测定胃的排空功能及收缩蠕动状态等。

五、超声的应用领域

（一）心血管学

高频超声技术结合其专利的心电采集分析、超声多普勒血流测量、彩色超声和心脏 B 型和 M 型超声技术，可以有效实时记录心动周期内心脏形态结构的动态改变和心功能，能测量血流量和血流速度，反映血压、血流量和心腔体积改变间的关系。可应用于所有临床心血管疾病的基础医学小动物实验，如心肌梗死、心室肥大、心力衰竭以及其他以小鼠为研究模型的先天性心脏疾病等。

心脏超声检测中，采用 M 型超声可测量评价小鼠心脏左心室特征和功能，胸骨旁左心室长轴及左心室短轴切面作为小鼠心脏超声检查的标准切面，可清楚显示并测量室间隔厚度（IVS）、左心室舒张末内径（LVEDD）、左心室收缩末内径（LVESD）、左心室后壁厚度（LVPW）、主动脉直径（AO）及左心房径（LA）等指标，并从内径衍生出射血分数、缩短分数、每搏输出量、心输出量、超声估算的心脏重量等。

高频高分辨率 M 型超声心动图和二维 B 型超声心动图已在不同表型小鼠模型中应用较多。有研究者对存在下腔静脉阻塞或注射内毒素的野生型小鼠利用高频超声无创估算心输出量，发现高频超声计算出来的心输出量能准确估算通过传统金标准流量探测器获取的数据量；使用高频超声心动图显示心肌特异性敲除胰岛素受体的小鼠（CIRKO），其压力超负荷引起的心功能不全比野生型（WT）明显延缓，小鼠左冠脉结扎后急性期（术后 1 天）、亚急性期（术后 1 周）、慢性期（术后 3 周）均发现自噬作用是保护心肌梗死的先天性机制，促自噬剂能减缓心肌梗死后心室重构。

脉冲多普勒在小鼠高频心脏超声中应用广泛，舒张功能指标最常用的是二尖瓣血流 E/A 峰比值，新型高频超声可以客观精确反映此指标。研究人员在过表达组蛋白乙酰化酶的 HopXT^g 小鼠上发现，其二尖瓣血流 E 峰加速时间是检测该小鼠左心室舒张功能受损的最佳值。有报道使用高频彩超和脉冲多普勒获取心肌梗死小鼠二尖瓣反流的情况，研究详细描述了主动脉瓣口和肺动脉瓣口血流。

多数研究中会对接受超声检查的小鼠进行麻醉，但麻醉剂的使用对于心脏功能和血流动力学的测定可能有一定的影响。Schaefer 等研究发现利用小鼠模型进行心脏超声检查，麻醉物质及麻醉持续时间对小鼠舒张功能有很大影响。异氟烷气体吸入麻醉剂对小鼠心脏的抑制作用最小，麻醉效果最稳定，一般浓度控制在 1.5%。心率对心脏超声检测小鼠的心功能起重要作用。心率与超声测定的小鼠室壁厚度呈正相关，与心脏收缩功能呈负相关，高心率（＞600 次/分）下二尖瓣血流的 E 峰和 A 峰有融合的趋势，会影响 E/A 峰比值的获取，然而，低心率下获取的小鼠超声心动图数据也不够准确。近期的一项研究表明，500

次/分左右的心率比较合适。因为麻醉会导致体温降低，应该使用超声仪附带的加热板，以减少小鼠由于体温降低不适产生的测量误差。

（二）血管生物学

B 型超声可检测不同血管的切面影像，精确测量大鼠、小鼠的动脉管壁厚度和管腔的大小，测量血管壁的内膜、中膜和外膜等，动态观察动脉粥样硬化的发生发展和预后。观测动脉粥样硬化斑块和血栓的形成与消融，通过超声弹性成像分析斑块的性质和软硬度等。同时可以通过脉冲多普勒测量粥样硬化或血栓所导致的血流量和血流速度等变化，彩色多普勒超声可观测血流方向改变甚至涡流。

大量研究证明，动脉弹性异常可以作为心血管患病率和死亡率增加的独立危险因素，随着超声技术不断提高，已有应用超声检测动脉弹性的报道。颈动脉超声是应用最广泛的动脉粥样硬化评价方法，除可判断颈动脉狭窄程度外，还可对动脉中膜厚度、斑块内部成分、表面形态结构以及血流动力学变化进行检查和评价。利用彩色多普勒超声技术，对颈动脉的动脉中膜厚度和粥样斑块的检出率，已经被公认为是判定动脉粥样硬化的可靠指标，对心血管病尤其是冠心病有较好的辅助诊断作用。组织多普勒作为新发展的成像技术，具有检出组织低速运动的功能，可定量获得心动周期任一时间和部位的室壁运动速度，且心脏与腹主动脉壁运动速度相近，因此该技术适用于心动周期中任一时间主动脉直径和颈动脉运动速度的检测。

（三）肿瘤生物学

高频超声技术在不需要任何标志物的条件下可精确检测微小肿瘤组织的三维结构，包括任意径向的距离和面积、肿瘤组织的体积、肿瘤转移和凋亡、肿瘤内部中空坏死、肿瘤周边脂肪及相关组织病变、淋巴结病变等。采用能量多普勒可显示肿瘤组织内微血管新生的生长和分布情况、微血管与肿瘤体积比，并研究肿瘤的供血情况，为肿瘤学的研究提供重要的帮助。

三维 B 型超声目前在肿瘤研究中应用，可显示立体影像，能发现二维超声不易察觉的病理改变。其中，能量多普勒常与三维 B 型超声结合，用于观察肿瘤形态和肿瘤组织血管密度，但操作烦琐，硬件要求较高。

（四）临床治疗

图像引导注射高频超声技术可以在超声图像引导下，将细胞和药物进行精准的特定位置注射，或进行特定部位的细胞取材，如可将干细胞、药物、细胞因子等精确注射至跳动的心肌内部治疗心肌梗死，或者注射到血栓、粥样硬化斑块部位，以及应用在肿瘤原位种植等研究中。

治疗性超声是超声在生物医学应用上的又一次重大革命，从此超声不但用于病情诊断，还直接用于疾病治疗。由此衍生的基因和药物输送、声学溶栓、超声消融等概念为基础的临床实践展示了光辉的前景。超声可通过造影剂微泡破碎来进行药物、基因的靶向输送和治疗研究，在小鼠心血管病基础研究中，不少研究组通过低频超声破坏包含促血管生产因子成分的微泡进行基因和药物输送，如使用此方法将血管内皮生长因子（VEGF）和干细胞因子（SCF）基因输送至心肌梗死心脏，发现能促进血管新生并改善心功能。通过高频超声指引直接将各类促血管生成因子成分注入受损心肌已经成为可能，因为在微创条件下，超声能够实现更精确地将基因和药物输入受损心脏。已有课题组对这一技术进行成功实践，在高频超声指引下，不开胸将各类血管内皮因子成分注射进心肌，随后观察它们促血管新生情况。

（五）其他领域应用

1. 分子生物学方面

利用超声技术开发了用来研究靶向分子的造影剂标记抗体，在体内研究细胞因子和膜受体的表达变化，如与细胞生长相关的血管内皮生长因子受体 2（VEGF-R_2），与炎症相关的 P-选择素、血管细胞黏附分子（VCAM）、细胞间黏附分子（ICAM）及整合素等任意靶向膜分子。

2. 肾脏学研究

高频超声技术可对肾脏进行高分辨二维和三维实时成像，检测肾脏的血流和进行组织灌注成像。这种体内高分辨率成像的方法，可以长期持续在活体动物模型中进行研究，缩减动物模型数量，也使结果可重复性更高。

3. 发育生物学方面

高频超声技术具有超高分辨率，结合优异的功能模块，可以实现从胚胎开始到新生再到成年小鼠的发育研究，分析小动物的神经系统、血管和心脏发育等重大遗传性疾病发生发展规律及治疗方案。

第三节　实验动物 MRI 技术与方法

一、MRI 的基础知识及成像原理

（一）MRI 的发展

1946 年，美国哈佛大学的 Edward Purcell 和斯坦福大学的 Felix Block 领导的两个研究小组发现了物质的核磁共振现象。他们二人于 1952 年被授予诺贝尔物理学奖。核磁共振现象发现以后，很快就形成一门新的边缘学科，即核磁共振波谱学。它可以使人们在不破坏样品的情况下，通过核磁共振谱线的区别来确定各种分子结构。这就为临床医学提供了有利条件。1967 年，Jasper Jackson 第一次从活的动物身上测得信号，使核磁共振波谱法（NMR）有可能用于人体测量。1971 年，美国纽约州立大学的 R.Damadian 教授利用核磁共振谱仪对鼠的正常组织与癌变组织样品的核磁共振特性进行的研究发现，正常组织与癌变组织中水质子的 T_1 值有明显的不同。在 X-CT 发明的同年，1972 年，美国纽约州立大学石溪分校的 Paul C. Lauterbur 第一个作了以水为样本的二维图像，显示了核磁共振 CT 的可能性，即自旋密度成像法。这些实验都使用限定的非均匀磁场，典型办法是使磁场强度沿空间坐标轴作线性变化，以识别从不同空间位置发出的核磁共振信号。1978 年，核磁共振的图像质量已达到 X 线 CT 的初期水平，并在医院中进行人体试验。并最后定名为磁共振成像（magnetic resonance imaging，MRI）。磁共振成像是一种较新的医学成像技术，国际上从 1982 年才正式用于临床。而小动物磁共振成像作为一种用于生物学、基础医学领域的医学科研的仪器，随着永磁体技术的提升，直到 2015 年才被研制并使用。

（二）MRI 的概念

MRI 采用静磁场和射频磁场使组织成像，在成像过程中，既不用电离辐射、也不用造影剂就可获得高对比度的清晰图像。它能够从分子内部反映出器官失常和早期病变。它在很多地方优于 X-CT。虽然 X-CT 解决了器官组织的影像重叠问题，但由于提供的图像仍是组织对 X 线吸收的空间分布图像，不能够提供器官的生理状态信息。当病变组织与周围正常组织的吸收系数相同时，就无法提供有价值的信息。而 MRI 有能力将同样密度的不同组织和同一组织的不同化学结构通过影像显示表征出来。这就便于区分脑中的灰质与白质，对组织坏死、恶性疾患和退化性疾病的早期诊断效果有极大的优越性，其软组织的对比度也更为精确。

MRI 成像具有无电离辐射性（放射线）损害，无骨性伪影，能多方向（横断、冠状、矢状切面等）和多参数成像，高度的软组织分辨能力，无需使用对比剂即可显示血管结构等独特的优点。MRI 几乎可以用于动物身体任何部位的断层扫描。

（三）MRI 的原理

氢质子在机体中含量丰富，氢质子围绕其中心自旋，其周围产生磁场，具有南北方向和强度，称为磁矩。由于机体内的氢质子排列杂乱无章，其磁矩相互作用后互相抵消，因此正常情况下机体是不具磁场性的。如果将氢原子置于外加磁场内（MRI 仪），质子就会沿外加磁场方向重新排列，并在保持自旋的同时还顺着外加磁场的中轴旋转，这种运动称为进动。当保持进动的质子受到一个与其进动频率相同射频脉冲激发时，一些质子吸收能量，产生相位变化，跃迁到高能状态，使其在磁场内失去平衡，当停止发射射频脉冲后，处于高能状态的质子的相位和能级恢复到原来状态，称为弛豫，这段时间称为弛豫时间。在这一过程中，高能状态的质子将能量放出，产生信号，信号的强弱取决于组织内水的含量和水分子中氢质子的弛豫时间，这种组织间弛豫时间上的差别，就是 MRI 的成像基础。在 MRI 检测中，利用一定频率的电磁波向处于磁场中的机体照射，机体中各种不同组织中氢核在电磁波作用下，会发生核磁共振，吸收电磁波的能量，随后又发射电磁波，MRI 系统探测到这些来自机体中氢核发射出来的电磁波信号后，经计算机处理和图像重建，得到断层图像，不仅能反映形态学信息，还能从图像中得到与病理有关的信息，经过比较和判定，即可知道成像部分的组织是否正常，因此 MRI 被认为是一种研究活体组织、诊断早期病变的医学影像技术。

二、MRI 的图像特点

1. 灰阶成像

机体组织有 3 个 MR 特性，分别是组织的质子密度、纵向弛豫时间（T_1）及横向弛豫时间（T_2），MR 特性不同的组织，包括正常与病变组织，所产生的信号也不同。但是一般组织间质子密度差异不大，产生的 MR 信号强度也差别不大，MRI 图像难以区分，临床意义相对较小。T_1 加权图像中反映组织间 T_1 的差别，其低信号通常说明组织的 T_1 长，弛豫速度慢，图像呈灰黑色，如脑脊液等；反之高信号表明组织 T_1 短，弛豫速度快，图像呈白色，如脂肪。T_2 加权图像反映组织间 T_2 的差别，其低信号说明组织的 T_2 短，图像呈灰黑色，如骨骼肌；高信号说明组织的 T_2 长，图像呈白色，如脑脊液。MRI 所显示的解剖结构非常逼真，在良好清晰的解剖背景上，再显出病变影像，使得病变同解剖结构的关系更明确。

2. 流空成像

心血管的血液由于流速快，不产生或只产生很低的信号，与周围组织形成对比。流空效应的产生主要是脉冲电磁波扫描快速流动的血液时，氢质子停留时间太短，来不及激发出 MR 信号，就流出该层面，所以测不到 MR 信号，图像呈黑色。因此血管是灰白色管状结构，而血液为无信号的黑色。这样使血管很容易与软组织分开。正常脊髓周围有脑脊液包围，脑脊液为黑色，并有白色的硬膜和脂肪所衬托，使脊髓显示为白色的强信号结构。MRI 已应用于全身各系统的成像诊断。效果最佳的是颅脑，以及脊髓、心脏大血管、关节骨骼、软组织及盆腔等。对心血管疾病不但可以观察各腔室、大血管及瓣膜的解剖变化，而且可作心室分析，进行定性及半定量的诊断，可作多个切面图，空间分辨率高，显示心脏及病变全貌，及其与周围结构的关系，优于其他 X 线成像、二维超声、核素及 CT 检查。在对脑脊髓病变进行诊断时，可作冠状面、矢状面及横断面成像。

3. 三维成像

MRI 可获得机体横断面、冠状面、矢状面及任何方向断面的图像，MRI 采用特殊的采集和重建方法，采集的数据源于组织的三维结构，图像信噪比提高，图像质量好。

4. 运动器官成像

采用呼吸和心电图门控成像技术，不仅能显示心脏、大血管的 MR 成像，还可获得其动态图像。

三、MRI 的仪器构造和功能

MRI 主要由三大基本构件组成，即磁体部分、磁共振波谱仪部分、数据处理和图像重建部分。

（一）磁体部分

磁体主要由主磁体（产生强大的静磁场）、补偿线圈（校正线圈）、射频线圈和梯度线圈组成。

1. 主磁体

主磁体用以提供强大的静磁场，而且要求较大的空间范围（能容纳检测目标），保持高度均匀的磁场强度。衡量磁体的性能有四条标准：磁场强度、时间稳定性、均匀性、孔道尺寸。增加静磁场强度可使检测灵敏度提高，即扫描时间缩短和空间分辨率提高。但也会使射频场的穿透深度减少。磁场强度为 0.35T 时，可以得到很好的空间分辨率，当前临床上所用的较高的磁场强度为 1.5T。

主磁体分三类：普通电磁体、永磁体和超导磁体。普通电磁体是利用较强的直流电流通过线圈产生磁场。维持一个主磁体磁场的耗电约为 100kW。一般需要通电数小时，磁场才能达到稳定状态。线圈中流过大电流将产生大量热，要通过热交换器以冷却水散热。永磁体经外部激励电源一次充磁后，去掉激励电源仍长期保持磁性，磁场强度很易保持稳定。因此，磁体维护简便，维持费用最低。其缺点是重量较大，因而很难达到 1T 场强。当前场强限制在 0.5T 以下。超导磁体当前使用比较多。在超导状态下，电流流过导体时没有电阻损耗，从而不会使导体升温。同样直径的导线在超导状态下可以通过更大电流而不损坏。用超导材料制成的线圈通以强大电流可产生强大磁场，而且在外加电流切断后，超导线圈中的电流仍保持不变，因而超导磁场极为稳定。为了维持超导状态，必须将超导线圈放在杜瓦罐中浸入液氦，液氦的温度为 4.7K（1K＝–272.15℃）。为减少液氦的蒸发消耗，在其外面的圆筒中还要设液氮（77.4K）缓冲层。在使用过程中要适时补充液氦及液氮。近年来由于真空保温技术的进步，可省掉液氮的二级冷却，单纯使用液氦保持超导条件。

2. 补偿线圈

补偿线圈的作用是补偿主磁场线圈，使其产生的静磁场逼近理想均匀磁场。由于精度要求高而且校准工作极其烦琐，一般是以计算机辅助进行，需要多次测量、多次计算和修正才能达到要求。一般是采取各种形状的线圈并根据具体情况，通以不同电流，以弥补主线圈磁场的不均匀处。

3. 射频线圈

射频线圈是向人体辐射出指定频率和一定功率的射频电磁波，用以激励原子核的共振。这种线圈应和主磁场相互垂直，并且尽可能在人体形成较均匀的射频场，并使它尽量接近人体以使发射和接收过程具有较高的效率。有的射频线圈包括发射线圈和接收线圈两部分，也有的收、发兼用。此外，还有头部接收线圈、肢体线圈、颈线圈、脊椎线圈、眼窝线圈、胸线圈等多种专用的表面线圈，以提高转换效率和图像质量。

4. 梯度线圈

梯度线圈需要特定的梯度电源。梯度电源与专用的梯度线圈严格匹配，电源稳定度要求万分之一。梯度电源和补偿电源一般都采用水冷却。

另外，主磁场的逸散磁场对周围影响很大，主要影响对象是各种磁盘、图像显示器、影像增强器和戴起搏器的病人等。外界磁性物体对主磁体均匀度也有影响。

（二）磁共振波谱仪部分

磁共振波谱仪主要包括射频发射部分和一套磁共振信号的接收系统。

发射部分相当于一部无线电发射机，它是波形和频谱精密可调的单边带发射装置，其峰值发射功率有数百瓦至十五千瓦可调。接收系统用来接收人体反映出来的自由感应衰减信号。由于这种信号极微弱，故要求接收系统的总增益很高，噪声必须很低。一般波谱仪都采用超外差式接收系统，其主要增益在于中频放大器。由于中频放大器工作在与发射系统不同的频段上，可避免发射直接干扰。在预放大器与中放器之间设有一个接收门，实际上也就是一个射频开关，它主要是在发射系统工作瞬间关闭，防止强大的射频发射信号进入接收系统。经中频放大后的自由衰减信号（FID）一般幅值都超过 0.5V，可进行检波。检波后，信号还要进行放大和滤波。

（三）数据处理和图像重建部分

磁共振信号首先通过变换器变为数字量，并存入暂存器。图像处理机按所需方法处理原始数据，获得磁共振的不同参数图像，并存入图像存储器。这种图像可根据需要进行一系列的后置处理。后置处理内容分为两大类：其一是通用的图像处理；其二是磁共振专用的图像处理，如计算 T_1 值、T_2 值、质子密度等。图像处理至少应采用三十二位阵列处理机。经重建后的图像依次送入高分辨率的显示装置，也可存入磁盘和通过多幅照相机制成硬拷贝。

整个系统由主计算机控制。系统工作时，主计算机同时控制各个单片机系统工作。

四、MRI 的操作要点

（一）动物的准备

在进行任何种类的动物处理之前，均应获得 IACUC 的批准。通常使用蒸发的异氟烷麻醉动物进行 MRI 实验。动物麻醉也可通过其他药品级麻醉剂实现。

把小鼠置于诱导室中，将异氟烷蒸发器的流量计调节至 0.8～1.5L/min。然后将异氟烷蒸发器调节至 4%，2～3 分钟。待小鼠无脚趾挤压反应后，将其放在动物支架上，将其鼻子插入鼻锥（或面罩）。头部限制器可用于头部成像，身体支架可用于身体成像。动物监测系统用于监测体温、呼吸/心动周期，并将呼吸/心脏门控与图像采集同步。

（二）MRI 仪器调试

1）使用 MR 扫描仪中的调谐面板将 RF 线圈调谐至 1H 谐振频率，并将线圈的特征阻抗匹配至最佳的信号接收条件（如 50Ω）。除 MRS 程序外，大多数 MRI 扫描仪不需要单独的调谐/匹配过程。使用单脉冲序列执行填隙过程。

2）MR 信号依赖于环境磁场的均匀性。填隙过程使感兴趣区域的磁场尽可能均匀。每个 MR 扫描仪都有自己的方式来执行填隙过程，包括自动快速填隙过程，如快速贴图和梯度填隙。

3）通过最大化一维图像轮廓优化射频脉冲。射频脉冲功率可以排列，同时保持脉冲长度恒定，并有足够长的循环延迟（TR），为组织 T_1 的 3～5 倍。

4）沿三个正交方向获取侦查图像，以创建轴向、冠状面和矢状面图像。可以使用快速图像采集序列（即梯度回波或快速自旋回波成像序列）来获取侦察图像。采集的图像将用于规划实际成像，并确定成像平面。

5）更改为自旋回波序列。选择合适的序列参数：TR 应为组织 T_1 的 3～5 倍，以获得完全松弛的图像，如质子密度或 T_2 加权图像。回波时间（TE）是第一个射频脉冲与回波信号中心之间的持续时间。TE 值可根据图像对比度选择。

6）T_2 测量可以使用多回波成像或具有多个 TE 值的单回波成像进行。

在进行 MRI/MRS 活体实验后，应在整个恢复过程中对动物进行监测。MRI 后，将动物从射频线圈中取出，并对其进行监测，以确保其返回笼子时完全康复。麻醉小鼠的热损失很快，用纱布垫或毛巾覆盖动物，并（或）提供热源，直到动物从麻醉中恢复，以保持动物体温。

（三）图像处理

1）在 MR 控制台上查看采集的图像，并将所选数据传输到后处理计算机。

2）使用 ImageJ 图像处理软件分析图像。图像分析包括图像缩放/滤波、T_1、T_2 和扩散计算以及体积测量等。

五、MRI 的应用领域

MRI 作为医学影像学的高端核心技术，已有近 40 多年临床应用历史，技术得到了迅速发展，硬件平台和软件技术不断更新，临床应用领域逐步扩大。随着动物和宠物诊疗行业飞速发展，许多先进技术被引入到动物临床，MRI 便是其中一种，虽然 MRI 在动物临床应用时间不长，但已显出其突出的优越性。

1. 颅脑疾病

MRI 对颅脑疾病诊断具有很大优势，MRI 对病变组织及肿块的敏感性要高于 CT，有助于对颅内肿瘤作出准确的定位、定性诊断。MRI 对脑肿瘤、脑血肿、脑积水、颅内动脉瘤、动静脉血管畸形、脑缺血、颅脑外伤等疾病诊断非常有效，成为首选检查方法。MRI 对颅底及脑干的病变因无伪影可显示得更清楚，可不用造影剂显示脑血管，判断有无动脉瘤和动静脉畸形，MRI 还可直接显示一些神经，可发现发生在这些神经上的早期病变。犬类脑部正常 MRI 影像早已经建立，这也进一步为犬脑部疾病诊断提供了重要的参考依据。国外对犬肉芽肿性脑膜脑炎、坏死性脑炎、脑包虫病、新孢子虫病等炎性或非肿瘤性疾病进行 MRI 诊断也早有报道，并详细描述其病变的 MRI 影像特征。研究证明，MRI 也能对病毒、细菌及真菌引起的脑炎的不同病变进行鉴别诊断。

2. 脊柱及脊髓疾病

MRI 对脊柱及脊髓病变的解析度比 CT 更高，是脊柱及脊髓疾病的首选检查方法。MRI

无骨性伪影，图像细腻清晰，能准确鉴别脊髓内、外肿瘤，以及了解肿瘤侵犯邻近软组织的情况，MRI可直接显示脊髓的全貌，清晰地显示脊柱的骨骼、椎间盘、韧带、椎管、蛛网膜下腔及脊髓的形态结构，因而对脊髓肿瘤或椎管内肿瘤、脊髓白质病变、脊髓空洞、脊髓损伤及上述部位的先天畸形等有重要的诊断价值。对椎间盘病变，MRI可显示其变性、突出或膨出，对显示椎体转移性肿瘤也十分敏感。Cooper J. J.等在比较MRI与CT对44只患有椎间盘突出症的犬只诊断检出率的临床试验中发现，MRI对椎间盘突出症的诊断敏感性为98.5%，显著高于CT的诊断敏感性（88.6%），MRI对病变位置及性质诊断的准确率也显著高于CT。目前，对于大的脊髓空洞、脊髓积水、枕骨发育不良及蛛网膜囊肿应用MRI也早有相关诊断报道。在MRI引入动物临床之前，椎间盘突出症的诊断只能依赖脊髓造影和CT检查，但检出率和图像清晰度都不是很理想，对病变的准确定位和诊断也有一定的限制，MRI的应用能有效弥补前面两种方法的弊端，为本病提供确切的诊断。

3. 五官科疾病

MRI在五官科方面优势更为明显，可以做鼻腔、鼻窦、额窦、前庭、耳蜗、咽喉等部位的断层扫描，由于这些部位骨骼或腔室较小，传统的X线或B超在影像上不能清晰显示病变结构，或者不宜进行相关操作，因此限制了这些部位疾病的诊断，而MRI引入动物临床，可以弥补这一空白。MRI对眼、耳、鼻、咽喉部的肿瘤性病变显示清晰，也可显示出鼻咽部肿瘤对鼻腔、颅底或脑神经的侵袭情况。在无内镜使用情况下，MRI检查结果也有助于对鼻咽部活组织检查进行准确定位。

4. 胸腔及腹部疾病

除常规胸腹腔疾病诊断外，MRI可用于心脏病、心肌病、心包肿瘤、心包积液以及心脏大血管的病变、肺肿瘤、肺栓塞、胸内纵隔肿物、淋巴结以及胸膜病变等诊断。MRI对心脏疾病具备良好的时间、空间分辨率，可清晰显示出心脏结构、心肌灌注，也不存在辐射，为一些复杂的心脏疾病提供了很好的诊断依据。此外，MRI还能对肝肿瘤、肝血管瘤及肝囊肿进行鉴别诊断，对腹内肿块进行鉴别诊断，尤其是对腹膜后的病变，具有X线、B超及CT无法比拟的优势。

5. 盆腔疾病

由于骨盆遮挡射线，常规检查方法如X线、B超对于骨盆部位软组织成像不具优势，局部组织没有很好的天然对比度，具有一定的局限性。MRI弥补了X线和B超的不足，对盆腔软组织可进行定性及定位检查。

6. 骨与关节疾病

MRI在骨关节和肌肉病变的诊断方面也具有很大的优势，可用于股骨头坏死、早期骨炎、半月板损伤、前十字韧带断裂、肌肉组织病变等方面的诊断，可以有效评估炎症的范围及严重程度，从而有助于后续的治疗。此外，MRI对关节软骨、半月板、韧带、滑膜、滑液囊及骨髓病变早期筛查也有较高诊断意义，如犬的前十字韧带损伤，而抽屉试验阴性或不明显时，MRI 即可对该病进行确诊。相关研究表明，采用 X 线、B 超及 MRI 分别对肩关节骨软骨病及剥脱性骨软骨炎的研究表明，MRI 诊断的准确性分别是 B 超、X 线的 3.2 倍、2 倍。

7. 肿瘤

肿瘤是动物常见的疾病之一，发病原因复杂，对动物的健康造成很大的威胁。动物很多部位的肿瘤使用常规的诊断方法如 B 超、X 线、CT 等很难清楚辨识，有些肿瘤甚至无法诊断，如颅内肿瘤、脊髓内肿瘤、胸腔纵隔内肿瘤、骨盆内肿瘤、胰腺肿瘤、肾上腺肿瘤、肝内肿瘤、心脏内和大血管内肿瘤等，而 MRI 技术刚好可以解决这些难题。研究表明，可以通过 MRI 影像中肿瘤原发部位、形状、生长方式、信号强度、对比增强等对肿瘤进行分型，从而减少或避免对肿瘤进行活组织穿刺的操作。Taeymans 等采用临床检查、B 超、CT、MRI 及病理学检查对 23 例甲状腺癌疑似患犬进行诊断，结果表明，MRI 对本病的诊断敏感性高，推荐首选 MRI 对本病进行诊断。

MRI 无电离辐射性及无伤害磁性，在动物中枢神经系统，软组织检查，骨及关节疾病，尤其是在腰椎间盘退变以及引发的神经压迫等疾病方面有着不可替代的作用，其多参数成像、多方位成像的优点，为明确病变的性质提供丰富的诊断依据。MRI 几乎可以用于动物身体任何部位的断层扫描，其在实验动物领域的推广应用，对于实验动物行业的发展具有划时代意义。

第四节　实验动物核素技术与方法

一、核素的基础知识及成像原理

（一）核素成像的发展

1896 年，法国物理学家贝克勒尔在研究铀矿时发现，铀矿能使包在黑纸内的感光胶片感光，这是人类第一次认识到放射现象，也是后来人们建立放射自显影的基础。科学界为了表彰他的杰出贡献，将放射性物质的射线定名为"贝克勒尔射线"。1898 年，马丽·居里与她的丈夫皮埃尔·居里共同发现了镭，此后又发现了钋和钍等许多天然放射性元素。1923 年，物理化学家 Hevesy 应用天然的放射性同位素铅-212 研究植物不同部分的铅含量，发现了某些元素受 X 线照射后会发出独特的射线，为 X 线荧光分析法奠定了基础；后来又应用磷-32 研究磷在活体的代谢途径等，并首先提出了"示踪技术"的概念。在核医学界被誉为基础核医学之父。

1951 年核医学家 Cassan 发明了同位素扫描机，自此核素显像就加入到影像学的行列。由于 X 线计算机断层成像术（X-CT）的发展和图像重建技术的推广，放射性核素发射计算机断层显像（emission computed tomography，ECT）也应运而生。这是核医学成像术发展过程的一个飞跃。此后 1957 年，安格（Hal O. Anger）研制出第一台 γ 照相机，称安格照相机，使得核医学的显像由单纯的静态步入动态阶段，并于 60 年代初应用于临床。1972

年，美国宾夕法尼亚大学戴维·库赫（David Kuhl）博士应用三维显示法和 ^{18}F-脱氧葡萄糖（^{18}F-FDG）测定了脑局部葡萄糖的利用率，打开了 ^{18}F-FDG 检查的大门。他的发明成为了正电子发射断层成像（positron emission tomography，PET）和单光子发射计算机断层显像（single photon emission computed tomography，SPECT）的基础，人们称库赫博士为"发射断层之父"。

（二）核素成像的概念

核医学影像设备是向人体内注射放射性示踪剂（俗称同位素药物），使带有放射性核的示踪原子进入要成像的组织，然后测量放射性核在人体脏器内的分布成像，以诊断脏器是否存在病变和确定病变所在的位置；X 线和超声成像设备则是从外部向人体发射某种形式的能量，根据能量的衰减或反射情况来成像，表征组织情况。核医学影像检查 ECT 与 CT、MRI 等相比，能够更早地发现和诊断某些疾病。核医学显像属于功能性的显像，即放射性核素显像。

ECT 成像法有两种：第 1 种是利用如 ^{99m}Tc 一类放射 γ 射线的放射性核素，它在原子核衰变时发出单一 γ 射线，由此产生单光子计数。第 2 种是利用放射正电子的放射性核素。放出的正电子在离衰变核极短的距离内与一电子相互作用而湮没，形成几乎成反方向行进的两条 γ 射线。湮没的 γ 射线由符合检测器（ACD）识别并用来形成断面图像，对非符合的 γ 射线则弃之。基于以上两种成像理论，近年来有两种 ECT 问世，即 SPECT 和 PET，前者简称单光子发射 CT，后者简称正电子发射 CT。

PET 和 SPECT 均是核医学定量成像技术，通过测量脑内放射性示踪剂释放的放射性可研究大脑的代谢和生理。PET 和 SPECT 可用于评估多种生理生化和药代动力学参数，包括血流量（灌注 perfusion）、血容量（血管分布 vascularity）、氧利用率、葡萄糖代谢、突触前和突触后受体密度和亲和性、神经递质释放以及酶活性。因为几乎所有生物分子都可以用正电子发射体如 ^{11}C，^{13}N 和 ^{15}O 来标记，所以对于不同参数的测量都是可能的。由于氢本身不具有适合活体使用的同位素，因此通常使用 ^{18}F 作为替代。在 SPECT 中，PET 示踪剂以及不常用于人体的放射性核素（如 ^{99m}Tc）都可能被试用。虽然 SPECT 的空间分辨率比起 PET 要低，但由于它的成本更低而被经常使用。

小动物 PET 又称 micro-PET，通常结合 CT 进行结构和功能的研究。micro-PET/CT 主要为大鼠或小鼠等小型啮齿类动物服务，临床用的 PET/CT 体积约比其大 2000 倍，但 micro-PET 的优点是，显著提升了空间分辨率，其空间分辨率可高达 0.8mm；提高了灵敏度，与临床专用型 PET/CT 相比，micro-PET 的探测效率较临床提高了 100～200 倍，且能动态分析目标组织，以满足模型动物的研究要求。

（三）核素成像的工作原理

通过静脉注射或口服等方法将放射性示踪剂引入体内，依据示踪剂的化学及生物学特性，通过一系列的生物学效应积聚在特定的靶器官上，靶器官和组织发射出的 γ 光子，经准直器入射到闪烁晶体转换成光子，通过光电倍增管（photomultiplier，PMT）进行光电转换，然后通过信号放大、数模转换后，应用计算机系统的一系列校正、信息处理或图像重建后根据实验的需求获得放射性核素药物在不同脏器或组织的浓度分布及其随时间变化的图像，显示出脏器的组织形态、位置、大小及其功能结构的变化情况。

二、核素的图像特点

核医学显像的最大特点是"功能成像"，这与前述的 X 线、CT、MRI 和超声"形态成像"有很大的不同。

病变的发生一般都是先有功能改变，然后才会有形态和结构的改变。核医学图像能够反映器官组织的血流、代谢和排泄等功能信息，能在疾病早期（尚未出现形态和结构改变之前）就作出诊断。所以，核医学显像的首要优势，就是具有很好的"敏感性"，即能够早期诊断疾病。

其次，核医学显像可以根据显像目的选用能在特定器官或病变组织聚集的显像剂，特异性地显示肿瘤、炎症、转移性病灶等，具有很高的"特异性"。PET 图像能敏感显示肿瘤及转移病灶，但组织器官的轮廓结构显示不良。因此，核医学显像也有不足，如图像分辨力不高，对解剖结构的显示远不如 X 线、CT、MRI 等形态影像；显像技术相对复杂，图像影响因素多；特异性显像剂只能显示特定的靶器官，邻近器官则显示不良。

此外，核医学显像存在"不间断"的持久"放射源"，在辐射防护方面比 X 线、CT 检查时相对复杂；若在放射性核素药物的制备、运送、保存、给药以及后续处理等任一环节失误均可导致放射性污染，值得注意。

三、核素的仪器构造和功能

核医学成像设备是指探测并显示放射性核素药物（俗称同位素药物）体内分布图像的设备。

（一）核医学成像设备之 γ 相机

1. 组成

1）闪烁探头：包括准直器、闪烁探测器、光电倍增管等。

2）电子线路：包括前置放大器、单脉冲高度分析器、校正电路等。

3）显示装置：示波器、照相机等。

4）γ 相机附加设备。

2. 特点

1）通过连续显像追踪和记录放射性核素药物通过某脏器的形态和功能，进行动态研究。

2）检查时间相对较短，方便简单。

3）由于显像迅速，便于多体位、多部位观察。

4）通过对图像相应的处理，可获得有助于诊断的数据或参数。

（二）核医学成像设备之 SPECT

1. 组成

SPECT 设备主要由 Gantry 机架、检查床、IPS 电源、准直器、采集工作站、Xeleris 图像处理系统等部分组成，探头是 SPECT 机器最重要的组成部分，而 Nal（Tl）晶体是探头的核心部件。

2. 成像原理

利用 γ 相机围绕着诊断感兴趣的人体区域，采集各种不同角度上放射出的 γ 光子并计数，然后利用 X-CT 中所使用的图像重建方法，得到人体某一体层上的放射性药物浓度的分布，即可得到多层面的各方位的体层图像或三维立体像。目前 SPECT 核医学成像设备的能量测量范围为 50~600keV，空间分辨率为 6~11mm。

（三）核医学成像设备之 PET

1）首先 PET 使用的发射正电子放射性核素，如 O 等都是人体组织的基本元素，易于标记各种生命必需的化合物及其代谢产物或类似物而不改变它们的生物活性，且可参与人体的生理、生化代谢过程；其次这些核素的半衰期都比较短，检查时可给予较大的剂量，从而提高图像的对比度和空间分辨力。因此它所获得的图像是反映人体生理、生化或病理及功能的图像。

2）由于采用的是发射正电子的放射性核素，电子在物质中射程短并只能瞬间存在，不足以穿透较厚的脏器或组织，故测定正电子的基本方法是测量湮没辐射产生的 γ 光子。

3）PET 核医学成像设备在推广应用方面受到以下两点的制约：①由于发射正电子的放射性核素半衰期短，且都是由回旋加速器生产的，故使用 PET 的单位附近，应有生产这些短半衰期放射性核素的医用回旋加速器；②应有快速制备这些短半衰期放射性核素药物的设备和实验室。

四、核素的操作要点

1. 选择放射性同位素的剂量

同位素必须能经得起稀释，使其最后样品的放射性不能低于本底，一般来说放射性同位素在生物体内不是完全均匀地被稀释，可能在某些器官、组织、细胞、某些分子中有选择性地蓄积，蓄积的部分放射性就会很强，在这种情况下，应以相关部位对标记剂的蓄积率来考虑标记剂用量。在细胞培养，切片保温，酶反应等标记实验中，应依据实验目的、反应时间及反应体积的不同来考虑标记剂的用量，通常小于一个微居里或几个微居里。由于放射性同位素存在辐射效应，应该根据使用的放射性核素的种类，将用量控制在较大允许剂量之内，以免因剂量过大所造成的辐射效应给实验带来较大的误差。

2. 选择标记剂给入途径

整体标记实验时，应根据实验目的，选择易吸收、易操作的给入途径，一般给予的数量体积小，要求给予的剂量准确，防止可能的损失和不必要的污染。体外标记实验时，应根据实验设计在实验步骤的某个环节加入一定剂量的标记剂到反应系统中去，力求操作准确，仔细。

3. 放射性生物样品的制备

根据实验目的和标记剂的标记放射性同位素的性质制备放射性生物样品，其中放射性同位素的性质是生物样品制备形式的主要依据。若是释放 γ 射线的标记剂，则样品制备比较容易，只要定量地取出被测物放入井型 NaI（Tl）晶体内就能测定；若是释放出硬 β 射线的标记剂，须将生物样品制成厚度较薄的液体，或将液体铺样后烘干，也可灰化后铺样，放入塑料晶体闪烁仪内测定，或用钟罩型盖一个计数管探测；若标记同位素仅释放软 β 射线，那么样品应制成液体闪烁样品，在液体闪烁计数器内测量。不论采用何种测量方法，都应该对样品作定量采集。对某些放射性分散的样品，应当作适当浓集，如测定组织内蛋白质的放射性，应对蛋白质作提取处理然后制备成相应的测量样品。有些样品需采用灰化法，但灰化法对易挥发的同位素或易挥发的组织样品不合适。

4. 放射性样品的测量

放射性样品的测量方法分为绝对测量和相对测量。绝对测量是对样品的实有放射性强度做测量，求出样品中标记同位素的实际衰变率，在做绝对测量时，要纠正一些因素对测量结果的影响，这些因素包括仪器探头对于放射源的相对立体角、射线被探头接收后被计数的概率、反散射、放射源的自吸收影响等。而相对测量只是在某个固定的探测仪器上做放射性强度的相对测量，不追求它的实际衰变率。在一般的标记实验中，大多采用相对测量的方法，比较样品间的差异。在相对测量时，要注意保持样品与探测器之间的几何位置固定。

几何条件的影响是放射性测量中较重要的影响因素。当两个放射性强度相同的样品在测量中所置的几何位置不一，或样品制备过程造成的几何条件有差异时，其计数会相差很多，尤其当样品与探头之间距离较近时，两者计数率相差会很大。但是当样品与探头之间相距较远时，由于样品与探头之间形成的相对立体角较小，所以两者计数率的差异会显著减小。在用纸片法测量 ^{3}H 标记物的放射性强度时，要注意纸片在闪烁瓶中的位置，一批样品应该一致，如果是将滤纸剪成圆状作支持物，圆片的直径最好与闪烁瓶瓶底的直径相等，保证滤纸在闪烁瓶内的位置固定。

减小几何条件对放射性测量的影响可以从三方面入手：①选择探测窗大的探测器，如用光电倍增管作探头的探测器；②在样品制备时，注意尽量将样品做成点状源，这样当样品的放射性强度较弱时，由于距离探测窗较近而有可能造成的水平位移的影响就可以忽略；③无论样品距离探测窗远近，样品都应置于探测窗的垂直轴线上，以减少样品与探测窗之间的相对立体角。

5. 放射性去污染和放射性废物处理

放射性实验，无论是每次实验或阶段性实验结束后，都可能有不同程度的放射性污染和放射性废物的出现，因此，在实验结束后，要作去污染处理和放射性废物处理。必要时在实验过程进行中，就要做除污染和清理放射性废物的工作。

五、核素的应用领域

放射性同位素标记法在生物化学和分子生物学领域应用极为广泛，它为揭示体内和细胞内理化过程的机制，阐明生命活动的物质基础起了极其重要的作用。近年来，同位素标记技术在原基础上又有许多新发展，如双标记和多标记技术，稳定性同位素标记技术，活化分析，电子显微镜技术，同位素技术与其他新技术相结合等。由于这些技术的发展，使生物化学从静态进入动态，从细胞水平进入分子水平，阐明了一系列重大问题，如遗传密码、细胞膜受体、RNA-DNA 逆转录等，为人类对生命基本现象的认识开辟了一条新的途径。下面仅就同位素标记技术在生物化学和分子生物学中应用的几个主要方面作一介绍。

1. 物质代谢的研究

体内存在着很多种物质，如果在研究中应用适当的同位素标记物作标记剂分析这些物质中同位素含量的变化，就可以知道它们之间相互转变的关系，还能分辨出谁是前身物，谁是产物，分析同位素标记剂存在于物质分子的哪些原子上，可以进一步推断各种物质之间的转变机制。为了研究胆固醇的生物合成及其代谢，采用标记前身物的方法，揭示了胆固醇的生成途径和步骤，实验证明，凡是能在体内转变为乙酰辅酶 A 的化合物，都可以作为生成胆固醇的原料，从乙酸到胆固醇的全部生物合成过程，至少包括 36 步化学反应，在鲨烯与胆固醇之间，就有 20 个中间物，胆固醇的生物合成途径可简化为：乙酸→甲基二羟戊酸→胆固醇。又如在研究肝脏胆固醇的来源时，用放射性同位素标记物 ^{3}H-胆固醇作静脉注射的标记实验证实，放射性大部分进入肝脏，再出现于粪中，且甲状腺素能加速这个过程，从而可说明肝脏是处理血浆胆固醇的主要器官，甲状腺能降低血中胆固醇含量的机制在于它对血浆胆固醇向肝脏转移过程的加速作用。

2. 物质转化的研究

物质在机体内相互转化的规律是生命活动中重要的本质内容，在过去的物质转化研究中，一般都采用离体酶学方法，但是离体酶学方法的研究结果不一定能代表整体情况，同位素标记技术的应用，使有关物质转化的实验周期大大缩短，而且在离体、整体、无细胞体系的情况下都可应用，操作简化，测定灵敏度提高，不仅能定性，还可作定量分析。在阐明核糖苷酸向脱氧核糖核苷酸转化的研究中，采用双标记法，对产物作双标记测量或经化学分离后分别测量其放射性。如在鸟嘌呤核苷酸（GMP）的碱基和核糖上分别都标记上 ^{14}C，在离体系统中使之掺入脱氧鸟嘌呤核苷酸（dGMP）中，然后将原标记物和产物（被双标记 GMP 掺入的 dGMP）分别进行酸水解和层析分离后，测定它们各自的碱基和戊糖的放射性，结果发现它们的两部分的放射性比值基本相等，从而证明了产物 dGMP 的戊糖就是原标记物 GMP 的戊糖，而没有别的来源，否则产物 dGMP 的碱基和核糖的比值一定与原标记物 GMP 的两部分比值有显著差别。这个实验说明戊糖脱氧是在碱基与戊糖不变的情况下进行的，从而证明了脱氧核糖核苷酸是由核糖核苷酸直接转化而来的，并不是核糖核苷酸先分解成核糖与碱基，碱基再重新接上脱氧核糖核苷酸。无细胞的标记实验可以分析物质在细胞内的转化条件，例如，以 ³H-dTTP 为前身物按一定的实验设计掺入作 DNA 掺入的标记实验，测定产物 DNA 的放射性，作为新合成的 DNA 的检出指标。

3. 动态平衡的研究

阐明生物体内物质处于不断更新的动态平衡之中，是放射性同位素标记法对生命科学的重大贡献之一，向体内引入适当的同位素标记物，在不同时间测定物质中同位素含量的变化，就能了解该物质在体内的变化情况，定量计算出体内物质的代谢率，计算出物质的更新速度和更新时间等。机体内的各种物质都有大小不同的代谢库，代谢库的大小可用同位素稀释法求解。

4. 生物样品中微量物质的分析

在放射性同位素标记技术被应用之前，由于制备样品时的丢失而造成回收率低以及测量灵敏度不高等问题，使得对机体正常功能起很重要作用的微量物质不易被测定。近年来迅速发展、应用越来越广泛的放射免疫分析（radioimmunoassay）技术是一种超微量的分析方法，它可测定的物质有 300 多种，其中激素类居多，包括类固醇激素，多肽类激素，非肽类激素，蛋白质物质，环核苷酸，酶，肿瘤相关的抗原，抗体以及病原体，微量药物等。

第五节　实验动物可见光成像技术与方法

一、可见光成像的基础知识及成像原理

（一）可见光成像的发展历史

照相机自 1839 年由法国人发明以来，已经走过了将近 200 年的发展道路。在这将近 200 年里，照相机走过了从黑白到彩色，从纯光学、机械架构演变为光学、机械、电子三位一体，从传统银盐胶片发展到今天的以数字存储器作为记录媒介，数码相机的出现正式标志着相机产业向数字化新纪元的跨越式发展，人们的影像生活也由此得到了彻底改变。自 1969 年，美国贝尔研究所的鲍尔和史密斯宣布发明"CCD"（电荷耦合器件 charge-coupled device）以来，这种感光元件在经过进一步完善之后，终于在当代得到了广泛应用。

生物光学成像具有很长的应用历史，从 20 世纪 80 年代后期就有一些研究者尝试向生物体内注射外源性的荧光染料作为对比剂，通过非侵入的方式结合内窥镜实现光学测量，来分辨肿瘤的正常和病态区域。生物光学成像依赖于光学分子探针的发展，其里程碑式的应用是在 1994 年，Chalfie 等实现了荧光蛋白的成功表达后。荧光蛋白是一种非常理想的活体标记分子，它无毒，不影响生物的功能，转染后能在细胞内自行合成，因而非常适合活体标记。荧光蛋白被迅速应用于各种生物学研究中，特别是肿瘤的研究。几名荧光蛋白的发现者和研究者，下村修（Osamu Shimomura）、马丁·查尔菲（Martin Charfie）与钱永健（Roger Tsien）因此获得了 2008 年的诺贝尔化学奖。

萤光素酶是另一类重要的应用于生物成像的生物发光物。1985 年，Dewet J. R.等首次

克隆了 P. Pyralis 的萤光素酶基因，并在大肠杆菌中表达，从中获得了具有活性的萤光素酶。1986 年他们又测定了萤光素酶基因的 cDNA 序列。随后，各种萤光素酶基因相继克隆成功，并能在原核和真核系统中表达。如今，活体生物发光成像被无创地用于定量检测小鼠整体的原位瘤、转移瘤及自发瘤。目前利用该生物成像技术已可以检测到体内 100 多个细胞的微转移灶。萤光素酶已被广泛应用到生化、医学等多个学科，可对细胞和活体内的病毒、RNA 等实现定量、实时、无创的观测。

（二）可见光成像的概念

体内可见光成像（optical in vivo imaging）技术主要包括生物发光（bioluminescence）与荧光（fluorescence）成像两种技术。生物发光成像是用萤光素酶（luciferase）基因标记细胞或 DNA，利用其产生的蛋白酶与相应底物发生生化反应，产生生物体内的探针光信号；而荧光成像则是采用荧光报告基因（如 GFP、RFP）或 Cyt 及 dyes 等荧光染料进行标记，利用荧光蛋白或染料产生的荧光就可以形成体内的荧光光源。前者是动物体内的自发光，不需要激发光源，可通过高度灵敏的 CCD 直接捕捉光信号，而后者则需要外界激发光源的激发才可以捕捉发光信号。传统的动物实验方法需要在不同的时间点处死实验动物以获得数据，得到多个时间点的实验结果。相比之下，体内可见光成像技术通过对同一组实验对象在不同时间点进行记录，跟踪同一观察目标（标记细胞及基因）的移动及变化，所得的数据也更加真实可信。另外，这一技术由于不涉及放射性物质，具有操作简单，所得结果直观，灵敏度高等特点，目前已广泛应用于生命科学、医学研究及药物开发等方面。

可见光成像的优势：①高通量；②无辐射问题；③操作简易；④功能性成像；⑤多模型成像。

（三）可见光成像的原理

光在哺乳动物组织内传播时会被散射和吸收，光子遇到细胞膜和细胞质时会发生折射现象，而且不同类型的细胞和组织吸收光子的特性并不一样。在偏红光区域，大量的光可以穿过组织和皮肤而被检测到。利用灵敏的活体成像系统最少可以看到皮下的 500 个细胞，当然，由于发光源在鼠体内深度的不同可看到的最少细胞数是不同的。在相同的深度情况下，检测到的发光强度和细胞的数量具有非常好的线性关系。可见光体内成像技术的基本原理在于光可以穿透实验动物的组织并且可由仪器量化检测到光强度，同时反映出细胞的数量。

1. 荧光成像原理

荧光物质的分子在受到能量的激发后，其核外电子从基态跃迁到激发态，而激发态的电子处于高能量状态，并不稳定，其可以通过释放光子的形式回到基态，在这个过程中发射出的光子称为荧光。不同物质的激发光和发射光的光谱有所不同，需要检测的设备具备相应的滤光片。荧光物质被激发后所发射的荧光信号的强度在一定范围内是与荧光素存在的量呈线性关系的，这是荧光成像系统应用于生物学研究的理论基础。

活体荧光成像技术主要有三种标记方法：①荧光蛋白标记：荧光蛋白适用于标记细胞、

病毒、基因等，通常使用的是 GFP、EGFP、RFP 等。②荧光染料标记：荧光染料标记和体外标记方法相同，常用的有 Cy3、Cy5、Cy5.5 及 Cy7，可以标记抗体、多肽、小分子药物等。③量子点标记：量子点作为一类新型的荧光标记材料，其在长时间生命活动监测及活体示踪方面具有独特的应用优势。主要应用在活细胞实时动态荧光观察与成像，可以在长达数日内进行细胞的分化和世系观察，以及细胞间、细胞内及细胞器间的各种相互作用的原位实时动态示踪。不但如此，量子点还可以标记在其他需要研究的物质上，如药物、特定的生物分子等，示踪其活动及作用。

2. 生物发光成像原理

哺乳动物生物发光，一般是将萤光素酶基因整合到预期观察的细胞染色体 DNA 上以表达萤光素酶，培养出能稳定表达萤光素酶的细胞株，当细胞分裂、转移、分化时，萤光素酶也会得到持续稳定的表达。基因、细胞和活体动物都可被萤光素酶基因标记。将标记好的细胞接种到实验动物体内后，当外源（腹腔或静脉注射）给予其底物荧光素（luciferin）时，即可在几分钟内产生发光现象。这种酶在 ATP 和氧存在的条件下，催化荧光素发生氧化反应后才可以发光，因此只有在活细胞内才会产生发光现象，并且发光强度与标记细胞的数目线性相关。

二、可见光成像的图像特点

1）标记细胞数量或基因表达水平与发光强度成正比，可直观得到结果，便于定量分析。

2）生物发光活体成像方面的灵敏度很高，小鼠皮下总计 1000 个细胞或 20 个/mm² 细胞可以很容易地被检测到，探测极限达到 150～250 个细胞。

3）生物发光成像（bioluminescent imaging，BLI）输出的为二维图像，用于定性分析和定量计算，但难以实现光源的准确定位。

三、可见光成像的仪器构造和功能

除了特殊的成像方式如光声采用声学接收的方式间接成像组织的光学特性外，一般的生物成像硬件系统主要由两种方式实现：一种是光电倍增管扫描成像，如应用于共聚焦显微镜上的显微扫描系统；另外一种是 CCD 成像，多应用于小动物活体成像、生物高光谱成像等系统。

以常用的小动物活体成像系统为例，包括硬件、软件和麻醉系统三大部分。

1. 硬件

硬件包括 CCD 相机、滤光片转轮、透镜、电子学组件、加热的样品平台和冷凝器及相机控制装置，这是一种专业的体内成像系统，投光器排成直线，这可以实现快速、可重复的样品放置定位，大小可以随成像视野的变化而变化。

2. 软件

软件控制 IVIS® 系统所有装置的设置，提供高级的编目及浏览工具，提供定量分析工具、友好的界面。装置的设置与相机相似，操作简单，两步操作获取图像。

3. 麻醉系统

麻醉系统由 2 条通路组成，一条是诱导麻醉通路，另外一条是持续麻醉通路。两条通路在氧气和麻醉药异氟烷混合状态下对小动物进行麻醉。

四、可见光成像的操作要点

实例说明：利用小动物活体成像技术评价药物抗肿瘤作用。

1. 萤光素酶标记肿瘤细胞的构建

将获得的 Hela 肿瘤细胞接种至 24 孔细胞培养板当中，接种细胞量为 10^5 个/孔，24h 后观察细胞状态，确定细胞生长正常后进行萤光素酶质粒的转染。转染试剂使用 Lipofectamin 2000，具体操作步骤及试剂使用量参照说明书。将细胞分为空载体组和萤光素酶基因转染组，每组细胞设置 3 个复孔重复。转染后 48h，观察细胞状态以及细胞的密度，细胞长满后按照 1:5 的比例进行传代。转染质粒带有嘌呤霉素抗性基因，因此加入嘌呤霉素对未转染成功的细胞进行筛选，从而获得阳性细胞。扩增带萤光素酶基因的阳性 Hela 细胞，并按照倍比稀释的原理检测萤光素酶活性。

2. 荷瘤小鼠模型构建

将扩增好的 Hela 肿瘤细胞，按照实验要求种于裸鼠的皮下或者其他脏器，细胞量在 $1×10^7$/ml 左右，皮下荷瘤时注意荷瘤的深度，不宜过深，以形成小皮丘为准。设立荷瘤组和药物治疗组，每组 6 只小鼠，小鼠在荷瘤 1 周后，观察肉眼下肿瘤的生长情况，对比治疗组和荷瘤组肿瘤大小以及小鼠的一般状况。

3. 荷瘤小鼠活体肿瘤检测

萤光素酶底物 D-荧光素钾盐的水溶性和脂溶性都非常好，很容易穿透细胞膜和血脑屏障，在体内扩散速度快，可通过腹腔注射或尾静脉注射进入动物体内。腹腔注射或尾静脉注射时，按照 10μl/g 的体重浓度，向小鼠体内注射荧光素钾盐溶液，如 20g 的小鼠，注射 200μl 共 3.0mg D-荧光素钾盐。注射后，利用异氟烷在小动物气体麻醉箱内麻醉，调整好适当的麻醉剂和氧气的流量。在此期间做好设备的开机与 CCD 预冷准备，调至生物发光模式，打开小动物恒温平台，调整好视野。注射入体内 10~20min 后，待荧光信号达到最强稳定平台期，再用适当仪器进行成像分析。待小鼠完全麻醉后将其移入检测箱内，小鼠口鼻对准麻醉气孔，关闭检测箱门，确定密封性，可使用连续曝光模式确定最佳曝光时间，初始可曝光 30s，放大倍数为 100。

4. 实验数据处理

完成曝光后，观察肿瘤部位的信号强度，调整信号的最大阈值、最小阈值，以肿瘤细胞易于观察且具有区分度为宜，一般而言，肿瘤中心的肿瘤细胞最多、光强度最大，周围呈现递减的趋势，但有时如果肿瘤生长过快，肿瘤中心细胞坏死，则会导致中间信号弱。

小动物活体成像图像处理软件除了提供含有光子强度标尺的成像图片外，还能计算分析发光面积、总光子数、光子强度的相关参数供实验者参考。在分析界面中可选择自动选择或者手动选择信号图像范围。

五、可见光成像的应用领域

（一）生物发光成像技术的应用领域

1. 肿瘤学

活体生物发光成像技术能够让研究人员直接快速地测量各种癌症模型中肿瘤的生长、转移以及对药物的反应。其特点是极高的灵敏度使微小的肿瘤病灶（少到几十个细胞）也可以被检测到，比传统方法的灵敏度显著提高了，故很适合于肿瘤体内生长的定量分析，可避免由于处死动物而造成的组间差异，节省动物成本。由于以上特点，使基于转移模型、原位模型、自发肿瘤模型等方面的肿瘤学研究得到发展。

2. 药物研究

在药效学评价方面，萤光素酶癌症模型可用于研究癌症体内用药的分布和代谢，在整体动物水平上进行长期疗效跟踪观察。用活体成像的方法比传统技术有更高的灵敏度，当用传统的方法还不能检测到瘤块时，用此技术已经可以检测到很强的信号。此技术只是检测活细胞，不能检测已经凋亡的细胞。而用传统的方法，不能区别正常细胞与凋亡的细胞，所以此技术可以比传统技术更早更灵敏地发现药物的疗效。在药物代谢方面，标记与药物代谢有关的基因，比如 *CYP3A4* 等，研究不同的药物对该基因表达的影响，从而可以间接知道相关药物在体内代谢的情况。在药剂学研究方面，可以通过把萤光素酶报告基因的质粒直接装载在药物载体中，观察药物载体的靶向脏器与体内分布规律。

3. 基因治疗

目前，基因治疗主要是以病毒作载体，可应用萤光素酶基因作为报告基因加入载体，观察目的基因是否到达动物体内的特异组织和是否持续高效表达。这种非侵入方式具有低毒性及免疫反应轻微等优点且可以直接实时观察，了解病毒或载体侵染的部位和时域信息；萤光素酶基因也可以插入脂质体包裹的 DNA 分子中，用来观察脂质体为载体的 DNA 运输和基因治疗情况；也可以用萤光素酶基因的质粒裸 DNA 为模型 DNA，直接注入动物体内，利用生物发光成像可以分析不同载体、不同注射位点、不同注射量对萤光素酶基因表达的影响，在基因治疗研究中具有重要的指导作用。

4. 干细胞研究及免疫学

用萤光素酶标记干细胞有以下几种方法：一种是标记组成性表达的基因，做成转基因动物，干细胞就被标记了。若干细胞移植到其他动物体内，可以用活体生物发光成像技术示踪干细胞在体内的增殖、分化及迁徙的过程。另外一种方法是用慢病毒直接标记干细胞后，移植到体内观测其增殖、分化及迁徙过程，研究其修复、治疗损伤或缺陷部分的效果，进一步探讨其机制。可以通过标记免疫细胞，观察免疫细胞对肿瘤细胞等的识别和杀死功能，评价免疫细胞的免疫特异性、增殖、迁移及功能等；通过标记异体细胞，观察异体细胞对器官移植的影响；也可进行一些关于免疫因子的研究等。

5. 蛋白质相互作用

可利用动物体内生物发光成像技术研究活体动物体内蛋白质与蛋白质的相互作用。其原理是将分开时都不单独发光的荧光酶的 C 端和 N 端分别连接在两个不同的蛋白质上，若是这两个蛋白质之间有相互作用，荧光酶的 C 端和 N 端就会被连接到一起，激活萤火素酶的转录表达，在有底物存在时出现生物发光。在活体条件下研究药物对蛋白质相互作用的影响，可以观察到在体外实验中无法模拟的活体环境对蛋白质相互作用的影响。

6. 细胞凋亡

利用活体动物生物发光成像技术，直接观察活体动物体内的细胞凋亡。具体原理是利用分子生物学方法在萤火素酶的两端连接上抑制其发光的蛋白质（如雌激素），但在其连接处加上 caspase（细胞凋亡时特异表达的一种酶）的酶切点。细胞发生凋亡时，表达 caspase，切开抑制荧光酶发光的蛋白质，使萤火素酶开始发光。

（二）活体动物荧光成像技术的应用领域

1. 肿瘤学

活体荧光成像技术能够无创伤定量检测小鼠的皮下瘤模型。相对于生物发光成像技术，活体荧光成像技术检测时间较快，只需要不到 1s 的时间，同时不需要注射底物，节约了检测成本。但是需要选择近红外荧光检测深部组织，目前此波段的荧光蛋白种类有限，精确定量较难。

2. 药学研究

荧光成像在药物制剂学研究，尤其是药物靶向性研究，药物载体研究中有巨大优势。有关专家正在设计用合适的荧光染料标记小分子药物，观察药物在动物体内的特异性分布和代谢情况，尤其是中药研究方面。

3. 组织工程

组织工程学，也称"再生医学"，是指利用生物活性物质，通过体外培养或构建的方法，再造或者修复器官及组织的技术。通过发展增强绿色荧光蛋白（EGFP）基因表达的细胞系，无创伤地评价组织工程的构建。通过将 EGFP 标记的组织工程细胞移植到小鼠体内特制的支架上，观察该细胞的生长和变化，从而判断组织工程的成败。

第五章　实验小鼠生物净化技术与方法

　　基因工程小鼠的微生物携带，是当前基因工程小鼠饲养繁育普遍存在的问题，病原体感染是目前造成基因工程小鼠健康状况差而影响实验结果、繁殖力低下面临断种等问题的主要原因。生物净化可有效防止病原体污染对实验结果造成的干扰，使小鼠维持良好的生长、繁殖、生理特性。目前国际上公认的最有效的生物净化方法是胚胎移植和剖宫产。其中胚胎移植根据胚胎来源的不同，又分为体外受精胚胎移植和体内受精胚胎移植。

　　体外受精胚胎移植即通过体外受精（in vitro fertilization，IVF）手段得到受精卵，再将受精卵移植到 SPF 级假孕母鼠体内，得到微生物检测合格的后代小鼠。此方法不仅子代父母来源清晰，也可同步进行快速扩繁，一次性得到大量同日龄后代。

　　体内受精胚胎移植即将雌鼠超数排卵后直接配繁雄鼠，通过自然精卵结合方式，在雌鼠输卵管内形成受精卵，通过冲洗输卵管的方式获取胚胎。由于自然交配有许多不确定性，所以并不能保证能得到足够的受精卵以供移植，甚至会交配失败得不到受精卵，所以该方法只适用于小数量要求的实验，或者体外受精胚胎移植后生仔率不佳时采用。

　　剖宫产即通过胎盘屏障来隔绝母体的病原微生物，从而达到净化效果，对于能垂直传播的病原微生物是不能通过这种方法净化的。在胚胎移植还未盛行前，剖宫产净化是早期常用的方式。由于剖宫产要求母鼠孕后，在宫口开之前就要将小仔剖出，所以对母鼠见栓时间及预计生仔时间需要精确掌控。剖出的小仔生理状态会比较虚弱，剖腹当天存活的小仔在后期代乳时还会存在死亡的风险。整个剖宫产净化准备及操作过程较烦琐，目前已很少使用。

第一节　体外受精胚胎移植

　　体外受精胚胎移植主要是将体外受精获得的受精卵经过胚胎移植得到 SPF 级后代小仔，以此实现小鼠生物净化。体外受精主要是指成熟卵子与获能精子在组织培养皿中受精。这一技术无需使用大量的种公鼠进行交配合笼，就可以获得为数不少的卵裂胚胎。此外，体外受精还可以结合精子冷冻技术获得后代，也可以使那些由于种种原因无法自然繁配的小鼠得到后代，作为辅助生殖技术手段之一。本节将重点介绍这一生物净化方式。

一、建立供体和（或）受体小鼠的育种群

为获得用于超数排卵的最佳年龄和体重的雌鼠，最好是能自己建立育种群。可准备若干个配种鼠笼，每只笼内放雄鼠、雌鼠各 1 只。幼鼠出生后 3 周龄时断奶并把雌雄分开。一般来说，一个有 40~50 对雄、雌鼠的育种群，依品系不同，每周应生产 20~30 只雌鼠（和相同数量的雄鼠，其中大多淘汰）。为增加每笼产雌性幼鼠的数量，一个笼内可放置 2 只雌鼠，1 只雄鼠。雄性幼鼠出生后应尽早淘汰（雄鼠出生后几天即可根据在阴囊区域出现的色素斑而鉴别出来）。通常，从育种群的组建到出生第一批幼鼠一般需要 3~4 周时间，幼鼠还要再过 4~8 周才能性成熟。对于大多数品系来说，于性成熟之前同时断奶的雄鼠，只要未接触过雌鼠，都可以放在同笼内长期饲养。有些品系（如 BALB/c）的雄鼠由于特别好斗，在 6~8 周龄后便不能再同笼饲养。已经分笼饲养过或已接触过雌鼠的成熟雄鼠绝对不能再同笼饲养，因为它们会打架。雌鼠一般不打架，因此可随时放在同一笼内饲养。一旦发现雄鼠在笼内打架，就应立即分开。雄鼠打架一般爱咬阴囊部位，造成配种困难。

以下几点措施可保证育种群的高效生产：

1）把雄鼠与怀孕雌鼠同笼饲养。这是因为雌鼠在生产之后很快就会进入产后发情期，可以配种，一对好种鼠每 3 周便可生产 1 窝幼鼠。

2）在 1 窝幼鼠断奶并按性别分开之后，将其出生日期记录在新的笼卡上。并在笼卡上记录好每个交配笼断奶幼鼠数目。

有下列情形应该更换配对：①配对后约两个月内未能出生幼鼠；②停止生产幼鼠两个月以上；③幼鼠的断奶存活数开始明显下降；④年龄超过 9 个月或生产 6 窝以上。

在组建近交系育种群时，最好购买商业近交小鼠作为种鼠，每 6 个月购买一批新的育种鼠，以防止育种群不断积累自发突变，近交系的性状将会发生改变。

二、诱导超数排卵

诱导超数排卵即给雌鼠注射促性腺激素，增加排卵数。一般用孕马血清促性腺激素（pregnant mare serum gonadotropin，PMSG，现称为马绒毛膜促性腺激素）模拟内源性卵泡刺激素（follicle-stimulating hormone，FSH）的促进卵成熟作用，用人绒毛膜促性腺激素（human chorionic gonadotropin，hCG）模拟促黄体素（luteinizing hormone，LH）的诱导排卵作用。超数排卵的成功与否取决于几种因素：雌鼠的年龄和体重、激素的剂量和注射时间以及小鼠的品系。

1. 年龄和体重的影响

雌鼠的性成熟度是影响超排卵数的主要因素。适于超数排卵的最佳年龄依品系不同而异，但一般是在 3~6 周龄，即发育的初情期前阶段。发育到这一时期，卵泡成熟波已经出现，对 FSH 敏感的卵泡数大大增加。有研究表明，对于大多数品系小鼠来说，4 周龄是超数排卵效果最佳的周龄，随着周龄增大，超数排卵效果会越来越差。而有些品系如C57BL/6J，5~8 周龄则是超数排卵不敏感期，需尽量避开这一年龄段。此外，营养和健康

状况也会影响卵泡成熟。体重不足、生病等情况都会影响小鼠的超数排卵效果。由于商业小鼠一般都是在周初或周末成批断奶，因此同一批买来的小鼠的实际年龄可能不同。另外，商业小鼠的饲养条件也不能保证所生产的小鼠达到年龄段的最大体重。运输、环境、饲料和光周期的改变都会对买来的小鼠造成应激，故这些小鼠必须先适应新的环境一段时间后才能使用。因此，为了能得到稳定数量的满足超数排卵要求的雌鼠，最好是如前所述自建育种群。

尽管 3～6 周龄是大部分小鼠最佳的超数排卵年龄，但对于某些品系如 FVB、BALB/c 小鼠，6～8 周甚至 10 周龄雌鼠也能生产满意数量的胚胎。

2. 促性腺激素的剂量

尽管对于大多数品系小鼠推荐的 PMSG 剂量是腹腔注射 5U，但对有些品系小鼠 2.5U 或多达 10U 效果可能更好。市售 PMSG 一般都是冻干粉末。注射前，用无菌生理盐水把 PMSG 稀释成母液，并进行分装储存，母液在–20℃下可以保存至少 1 个月。解冻和稀释后的 PMSG 都必须立即使用并且不能再冻。在稀释和储存激素时要特别注意无菌操作，因为激素容易被细菌降解。另一种促性腺激素是 hCG，用来诱发成熟卵泡破裂。hCG 的一般注射量为 5U，尽管对某些品系小鼠来说 2.5U 也足以保证排卵。市场上出售的 hCG 一般也都是冻干粉末。注射前，用无菌生理盐水把 hCG 稀释成母液，并分装避光–20℃储存。临用前稀释。

3. 促性腺激素的注射时间

注射 PMSG 与注射 hCG 的间隔时间以及在光照周期的什么时间开始注射，既影响卵母细胞发育的同步性，又影响所能获得卵母细胞的数量。对于大多数小鼠品系来说，注射 PMSG 与注射 hCG 间隔 42～48h 都能获得满意数量的卵母细胞。排卵一般发生在注射 hCG 后 10～13h，进行体外受精时通常在注射 hCG 后 15h 取卵。由于内源性 LH 会影响 hCG 的促排效果，而注射 PMSG 之后的内源 LH 释放时间受光照周期的调控。因此，从厂家购买小鼠要提前几天购入，待适应饲养设施的光照周期后再超数排卵。一般来说，超数排卵过的雌鼠可以进行第二次超数排卵，尽管效果可能不如第一次超数排卵的好。

4. 超数排卵小鼠的品系

各品系小鼠的超数排卵效果是不同的。近交系之间、突变系小鼠之间的超数排卵效果差异很大。平均超数排卵卵数在 10～40 个。同一品系小鼠从外边购入的和自己培育的超数排卵反应也可能不同。一般说来，每个实验室都应自行摸索、优化一套超数排卵条件。在摸索过程中，所有前面提到的参数，如小鼠的年龄和体重、促性腺激素的剂量、注射时间以及实验设施的光照周期等都应该考虑到。

三、用作诱导雌鼠假孕的不育雄鼠

在准备假孕受体时，一般要用结扎输精管的雄鼠交配。通常选用两月龄以上有良好配种记录的雄鼠做输精管结扎。在结扎手术后至少要先进行 1 周的配种实验，确认雄鼠确实不育，才能用于正式实验。如果结扎成功，所有见栓雌鼠就都不会妊娠。20 只结扎雄鼠 1 周内足以产生 4～8 只假孕雌鼠。结扎输精管雄鼠每夜都可配种，但最好是每隔一夜配种一次。根据经验，结扎输精管雄鼠可维持高见栓率至少长达 1 年。同时，每只结扎输精管雄鼠应该有见栓记录。连续 4～6 次不见栓的结扎输精管雄鼠，应该淘汰。

四、用作假孕受体的雌鼠

用作胚胎移植受体的假孕雌鼠是通过用结扎输精管雄鼠与自然发情雌鼠交配而准备的。进行输卵管内移植用见栓后 0.5 天的假孕雌鼠，子宫移植用见栓后 2.5 天的假孕雌鼠。输卵管内和子宫内两种移植可以用同一拨假孕雌鼠进行。雌鼠至少应该在 6～8 周龄，最理想的体重为 25～35g。体重过大的雌鼠不适合于输卵管内移植，因为包裹在卵巢周围的脂肪垫过大；而体重过低的雌鼠妊娠率下降。体重低的雌鼠应该等到增重后再用，体重过高的雌鼠应该定期淘汰。为了确认所出生的幼鼠都确实来自供体胚胎，最好使用毛色不同的胚胎供体和假孕受体品系。然而，如果输精管结扎进行得好并经过检验，就没有必要使用毛色标记了。胚胎移植剩下的假孕鼠可保留，见栓 10～14 天再发情时可重新合笼。依品系不同，雌鼠一般每隔 4～5 天发情和排卵 1 次。因此，在一个随机发情的雌鼠群内总是有 20%～25%的雌鼠处于发情期。如果每周要得到 20～30 只假孕雌鼠，就必须维持一个至少有 100 只 2～5 月龄雌鼠的受体鼠群。新雌鼠的生产（或购买）量将由每周实际使用的假孕雌鼠量来决定，因为未能用上的假孕雌鼠还能再使用。通常 1 只结扎雄鼠配 2 只雌鼠，如果都未见栓，结扎雄鼠第 2 天可再使用，而已使雌鼠见栓的雄鼠则应休息 1～3 天。雌鼠必须接受雄鼠的外激素作用才能确立正常的发情周期；雌鼠在与雄鼠接触后数日内进入发情期，大多数雌鼠会于接触第 3 夜见栓，即所谓的"白色效应"。据此，可通过将雌鼠与雄鼠连续合笼 3 天来提高见栓率。

五、体外受精试剂

体外受精是精子和卵母细胞在体外结合、胚胎培养的过程。受精和培养过程中使用的试剂对受精率、胚胎发育以及能否得到足够数量可供移植的胚胎至关重要。本节将对体外受精试剂作总体介绍，并简单阐述试剂使用的注意事项。

1. HTF（human tubal fluid）培养液

HTF 培养液是第一个特定地应用于人的体外受精培养液，是于 1985 年由 Quinn 等在人输卵管液成分的基础上配制而成的，包括丙酮酸钠、葡萄糖、乳酸盐、BSA 等成分。在 HTF 培养液中小鼠卵子也成功受精。HTF 培养液广泛应用于人的体外受精，专为受精过程中的精子和卵母细胞提供合适环境而配制。在获取卵丘-卵母细胞复合体（cumulus-oocyte complex，COC）之后，将其放于 HTF 受精培养液中进行受精。该培养液采用碳酸氢盐缓冲系统，为促进卵丘-卵母细胞复合体和精子细胞进行有效的新陈代谢创建富含葡萄糖的环境。适用于在 5% CO_2 环境中进行短时间或长时间受精操作。目前 Jackson 实验室的资料表明 HTF 培养液比其他培养液更能广泛地应用于不同品系的小鼠。

HTF 培养液适用于体外受精及胚胎发育至 2-细胞，不建议用于后续胚胎培养，HTF 培养液容易导致 2-细胞阻滞，胚胎培养可选择 KSOM 或 CZB 培养液。

2. TYH（modified Krebs-Ringer bicarbonate solution）获能液

TYH 获能液是常用于小鼠精子获能的培养液。特别添加的肝素及高浓度 BSA 有利于精子获能。与 HTF 培养液相比，使用 TYH 获能液体外受精的受精率更高。TYH 获能液必须在 37℃、5%CO_2 培养箱内平衡 4h 以上后使用。通常使用 TYH 获能液进行精子上游 50min 获能，可提高受精率。目前常用的 TYH 获能液都含有 β-环糊精，能显著提高冷冻解冻精子的体外受精率。

3. KSOM 培养液

KSOM 培养液是常用的胚胎培养液。它包含比较低浓度的 NaCl、KCl、乳酸盐和葡萄糖。KSOM 培养液可以使远亲杂交的合子克服 2-细胞阻滞，并支持各种品系小鼠胚胎的体内和体外发育。与 SOM 和 CZB 培养液相比，KSOM 培养液能够支持远亲杂交小鼠品系滋养层细胞的高分裂率，从而增加囊胚的发育率。KSOM 培养液适用于受精卵发育至囊胚阶段。

4. M2 培养液

M2 培养液是一种改良的 Krebs-Ringer 溶液，用 HEPES 缓冲液替代了一些碳酸盐缓冲液。由于其采用 HEPES 缓冲系统，不需要 CO_2 平衡，即使不在培养箱里也可在空气中保持恒定的 pH 值。本培养液有助于在收集过程中维持卵丘-卵母细胞复合体内的稳态。用于检卵、显微注射等长时间 CO_2 培养箱外操作步骤。

5. CZB 培养液

CZB 培养液为 Chatot CL、Ziomek CA 和 Bavister BD 于 1989 年发表的专为克服小鼠胚胎体外培养中 2-细胞阻滞的培养液，并以三人的名字缩写简称为 CZB 液，是使用最为广泛的小鼠胚胎培养液，支持胚胎从受精卵发育至囊胚。

一般认为 8-细胞阶段以前的着床前胚胎发育不能有效地利用葡萄糖，而是需要丙酮酸钠和乳酸钠作为能量来源。此外，在简单培养液中，葡萄糖造成发育延迟或阻滞，在 BMOC2 培养液中将葡萄糖替换为谷氨酰胺可以使阻滞在 2-细胞阶段的胚胎发育到囊胚。CZB 液由 BMOC2 培养液改良而来，其中乳酸钠/丙酮酸钠的比例增加，0.1mmol/L 的 EDTA 和 1mmol/L 谷氨酰胺有助于使几种品系小鼠的被阻滞在 2-细胞阶段的胚胎发育到囊胚。然而，这些胚胎从桑葚胚到囊胚的发育需要在含 5.56mmol/L 葡萄糖的 CZB 培养液中培养 48h。最近，CZB 培养液及其改良后的培养液已经成为胚胎操作和各种小鼠克隆实验的胚胎培养所选择的培养液。

6. M16 培养液

M16 培养液是一种改良的 Krebs-Ringer 碳酸盐溶液，用于胚胎培养。本培养液已经添加双抗、BSA。需用 5%的 CO_2 进行过夜预平衡。在确定卵母细胞已完成正常受精后，将其转移至 M16 培养液中培养。适用于受精卵发育至囊胚阶段。小鼠输卵管液（MTF）培养液以 M16 的离子成分为基础而形成其配方，包含生理浓度的葡萄糖、丙酮酸钠和乳酸钠。

7. 培养液的准备及注意事项

配液时，最好使用一次性无菌塑料容器。如果使用玻璃器皿收集和操作胚胎，以及准备和保存胚胎的培养液，则最好是用专门设计的用于此用途的玻璃器皿，这可以避免有害物质的残留，在灭菌前要用无菌水至少洗 6 次。

需要重视的一个问题是制作培养液的水至少是 2 次蒸馏的，这样金属成分可以被彻底地去除，或者在反向渗透过程后再过滤纯化，然后培养液可以保存在干净的塑料容器内。过滤纯化的水需要检测其内毒素。不建议长期保存培养液或者纯化水。

另外需要注意的是只能使用最纯级别的化学药品，检测几种特殊成分（BSA 或者矿物油）的不同批次，并保证坚持使用一个用于培养。不建议对矿物油进行高压灭菌，因为这样可能增加矿物油的毒性。如果必要可以通过 0.8μm 的滤器进行过滤。不同批次矿物油的毒性应该用少量的胚胎培养进行检测，并评估它们发育到囊胚阶段的情况或者经过胚胎移植后的存活情况。矿物油在使用前应先进行 5%CO_2 充气平衡。

胚胎培养液通常 4℃保存，一般不超过 3 个月，也可以在 –20℃保存 1 年。培养液解冻需置于室温或掌心加热解冻，完全解冻后反复颠倒混匀后使用或分装。室温静置解冻不混匀，培养液在瓶内会形成渗透压梯度，导致胚胎死亡或发育不良。解冻后的培养液必须进行预实验，验证囊胚形成率。一般来说，新鲜配制的胚胎培养液需用含 5% CO_2 的混合气体充气平衡，以维持其生理性 pH 值。因为培养液在不含高浓度的 CO_2 环境下会很快变得碱性化。微滴培养皿一般提前几个小时（至少 4~6h）准备好或者在实验前一天准备后再过夜充气平衡。

六、胚胎收集和培养

所有用于获能、受精和培养的微滴都应该提前 4~6h 或前 1 天制作。覆盖矿物油减少蒸发（因为蒸发会导致渗透压变化），以及减少由培养箱外操作引起的温度和 pH 值变化。一般用 100μl 获能滴，200μl 受精滴或培养滴。实验表明，胚胎培养在少量的培养液中或者群体培养中能够增加囊胚发育和细胞数目。小鼠胚胎在培养液中体外发育最好的胚胎/孵育液比例大约是 10 个胚胎/20μl。因此，进行体外受精时通常在注射 hCG 后 15h 杀鼠取输卵管，以显微镊刺破输卵管肿胀的壶腹部取卵，将 3 只雌鼠的卵放置于同 1 个 HTF 滴中。此外，卵子、合子以及 2-细胞胚胎对 pH 值及温度波动都非常敏感。小鼠合子暴露于室温仅5min 就可以抑制卵裂速度，10~15min 就可以将发育到囊胚的比例减少一半。卵子体外操作过程中的温度波动可以破坏纺锤体，导致染色体分布异常、受精失败或异常。因此，应尽量缩短处死供体到卵子转移至培养皿的时间，以及胚胎收集后去除残余组织碎片的时间，这对成功的胚胎培养是有利的。当胚胎从 HEPES 缓冲的胚胎冲洗液中转移出来后，应该用最终平衡好的几滴培养液彻底洗涤胚胎，以去除残余的 HEPES。

七、体外受精基本流程

1. 第1天

超数排卵：每只雌鼠腹腔注射 PMSG 5～10U。应根据取卵时间安排注射时间。48h 后注射 hCG 5U。注射 hCG 后 14～16h 进行受精。

2. 第3天

1）在 PMSG 注射 48h 后给供体鼠注射 hCG。

2）在受精的前一天下午如下准备受精液和培养皿。用胚胎测试过的并经气体平衡的矿物油覆盖于培养液上，这一步最好使用 35mm 培养皿。

A. 精子获能皿：100μl TYH 获能液。

B. 受精皿（每 3 只雌鼠准备 1 个）：200μl HTF 培养液。

C. 清洗皿（与受精皿数量相同）：35mm 培养皿中准备 80、80、80、160μl 的 HTF 培养液。

D. 发育培养皿（与受精皿数量相同）：35mm 培养皿中准备 5 个 200μl 的 KSOM-AA 培养液微滴。

3. 第4天

（1）精子获能　雌鼠注射 hCG 12～13h 后处死雄鼠。迅速分离出附睾尾和输精管，尽可能去除脂肪和血管。将它们放入精子获能皿中，于体视显微镜下，用镊子夹住附睾尾部固定，同时以维纳斯剪从正中间剪开附睾，以显微镊轻轻挤压附睾将精液挤出，挪至获能滴中，于 37℃，5%CO_2 培养箱中孵育 50～60min 获能。评价精子的形态与活力并立即进行体外受精实验。

（2）取卵　hCG 注射 13h 后处死 3 只雌鼠，迅速剥离出输卵管并放入 HTF 培养液微滴中。将壶腹部撕破使卵丘团流出。将所有卵丘团放入同一个受精皿中。此过程最好在 30s 内完成。于 37℃，5%CO_2 培养箱中孵育 10min 左右。

（3）受精　取出精子微滴，肉眼可见微滴呈乳白色，解剖显微镜下观察精子活力，可见微滴边缘大量精子活跃。于解剖显微镜下以宽径枪头沿微滴边缘缓慢吸取精子 4.5～6μl（视精液稀稠程度），小心均匀地涂抹于卵母细胞周围，于 37℃、5% CO_2 培养箱中孵育 4～6h。

（4）洗胚　将受精皿从培养箱中取出，用 HTF 培养液清洗卵子数次以去掉多余的精子和碎片。对于没有细胞阻滞的小鼠品系来说，虽然可以将清洗后的受精卵放入 HTF 培养液微滴中培养过夜，但建议无论何种小鼠品系，最好将受精卵放入添加有氨基酸的 KSOM 培养液中培养，尤其是在 HTF 培养液中有 2-细胞阻滞现象的小鼠品系。最好将胚胎在已平衡的 KSOM-AA 培养液中清洗几遍再将它们放入最后的微滴中过夜培养。

4. 第5天

早晨检查 2-细胞数量，计算受精率。2-细胞胚胎可移植入 0.5 天假孕雌鼠的输卵管中。

胚胎移植方法详见本章第二节。

第二节　外科手术方法

小鼠生物净化过程中外科手术必不可少。涉及的外科手术主要有输精管切除术、胚胎移植、剖宫产手术等。成功手术所需要的准备包括无菌技术、手术器械的使用、麻醉技术以及术后护理。所有手术方案应事先征得实验动物伦理委员会的同意。小鼠手术可在邻近动物房的手术室内或在实验室的特定区域内进行。手术场所要求干净，有良好的光照。手术时所用的手术台和显微镜等要用70%乙醇进行消毒处理。如果对SPF级动物做手术，还必须使用无菌纱布做清创布。不锈钢外科手术器械使用前以高压蒸汽或干热消毒法进行彻底消毒灭菌。

手术过程中要注意镇痛药物和麻醉药物的使用。由于安全、高效、苏醒快等特点，人们一般认为对小鼠手术而言，氟烷或异氟烷等吸入麻醉剂要优于注射的麻醉剂。然而，吸入麻醉设备的使用会限制小鼠手术的部位，因此在小鼠胚胎移植手术中不常用。术后将小鼠放在温控热台上直至小鼠苏醒。

以上关于无菌方法和术后护理方法的简短概述适用于以下所有的小鼠手术。

一、输精管切除术

用切除输精管的雄性小鼠与雌鼠交配，可诱导产生用于输卵管内或子宫内胚胎移植的假孕受体。发情雌鼠的选择方法如第一节所述，与不育雄鼠交配后，尽管其自身产生的卵母细胞已经退化，但其子宫处于胚胎移植的接受状态。新形成的假孕雌鼠在11天内不能恢复正常发情周期。

雄性小鼠输精管切除术方法有两种：第一种方法是通过腹壁接近输精管；第二种方法是通过阴囊接近输精管，该法的损伤性较小一些。无论用哪种方法，小鼠在术后10~14天即可用于交配。对新手而言，术后应检查切除输精管雄鼠的生育能力。正常雌鼠与切除输精管的雄鼠交配后可出现阴栓，但不应怀孕。具体方法如下：

选用2月龄以上生育能力正常的雄性小鼠，称重并腹腔注射麻醉，腹部向上将小鼠放在手术盘中，用喷壶将70%乙醇喷洒在小鼠腹部，然后再用棉纸擦干净。用剪刀剪开皮肤，在下肢上端水平线位置做一个1.5cm的横切口，在腹壁上做一个同样大小的横切口，用弯圆针将腹壁缝在切口边缘，并留置较长的缝线，以便随后易于找到腹壁切口。从这一个切口可以接近两侧的睾丸。用小的钝镊子轻轻夹住并将一侧的睾丸脂肪垫拉出切口，睾丸、附睾和输精管也将被一同拉出。输精管位于睾丸之下，它的旁边有一根血管，易于识别。用钟表镊子夹住输精管，用小剪刀将其剪断或用电刀烫断。用小的钝镊子夹住脂肪垫，并将睾丸小心地放回腹腔。重复以上两步处理另一侧睾丸和输精管。最好将剪下来的输精管片段放在每一只小鼠旁边的卫生纸上，以确保每只小鼠的每一侧输精管都被剪断。缝合腹壁和皮肤，或用创夹将创口夹好。术后将小鼠放置于控温热台上，直到其苏醒为止。

或小鼠腹腔注射麻醉后，轻压腹腔，将两侧睾丸压回阴囊。沿阴囊中线做一长 10mm 的切口，定位阴囊包膜之下的两侧睾丸的中间线，该中间线看起来稍微发白。在靠近中间隔膜左侧的睾丸包膜上做一 5mm 的切口。轻轻将睾丸推向左侧，输精管将会出现在睾丸和中间隔膜之间，呈白色，有一根血管同行。用镊子固定住睾丸，用一把镊子将输精管牵引出来。用钟表镊子夹住输精管，用小剪刀将其剪断或用电刀烫断。重复以上三步处理另一侧睾丸和输精管。最好将剪下来的输精管放在每只小鼠旁边的卫生纸上，以确保每只小鼠的每一侧的输精管都已剪断。

二、胚 胎 移 植

交配后 0.5～3.5 天形成的单细胞到囊胚阶段的胚胎，可以移植到假孕雌鼠的生殖道内使其继续发育。这一时期的胚胎可以移植到假孕 0.5 天（0.5dpc）小鼠的输卵管壶腹部，而 3.5dpc 的胚胎可以移植到 2.5dpc 或 3.5dpc 假孕雌鼠的子宫内。2.5dpc 比 3.5dpc 的假孕雌鼠更适合于进行子宫内胚胎移植，因为经过体外操作的胚胎有足够的时间与子宫的发育相适应。

对有透明带的单细胞和 2-细胞胚胎而言，最适合于进行输卵管内移植。无透明带胚胎移植到输卵管之前，应培养到桑葚胚阶段。无论将无透明带囊胚进行输卵管内移植还是子宫内移植，都能获得同样的发育能力，因而一旦缺乏 2.5dpc 的假孕雌鼠，可将 3.5dpc 的胚胎移植到 0.5dpc 假孕雌鼠的输卵管壶腹部。另外，也可将 3.5dpc 的胚胎多培养一夜使其达到 4.5dpc，然后移植到 2.5dpc 的假孕雌鼠的子宫或 0.5dpc 假孕雌鼠的输卵管壶腹部。

（一）输卵管内胚胎移植

当进行 0.5dpc 假孕雌鼠输卵管内移植时，75%以上的合子和 2-细胞胚胎能够发育成正常胎儿。每个假孕雌鼠移植的合子数为 20～25 枚时才能达到这样高的成功率。

将小鼠称重并经腹腔注射麻醉，然后将小鼠置于纱布垫上置于体视显微镜下操作。将胚胎吸入移植管中，由于胚胎需在培养箱外停留数分钟，所以在装管前应将胚胎置于 M2 培养液或其他 HEPES 缓冲的培养液中。吸入胚胎前先在移植管中吸入少量 M2 培养液，再吸入一个小的气泡，然后再吸入 M2 培养液，之后再吸入第二个小气泡，如此重复直到降低虹吸作用能够很好地控制液体的进出为止。将胚胎及尽可能少的 M2 培养液吸入移植管（高度为 5～7mm），在移植管末端再吸入一个小气泡。将移植管放置在显微镜旁边的试管架或其他支撑物上，要保证管头不要碰到任何东西，也不要碰到管的其他部位。千万注意不要碰着移植管。暴露受体鼠的生殖道：用棉纸（球）蘸 70%乙醇消毒被毛小鼠的背部，沿着背中线从最后肋骨开始用剪刀在皮肤上剪一个小口，通过平行或垂直于脊柱的一个背部切口可以接触到两侧的输卵管和卵巢。向四周滑动皮肤以便能够透过体壁观察到卵巢或脂肪垫。然后用钟表镊子夹起体壁，在卵巢所在处剪一小口。用镊子或剪刀牵拉切口以防止流血。用钝头镊子夹住脂肪垫拉出附带的左侧卵巢、输卵管和子宫。用小弹簧夹子夹住脂肪垫，让其沿背中下垂，将卵巢、输卵管暴露于体腔外。在显微镜下找到膨大的输卵管壶腹部位，调整好小鼠及输卵管的位置，选择注射部位。一般选取卵巢和膨大部中间输卵管位置以 1ml 注射器针头刺破输卵管，以半个针头进去为宜，将移植针头插入开口位置，轻轻吹入移植针管内所有胚胎，以 3 个气泡作为位置标记判断胚胎是否正确进入膨大部。松开小弹簧夹子，将小鼠从显微镜台上取下，用钝镊子夹起脂肪垫，将子宫、输卵管、卵巢等放回体腔。缝合体壁和皮肤创口。通常行单侧输卵管内移植。术后将小鼠放在保温热台上，直到其苏醒为止。

（二）子宫内胚胎移植

子宫内胚胎移植的方法是将有透明带的囊胚移植到小鼠子宫角。C57BL/6 小鼠子宫内胚胎移植的成功率可达到 75%以上。胚胎的子宫内移植常用来做嵌合体小鼠。用 ES 细胞生产嵌合体与 ES 细胞系及克隆密切相关。有些 ES 细胞克隆的发育能力很低，产生具有嵌合性的小鼠数量也很少，而其他 ES 细胞克隆也能降低胚胎的存活能力。通常有 40%~60%的移植嵌合体胚胎能够发育到出生。每只受体雌鼠可移植 10~15 枚胚胎，如果进行单侧子宫角移植则每个子宫角最多不超过 8 枚胚胎。移植无透明带 CD1/ICR 小鼠囊胚的成功率较低，所以每只受体雌鼠通常可移植 16~20 枚胚胎，在受体雌鼠短缺的情况下也可移植 24 枚，将其在两个子宫角平均分开。

将受体小鼠称重并腹腔内注射麻醉剂使其麻醉，然后将小鼠置于体视显微镜下操作。将胚胎吸入移植管中，吸入胚胎前先在移植管中吸入少量 M2 培养液，再吸入一个小的气泡，然后再吸入 M2 培养液，之后再吸入第二个小气泡，如此重复直到降低虹吸作用能够很好地控制液体的进出为止。再将胚胎及尽可能少的 M2 培养液吸入移植管中（高度为 5~7mm），在移植管的末端再吸入一个小气泡。将移植管放置在显微镜旁边的试管架或其他支撑物上，要保证管头不要碰到任何东西，也不要碰到管的其他部位。受体鼠被毛，用棉纸（球）蘸 70%乙醇消毒小鼠的背部，沿着背中线从最后肋骨开始用剪刀在皮肤上剪一个小口，向四周滑动皮肤以便能够透过体壁看到卵巢或脂肪垫，然后用显微镊夹起体壁，在卵巢所在处避开大血管剪一小口。用镊子或剪刀牵拉切口处体壁以防止流血。用带有缝合线的弯圆针穿透体壁留置牵引线，以便最后易于找到切口。用钝头镊子夹住脂肪垫拉出附带的左侧卵巢、输卵管和子宫。用小弹簧夹子夹住脂肪垫，让其沿背中下垂，将卵巢、输卵管暴露于体腔外。用钝镊子小心地夹住子宫角的尖端，在宫管结合部下几毫米处避开血管用 26 号或 30 号缝合针在子宫壁上刺一个斜角向上的小洞。要确保针刺进子宫腔而又没有穿透另一侧子宫壁。稍微往回抽一下针，如果针容易回拉，就表明已经进入子宫腔。注意刺入深度和角度并保持其与子宫角相对位置，将针拔出，插入盛有囊胚的移植管中，深度大约为 5mm，然后将囊胚吹入子宫中。要保证最靠近囊胚的气泡已达到移植管的尖部和所有的胚胎被吹入。一边吹一边观察，当第一个气泡到达子宫开口时拔出移植管。气泡会影响着床，因此避免吹入太多气泡。

最近也有报道可从子宫输卵管接合部的输卵管一侧进行子宫内胚胎移植的方法。这种方法可以避免被移植的胚胎从穿入口处漏出，因为子宫输卵管的接合部提供了一个天然屏障。用这种方法移植的胚胎 100%可着床。

（三）受体雌鼠

无论移植胚胎所处的阶段如何，产仔时间是按照受体雌鼠所处的阶段进行的。使移植胚胎所处的阶段稍超前于受体雌鼠所处阶段的理由是让胚胎有足够的时间发育以使其着床时间与子宫同步化。通常无论是输卵管内移植还是子宫内移植，超过 75% 的未经处理的胚胎能够发育到足月，而经过处理的胚胎移植后的成功率则变化很大，与注射 DNA 和 ES 细胞密切相关。较理想的窝产仔数为 5～7 只。当一个子宫里面只有 1～2 个胚胎时，它们就会长得很大以至于发生难产。另外，有的母鼠产仔数过少时，往往母性很差而不照料子鼠。当窝产仔数超过 10 只时，个别子鼠就会长得很小，以至于将来不育。假如 2 个代孕雌鼠怀有基因型相同的胚胎，则经输卵管或子宫移植后可以将它们放在同一只笼子里，产仔后它们能够互相照顾双方所产的子鼠。6 周龄以上、体重达 25～35g 的雌鼠才能用作受体雌鼠。C57BL/6X CBA 或 C57BL/6XDBA/2 的杂交 F 代，或 Swiss Webster. ICR、CD1、MF1 等种间杂交的后代都是很好的受体雌鼠。最好使假孕雌鼠的数量稍有剩余，以备不测。按本节介绍的方法使雌鼠与切除输精管的雄鼠进行交配，出现阴道栓的当天算作假孕的 0.5 天，假孕 0.5 天的雌鼠可用作输卵管内胚胎移植，假孕 2.5～3.5 天的雌鼠可用做子宫内胚胎移植。

（四）胚胎移植的技术要点

移植管经胶管与嘴吸头相连，如果用拉制的巴斯德管，则其较细的部分应有 2～3cm 长。移植管的外径大约为 200μm，即内径大于一个胚胎的直径而小于 2 个胚胎的直径。移植管的一端应干净整齐，管的尖部要用火焰煅烧成持卵针样，以减少其对子宫或输卵管的损伤。镜检淘汰边缘锐利的移植针。用于子宫内胚胎移植的管，在距管尖 1cm 处应适当弯曲，以便易于判断插入子宫的深度。进行移植前要多制作一些移植管。吸入胚胎前先吸入一段培养液，或是在移植管内多吸入几个气泡，以减少管内的毛细管虹吸现象。移植管内的气泡能够清楚地显示出进行胚胎移植时移植管内培养液的移动。显示培养液移动的另一种方法是在移植管内加入蓝色的 Affi-Gel 珠子。传统方法中，将矿物油灌注到移植管的肩部也可降低毛细作用，油的黏性有利于将胚胎吸入或推出移植管。由于裸卵易于与油发生黏附，所以移植脱透明带的胚胎时不要使用矿物油。除了用矿物油之外，还可将移植管的末端烧成扁口，如用于肾囊移植管的开口。移植针内胚胎之间要尽量靠近，所用培养液的量要尽量少，与管内最后一个气泡的距离要尽量小（5～7mm）。如果进行输卵管内移植，还要在管尖部再加一个气泡。输卵管内移植时，可放入 2～3 个气泡以标记胚胎移植位置是否正确；而在进行子宫内胚胎移植时，最好不放或只放一个气泡进入子宫，因为气泡可能对胚胎着床有不利影响。为了减少玻璃管的黏性，可预先用 1% 的 BSA 浸泡将要用于胚胎移植的毛细玻璃管。这一处理对移植无透明带的胚胎尤其重要。每次移植胚胎的数目，以及放置到 M2 培养液或其他 HEPES 缓冲液中的胚胎数，不应超过当时麻醉的 1～2 只受体雌鼠可移植的胚胎数。

三、剖宫产手术和仔鼠寄养

移植到假孕受体内的胚胎只有少数发育到期。这时候，胎儿一般都长得很大，雌鼠生产困难。为挽救幼鼠，可牺牲受体雌鼠进行剖宫产，并将幼鼠由其他雌鼠寄养。为确保有现成的寄养雌鼠，可于假孕受体雌鼠合笼的前 1～2 天用正常雄鼠配几只雌鼠。大多数雌鼠都于交配后 19.5 天产仔，尽管不同品系可能提前或拖后 1 天。如果到预产当天的下午假孕受体尚未生产，就应该立即进行剖宫产。

如果有现成合适的代养雌鼠，可以将孕鼠杀死后进行剖宫产。将孕鼠背部向下，暴露腹部，用喷壶向腹部喷洒 70%乙醇，再用棉纸擦干。快速用剪刀打开腹腔，将子宫取出放到纸巾上。小心剪开子宫壁暴露胎膜中的胎。从卵黄囊和尿囊中把胎鼠分离出来，剪断脐带。用棉纸将胎鼠身上，特别是口腔和鼻腔中的尿囊液擦干。用钝镊子轻夹仔鼠的身体以刺激其呼吸。如果被夹痛的仔鼠发出尖叫声，则通常表明该仔鼠正常。将仔鼠放在 37℃加温板上使其处于温暖状态，直到它们的皮肤变成粉红色，能够活泼地活动。

理想的代养雌鼠是那些已经成功地喂养过一窝以上仔鼠并且是在当天或提前一两天分娩的雌鼠。如果没有现成的繁殖雌鼠，最好在受体雌鼠交配的当天或提前一两天将代养雌鼠进行自然交配。寄养时，可通过毛色差异把假定转基因幼鼠和寄母本身的幼鼠区分开来。将代养雌鼠从笼中取出，减少非代养仔鼠的数目，使最终窝仔数为 6～8 只。如果由于某种原因移植胚胎的数量很多，1 只受体雌鼠偶尔可能产 10～17 只幼鼠。这时，应注意淘汰"发育不全"的幼鼠，因为它们长大后很可能是不育的。将代养仔鼠与非代养仔鼠的垫料混合使用，或将代养仔鼠混入剩下的非代养仔鼠群中，然后再将代养雌鼠放回笼子。要尽量缩小两窝仔鼠间的温差，一定要注意代养仔鼠的保暖。

受体雌鼠建议饲喂高脂肪（9%～11%脂肪）或高低脂肪混合日粮，可以减少吃仔现象。怀孕雌鼠应该单笼饲养，或者每笼最多 2 只怀孕雌鼠，产后 2～3 天内不应受干扰（即事先更换笼子，备足筑巢材料）。筑巢材料，如棉纸、棉花、撕碎的卫生纸等有助于减少吃仔现象和幼鼠换笼。而噪声、振动和气味都可造成鼠的应激，降低繁殖性能和导致流产及吃仔。

第三节　小鼠胚胎的冷冻及解冻

一、精子冷冻保存

精子冷冻保存在实际生产应用中可以打破时间、空间限制，方便国际及国内两地间运输和品种交流，延长了动物遗传资源的使用时间，在保留优质遗传物质、精子库的建立和引入新物种等方面均具有重要意义。与胚胎冷冻保存相比，精子冷冻保存只需要较少供体小鼠，方法也更加快捷简便，但由于精子具有低水渗透性和长尾巴的特点，且对冷冻损伤较为敏感，直到 1990 年才首次成功。

（一）冷冻原理

小鼠一般是处死后采集附睾尾部的精液，经过初步处理后放入到含冻存保护成分的试剂中，混合均匀后装载到适当的容器里，以一定的速率降温（缓慢降温，如程序冷冻法；快速降温，如玻璃化冷冻法）到特定温度，使精子细胞的代谢作用暂时停止或减弱到足够小的程度，并在此温度下长期保存。当通过一定的方式重新恢复至生理温度时，精子又能恢复到正常的生理状态，并且能保持一定的活力及受精能力。由于精子细胞内是有水分的，冷冻保存过程中随着温度的降低，水会结成冰晶，而过多过大的冰晶会导致精子内渗透压的改变，还可能刺伤膜结构，对精子造成致死性损伤。因此精子冷冻保存的关键是防止在降温或解冻的过程中形成大量冰晶，冻存保护剂由此而生。

常用的冻存保护剂根据其分子量大小分为非渗透性冻存保护剂和渗透性冻存保护剂。海藻糖、蔗糖、聚蔗糖和棉子糖等多元醇属于非渗透性冷冻保护剂，它们分子量大，无法通过细胞膜，冻存过程中随着温度的降低，精子细胞外液中的水分结冰使渗透压升高，精子内的水分渗透至细胞外，造成自身细胞不断脱水，胞内冰晶形成减少，从而达到冷冻保护的目的；乙二醇、丙二醇、甘油、二甲基亚砜（DMSO）等属于渗透性保护剂，它们是小分子物质，能够透过细胞膜进入精子内，并与精子细胞内的水分结合，使水的凝固点降低，冰晶难以形成，达到冷冻保护的效果。

（二）冷冻对精子功能的影响

（1）精子冻存对其结构的影响　通过电镜观察发现，冷冻后的精子外面质膜厚度变薄，形态呈波浪状改变，有时出现破损；顶体形状发生变化，宽度增加；线粒体的外形变圆且透光度增大，轴丝增粗；整体精子细胞呈现肿胀的形态学变化。复苏后由于水分的进入，导致相关生物膜破损，从而引起活力和功能的改变，造成这种现象主要是由于低温过程中冰晶的形成以及冷冻保护剂的毒性作用。

（2）精子冻存对顶体穿透力的影响　有学者研究表明冷冻精子和新鲜精子的穿透率没有很大差异，因为在宫颈黏液穿透试验中冷冻精子复苏后仍然具备受精能力；在顶体反应试验中它们二者之间也不存在显著差异，原因是精子穿过透明带时主要依赖于顶体内的顶体素，它的作用是在精子入卵时溶解透明带利于受精，而顶体素只与顶体内膜及中纬段有关，只要精子的顶体内膜和中纬段未受损，精子的穿透能力就不会被减弱。

（3）精子冻存对遗传性状的影响　目前有研究报道精子冷冻保存可能会导致其染色体（遗传物质）发生自然畸变，从结构和数目上探讨时，结构畸变较多而数目不变，但其作用原理及发生率存在很大争议，还有待于进一步探索研究。

（三）精子冻存方法

1. 传统的精子冻存方法

以棉子糖-脱脂奶（R18S3）作为冷冻保护剂（cryoprotectant，CPA）的小鼠精子冻存方法是目前大多数实验室采用的常规冷冻方法，该方法是由日本科学家 Nakagata 发明的，所以又称为"Nakagata 冷冻法"。CPA 的组分为 18% 的棉子糖和 3% 的脱脂奶粉，渗透压为 400～410mOsm，新配制完成的保护剂可以在 4℃保存 10 天，或在-20℃保存 6 个月。该 CPA 里的两种组分"各司其职"，棉子糖是非渗透性保护剂，是大分子物质（三糖）不能透过细胞膜，冻存过程中为精子提供了一个高渗透压的外周环境，使精子细胞脱水，减少胞内冰晶的形成；而脱脂奶主要起稀释和缓冲作用，它含有高分子成分，具有维持冻存体系稳定均一的优良作用。此方法操作简单，成功率较高，但不同品系小鼠复苏效率存在差异。

具体操作步骤：①于 35mm 皿中加入 60μl CPA 做滴，盖油，继续往滴里加 60μl CPA；②杀鼠取附睾尾，放置于滤纸片上，尽量剔除干净脂肪组织；③用解剖镊夹住附睾尾直接放置入 CPA 滴中，于体视显微镜下用维纳斯剪将每个附睾尾剪 5 刀，放置于 37℃恒温加热台上，定时 4min，每隔 1min 手动晃动小皿一次，共 3 次；④于体视显微镜下用 10μl 移液器每次吸取 10μl 精液于小皿盖上成小滴，约可做 10 个滴；⑤将麦管通过连接管与 1ml 注射器连接，吸入约 100μl HTF 培养液，吸入 1cm 空气，再吸入 10μl 左右精子悬浮液，最后再吸入空气，用封口器热封口；⑥将麦管精液段向下放入预冷的三角盒中于液氮上方放置 10min，浸没于液氮中。

2. 脱水干燥冷冻方法

近年来国外的一些文章报道了关于小鼠冷冻的新方法——脱水干燥冷冻法，主要包括冷冻、干燥和保存三个过程，已成功应用于小鼠精子冷冻保存中。该方法的冻存保护剂主要是海藻糖（双糖），一种非渗透性冻存保护剂，它具有保护生物膜和抗氧化的作用，此方法在冷冻过程中，精子细胞内会形成冰晶，但冰晶的大小不会对精子造成即时性损伤，即不会立刻"死亡"，然后将冷冻好的精子利用真空冷冻干燥机进行干燥处理，使精子细胞中固态的玻璃化冰晶直接汽化，进而使精子免受胞内冰晶的损伤。在保存过程中，该技术不需要利用液氮或干冰，在 4℃长期保存，室温下便可长途运输。所以该方法作为短期或长期保存种质资源的一种途径，更为经济实用，可以节约运输成本和减少对储存空间的要求。但是此方法冷冻保存的精子复苏后，可能不具备运动和受精能力，进行体外受精实验时受精率低下，不宜采用，但其染色体未受到破坏，遗传物质的完整性仍然存在，所以可以借助于卵质内单精子注射（intracytopla-smic sperm injection，ICSI）技术获得受精卵，经过胚胎培养发育及移植重新复苏该小鼠品系。该方法有很大的发展前景。

3. 冻干保存精子方法

研究者们在以上两种精子冻存方法的基础上又开发了一种新型的更为经济便捷的长期保存小鼠精子的方法。因为蛋白质具有稳定作用且在冷冻过程中可以抑制冰晶的形成，所以将其加入到 CPA 中，然后利用仪器将小鼠精子进行冻干操作。该方法使小鼠精子在普通冰箱内可以保存两个月，在 -80℃冰箱内可以保存 6 个月以上，但另有其他报道显示，冻干保存的小鼠精子可以在 -4℃环境中储存一年半以上，在液氮（ -196℃ ）中保存时间还未确定上限，所以冻干保存精子在各个环境中的具体储存时间还有待于进一步的实验分析。该方法同脱水干燥冷冻法一样，复苏后的精子很难直接进行体外受精，仍然需要利用 ICSI 技术才能获得子代小鼠。科研工作者之后又利用冻干保存精子的方法对不同品系的小鼠进行了实验探讨，结果显示 C57BL/6 品系小鼠精子在 4℃或 -80℃冰箱内可以分别保存两年和两年半以上，利用 ICSI 技术，不同品系精子复苏后均可体外发育到囊胚或成功获得后代小鼠，且不同品系小鼠移植出生率差异不大。

4. 冷冻睾丸或附睾方法

2006 年研究者们曾尝试利用直接把小鼠的附睾、睾丸等生殖器官或整个雄性个体进行冷冻的方法，来保存小鼠的种质资源，包括成熟和未成熟的精子。发现经简单地冻存，小鼠的附睾、睾丸或整个个体在−80℃的冰箱内存放 1 周到 1 年的时间，仍可以经复苏获得后代仔鼠，恢复小鼠的原有品系；还发现在−20℃保存了 15 年的小鼠个体，从它体内睾丸获取的精子复温后利用 ICSI 技术依旧可以成功获得子代小鼠，该方法的建立对保护濒危的哺乳动物有重大意义。在 2008 年又有一批研究者报道了冷冻部分睾丸的方法，它们将睾丸组织块或附睾冷冻在−80℃或−30℃环境中，可以保存 1 年甚至更长时间，但复温后获得的精子仍然不具备体外受精的能力，需要借助 ICSI 技术才能得到受精卵，该方法受精率可达 90%，卵裂率可达 70%，且经胚胎移植后得到的子代与常温下的精子无差别。

（四）精子复苏

提前制作 TYH PM 滴，盖油，37℃预温育 30min 以上，从样本液氮罐中取出需要复苏品系的冻存精子样本，每组 2～3 支，单支冻精细管中的精子并不能真实反映出相应样本的真实冻精情况，所以在进行复苏时，每个样本应同时解冻多支细管，以消除偶然因素。马上置于 37℃的恒温水浴中，水浴 10min 后取出，拭干冻精细管表面的水分，用剪刀轻轻剪去封口，用 10μl 移液器吸取精子样本小心移入预先做好的 TYH PM 滴中，37℃，5%CO$_2$获能 55～60min。其余步骤同体外受精和胚胎移植。

二、胚胎冷冻

胚胎冷冻技术是对体内或体外受精所得到的可供移植的胚胎进行冷冻，并根据需要解冻后供移植的一种生物技术。1972 年人们首次成功冷冻小鼠胚胎，冷冻方法涉及在二甲基亚砜（DMSO）存在下的慢速降温，该方法可用于冷冻小鼠卵母细胞和胚胎。随着胚胎冷冻技术的发展，研究者们对程序简化、缩短冻存时间、选择 CPA 及冷冻方法、解冻方法等方面进行提高，所选方法和程序的目的都是尽可能减少胚胎在冷冻时的物理损伤，提高胚胎冷冻/解冻后的存活率和移植妊娠率，并产下健康的后代。目前人们已经能够冻存各个阶段的胚胎。许多冷冻方法中使用甘油、丙二醇、乙二醇、蔗糖和棉子糖等作为 CPA。小鼠胚胎冷冻法可分为两大类：程序冷冻法和玻璃化冷冻法。

（一）程序冷冻法

程序冷冻法主要使用渗透较慢的 CPA，如乙二醇、丙二醇、甘油、DMSO，使 CPA 充分渗透入胚胎细胞内，平衡后，利用程序降温仪缓慢降温，最后投入液氮保存。1972 年首次报道的小鼠胚胎在冷冻保存获得成功就是程序冷冻法的雏形，随后相继应用这种方法在牛、兔、绵羊、大鼠、山羊和马等多种哺乳动物上获得成功。

程序冷冻法采用较低浓度的 CPA，对胚胎毒性损害小，解冻后存活率较高。但因其操作烦琐，降温速度慢，致使所需时间长，需要特殊的降温装置，在不具备实验条件的场所不能使用此法进行胚胎冷冻。目前国内外均较少使用。

（二）玻璃化冷冻法

玻璃化冷冻法是目前临床应用最广泛的胚胎低温保存技术，该技术操作过程中先将胚胎置于高浓度的 CPA 中，转而置于–196℃的液氮中急速降温并长期保存。与传统的程序冷冻法相比，玻璃化冷冻法的优点主要在于：细胞和液氮直接接触，冷冻速率明显增加；方法简单，缩短了冷冻程序的时间；免除了昂贵的程序降温仪的费用，在一般的实验室就可进行操作。下面介绍几种常用的玻璃化冷冻法。

1. 超快速冷冻法

1985 年，RaH 首次应用 DMSO、乙酰胺、丙二醇、聚乙二醇组成的玻璃化溶液超快速冷冻小鼠胚胎获得成功。1986 年，Scheffen 等以 25%甘油和 25%1，2-丙二醇玻璃化超快速冷冻牛胚胎，降低了玻璃化溶液的毒性；同年，Kasia 等以 40%乙二醇、0.5mol/L 蔗糖和 30%Ficoll 的混合溶液超快速冷冻小鼠胚胎，获得了较高存活率（98%），进一步降低了玻璃化溶液的毒性；2002 年，朱士恩等应用以 EG 和 DMSO 为主体的 CPA 玻璃化冷冻小鼠原核胚，移植后妊娠率和产仔率与鲜胚的效果相近。2003 年，Fujio 等以 DAP213（2.0mol/L DMSO+1.0mol/L 乙酰胺+3.0mol/L 丙二醇）为 CPA 冷冻小鼠获得成功；2005 年，Baranyai 等分别用固体表面冷冻法（solid surface vitrification，SSV）和开放式拉长麦管法冷冻小鼠 8-细胞期胚胎，证明了 SSV 对于桑葚胚和胚泡阶段的胚胎是一种较好的冷冻方法。

2. 开放式拉长麦管法

开放式拉长麦管法（open pulled straw，OPS）是丹麦人 Vajta 于 1997 年发明的，他使用薄壁细管，利用毛细现象将微量冷冻液滴和胚胎一起吸入管内后，投入液氮。这种方法克服了传统玻璃化冷冻法的缺点，加快了冷冻速度和复苏速度，其降温速率可达 2500℃/min，且对细胞的毒性和损伤作用较小。1998 年，Vajat 等应用 OPS 冷冻牛不同阶段的胚胎，结果表明，受精后 3～7 天的胚胎复苏后囊胚形成率为 60%～95%，和新鲜胚胎无显著差别。Lazar 等应用 OPS 冷冻了 117 个牛囊胎，复苏后孵化率为 39.5%，移植率和妊娠率分别为 16.7%和 50%，均显著高于普通麦管玻璃化冷冻。朱亮等应用 OPS 和传统麦管法对小鼠扩张囊胚进行玻璃化冷冻，结果表明，应用 OPS 冷冻小鼠囊胚存活率（82.3%）显著高于应用传统麦管者（68.6%），且前者的冷冻囊胚孵出率（70.3%）也明显高于后者（57.1%），因此认为 OPS 是一种行之有效的冷冻方法。但是 OPS 也存在一些不足，由于冷冻液与液氮直接接触，液氮里的一些潜在污染源会增加胚胎污染的机会。

3. 封闭式拉长塑料细管法

封闭式拉长塑料细管法（closed pulled straw，CPS）与 OPS 法相似，两者的区别在于 CPS 采用封闭式系统，即将含有胚胎的冷冻液通过两端的空气段和溶液段与外界隔开，从而能够避免胚胎和液氮直接接触而导致的损伤，有效降低了胚胎污染的危险性。Chen 等应用 CPS 冷冻小鼠卵母细胞并与 OPS 进行比较，结果发现冷冻后两组之间受精率、囊胚形成率均无显著性差异，但 CPS 的存活率较 OPS 组明显提高（79% vs 63%，$P<0.05$）。

三、卵巢组织冷冻

卵巢组织冷冻保存技术既可以用来建立生殖细胞（卵母细胞）的冷冻库、雌性动物基因库，还可以充分利用卵母细胞资源，使体外受精、转基因、干细胞研究和核移植技术，甚至使冷冻生物学等基础研究不受时间和地域的限制，为其研究提供充足的材料。卵巢组织冷冻使数以千计的卵母细胞保存起来，可以通过卵巢组织自体移植使卵巢功能得到恢复。

卵巢组织冷冻相对于胚胎冷冻来说更加复杂，因为卵巢组织内包括卵泡内膜细胞、卵巢外膜细胞、颗粒细胞、间质细胞等不同类型的细胞，对各种细胞类型均会产生损伤，因此冷冻过程是否得当极其重要。冷冻方法常用的有程序冷冻法和玻璃化冷冻法，程序冷冻法采用低浓度的 CPA，对细胞的直接毒性小，但是冷冻过程会产生冰晶，容易造成细胞损伤，而且需配备要求较高的仪器设备，费用昂贵。玻璃化冷冻法将细胞或组织等通过快速脱水后直接投入液氮中保存，通过快速的降温速率，形成一种玻璃化状态，避免细胞内冰晶形成，减少对细胞结构的损伤，且不需使用冷冻仪，但 CPA 的浓度较高，对细胞或组织的直接毒性较大。

四、储藏和记录

胚胎和精子一般冷冻保存于 -196℃的液氮中，为保险起见最好储存在两个液氮罐中，在储藏期间冷冻的样品应始终处于 -140℃以下环境中，液氮罐的选择应根据需要的储藏溶液和液氮罐的隔热能力而定。如果样品有被污染的危险，则可将其储藏于液氮蒸气中，避免与液氮接触，因为在液氮中病原能够在样品间互相传染，有研究表明污染的液氮可能是胚胎的传染源，密闭的冷冻容器有破裂或泄漏也会使胚胎受到污染，所以应该尽量避免使样品与液氮直接接触，也可以使用能够维持 -150～-140℃的低温冰箱。

记录所有冷冻样品的相关资料十分重要，包括品系、产地、冷冻和解冻方法等。

第六章　实验动物基因修饰技术与方法

实验动物基因修饰技术是基因工程(gene engineering)和胚胎工程(embryo engineering)结合的产物。随该技术产生的基因修饰动物（ genetically modified animal ），也称基因工程动物，是使用各种遗传操作技术，有目的地修饰、改变或干预动物原有 DNA 遗传组成，从而获得的具有稳定可遗传新性状的动物。

在医学研究中基因修饰动物可以真实地体现目的基因的活动特征，将分子水平、细胞水平、整体水平的研究有机地联系起来。可在不破坏活体原有系统的前提下，对一个或者多个因素进行研究，使问题简化。利用基因修饰动物可以建立敏感动物品系以及人类疾病相应的动物模型用于药物筛选，其结果敏感、经济、试验次数少，大大缩短了试验时间，现在已经成为药物快速筛选的一种手段。基因修饰动物模型使研究者能够在分子水平上探讨人类疾病的发病机制，进而发现新的治疗方法。了解基因修饰动物模型的优点和局限性将有助于我们运用此项技术推动生命科学研究发展。

第一节　动物转基因技术

借助基因工程技术把外源目的基因导入动物的生殖细胞、胚胎干细胞或早期胚胎，使之与受体染色体组稳定整合，并能通过受体生殖系统把外源目的基因传给子代的个体。这样的动物称为转基因动物(transgenic animal)。整合到动物染色体组的外源基因被称为转基因(transgene)。

动物转基因技术主要有显微注射法、逆转录病毒载体感染法和精子载体转基因法。

一、显微注射法

显微注射法是指将在体外构建的外源目的基因，在显微操作仪下用极细的注射针注射到动物受精卵中，使之通过 DNA 复制整合到动物基因组中，最后通过胚胎移植技术将注射了外源基因的受精卵移植到受体动物的子宫内继续发育，通过对后代筛选和鉴定得到转基因动物的方法。

（一）转基因载体的构建

显微注射法虽然是直接导入外源基因的方法，但是为了使外源基因进入细胞后能够有效表达，一般需要先构建外源目的基因的表达载体。常规转基因载体的基本结构包括：①启动子，用于驱动转基因的转录和后期表达；②拟插入的靶基因 cDNA 序列，包含要表达的编码序列；③cDNA 非翻译区和 3′端加多聚腺苷酸尾巴；④质粒复制所需的 DNA 骨架序列。

（二）动物的准备

原核注射涉及的小鼠有两种，一种是超数排卵的小鼠，用于提供注射使用的小鼠胚胎。另一种是为了将注射后的胚胎移植到体内发育所需的假孕小鼠。

用于原核注射的小鼠胚胎的遗传背景至关重要，会极大地影响到获得转基因阳性小鼠的比例。不同遗传背景的小鼠原核期胚胎的外观和内部结构各不相同。FVB/N 小鼠品系胚胎是最容易实现胚胎原核注射的品系。该品系小鼠的超数排卵效果好，见（阴道）栓率高，平均排卵数 15～25 个，健康胚胎比率高（＞90%），母性好，窝产仔数高（9～10 个），胚胎透明度高，易于辨认和操作。

实际操作中，一般用 3～6 周龄雌鼠作为超数排卵供体。因为 3 周龄以下的雌鼠尚未或者正在进入初情期，对外源激素的刺激比较敏感，产卵多，但卵细胞膜脆性较大，在注射过程中容易破裂；而 6 周龄以上的雌鼠，排卵数会逐渐减少。

可选择具有较好哺乳带仔能力的 ICR、MCH 或者 KM 品系小鼠作为胚胎移植受体的假孕雌鼠。受体品系要求介于 6 周龄至 5 月龄之间，有生育经历者较好。

（三）原核注射

原核注射需要用到倒置显微镜、显微操作系统、显微注射系统、体视镜、锻针仪和显微手术器械。显微镜与显微操作系统都应该放在防震平台上。

在倒置显微镜下观察，挑选细胞饱满，透明带清晰，雄原核清晰可见的受精卵待用。对于雄原核不清晰的卵可以放置几个小时后复查，往往有可能找到能进行注射的卵。

在 40 倍物镜下操作显微操作臂，使注射针轻触固定管并促使针尖部折断，DNA 即可缓慢流出。通过控制注射针微调旋钮，保持其液流稳定流出。注射过程中，除非发生针尖堵塞，一般不用再调整流量。反复轻轻吹吸受精卵，使其雄原核的焦平面与注射针尖处于同一水平，即为注射的最佳位置。此时将注射针刺入受精卵的雄原核，直至看到雄原核迅速膨大即快速退出。将注射过的和未注射过的受精卵上下分开放置，以免混淆。注射完后，剔除注射失败死亡（细胞发黄，细胞破裂或者形状不规则）的受精卵，并将成活的受精卵放入 5%CO_2，37℃培养箱培养。每一批次的受精卵，在体外操作的时间不要超过 30min。

（四）胚胎移植

转基因胚胎的受体生殖系统的生理状态应与要移植胚胎的发育阶段同步化，从而为移植胚胎提供着床和继续发育的生理条件。胚胎移植可分为输卵管内移植和子宫内移植两种。前者用于原核期至桑葚胚期胚胎移植，植入位置为出现阴道栓后 0.5～3 天的受体输卵管。后者用于桑葚胚至囊胚期胚胎移植，植入位置为出现阴道栓后 3～4 天的受体子宫角内。

（五）阳性转基因小鼠检测

检测转基因序列在小鼠或其他动物基因组的整合，有多种方法可以选择。通常使用 PCR 或者 DNA 杂交的方法来鉴定小鼠基因组中是否含有转入的外源基因，从而确定对小鼠的转基因是否成功。鉴定为转基因阳性的小鼠称为首建者（founder）。

实际操作中，显微注射法制备转基因小鼠的总有效率相对较低。因此，要成功实现转基因需要优化外源 DNA 溶液的质量（浓度和纯度），提高显微注射人员的技术熟练度以及动物饲养管理水平。在各个环节都比较理想的情况下，考虑到转基因载体的结构类型的影响，每个注射计划所能获得的转基因首建者的成功率在 2%～30%。

二、逆转录病毒载体感染法

（一）逆转录病毒的基因组结构

逆转录病毒是一类 RNA 病毒，由外壳蛋白、核心蛋白和基因组 RNA 三部分组成。逆转录病毒含有逆转录酶，病毒的 RNA 进入宿主细胞后，在逆转录酶的催化下合成病毒 DNA，病毒 DNA 会整合进宿主动物细胞的基因组。因此可以把外源基因插入病毒长末端重复序列的下游。这种重组病毒感染受精卵或早期胚胎后，就有可能获得转基因嵌合体后代，再经过一代繁殖得到转基因动物。

逆转录病毒的基因组是一条单链线型 RNA 分子，基因组大小为 9kb，两个末端各含 1 个长末端重复序列（long terminal repeat，LTR），中间含有 3 个结构基因。3 个结构基因分别是 *gag*、*pol* 和 *env*，其中 *gag* 基因编码病毒核心蛋白，*pol* 基因编码逆转录酶、整合酶和蛋白酶，*env* 基因编码病毒外壳蛋白，它们都是病毒复制和包装所必需的。LTR 的结构可细分为 5′-U3-R-U5-3′。其中 5′LTR 的 U3 区包含病毒的增强子和启动子序列，R 区包含一个 Cap 区。U5 的下游还有 Ψ 序列，包装识别信号。5′LTR 的 3′边界区是引物结合位点（primer binding site，PBS）。3′LTR 的 U5 区包含聚腺苷酸加尾信号。

逆转录病毒感染动物细胞的过程是：首先病毒侵入细胞，病毒外壳蛋白与动物细胞表面病毒的特异受体识别并发生结合反应，使得动物细胞发生吞噬作用，将核心蛋白包裹的病毒 RNA 吞入细胞质内，而病毒外壳蛋白则留在细胞外。在逆转录酶的作用下，病毒的 RNA 基因组被反转录成双链的前病毒 DNA。此时前病毒 DNA 依然被核心蛋白包裹成核心蛋白复合体，不能穿过核孔进入动物细胞核。当细胞处于分裂周期时，核膜消失，此时前病毒 DNA 被传送至细胞核，并最终整合到宿主染色体上。整合后的前病毒 DNA 进而使用宿主细胞的 RNA 聚合酶转录自己。转录的 mRNA 一方面用于病毒基因组保留，另一方面作为翻译的模板合成核心蛋白与外壳蛋白，后者将基因组 RNA 重新包装，组装成新的病毒颗粒释放出来，再度感染新的宿主细胞。

（二）逆转录病毒重组载体的构建

逆转录病毒由于具有侵入动物细胞并整合进细胞染色体的能力，可以用于构建转基因载体。构建逆转录病毒载体时，把病毒基因组中的 *gag*、*pol* 和 *env* 三个结构基因切除掉，换接上外源目的基因和选择标记基因，但是保留逆转录病毒基因组的两个LTR和顺式调控元件，可以将重组DNA转入动物细胞并高度整合到染色体上。

由于逆转录病毒载体的三个结构基因被目的基因替换，所以它丧失了合成病毒蛋白的能力，但保留了转录包装的功能，成为一个特殊的逆转录病毒DNA，不能指导形成有感染力的病毒颗粒。将插入有外源基因的逆转录病毒载体DNA，通过辅助细胞包装成为高滴度病毒颗粒，再人为感染着床前或着床后的胚胎，也可直接将胚胎与能释放逆转录病毒的单层培养细胞共孵育以达到感染的目的。携带外源基因的逆转录病毒DNA依靠逆转录病毒的整合酶及其末端特异性LTR核苷酸序列可以整合到宿主染色体上，经过杂交筛选即可获得含有目的基因的动物。

逆转录病毒介导的基因转移技术具有宿主范围广、操作简便、可大量感染细胞、形成单拷贝和高转化率（可达100%）等优点。目前，此项技术已用于多种转基因动物的制备。

逆转录病毒载体转基因法的局限性在于：导入的外源基因较小，一般不超过10kb；病毒载体可能会激活原癌基因或其他有害基因，有一定的安全隐患；病毒载体整合后，DNA序列可能发生甲基化，导致基因表达沉默，表达率低；病毒载体的LTR可能会抑制内源基因的表达。

显微注射法和逆转录病毒感染法均是将DNA直接导入受精卵或其后的不同发育阶段，表6-1对两种方法进行了比较。

表6-1　显微注射法和逆转录病毒感染法两种转基因方式比较

	显微注射法	逆转录病毒感染法
DNA长度	<100kb	<10～15kb
导入时间	单细胞受精卵	4～16个细胞的胚胎
移植部位	输卵管	子宫
外源基因整合	随机整合，首尾相连的多拷贝为主	嵌合体，随机整合，单拷贝
基因表达	受整合部分宿主旁侧DNA影响，在一定范围内表达水平与拷贝数成正相关	受病毒LTR影响，易缺失
转基因传代	可传代	转基因整合到生殖细胞的可传代

三、精子载体转基因法

精子载体转基因法（sperm-mediated gene transfer, SMGT）是将成熟的精子与外源DNA进行预培养之后，使精子结合外源DNA，通过体外受精、胞质内单精子注射法或输精管注射法，吸收有外源DNA的精子进入卵子中，并使外源DNA整合于染色体中。这项工作始于意大利。

这种方法利用精子的自然属性来克服人为机械操作对胚胎的损伤，具有简便易行，成本低，传染率高和适应性广等优点，对大动物的转基因具有重要意义。到目前为止，至少在12种动物中获得了转基因后代，其中包括小鼠、兔、牛、猪和鸡等，在小鼠、兔中的整合率可达到30%以上。精子载体转基因法简单易行，不需要昂贵的显微操作仪，其成功的关键是使外源DNA与精子有效地结合，可以用共孵育、反复冻融等方法促进两者的结合。

但这种方法不够稳定，而且仍然存在外源基因随机整合进宿主基因组的问题，因此目前还无法利用此方法任意地获得理想的转基因动物。

第二节　动物基因打靶技术

基因打靶（gene targeting）技术利用细胞染色体 DNA 可与外源性 DNA 同源序列发生同源重组的性质，将部分基因序列敲除或者敲入外源基因，以定向修饰改造染色体上某一基因（图 6-1）。

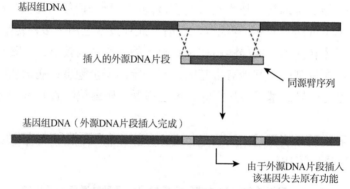

图 6-1　基因打靶原理示意图

基因打靶包括基因敲除（gene knock-out）和基因敲入（gene knock-in）。基因敲除技术通过同源重组使特定靶基因失活，以研究该基因的功能，是基因打靶最常用的一种策略。基因敲入技术通过同源重组用一种基因替换另一种基因，以便在体内测定它们是否具有相同的功能或将正常基因引入基因组中置换突变基因以达到靶向基因治疗的目的。

与传统的转基因方法相比，基因打靶技术克服了随机整合的盲目性和偶然性，整合位点精确，基因表达水平高。

一、基因敲除与敲入技术

常规的基因敲除与敲入步骤为：①载体构建；②胚胎干细胞（embryonic stem cell，ESC）获得；③ESC 基因敲除（或敲入）和筛选；④ESC 囊胚移植；⑤基因敲除（或敲入）小鼠鉴定。

标准基因打靶载体需要具备"同源臂"结构，该结构与基因组中待突变位点上下游紧邻序列的结构一致。同源臂协助在载体和基因组上感兴趣的位点间发生同源重组事件，导致所希望的突变基因能够整合到基因组上。

基因敲除的载体可分为插入型和置换型两种。

1. 插入型载体

内部与靶基因同源的区段（同源臂）含有特异的内切酶酶切位点，线性化后，同源重组导致基因组序列的重复，从而干扰目标基因的功能。

2. 置换型载体

进行线性化的内切酶位点在同源臂和筛选基因外侧，线性化后，同源重组使染色体 DNA 序列被敲除载体序列替换，大多数基因敲除突变都采用置换型载体进行基因敲除。设计敲除载体的细节依赖于所要突变位点的特性。绝大部分基因敲除小鼠是全身基因敲除或条件性基因敲除，或是点突变类型；而插入突变和条件性点突变类型也有可能出现。

由于基因组与载体间发生同源重组的概率远远低于随机的非同源重组，那么，要解决同源重组率低的问题，还需要采取多种策略。

1）载体大小设计在 10kb 以内，载体和目标位点的同源区段越长，其同源重组概率就越高，故载体短臂应不小于 1.5kb。

2）最好使载体的同源臂及靶基因序列与敲除细胞的基因组来源一致。优先使用同源品系动物的基因组 DNA，因为源于不同品系的 DNA 与 ESC 的 DNA 间，在内含子或者基因间隔序列区有不匹配的序列，这会使重组效率降低。

3）引入各种选择标记。

4）优化同源重组阳性细胞筛查的方法，以便富集发生了同源重组的 ESC 克隆集落，并将它们与发生随机整合的 ESC 区分开。

为了减少基因敲除对其他基因产生非预期影响，最好在设计载体阶段就考虑备选方案，其中就包括考虑使用不常用的位点在内的各种备用启动子、转录起始位点、拼接位点和翻译起始位点。比如，若引入了含有某强启动子的表达框，可能会造成周边基因出现异常表达，导致异常表型。基于此，由于被引入敲除载体的正向选择标记物基因（如 neo）也受强启动子控制，所以最好能在成功实现基因重组后移除该选择标记物，即 hit and run。即使发生了同源重组后，还要注意检测有没有其他可能的基因产物出现，是否有受备用启动子启动的野生型蛋白出现，以及敲除是否仅造成了靶蛋白的某个拼接突变体的缺失等。如制备 Myf-5 基因敲除小鼠时，其敲除载体中所含的 neo 表达框会引起动物胸腔缺失。此外，在敲除动物中，无意中敲除或者隔离了其他基因的调节区域，或者敲除了嵌套基因，都会导致非预期的附带损害，也会误导对表型的解释。

在同源臂的协助下，载体和基因组的目标位点间发生同源重组，导致预先设计的突变基因能整合到基因组上。

接下来可以使用正负筛选法来富集发生了同源重组的细胞克隆而排除随机整合的细胞。正筛选是指将整合了外源基因的 ESC 从未发生整合的细胞中筛选出来，一般利用的是来自细菌 Tn5 转座子的新霉素抗性基因（neo）实现。neo 被装载在基因打靶载体中，随着同源重组的发生进入目标基因组。在随后的筛选培养中，细胞被涂布在含有 G418（新霉素类似物）的培养基上。打靶成功的细胞由于含有 neo 基因，获得新霉素抗性而存活下来。反之则被淘汰。

尽管阳性选择标记能够将整合有外源基因的阳性 ESC 筛选出来，但却无法区分这些基因修饰是同源重组还是随机整合。为了提高发生了同源重组的 ESC 集落富集率，就需要使用负选择标记。当同源重组发生时，载体上的靶序列部分被整合到基因组，而质粒骨架将丢弃。而当随机整合发生时，质粒的所有序列（包括骨架）都将整合到基因组。将负选择标记连接在同源臂的外侧，就可以将含有随机插入完整载体的 ESC 剔除。

完成了基因打靶的 ESC 通过显微操作被注射到野生型小鼠的囊胚中，并与野生型内细胞团混合。这种混合有两种基因型细胞的胚胎发育之后被称为嵌合体（chimera），其细胞部分来自所注射的 ESC，部分来自野生型囊胚的 ESC，两者所占比例不确定。

为了简化筛查嵌合体中含有能将突变基因传递给其后代个体的程序，通常选择与 ESC 来源动物品系毛色不同的野生型品系小鼠囊胚用于显微注射。

二、条件性基因敲除与敲入技术

基因敲除纯合体往往不易成活，甚至在胚胎早期就已死亡，从而使得发育后期的表型和功能分析受到极大的限制。条件性基因敲除技术是指在动物发育的特定阶段或特定细胞组织类型中将目的基因进行敲除的技术。其本质是基于常规基因敲除技术，通过重组酶 Cre 对靶位点进行特异性重组，从而实现对基因组修饰进行时间和空间上的调控。自 1994 年第一例基于 Cre/loxP 系统的组织特异性基因敲除小鼠问世以来，条件性基因敲除技术迅速取代传统的完全基因敲除技术成为主流。

（一）Cre/loxP 系统概述

Cre 重组酶来自 P1 噬菌体，原是噬菌体病毒维持正常繁殖周期所需功能元件的组成部分。噬菌体增殖时会利用其重组以组织和协助其基因组 DNA 的复制。由于其结构简单，该系统现已被开发为一项用于对生物体基因组进行操作的成熟技术。

Cre 重组酶能够识别由 34bp 的 DNA 序列构成的特异酶切位点序列，即 loxP 位点（locus of X-over P1），还能使两个 loxP 位点间的基因序列被删除或重组。其重组效率达 70%，可作用于包括线型、环状甚至超螺旋 DNA 等多种结构的 DNA 底物。

loxP 位点是 Cre 重组酶特异识别的位点，由 34bp 序列组成，包含一个对重组过程起关键作用的 8bp 的核心序列，以及两个侧翼 13bp 反向重复序列。loxP 位点具有方向性，方向是由 8bp 的核心序列决定的。如果两个 loxP 位点方向相同，Cre 重组酶将会将两个位点之间的 DNA 序列删除；如果两个 loxP 位点方向相反，Cre 重组酶将会将两个位点之间的 DNA 序列倒位。

利用 Cre/loxP 系统的这些特征，可将其作为小鼠遗传学研究工具。

（二）Cre/loxP 系统在小鼠中的应用

因为 Cre 基因和 loxP 位点不是小鼠基因组固有序列，故必须通过基因修饰技术将其导入小鼠体内。一般 Cre 和 loxP 小鼠需要分别独立制备。通过两者交配就可以获得 Cre/loxP 全身性敲除品系。

除此之外，还可以利用组织特异性启动子控制 Cre 重组酶的表达，达到在特定组织、器官控制特定基因表达的效果。例如，通过在目的基因两端插入介导转录停滞的多聚腺苷酸化信号序列即 loxP 序列使目的基因呈现出静止状态，再与 Cre 转基因小鼠交配或将 Cre

递送到 floxed 转基因小鼠中，通过 Cre 介导的切除效应除去 loxP 序列，激活特定细胞类型或组织中的基因表达。这种 Cre/loxP 介导的基因活化可以避免该基因在小鼠胚胎发生过程中的有害影响或诱导针对转基因小鼠的免疫耐受性，例如，通过静脉内注射 Cre 腺病毒产生的条件性表达人丙型肝炎病毒（HCV）的转基因小鼠，用于研究 HCV 感染的免疫应答和发病机制。

第三节　基因编辑技术

一、锌指核酸酶技术

锌指核酸酶（zinc finger nuclease，ZFN）是与 DNA 的多聚体锌指蛋白结构域相结合的工程化蛋白质，其中能够特异性结合三联体 DNA 系列的单个锌指基序连接在一起，形成具有核酸酶活性的限制性内切酶 *Fok* I 。

ZFN 结构域的可塑性允许研究者对 ZFN 进行设计，特异性则表现为可以与目的序列特异性结合。核酸酶结构域也可以用于切割靶序列，但是核酸酶结构域必须形成二聚体才可以切割双链 DNA，所以需要两个 ZFN 来定位特定序列。当引入细胞时，两个 ZFN 与它们各自的结合位点结合，使它们的核酸酶结构域相互作用并在染色体中形成位点特异性 DNA 双链断裂（double-strand breakage，DSB），随后使用高度保守的同源依赖性修复（homology-dependent repair，HDR）或非同源末端连接（non-homologous end joining，NHEJ）DNA 修复途径修复该断裂。在 HDR 的情况下，序列可以被精确修复并且 ZFN 异二聚体可以在修复的靶序列上重新形成并重新切割。由于 NHEJ 介导的修复不如 HDR 准确，它偶尔会导致核苷酸的丢失或添加从而导致突变，这种突变通常导致基因编码序列中发生移码现象从而形成截短的或无义的肽链。

从果蝇的开拓性实验开始，工程化的 ZFN 已被用于来自多个物种的多种细胞和胚胎中，以产生位点特异性突变。大鼠实验表明 ZFN 在基因组中产生特异性突变位点的效率很高，通过将体外转录的 ZFN 编码核酸与单细胞胚胎组合，ZFN 可用于在大鼠中产生可遗传的、位点特异性的靶向突变。

ZFN 主要分成两个功能性结构：一个是由 3～6 个锌指蛋白串联组成的 DNA 识别域。多个锌指蛋白可以串联起来形成一个锌指蛋白组，识别一段特异的碱基序列，具有很强的特异性和可塑性。人为调整锌指蛋白的排列顺序，即可构建识别不同碱基的锌指蛋白结构域。另一个是非特异性核酸内切酶（*Fok* I），能通过二聚化发挥核酸内切酶活性。

将 ZFN 的质粒或 mRNA 通过转染或注射细胞后，核定位信号引导 ZFN 进入细胞核，通过 DNA 识别域识别特定的 DNA 序列后将核酸内切酶定位到目标位点，两个 ZFN 分子的 *Fok* I 结构域与目标位点结合，在两个结合位点的间隔区切割产生双链断裂切口。细胞可通过非同源末端连接和同源重组等方式错误修复或引入修改，造成 DNA 序列改变，从而实现基因的定向修饰操作。

ZFN 能在指定位点造成 DNA 双链断裂，有助于在活细胞内对基因进行靶向编辑。DNA

双链断裂刺激细胞启动 DNA 修复机制，即同源重组或非同源末端连接，从而诱发位点特异性重组。该技术将基因打靶效率由干细胞介导法的 $10^{-7} \sim 10^{-6}$ 提高至 $10^{-2} \sim 10^{-1}$，应用范围也更加广泛。

ZFN 技术已经被应用到多种生物中进行基因定点修饰，具有高效便捷等明显优势。但存在着某些锌指结构域缺乏特异性，实验结果出现脱靶现象，引起其他目的基因突变和染色体畸变等缺点。此外，ZFN 的设计筛选耗时费力，也限制了它的广泛应用。

二、转录激活子样效应物核酸酶技术

转录激活子样效应物核酸酶（transcription activator-like effector nucleases，TALENs）是一类从植物病原菌黄单胞杆菌（*Xanthomonas* sp.）中分离得到的蛋白质。TALEs 对 DNA 的识别方式类似真核生物的转录因子，通过识别并结合特异的 DNA 序列调控植物内源基因的表达，使得宿主植物对病原体的敏感性提高。

TALENs 由 TALEs 蛋白和具限制性内切酶活性的 *Fok* I 组成。TALEs 蛋白主要由 3 个部分组成：C 端含有一个核定位信号（nuclear localization signal，NLS）和转录激活结构域（activation domain，AD），N 端一般含有转运结构域（translocation domain，TD），而中间是能够和 DNA 进行特异性结合的结构域。中间的 DNA 结合结构域是一段很长的重复氨基酸序列，不同种类的 TALEs 蛋白的中间结构域是由 15.5～19.5 个高度保守的 TALE 单元组成，每个 TALE 单元由 33～35 个氨基酸残基组成，负责识别 DNA 上单一的碱基对。其中最后一个重复单元仅含有 20 个氨基酸，被看成"半个重复"。在每个重复单元上，能特异性结合 DNA 的区域是其第 12 和 13 位氨基酸，被称为"重复可变双残基"（repeat variable di-residue，RVD）。TALEs 识别 DNA 的机制在于每个重复序列的 RVD 可以特异性识别 DNA 的碱基，例如，氨基酸 NG 特异性识别 T 碱基，NI 识别 A 碱基，HD 识别 C 碱基，NN 识别 G 或 A 碱基，NS 识别 A、T、G、C 中的任一种。由 *Fok* I 组成的 DNA 切割域通常以二聚体的形式行使功能，且可切割序列从而造成 DNA 双链断裂。断裂的 DNA 双链一般通过非同源末端连接或同源重组修复两种方式进行修复，修复过程会在断裂位点产生不同形式的突变：如点突变、缺失、插入、倒置、复制和易位等。

TALENs 的载体设计可以参考"TALEN Targeter"软件（https：//tale-nt.cac.cornell.edu/ 或 https：//boglab.plp.iastate.edu/），设计敲除序列。该软件以相似度为前提，在基因组、启动子组或其他靶序列上，实现对 TALE 效应器中 RVD 阵列的个性化设计，用于针对特异性位点的基因敲除和预测 TALE 的结合位点。

相较于 ZFN，TALENs 的识别序列更长且设计性和开源性更好，因此脱靶效应出现率更低。但其局限性也很明显：TALENs 识别域序列至少为 2kb，设计构建难度大；这么长的 TALENs 导入细胞以后是否会引起细胞产生免疫反应，对细胞和个体会产生什么样的毒性仍然不清楚。

三、CRISPR/Cas 技术

CRISPR/Cas 系统由 CRISPR 基因和 Cas 核酸内切酶组成。CRISPR 全称规律成簇间隔短回文重复序列（clustered regularly interspersed short palindromic repeats），首次发现于1987年，是一种包含短重复序列（20～50bp）的DNA片段。CRISPR基因存在于超过40%的细菌和90%的古细菌的基因组中。Cas（CRISPR associated）基因与CRISPR密切相关，它编码一种核酸酶及解旋酶蛋白，可以解开和切割DNA序列。目前发现的CRISPR/Cas有六种（Ⅰ～Ⅵ）类型，其中Ⅱ型由3种成分组成：靶特异性CRISPR衍生RNA（crRNA）、靶独立反式激活RNA（tracrRNA）和Cas9核酸酶，它们被广泛地应用于基因工程中。

CRISPR/Cas9系统的基本原理是：首先crRNA将Cas9复合物引导至靶序列，tracrRNA与crRNA结合并与Cas9核酸酶形成核糖核蛋白复合物，然后Cas9以靶向方式切割染色体DNA，产生位点特异性DNA双链断裂。通过同源重组（HR）或者NHEJ的内源性DNA修复系统可以在细胞中有效修复这些双联断裂。tracrRNA和crRNA的基础部分可以连接形成具有引导作用的单链指导RNA（sgRNA），从而引导Cas9对DNA定点切割。sgRNA结合位点必须与短DNA基序相邻，称之为原型间隔相邻基序（protospacer adjacent motif，PAM）。在PAM处人工设计sgRNA，与目的基因的靶序列特异性结合；Cas9核酸酶在sgRNA引导下对靶序列进行切割，导致DNA双链断裂。通过HR、NHEJ等机制对切断的双链进行修复，在断裂处插入异常碱基或使碱基缺失，导致移码突变，最终实现目的基因敲除。

如果在此基础上为细胞引入一个修复的模板质粒（供体DNA分子），这样细胞就会按照提供的模板在修复过程中引入片段插入或定点突变。这样就可以实现基因的替换或者突变。还可以对受精卵细胞进行基因编辑，并将其导入代孕母体中，从而实现基因编辑动物模型的构建。

随着研究的深入，CRISPR/Cas技术已经被广泛地应用。除了基因敲除、基因替换等基础编辑方式，它还可以被用于疾病动物模型构建和基因治疗。

在目前已知的人类基因中，大部分基因我们不清楚其功能，不知道其在体内确切的生理作用。因此，利用适当的技术手段研究未知基因功能将是后基因组时代功能基因组学研究的主要内容。

小鼠是目前应用最为广泛、基因修饰技术发展最完善的实验动物。小鼠与其他哺乳动物相比，体型小，易于获得，饲养繁殖成本低，具有相对短的世代周期和清楚的遗传背景（包括完整的基因组序列信息），以及已经建立的一系列可利用的遗传操作技术。因此小鼠最早从众多实验动物中脱颖而出，成为研究人类基因功能的关键物种。随着基因修饰技术的进步，其他实验动物的相关研究发展迅速，为人类疾病研究提供了更多途径。

第四节　基因敲减技术

基因敲减技术（gene knock-down）是利用RNA干扰技术结合转基因技术，在动物体内，由少量的双链RNA阻断基因的表达，得到和基因敲除相似的效果。基因敲减技术是从转录后水平或翻译水平使基因表达失活或基因沉默，而基因的DNA序列没有发生改变的技术，所以基因敲减的表型往往不能稳定遗传。

一、RNA 干扰法

RNA 干扰(RNA interference, RNAi)是指通过反义 RNA 与正义 RNA 形成的双链 RNA 特异性地抑制靶基因的转录后表达的现象。该技术通过人为地引入与内源靶基因具有同源序列的双链 RNA（dsRNA），从而诱导内源靶基因的 mRNA 降解，达到阻止基因表达的目的。

RNAi 是由双链 RNA 诱导的多步骤、多因素参与的过程，属于基因转录后调控，其中需要 ATP 的参与。细胞内靶 mRNA 在双链 RNA 出现后，即发生降解，大致分为以下几个阶段进行：

（1）siRNA 形成阶段　Rde21（RNAi 缺陷基因 21）编码的蛋白质识别外源双链 RNA，引导双链 RNA 与 DCR21 编码的 Dicer 结合。双链 RNA 与 Dicer 结合后，Dicer 先将双链 RNA 解旋，再将其裂解为 21～23 个核苷酸大小的片段。这些小片段 RNA 称为小干扰 RNA。

（2）RNA 诱导的沉默复合物形成阶段　生成的 siRNA 与 RNAi 特异性酶（Ago22 等）结合，形成了 RNA 诱导沉默复合物（RISC），具有序列特异性的核酸内切酶活性，能特异性地降解与 siRNA 同源的靶 mRNA。

（3）效应阶段　RISC 中 siRNA 变性，双链解开，卸下正义链，反义链仍结合在复合物上，并引导 RISC 与同源的靶目标 RNA 结合，在核酸内切酶作用下，自 siRNA 中点位置处将靶 mRNA 切断，从而阻断了其翻译成蛋白质的活性。

（4）扩增阶段　这是一个 RNAi 的循环扩增过程，解释了为什么很小剂量的双链 RNA 就能诱发强烈的基因沉默效应。

RNAi 是一种高效的特异性强的基因阻断技术，近年来发展迅速，很快就成为功能基因组研究的有力工具。通过实验手段将双链 RNA 分子导入细胞内，特异性地降解细胞内与其序列同源的 mRNA，封闭内源基因表达，从反向遗传的角度研究人类或其他生物基因组中未知基因的功能。RNAi 技术特异性高，作用迅速，副作用小，在有效地沉默靶基因的同时，对细胞本身的调控系统也没有影响。RNAi 被广泛应用于基因治疗、新药开发、生物医学研究等领域，用 RNAi 技术来抑制基因的异常表达，为治疗癌症、遗传病等疾病开辟了新的途径。

二、吗啉环干扰法

吗啉环干扰法的基本原理是把核苷酸上的五碳糖环用一个吗啉环取代，同时改变原有的磷酸基团，使得这样一个 DNA 分子类似物可以以碱基配对的方式同 RNA 和 DNA 单链结合，但是由于结构的改变，整个分子不带电荷，从而无法被任何酶所识别，因此这类物质在细胞内有极强的稳定性。在此基础上，如果针对某一个基因的 mRNA，设计一段反义的吗啉环寡聚物，在细胞内这个寡聚物和 RNAi 一样，可以通过与 mRNA 结合来阻断该 mRNA 的翻译，使得相应基因在表达水平上被阻断，继而达到敲除基因的目的。

吗啉环干扰法与 RNA 干扰法类似，操作简单、快捷，特异性强。但是吗啉环干扰法也有缺陷，其最大的缺陷在于其特殊的分子结构导致其不带有任何电荷，使得吗啉环寡聚物无法被细胞表面的任何受体所识别，同时无法通过转染的方式被导入细胞。因此要将吗啉环寡聚物导入细胞，只有通过物理损伤细胞膜的方式，这个缺陷极大地限制了吗啉环干扰法作为一种可能的基因特异性药物或是基因敲除工具。

第五节　基 因 捕 获

基因捕获（gene trapping）是一种用来分离并克隆与特定功能相关基因的方法，属于大规模随机敲除。其原理是表达载体转染 ESC 后，会随机插入细胞的基因组，根据报告基因在 ESC 及嵌合体小鼠中的表达，筛选内源的增强子或启动子等，从而找到内源基因。该技术是第一种介于随机突变和有明确的突变标记之间的折中方案。与基因敲除相比，基因捕获因为单次转染所得的 ESC 克隆中可用的捕获基因更多，制备更快捷。根据所捕获目的元件的差异，基因捕获可以分为多种方案，如增强子捕获、启动子捕获和基因捕获等。

基因捕获一般分三个步骤完成：

（1）查阅 ESC 基因捕获数据库并获取 ESC　通过网络数据库查询是否有研究机构已制备出了研究者感兴趣的、捕获基因的现成 ESC。研究者可以通过向网络数据库输入基因序列信息，获得某基因在染色体上的位置，外显子/内含子在捕获基因中的组织结构和载体插入的大致位点等信息。并据此联系机构获取合适的 ESC。

（2）制备基因敲除小鼠　开始制备基因敲除动物前，通过 RT-PCR 方法检测所得 ESC 中的报告基因的表达，以确认基因捕获载体的正确性。随后，按照常规的囊胚注射方法构建嵌合体并移植到受体中。

（3）基因捕获的检测　绝大部分基因捕获载体后都连接有报告基因以便检测。比如连接 *LacZ* 基因能通过 X-Gal 染色，来确认在 ESC 克隆上捕获载体正确的插入和剪切位点。其次，可以用"引物步移"（primer walking）PCR 方案来确认最终的插入位点。此外，最终获得基因敲除鼠后，可通过评价胚胎、组织和器官中 *LacZ* 的表达来研究内源性启动子的活性。由于内源基因与报告基因形成融合蛋白，故利用 cDNA 的 5′ 端快速扩增技术，能简捷、迅速地克隆出内源基因序列。

（一）基因捕获技术

基因捕获（gene trapping，Gt）可以比喻为以报告基因为诱饵来捕获基因。这是一种为了捕获在 ESC 内表达的基因而设计的研究方案。首先，在设计捕获载体时，载体插入内含子中，在无启动子序列的报告基因（*LacZ*）上游和下游分别含有剪接受体（splice acceptor，SA）和多聚腺苷酸加尾序列（polyA）。当宿主细胞中含有顺式作用的启动子和增强子元件序列被载体捕获，而宿主基因转录被激活时，载体中 SA 与内源基因剪接供体（splice donor，SD）作用，产生上游内源基因编码序列与报告基因融合的转录本，使内源基因发生突变，同时报告基因的表达提示内源基因的表达特点。

Gt 的特点是，以载体上两种基因为标记，有效地筛选内源基因被载体插入而突变的 ESC，也便于观察分析胚胎中内源基因的发育时空表达形式，还可研究相应 ESC 移植的嵌合体胚胎或其后的成熟个体可能出现的相应突变表型。由于基因组中内含子与外显子相对大小的差异，Gt 的效率较启动子捕获至少提高了 50 倍。

Gt 的主要缺点是，由于插入发生在内含子中，选择性剪接（alternative splicing）技术的发生会导致低水平的野生型转录本产生，从而形成减效等位基因突变。

（二）启动子捕获技术

启动子捕获技术因捕获基因组上的启动子而得名。基因启动子是指 RNA 聚合酶识别、结合和开始转录的一段 DNA 序列，是基因表达调控的重要顺式作用元件，可分为组成型（广谱型）、诱导型（组织特异型）。前者可以启动基因在所有组织中表达，后者仅在特定的组织和一定的发育时期启动基因表达。因此，启动子在很大程度上决定了目的基因表达的时间空间和强度。分离与鉴别启动子，研究启动子的结构和功能，了解启动子时空专性的表达特征及其作用机制，具有基因表达调控的重要意义和巨大的潜在实用价值。

启动子捕获（promotor trapping，Pt）属于外显子捕获类型。在设计载体时，采用无启动子序列的报告基因载体（含筛选标记基因）实现。Pt 的首要条件是载体必须插入到内源基因第一个外显子上，只有当载体插入到内源基因编码区序列中产生融合转录本时，报告基因才可能表达。也正是基于这个原因，Pt 的致突变比率很高。由于插入发生在 DNA 转录区，克隆插入位点序列就可确定突变基因。

Pt 载体成功整合到寄主染色体中需要依赖于染色质的活性。因此 Pt 不仅是一项基因克隆技术，还是研究基因功能和表达模式的有效方法。它不需要表型突变就可鉴定传统方法所不能鉴定的两类基因，即冗余基因和在多个发育阶段行使功能的基因。基因功能的冗余性是指多个基因/家族的类似成员行使相同功能，其中一个基因失活后其他基因可代偿，从而不表现可识别表型。另外，许多基因在发育的多个阶段起作用，这些基因的突变可能导致早期致死或忽略了该基因在其他特定途径中的作用。而 Pt 技术的发展弥补了此类基因功能研究方法的不足。

Pt 也有其缺点：①对于 ESC 中不表达的基因无效。②启动子捕获突变体库相对容易建立起来，但分离捕获到的基因却很难。载体随机插入到外显子中的概率非常低，需要通过选择标记基因（如 neo）和报告基因（如 LacZ）富集阳性细胞来弥补这一缺陷。③在小鼠基因敲除研究中发现 PolyA 可以捕获任何基因，而启动子仅能捕获只有活性的基因。④每种 Pt 载体都具有 DNA 插入偏向性，即插入并不是完全随机的，甚至出现重复捕获现象，这使得许多基因不能被靶标或检测到。

（三）增强子捕获技术

增强子捕获（enhancer trapping，Et）是将某报告基因与一个精巧的启动子相连，组成增强子捕获重组体，它不会自主起始转录，需要由被插入的细胞基因组中的增强子帮助才可转录。若报道基因得以表达，则可推知插入位点附近有增强子或有基因。关于 Et 的诱变比率报道较少，但这种插入的性质预示着由 Et 产生功能失活的突变比率较低，因此在小鼠体系中未得到广泛应用。

（四）PolyA 捕获技术

传统的基因捕获有一些不足：①一些突变的 ESC 在发育前就死了，这很难检测到被捕获的基因。②由于 RNA 剪切，有时会把插入的报告基因或筛选基因剔除，从而导致捕获的失败。③即使在体外筛选中认为正确的克隆，建成的突变体也可能出现不正确的表达图谱。有一些基因的增强子的位点在内含子内，基因捕获重组体在内含子中的整合，可能引起启动子的失活，从而导致基因捕获的失败。④基因捕获载体在基因组中的插入位点有偏向性。

虽然存在以上缺陷，但按照单个克隆被捕获的百分比计算，如果以多种类型的载体进行足够多次的突变，则所得突变克隆就可覆盖整个 ESC 基因组中全部基因位点。因此，不断有新型捕获策略和载体被设计应用于科研。作为第二代基因捕获技术，现在广泛使用的 PolyA 捕获（polyA trapping）方法是其中之一。

PolyA 捕获载体除了含有上述捕获元件外，还有第二个单元，由蛋白激酶 G（PGK）启动子，嘌呤霉素抗性基因（Puro）和 SD 信号组成。因其中 PolyA 序列被 SD 替换，故第二单元的转录依赖内源性 PolyA 信号，SD 有助于形成由 Puro 和插入位点下游外显子组成的第二融合转录本。在 SD 信号前面带有终止密码子，用以阻止来自插入位点下游外显子的翻译。该单元可以通过 cDNA 3'-RACE 生成一个标记（tag）序列，通过比对小鼠基因组上已知基因的 tag 序列，我们能够识别插入基因的特征。由于 PGK 启动子在 ESC 中具有活性，因此 PolyA 载体能捕获不在 ESC 中表达的基因。

第六节 基因修饰动物的命名

根据其修饰方式的不同，基因修饰动物主要可分为随机转基因动物和基因定点修饰动物两类。这两类动物有不同的命名原则。

一、随机转基因动物的命名

1. 动物品系背景

动物品系背景表明动物的遗传背景。如果是在单一的小鼠背景上完成的基因修饰，并且在繁育过程中未引入其他品系，那么就可以以品系全称来表示。如果是在混合品系背景上完成，那么可以用这几个品系（<3 个）的缩写（表 6-2），并以分号作为间隔。分号前表示受体，分号后表示供体。比如：在一个来自 C57BL/6 与 129 杂交 ES 细胞系上定点敲除某个基因，就可以用 B6；129 表示。直至这个品系与 C57BL/6 小鼠回交至近交系程度，那么可以改写为 B6.129。

如果供体品系是混合背景或有未知来源，那么回交至受体品系的近交系程度后，可以用".Cg"来表示，比如：B6.Cg。

如果存在 3 个以上品系或有未知来源的混合遗传背景，那么以 STOCK 来表示。

表 6-2　常用动物品系全称和缩写

品系全称	品系名称缩写
129S6/SvEvTac	129S6
AKR	AK
C57BL/6	B6
C57BL/6J	B6J
C57BL/10	B10
BALB/c	C
C3H	C3
CBA	CBA
DBA/1	D1
DBA/2	D2

2. 转基因标识

转基因符号通常冠以 Tg 字头，代表转基因（transgene）。随后的字母表示 DNA 插入方式。H 表示同源重组，R 表示经逆转录病毒载体感染插入，N 表示非同源插入。

3. 插入片段标识

插入片段标识是由研究者确定的，表明插入基因显著特征的符号（表 6-3）。通常由放在括号里的字符组成，可以是字母，也可由字母与数字组合而成，不使用斜体字、上下标、空格及标点等符号。研究者在确定插入标识时，应注意以下几点：①标识应简短，一般不超过 6 个字符。如果插入序列源于已经命名的基因，应尽量在插入标识中使用基因的标准命名或缩写，但基因符号中的连字符应省去。②插入片段标识指标是插入的序列，并不表明其插入的位置或表型。③确定插入片段标识时，推荐使用一些标准的命名缩写。

表 6-3　常用插入片段标识缩写

标识缩写	标识全称	标识缩写	标识全称
An	匿名序列	Rp	报告基因
Ge	基因组	Sn	合成序列
Im	插入突变	Et	增强子捕获
Nc	非编码序列	Pt	启动子捕获

4. 实验室指定序号

实验室指定序号指该实验室制备的转基因 founder 编号或系列编号。

5. 实验室代号

实验室代号指从事转基因动物研究生产的实验室的特定符号（表 6-4）。一般是机构名称的首字母缩写。

表 6-4　一些著名转基因动物研究实验室编号

编号	实验室名称	编号	实验室名称
J	The Jackson Laboratory	Jwg	Mount Sinai School of Medicine
Rl	Oak Ridge National Laboratory	Osb	Research Institute for Microbial Diseases, Osaka University
Smoc	上海南方模式生物科技股份有限公司	Kyo	Kyoto University

二、基因定点修饰动物的命名

1. 动物品系背景

动物品系背景参见"随机转基因动物的命名"中的相关说明。

2. 被修饰的基因

被修饰的基因这里使用 Gene Symbol，而不是 Gene Name。

3. 修饰方式

修饰方式用上标形式标注。对于 ES 细胞打靶途径获得品系，用 tm 表示 targeted mutation。对于 CRISPR/Cas9 或 TALENs 等核酸酶系统介导的基因修饰品系，用 em 表示 endonuclease-mediated mutation。

4. 编号

编号用上标形式标注。这里的编号是指在该实验室中，对该基因修饰的序列号。例如：$Trp53^{tm1}$Holl 表示在 Holl 实验室对 $Trp53$ 基因进行的第一次突变。

5. 插入结构

插入结构用上标形式标注。对于基因敲除和条件性基因敲除，在命名中一般不加入插入结构的部分，即编号后紧跟实验室代号。例如：$Trp53^{tm1}$Holl。如果有敲入的基因，可以在括号内写出插入的外源基因。例如：$Cd19^{tm1(cre)}$Labcode 表示在 $Cd19$ 基因中敲入 Cre 基因。如果敲入的是 RNAi，那么把 RNAi 针对的靶点写进括号中。例如：$Gene^{tm\#(RNAi:\ Il23a)}$Labcode。

6. 实验室代号

实验室代号用上标形式标注。参见"随机转基因动物的命名"中的相关说明。

三、基因修饰动物名称的一般简写方式

通常在文章中对所用的基因工程小鼠进行表述时，可以采用简写的方式。

1. 基因敲除

在提到基因敲除动物时，可以分别用加、减号上标来表示野生型等位基因（wildtype allele）与突变型等位基因（mutant allele）。基因敲除的纯合子标识为 Gene$^{-/-}$，基因敲除的杂合子标识为 Gene$^{+/-}$，野生型对照为 Gene$^{+/+}$或 WT（wildtype）。

2. 基因敲入

将敲入的元件写在上标里，例如：*Shh* 基因 E177A 点突变杂合子写成 ShhE177A$^{/+}$

如果 *Shh* 基因敲入报告基因 EGFP 或 Cre 重组酶基因，可以写成 ShhEGFP$^{/+}$，或者也可以直接写成 Shh-EGFP、Shh-Cre。

3. 转基因

一般直接写出表达的基因结构，例如：Villin promoter 驱动 EGFP 报告基因的转基因小鼠就可以表示为 Vil-EGFP。

4. 条件性基因敲除

将 flox 作为上标表示，比如：CKO 纯合子写成 Gene$^{flox/flox}$或 Gene$^{f/f}$；CKO 杂合子写成 Gene$^{flox/+}$或 Gene$^{f/+}$。

如果与广泛表达 Cre 或生殖系表达 Cre 工具鼠交配后获得了全身性基因敲除的小鼠，那么可以按 KO 小鼠的规则来简写。

如果与组织特异性 Cre 小鼠交配，那么可以组合写成：Gene$^{flox/flox}$；Cre。

如果文章中只用到一种组织特异性 Cre 工具鼠，也可以按 KO 小鼠的方式简写，即 Gene$^{-/-}$可以表示 flox 纯合子且 Cre 阳性小鼠。

如果有多种不同的 Cre，那么就需要分别表示了。例如：Tlr5 flox 小鼠分别与小肠上皮细胞（IEC）特异性 Cre（Vil-Cre）、树突状细胞（DC）特异性 Cre（CD11c-Cre）交配的子代中发生基因敲除的纯合子小鼠可以分别表示为 Tlr5$^{flox/flox}$；Vil-Cre 和 Tlr5$^{flox/flox}$；CD11c-Cre。如果觉得这样写太麻烦，也可以这样表示：Tlr5ΔIEC 和 Tlr5ΔDC。

第七章

实验动物血液、尿液常规检测与分析方法

血液由液体和有形细胞两大部分组成，是充满于血管中的一种鲜红色的液体，在血液中除了含有血细胞外，还有许多不同的物质。血常规检查的是血液的细胞部分，通过观察各种细胞数量及形态分布，来判断是否患有相关疾病。而血尿生化检测存在于血液和尿液中的各种离子、糖类、脂类、蛋白质以及各种酶、激素和机体的多种代谢产物的含量等，可以为实验人员提供诊断与治疗依据，并能帮助确定病情、监测治疗效果。

第一节 实验动物标本的前处理

检测前样本的预处理会直接影响检测结果的可靠性。在完成采样后，血液或尿液样本应尽可能地缩短贮存和运输过程的时间，尽快进行各种相关检查，取样到进行检查的时间越短，检查出的结果越可信。样品在运输和贮存过程中需要注意的问题很多，不同的温度、时间、样本类型都应有相应的措施。

一、血常规血液标本的分析前处理

（一）抗凝剂的选择

乙二胺四乙酸（ethylenediaminetetraacetic acid，EDTA）盐抗凝机制与枸橼酸钠相同，有 EDTA-Na$_2$，EDTA-K$_2$，EDTA-K$_3$ 三种。1.5mg EDTA 盐能抗凝 1ml 血液，其中 EDTA-Na$_2$ 的溶解度较低，不能配成高浓度溶液；EDTA-K$_3$ 碱性太强，影响红细胞和血红蛋白的测定；EDTA-K$_2$ 对血细胞的影响最小，是血细胞分析仪最适合的抗凝剂。将 10μl 150g/L 的 EDTA-K$_2$ 溶液加入试管内，抽血 1ml 混匀即可。

（二）标本的保存

1）血液标本种类、血量应符合检查项目的要求，血常规检查的最少标本量为 150μl。

2）血液常规检查的标本常温放置不超过 6h，4℃保存不超过 24h。

3）血液标本不能出现任何细小的血凝块或者溶血。

二、生化检测血液标本的分析前处理

1）全血标本，使用非抗凝管采集动物血样，室温静置 30min，3000r/min 离心 10min。

2）离心后的血标本可见明显的两层，上层呈淡黄色，即为血清，下层为血细胞成分；使用移液枪将上层血清移到离心管中，根据要求检测或将离心管放入-20℃保存。

3）剩余血标本收集至指定的废弃物桶。

三、血凝仪检测血液标本的分析前处理

1）使用枸橼酸钠抗凝剂，常用浓度为 3.8%，采血后血液与抗凝剂应及时充分混匀，以免血液凝固。

2）动物采血时应"一针见血"，防止组织损伤，如组织损伤，会使外源性凝血因子进入血液标本，产生细小凝块。

3）标本保存的温度和时间不同，可影响凝血因子的促凝活性。不同条件保存的血浆对凝血因子活性抗凝成分及纤维蛋白溶解（以下简称纤溶）系统成分活性有明显的影响。如果不能在 4h 内完成所有实验，将血浆分装成多份，每份 0.5～1ml，于-70℃冷冻保存，也可于-20℃短暂保存，在实验前将血浆于 37℃下快速融化。

四、尿液标本的分析前处理

1）尿液定量检查需要留取 12h 或 24h 的混合尿液，混匀后记录总量，取 0.5～1ml 检测。

2）尿液标本采集应使用洁净带盖的一次性离心管，标本留取后应及时检测，以免细菌繁殖和细胞溶解。

3）对于不能立即检查的尿液标本，在 4℃可保存 6～8h。但应注意，有些成分如尿酸盐在低温时会以沉淀析出，影响其化学成分的测定；同时，碱性尿液中的红细胞以及细胞管型即使在冰箱中也会被破坏。因此，要根据检测项目的需要，选择不同的防腐及保存方法。

第二节　血常规检查

血液学检查最常用的、最基本的就是血常规检查，血常规检查的是血液的细胞部分。血常规检查通常指全血细胞计数，指用血液细胞分析仪计数每升血液中红细胞、白细胞和血小板的数量，测定血细胞的体积或某些生物学特性、血细胞内的某种物质含量等，由此判断血细胞和其他血液成分的质与量有无异常。血常规检查可以发现由血液细胞的改变引起的疾病，或者可引起血液细胞改变的疾病。

随着科技的发展，血液细胞分析的技术也从三分类转向五分类，从二维空间进而转向三维空间。三分类和五分类血常规都是检查红细胞、白细胞和血小板。三分类血液细胞分

析仪主要是将白细胞分为淋巴细胞、单核细胞、粒细胞，而五分类血液细胞分析仪则是将白细胞分为淋巴细胞、单核细胞、粒细胞（中性粒细胞、嗜酸性细胞、嗜碱性细胞）。现代血液细胞分析仪的五分类技术许多采用了和流式细胞仪相同的技术，如散射光检测技术、鞘流技术、激光技术等。血液细胞分析仪进行细胞检测的具体原理为库尔特电阻法。由于血细胞是不良导体，当血细胞通过检测部小孔时，电阻值发生变化，从而脉冲信号被检测出来。其中脉冲信号的大小与通过的细胞体积成正比，可以用于分辨细胞的种类，而电阻值变化的次数就等于计数的细胞数。

一、白细胞分类与检测

（一）白细胞分类

通常两分类、三分类血液细胞分析仪都采用单一的电阻法，其原理是白细胞在溶血素的作用下发生皱缩，仪器根据白细胞颗粒产生的电阻脉冲信号的数量计算出单位容积内白细胞总数，再根据脉冲信号的强弱计算出细胞体积，将白细胞分为小细胞群（以淋巴细胞为主）、中间类型细胞群（以单核细胞、嗜酸性细胞、嗜碱性细胞、部分幼稚细胞为主）和大细胞群（以成熟中性粒细胞为主）。而五分类血液细胞分析仪可通过以下几种方法进行白细胞分类：

1. 体积、电导、光散射法

血液标本中红细胞在特殊的稀释液和溶血剂作用下被破坏，但白细胞形态和结构仍保持自然状态，当白细胞在鞘流技术引导下流经检测器时会同时受到 V（volume）、C（conductivity）、S（scatter）三种技术的检测。V 是利用电阻抗法测定细胞体积；C 是利用高频电磁波根据各种细胞核浆的电导性不同测量细胞内部结构、核质比；S 是利用光散射原理测量细胞内颗粒的大小、密度等结构特性。计算机根据这三种技术得到的资料综合分析后将中性粒细胞、淋巴细胞、单核细胞、嗜酸性细胞、嗜碱性细胞一一分开，并有异常淋巴细胞、幼稚细胞、有核红细胞、抗溶血红细胞等提示信息，同时仪器能提供白细胞、红细胞、血小板的直方图及白细胞分类散点图。

2. 电阻抗与射频技术分类法

通过四个不同的检测系统完成白细胞分类：嗜酸性细胞、嗜碱性细胞因其特有的抗酸和抗碱能力，在各自特殊试剂的作用下，进入独立通道直接计数；中性粒细胞、淋巴细胞、单核细胞在直流电和交流电的同时作用下按细胞大小以及细胞内部的核结构、核质比、胞浆颗粒等信息被区分；幼稚细胞由于其膜上脂质成分比成熟细胞少，在硫化氨基酸的保护下具有一定的抗溶血能力，可以在独立的通道内直接计数。

3. 多角度消偏振激光散射法

在特殊鞘液的作用下，红细胞内血红蛋白游离出细胞外，这使红细胞变透明成为影细胞，而白细胞内部结构和膜结构基本保持自然状态。当细胞悬液的鞘流经过检测器时，可从四个不同的角度得到每个细胞的光信号，包括初步测定细胞的大小、细胞内部结构及其复杂性指征、细胞内部颗粒和胞浆成分，以及利用嗜酸性细胞内颗粒特有的消偏振特性，将嗜酸性细胞直接分离出来，使白细胞分类并提供提示信息和图谱。

4. 光散射与细胞过氧化物酶染色法

每个细胞在一系列预处理液和白细胞过氧化物酶染色后流经检测器，在激光束照射下，根据各类细胞内过氧化物酶含量的多少，可以得到不同的光吸收信号；而由每个细胞的前向角大小可得到细胞的体积数据，同时仪器有单独的嗜碱性细胞直接计数通道，计算机根据这些信息得出细胞分类结果。

（二）白细胞计数

1. 电阻抗法

白细胞悬液在负压作用下，流经一个带有微孔的恒压电路时，每个细胞会产生一个电阻脉冲信号。将这些信号经过计算机放大、甄别、整形等处理，最后计算出单位体积内的白细胞数。

2. 光学法

根据流体力学的鞘流技术原理，使得白细胞——流经仪器检测器，每个细胞在通过检测器时都会受到一束固定波长的激光照射，计算机根据光的折射、反射、前向角等信号识别和计数细胞。

二、红细胞检测

检测红细胞计数（red blood cell count，RBC）、平均红细胞体积（mean corpuscular volume，MCV）、血细胞比容（hematocrit，HCT）、红细胞体积分布宽度（red cell volume distribution width，RDW），原理同白细胞计数，不同的是稀释倍数比白细胞计数大，并不加溶血剂。

红细胞计数是以每升之中的绝对数量来表示的红细胞数。HCT或红细胞压积（packed cell volume，PCV）指红细胞在全血体积之中所占的比例。MCV为红细胞的平均体积，采用飞升（fl）来表示。根据该值高于还是低于正常参考值范围，可将贫血分为小细胞性贫血或大细胞性贫血。可能影响MCV的疾病包括地中海贫血和网织红细胞增多症。RDW为关于RBC群体变异情况的一项指标。

三、血红蛋白检测

血红蛋白（hemoglobin，Hb）采用每升或分升之中的克数（g/L或g/dl）来表示。红细胞在溶血素作用下被破坏，溶血素与Hb结合成稳定的氰化高铁Hb，溶血液在流经比色池时仪器根据吸光度计算Hb的含量。平均红细胞Hb含量（mean corpuscular hemoglobin，MCH）、平均红细胞Hb浓度（mean corpuscular hemoglobin concentration，MCHC）根据

RBC、HCT 和 Hb 计算而得。

四、血小板检测

血小板（platelet，PLT）检测有电阻抗法和光学法两种。电阻抗法根据细胞体积大小，把 2～30fl 的颗粒统计为 PLT，>36fl 的统计为红细胞。光学法测定分为二维激光散射法和核酸荧光染色法。

五、网织红细胞检测

网织红细胞（reticulocyte，Ret）内残留的 RNA 与特殊染料结合后，在通过激光检测器时，根据细胞的反射光信号（或发射光信号）将其与成熟红细胞和其他细胞识别并计数。根据染料性质不同又分为反射光测定法和发射光测定法。

1. 反射光测定法

Ret 经亚甲蓝染色后，胞质内的 RNA 与染料结合形成蓝色颗粒，这些颗粒在激光照射下产生特殊的反射光，而成熟红细胞没有。仪器根据反射光信号可以计数网织红细胞的百分比（Ret%）、绝对值（Ret）、网织红细胞成熟指数（Ret maturity index，RMI）等相关指标。

2. 发射光测定法

Ret 内的 RNA 与吖啶橙、碱性槐黄等荧光染料结合后，在一定波长的激光照射下发出固定波长的荧光。仪器根据发光细胞的数量和光强度信号以及红细胞测定的相关参数即可以得到 Ret、高荧光强度网织红细胞（HFR）、中荧光强度网织红细胞（MFR）、低荧光强度网织红细胞（LFR）、网织红细胞平均体积（MCVr）、网织红细胞分布宽度（RDWr）、网织红细胞血红蛋白分布宽度（HDWr）、网织红细胞血红蛋白浓度（HCr）、网织红细胞平均血红蛋白浓度（MCH-Cr）等参数。

第三节　凝血和抗凝血检查

凝血功能是指使血液由流动状态变成不能流动的凝胶状态的一种能力，实质就是血浆中的可溶性纤维蛋白原转变为不溶性纤维蛋白的功能。狭义上凝血功能是指机体在血管受损时所具有的由凝血因子按照一定顺序相继激活而生成凝血酶最终使纤维蛋白原变成纤维蛋白而促使血液凝固的能力。广义上的凝血功能还包括 PLT 的活性。凝血功能检查对于血栓形成性疾病以及出血性疾病非常重要。对于高血压、糖尿病、高脂血症模型动物，做凝血功能检查，主要是观察动物体内是否存在高凝状态及是否容易形成血栓。另外，肝脏疾病动物模型，做凝血功能检查，主要用于判断肝脏疾病的严重程度。

凝血功能项目包含了凝血系统、纤溶系统和 PLT 功能的测定。全自动血凝分析仪利用光电学原理进行检测，适用于凝固法、发色底物法、免疫浊度法的检测项目，通过测定产色底物的吸光度变化来推测所测物质的含量和活性。

一、凝 血 系 统

（1）凝血酶原时间（prothrombin time，PT） 是最常用的外源性凝血系统筛选试验。PT 延长见于先天性凝血因子缺乏及纤维蛋白原缺乏；后天凝血因子缺乏主要见于维生素 K 缺乏、严重的肝脏疾病、纤溶亢进和弥散性血管内凝血等动物疾病模型。PT 缩短常见于血液高凝状态和血栓性疾病动物模型等。

（2）活化部分凝血活酶时间（activated partial thrombo plastin time，APTT） 主要反映内源性凝血系统状况。APTT 增高常见于血浆因子Ⅷ、Ⅸ和Ⅺ水平减低，如血友病 A、血友病 B 及因子Ⅺ缺乏症动物模型。APTT 降低见于高凝状态，如促凝物质进入血液及凝血因子的活性增高等情况。

（3）纤维蛋白原（fibrinogen，Fbg） 主要观察 Fbg 的含量。Fbg 增高见于急性心肌梗死，Fbg 降低见于弥散性血管内凝血消耗性低凝溶解期、原发性纤溶症、重症肝炎、肝硬化。

（4）凝血酶时间（thrombin time，TT） 主要反映 Fbg 转化为纤维蛋白的时间。TT 增高见于弥散性血管内凝血纤溶亢进期、低（无）纤维蛋白原血症、异常血红蛋白血症、血中纤维蛋白（原）降解产物增高。TT 降低无意义。

二、纤 溶 系 统

血栓与止血检测包括毛细血管脆性试验、出血时间测定、血小板计数、血块收缩试验、凝血时间测定、血浆 PT 测定和活化部分凝血活酶时间测定。这些试验中，前四项主要反映了血管壁和 PLT 在血栓与止血中的作用，后三项均属检查内源性凝血的试验，以 APTT 测定最敏感。

三、PLT 功能测定

PLT 是血液中最小的细胞，其超微结构包括表面结构、骨架系统与收缩系统、特殊膜系统、细胞器与内含物。PLT 主要参与机体的凝血过程，具有黏附功能、聚集功能、释放功能和收缩血块、促进血液凝固作用。此外，PLT 还具有参与免疫反应及维持血管内皮细胞完整性等功能。

1. 血小板黏附试验

PLT 与非 PLT 表面的黏着称为 PLT 黏附。在体内，参与黏附的因素有 PLT、血管性假血友病因子（von willebrand factor，vWF）及暴露的内皮下组织（胶原、基底膜、微纤维）。PLT 膜上含有 GP Ⅰ b/Ⅸ复合物，它是 vWF 的受体。在体外，PLT 可黏附于带负电荷的异物表面如玻璃、白陶土等，根据所使用玻璃器材不同，将 PLT 黏附试验分为玻璃珠柱法、旋转玻球法及玻璃漏斗法。

血小板黏附试验易受许多因素影响，故每一步均应严格按要求操作。采血要顺利，避免混入气泡或形成凝块。试验过程中所用的玻璃用品应硅化或用塑料制品。每一份血的血小板计数应做双份，取其平均值。玻璃珠柱法操作前应检查各连接口及抽血器材气道是否通畅；玻璃珠柱用前应放置于干燥器中，因受潮后血小板黏附率下降；玻璃珠柱为一次性用具，用后即丢弃。严格控制血液与玻璃的接触时间，因为时间过长血小板黏附率上升，反之则下降。

2. 血小板聚集试验

在诱导剂等作用下，PLT 之间相互黏着称为聚集，参与聚集的因素有 PLT、Fbg、钙离子。PLT 上含有 GPⅡb/Ⅲa，它是 Fbg 的受体。PLT 的聚集分为两种类型：①初发聚集（又称为第一相聚集）：一般指由外源性诱导剂所诱导的聚集反应，在一定条件下可以解聚（即是可逆的）；②次发聚集（又称为第二相聚集）：指由 PLT 释放出的内源性诱导剂所诱导的聚集反应，此反应是不可逆的。血小板聚集试验的测定方法为免疫比浊法（即血小板聚集仪法）。血小板聚集仪有单通道、双通道、四通道。

检测动物在采血前 8h 禁食，不宜使用 EDTA-Na$_2$ 抗凝。采血后 3h 内完成测定，但制取富 PLT 血浆后 30min 内不应进行测定，因为此时 PLT 反应性差。标本因脂类过多或红细胞混入等因素可使血浆透光度下降，影响血小板聚集试验结果。标本应置 15～25℃室温中，不可置冰箱中，因低温可使 PLT 激活。标本采集、测定过程中所用的玻璃器材应涂硅或用塑料器材，以免激活 PLT。贫血小板血浆、富血小板血浆中的 PLT 要进行计数。贫血小板血浆中的 PLT 数应少于 $10×10^9$/L，并用贫血小板血浆调节富血小板血浆中 PLT 数至 $250×10^9$/L。

3. 全血凝固时间测定

血液在体外可被带负电荷物质（如玻璃、白陶土）所激活而启动内源性凝血系统。根据所用的器材不同将全血凝固时间（clotting time，CT）分为普通试管法、塑料管法及硅管（经硅化的试管）法。取血要顺利，血液中不应有气泡、混入组织液及溶血现象。该试验所用试管必须干净，否则 CT 会缩短，试管内径必须符合要求，内径小者，检测时血液与玻璃的接触面积大，CT 缩短，反之则延长。水浴箱的温度必须控制在 37℃，温度下降 CT 延长，反之则缩短。观察血液流动情况时，试管的倾斜角度尽量小，以减少血液与玻璃的接触面积。

第四节　血液流变学检查

血液流变学是一门新兴的生物力学及生物流变学分支，是研究血液宏观流动性质，人和动物体内血液流动和细胞变形，以及血液与血管、心脏之间相互作用，血细胞流动性质及生物化学成分的一门科学。血液流变仪是在血液流变学的理论基础上发展起来的一种血液检测仪器，是一种通过检测人体血液黏度来进行疾病早期诊断的专用检测仪器，在一个密封的模拟血流在人体流动的细管内，加一定的压力，让血液在内流动，流动的同时压力也不断减小，因此不同压力时，流动的速度也不同。通过采集压力变化的一组数据，就可以测量出不同压力下的血液黏度，同时对血液的物理成分（主要是红细胞）及化学成分不造成任何损坏及改变，以保证血液黏度测量的准确性；更能真实测量红细胞的变形指数及刚性指数。实现了在由高到低连续变化的剪切力的作用下，流体（全血或血浆）在模拟人体血管的玻璃检测器中流动。

在正常情况下，血液在外力（血压）的作用下，在血管内流动，并随着血管性状（血管壁情况和血管形状等）及血液成分（黏度）的变化而变化，维持正常的血液循环。血液流变性质发生异常，将会引起机体血液循环障碍，其中尤以血液黏度为重要因素。血液黏度的低与高代表血液运输的优与劣或血液供应的多与少。血液黏度增加，循环阻力升高，血流速度减慢，必然导致器官和组织，尤其是微循环灌流量下降，造成缺血缺氧，影响组织的代谢和功能，从而产生疾病。血液黏度是诊断各种病理过程发展的一个重要指标。当血液黏度变大时，血液流动性变差，也就最容易发生脑血栓性疾病。反之，黏度较小，流动性较好。同时，通过对血液流变性的检测，对某些疾病的发生、发展、转归以及预后提出了可靠的依据。

血液流变学检查是研究血液流动性、变形性、聚集性和凝固性变化规律的一种血液物理特性的检查。血液流变学检查项目主要包括全血黏度测定、血浆黏度（plasma viscosity，PV）测定和红细胞变形性（erythrocyte deformability，RCD）的检测。主要是反映由于血液成分变化，而带来的血液流动性、凝滞性和血液黏度的变化。

一、全血类指标

1. 全血黏度

全血黏度（whole blood viscosity，WBV）是表示血液总体（包含血细胞和血浆）流动性的指标。WBV增高表示血液黏滞性增加而流动性降低。由于血液在不同的流动状态（切变速度）下所表现的黏度是不同的，因而一般测定由高到低几种不同切变速度下的WBV，用以大致反映血液在体内不同粗细、不同压差的血管中的流动性。

WBV包含高切WBV和低切WBV。高切WBV是指血液在高切变速度下流动时所表现的流动性大小。高切WBV增高的直接原因依次是：血细胞（主要是红细胞）浓度增加；PV增加；红细胞刚性增加（即变形能力降低）。低切WBV表示血液在低切变速度下流动时所表现的流动性大小。低切WBV增高的直接原因依次是：血细胞浓度增加，PV增加，红细胞聚集性增加。

2. 全血还原黏度

全血还原黏度（whole blood reduced viscosity，BRV）是除去血细胞浓度这个影响因素后的WBV，反映PV和血细胞本身性质对血液流动性的影响。BRV包含全血高切还原黏度和全血低切还原黏度。全血高切还原黏度增高的直接原因是PV增加，或红细胞刚性增高（变形能力降低）。全血低切还原黏度增高的直接原因是PV增加，或红细胞聚集性增加。

3. 全血相对黏度

全血相对黏度是指除去 PV 这个影响因素后的 WBV，反映血细胞浓度和血细胞本身性质对血液流动性的影响，全血相对黏度包含全血低切相对黏度和全血高切相对黏度。全血高切相对黏度增加的直接原因是血细胞浓度增加，或红细胞刚性增高（变形能力降低）。全血低切相对黏度增加的直接原因是血细胞浓度增加，或红细胞聚集性增加。

4. 红细胞压积

红细胞压积又称红细胞比容或比积，是血细胞浓度的指标，是一个非常重要的血液流变学指标，本指标增加时 WBV 各指标都可能增加。

二、红细胞类指标

红细胞类指标包含红细胞沉降率（erythrocyte sedimentation rate，ESR）、红细胞刚性指数（rigid index，IR）、红细胞变形指数（red cell deformation index，RCD）等。

1. 红细胞沉降率

红细胞沉降率表示血液在静止状态下红细胞在自身血浆中的沉降速度，简称血沉。影响血沉快慢的直接因素是红细胞聚集性（正相关）和 PCV（负相关）。血沉增速，可能是红细胞聚集性增加，也可能是 PCV 降低。为了使血沉能更准确地反映红细胞的聚集性，就需要把 PCV 的影响消除，这就是血沉方程 K 值，它是除去 PCV 的影响后的血沉校正值，它能纠正由于贫血或血液受稀释后的血沉"假性"增速。

2. 红细胞刚性指数

红细胞刚性指数是红细胞硬度的指标，刚性指数高表示红细胞变形能力下降，是高切变率下，血液黏度高的原因之一。正常情况下红细胞呈现双面凹陷的圆盘形，具有很强的变形能力，在通过直径较细的毛细血管时红细胞就可以顺利地通过。但是如果 IR 增高，也就是变形能力下降，在通过直径较细的毛细血管时就比较困难，容易诱发血栓和栓塞性疾病。其测定方法有多种，可使用高切 WBV 除去 PV 和 PCV 来计算。这时候就容易出现血液黏稠度增高的情况。

3. 红细胞变形指数

红细胞变形指数是表示红细胞变形能力的指标，它是 IR 的另一种计算方法，该指数增高表示红细胞变形能力下降。红细胞变形指数是指血液完成它的生理功能所必要的条件，红细胞正常的变形能力对保证血液的流动性和红细胞的寿命以及微循环的有效灌注起着十分重要的作用。红细胞变形指数降低，常见于溶血性贫血、高脂血症、肝硬化、肾病以及血栓栓塞性疾病动物模型。

第五节　血液生物化学检查

生化检查是指以生物或化学手段的方法定性、定量地分析酶、蛋白质及其代谢产物，是诊断疾病的首选方法。生化检查包含的项目比较多，检查内容包括糖类测定、蛋白质测定、脂类测定、酶类测定、无机离子测定和肝肾功能其他指标测定等。

全自动生化分析仪是根据光电比色原理来测量体液中某种特定化学成分的仪器，终点法和速率法是全自动生化分析仪最基本的两类分析方法。酶法测定葡萄糖、总胆固醇、三酰甘油、尿酸、肌酐，化学法测定总蛋白、总胆红素、直接胆红素，钙、磷、镁、铁等一般采用终点法，在化学反应全过程，分析仪均以一定间隔时间测定全程吸光度值。速率法多用于测定酶活性或用酶法测定代谢产物，也可用于测定有工具酶参与反应的代谢物浓度。由于可以准确自动地在设定的时间段内连续监测吸光度的变化，反应的温度控制精度又很高，全自动生化分析仪对酶活性测定发挥显著的优越性。

一、糖类测定

1. 葡萄糖测定

用于葡萄糖（glucose，Glu）测定的标本有血液、尿液和脑脊液。过去测定血糖多采用全血，现多用血清或血浆，全血 Glu 浓度比血清或血浆约低 15%。目前测定 Glu 最常用的是酶法，包括葡萄糖氧化酶-过氧化物酶（GOD-POD）法和己糖激酶（HK）法。

2. 糖化血红蛋白测定

目前常用于测定糖化血红蛋白（glycosylated hemoglobin，GHb）的方法基本上可分为两大类：一类是基于 GHb 与 Hb 的电荷不同，如离子交换层析法、电泳法；另一类是基于 Hb 上糖化基团的结构特点，如亲和层析法、免疫法、离子捕获法和酶法等。

3. 糖化血清蛋白测定

人体中的 Glu 与血清蛋白的 N 端发生非酶促的糖基化反应，形成高分子的酮胺结构，总称为糖化血清蛋白（GSP），其中 90% 以上为糖化血清白蛋白（GA）。因此，GA 可以反映 GSP 的总体水平。GSP 可用比色法测定，应用硝基四氮唑蓝（NBT）还原法测定 GSP 的酮胺结构，该法易受血清中还原性物质、胆红素、乳糜等的影响。酶法测定 GA 的原理基于酮胺氧化酶和 Trinder 反应，有较好的精密度和线性，可自动分析，受干扰物影响小，与 HPLC 法有极好的相关性。

4. 乳酸测定

乳酸（LA）测定方法有化学法、酶法、气相色谱法、电化学法等。适合实验室应用的主要是酶法，包括乳酸脱氢酶法和乳酸氧化酶法（LAC），前者又分单酶紫外分光光度法、二步酶紫外分光光度法和硝基四氮唑蓝比色法等，目前应用较多的是 LAC 法测定血浆乳酸。制约

LA 检测普遍开展的因素不是分析技术，而是由于标本采集与处理保存的要求较高。

二、蛋白质测定

1. 血清总蛋白测定

血清总蛋白（TP）是血清中具有各种功能的许多蛋白质的总和，其中白蛋白（ALB）与球蛋白是主要的种类。测定 TP 的方法有凯氏定氮法、紫外分光光度法、双缩脲法、染料结合法、酚试剂法、化学比浊法等。双缩脲法是最早建立的血清蛋白质比色测定方法之一，由于其特异性、准确度和精密度都较高，还能适合自动分析，应用最普遍。

2. 血清白蛋白测定

ALB 的测定方法很多，目前在实验室应用的测定方法主要有溴甲酚绿（BCG）法和溴甲酚紫（BCP）法，均为染料结合法。1985 年 WHO 将 BCG 法作为推荐方法介绍给各实验室，适用于手工操作和自动生化分析仪检测，但必须严格控制反应时间。BCP 法克服了 BCG 染料对 ALB 特异性稍差的缺点，但是 BCP 与牛、猪等动物血清 ALB 反应性比与人血清 ALB 的反应性低，显色浅，因而必须使用人血清来源的校准品和质控品，在实验室应用的范围不如 BCG 法。免疫化学测定法和电泳法特异性较好，但成本较高或操作费时，前者主要用于尿液和脑脊液中微量 ALB 的测定。

3. 血清特定蛋白测定

血清特定蛋白主要包括前白蛋白(PA)、α_1-酸性糖蛋白(α_1-AG)、α_1-抗胰蛋白酶(α_1-AT)、α_2-巨球蛋白（ α_2-MG ）、转铁蛋白（TRF）、铜蓝蛋白（CER）、触珠蛋白（Hp）、β_2-微球蛋白（β_2-MG）、C-反应蛋白（CRP）等。血清中特定蛋白含量较低，一般采用敏感特异的免疫化学方法测定。针对某种蛋白质的抗体保证了检测蛋白质的特异性；结合特殊的标记物和信号检测系统，使检测的灵敏度可达到纳克级水平。

免疫比浊法一般用来检测血清中含量相对比较高的一些蛋白质，如 α_1-微球蛋白（α_1-m）、β_2-微球蛋白（β_2-m）、TRF、α_2-MG、CRP、CER、PA 等。早期发展的是散射免疫比浊方法和配套专用仪器，该方法一般以速率法检测免疫复合物形成的最快速率，以激光为光源，检测器光路与入射光束成某种角度；后来发展的透射比浊方法，可在生化分析仪上测定，一般以终点法检测，以普通光为光源，检测器光路在入射光束的水平位置（180°角度）。目前实验室中两种方法与仪器并存。

三、脂　类　测　定

1. 血清总胆固醇测定

血清总胆固醇（TC）测定的常规方法包括化学法和酶法。化学法目前几乎已全部被酶法测定所取代。酶法测定特异性好，精密度和灵敏度都能很好地满足实验室的要求，既可以手工操作，也适合自动分析。目前胆固醇氧化酶法（COD-PAP 法）已由中华医学会检验分会推荐为常规测定方法。

2. 血清三酰甘油测定

血清三酰甘油（TG）测定方法有化学法与酶法两类。化学法一般包含抽提、皂化、氧化和显色四步反应，化学法中比较准确的是变色酸显色法（Van-Handel 法），比较简便的是乙酰丙酮显色法，但都因操作步骤繁多、不能自动化等不适应检验工作的开展而逐渐退出实验室。酶法始于 20 世纪 70 年代初，80 年代开始普及全酶法。现在的趋势是用甘油磷酸氧化酶（GPO）法，指示反应同 TC 测定，即 Trinder 反应，称为 GPO-PAP 法。由于 TG 的脂肪酸组成复杂，而且血中还有游离甘油与不完全甘油酯，使 TG 的准确测定要比 TC 困难得多。

3. 血清高密度脂蛋白胆固醇测定

高密度脂蛋白（HDL）是血清中一类具有抗动脉粥样硬化作用的脂蛋白，通常以测定其胆固醇含量（HDL-c）代表 HDL 水平。HDL 直接测定法大致分三类，分别是聚乙二醇/抗体包裹法、酶修饰法和选择性抑制法。选择性抑制法是目前国内应用最多的方法。HDL-c 测定的参考方法是美国 CDC 制定的超速离心结合选择性沉淀法（亦称 β 定量法），胆固醇测定均采用 ALBK 法，对设备与技术的要求较高。β 定量法是目前测定 HDL-c 最准确的方法，主要用于校准及检查常规方法的准确性。

4. 血清低密度脂蛋白胆固醇测定

低密度脂蛋白水平通常以其胆固醇含量（LDL-c）表示。目前实验室普遍采用直接法（匀相法）进行 LDL-c 测定，是适合自动分析的方法。与直接测定 HDL-c 相似，不需要标本预处理，适用于大批量标本自动分析，测定结果能满足检测要求。匀相的 LDL-c 直接测定法有两类，一类是选择性抑制法，用 α-环糊精、硫酸葡聚糖和聚氧乙烯-聚氧丙烯封闭共聚多醚（POE-POP）抑制非 LDL 脂蛋白与胆固醇酯酶、胆固醇氧化酶的反应，从而仅使 LDL-c 被酶水解并测定。另一类是消除法，以不同的表面活性剂的双试剂使非 LDL-c 先水解消除，再测定 LDL-c，这是目前应用较广的直接测定法。LDL-c 测定的参考方法亦是 β 定量法，与 HDL-c 测定相同，实际上两者同时测定。

四、酶 类 测 定

1. 血清氨基转移酶测定

氨基转移酶的主要作用是催化 α-酮酸通过移换氨基转变成氨基酸的可逆反应，丙氨酸氨基转移酶（ALT）和天冬氨酸氨基转移酶（AST）测定是开展最早、应用最广泛的检测项目。AST/ALT 比值是一个有意义的指标，正常约为 1.15，急性肝炎第 1、2、3 和 4 周分别为 0.7、0.5、0.3 和 0.2。肝炎恢复期，比值逐渐上升至正常，但较氨基转移酶绝对值恢复时间要迟，肝硬化时比值可增高至 ≥2，慢性活动性肝炎由于肝坏死，比值常高于正常，大部分肝癌样本比值 ≥3。此比值在诊断和鉴别诊断上十分有用，对判断肝炎的转归特别有价值。

血清氨基转移酶测定的常规方法有速率法和赖氏法。赖氏法是早期方法，曾对氨基转移酶测定发挥过巨大作用，但由于方法学的诸多缺陷，目前也基本被淘汰。速率法测定特异性好，精密度和灵敏度都能很好地满足实验室的要求，适合自动分析。

ALT、AST 催化活性浓度测定参考方法的准确性近似于决定性方法，可以在条件优越的实验室采用，主要用于评价常规方法及为参考血清定值。

2. 血清碱性磷酸酶测定

血清碱性磷酸酶（ALP）属于同源二聚体蛋白，分子质量为 56kDa。在碱性条件下，ALP 能水解各种磷酸酯键而释放出无机磷，同时能将释放的无机磷转移到受体如糖的分子上，因而在磷酸基的转移中起着十分重要的作用。

ALP 测定的常规方法有速率法和比色法。目前方法学发展的方向是选择更容易水解的底物、磷酸酰基受体缓冲液和采用以"自身指示底物"（色原性底物）连续监测等手段，提高测定的速度和检测灵敏度。速率法已由中华医学会检验分会推荐为常规测定方法。ALP测定的参考方法是 IFCC 法，同时推荐应用酶校准品校准各实验室酶活性测定结果，提高了各实验室间测定结果的可比性。

3. 血清 L-γ-谷氨酰基转移酶测定

L-γ-谷氨酰基转移酶（GGT）是催化 γ-谷氨酰基移换反应的酶，该酶主要参与体内谷胱甘肽（GSH）的代谢。其测定的常规方法包括重氮反应比色法和速率法。比色法不去除蛋白，试剂配制、操作和所需仪器都很简单，至今基层实验室仍有应用，然而该法特异性差，干扰因素多，不适于自动分析，所以目前几乎已全部被速率法测定所取代。速率法测定特异性好，既可以手工操作，也适合自动分析。目前速率法已由中华医学会检验分会推荐为常规测定方法。GGT 测定的参考方法是 IFCC 法。

血清中的 GGT 由于其分子电荷及分子大小不同，表现出异质性。GGT 分子是由大小两个亚基组成的二聚体，小亚基是酶的催化活性中心，大小亚基来源于单一的前体，均含有唾液酸。肝癌组织中的 GGT 分子会出现唾液酸增加，糖链总数增加及糖链结构改变等一系列变化，致使其等电点偏低、电泳迁移率加快、与植物凝集素的凝集发生改变，因此可用电泳法、色谱法和凝集法来分析 GGT 同工酶应用于肝癌的早期诊断。

4. 血清乳酸脱氢酶测定

乳酸脱氢酶（LDH）活性的测定方法有两种：①根据从乳酸氧化成丙酮酸的正向反应，乳酸和 NAD^+ 作为底物，在 340nm 波长监测吸光度上升速率，称 LD-L 法；②根据从丙酮酸还原成乳酸的逆向反应，丙酮酸和 NADH 作为酶底物，在 340nm 波长监测吸光度下降速率，称 LD-P 法。340nm 波长监测吸光度上升或下降速率与标本中 LDH 活性成正比。

5. 血清肌酸激酶测定

肌酸激酶（CK）能可逆催化肌酸与三磷酸腺苷（ATP）生成磷酸肌酸和二磷酸腺苷（ADP）的反应。CK 测定方法有比色法、酶偶联法、荧光法和化学发光法四大类，主要用前两类方法。比色法可以测定正向反应产物，也可以测定逆向反应产物，且因逆向反应的速度较快，肌酸的呈色反应受到的干扰较小，检测灵敏度能满足实验需要，成为手工分析时代的常规方法，目前广泛应用的是酶偶联法。

6. 血清肌酸激酶同工酶测定

CK 是由 M 和 B 两种亚单位组成的二聚体，在细胞质内共有三种同工酶：即 CK-MM，CK-MB，CK-BB，在细胞线粒体内还有另一种同工酶，即 CK-Mt。这几种同工酶的相对分子质量虽然相同，但免疫特性不同，电泳迁移率也不同。分析 CK 同工酶的方法很多，有电泳、离子交换层析及多种免疫化学方法。目前广泛应用的是可用于自动分析仪的免疫抑制法。该法是假定不存在 CK-BB 及其他干扰性物质如线粒体及大 CK 的情况下建立的，这些干扰可导致 CK-MB 的假性增高，可用电泳法来证实。现在逐渐受到重视的是 CK-MB 的质量浓度分析，采用酶联免疫分析的夹心法原理，特异性及敏感性都大大提高。

7. 血清淀粉酶测定

淀粉酶（AMY）不同于其他酶类，其特殊性在于对底物分子大小的限定性不强，但催化水解的作用点非常明确，由于这一特性，曾经出现过的测定 AMY 的方法不少于 200 种。早期主要是以天然淀粉为底物的测定方法，测定的准确性和重复性较差，除碘-淀粉比色法因方法简单易行，目前尚应用于基层医院手工测定外，其他方法已被淘汰或极少应用。后来的检测方法是以合成的麦芽寡糖苷为底物进行检测，该底物的结构和相对分子质量确定，溶解度好可以配制较高浓度，使酶反应初速率达到最大，满足零级反应的要求。这类方法均适合自动化分析，分析速度快，精密度高，酶的活性可以国际单位表达。

8. 血清脂肪酶测定

脂肪酶（LPS）测定方法很多，可分为三类：

1）测定产物（游离脂肪酸）的增加，如滴定法、比色法、分光光度法、荧光法和 pH 电极法等。

2）测定底物的减少量，如比浊法、扩散法等。

3）免疫化学法测定 LPS 的实际质量，如双抗体夹心免疫分析法和放射免疫分析法等。

pH 滴定法因操作太烦琐、难以自动化而不能作为常规方法，但灵敏度高，适合作为一个参考方法。紫外分光光度法和酶偶联显色比色法均为酶偶联速率法，需要用多个工具酶，价格昂贵，但适合自动化分析，是目前较常用的测定方法。比浊法由于底物的乳化难以做到每批一致，其灵敏度和准确性较差。另外，免疫化学法有双抗体夹心免疫分析法和放射免疫分析法等，检测限低，但因费时，不适合急症测定。

9. 血清胆碱酯酶测定

血清胆碱酯酶（SChE）是由肝脏合成的一种胆碱酯水解酶，可分为两类：

1）乙酰胆碱酯酶（AChE），水解乙酰胆碱。

2）拟乙酰胆碱酯酶（PChE），水解芳基或烷基胆碱。

血清中主要含 PChE，AChE 含量甚微。测定 SChE 的方法很多，目前，主要有两类方法用于常规测定，一类以乙酰胆碱为底物，测定其水解反应生成的酸，此类方法准确度较差；另一类是用酰基硫代胆碱为底物的速率法，该法以人工合成底物在酶水解反应中生成硫代胆碱，再用色原性二硫化合物试剂显色，进行速率法测定。其中丁酰硫代胆碱法是目前测定血清 ChE 最常用的方法。该法简便、快速，易于自动化，而且只测定 SChE 而不测定红细胞 AChE，不会因溶血而导致血清 ChE 水平假性增加。

五、无机离子测定

1. 钾、钠离子测定

血清或尿液钾、钠离子是评价体内电解质平衡的重要指标。用于钾、钠离子测定的方法有：原子吸收光谱法（AAS）、火焰发射光谱法（FES）、离子选择电极法（ISE）、分光光度法等。AAS 法测定原子间光谱干扰较少，灵敏度、精密度和准确度较高，但自动化程度差。FES 法存在较大的安全隐患，目前已很少用于常规测定，但它仍然是钾、钠离子测定的参考方法。ISE 法重复性好、简便、灵敏、快速、安全，有各种专用 ISE 分析仪可供选择，目前在实验室中广泛应用。分光光度法可以在自动生化分析仪上比色测定，不必增加设备，但交叉污染引起的误差应引起注意。

2. 氯化物测定

测定存在于血清、血浆、脑脊液、尿中的氯的方法有：硝酸汞滴定法、汞/硫氰酸铁比色法、库仑滴定法、离子选择电极法、酶法、同位素稀释质谱法等。库仑滴定法精密而又不受光学干扰，是氯测定的参考方法。目前实验室中应用最广泛的是离子选择电极法，其次是汞/硫氰酸铁比色法。

3. 血清钙测定

目前测定血清和尿液总钙的常用方法是络合比色法，包括偶氮胂Ⅲ法、邻甲酚酞络合酮法和甲基麝香草酚蓝法。其中偶氮胂Ⅲ法因试剂稳定、重复性好，在实验室应用广泛。原子吸收法被推荐为参考方法，离子选择电极法可用来测定游离钙。

4. 血清无机磷测定

目前测定的是磷酸盐中的磷，血清中一价和二价磷酸盐在不同 pH 值影响下，快速地相互转换，因此不能确切地说出测定无机"磷酸盐"的分子，其结果以毫摩尔报告比较确切。测定无机磷酸盐的最常用方法是基于磷酸盐离子和钼酸铵反应生成磷钼酸盐复合物。磷钼酸盐复合物可以用紫外吸收法（340nm）直接测定；也可以用还原剂将磷钼酸盐复合物还原成有色的钼蓝，然后用比色法测定。

5. 血清镁测定

血清中的镁 71%是游离的，22%与 ALB 结合，7%与球蛋白结合。原子吸收分光光度法测定镁，是利用镁在 285.2nm 处有强烈的吸收光谱，特别适宜测定生物体液中的镁离子，是镁测定的参考方法。

6. 血清铁和总铁结合力测定

血清中铁的含量很低，全部以三价铁离子（Fe^{3+}）形式与 TRF 结合。测定血清铁有许多方法，主要采用比色法，比色法的原理是：样品中加入强还原剂（如肼、抗坏血酸、巯基乙酸、羟胺等），将 Fe^{3+} 还原为 Fe^{2+}，再用一种亚铁离子络合发色剂显色，进行比色测定。最常用的络合发色剂有亚铁嗪、二氮杂菲、三吡啶基三嗪。血清铁亦可用原子吸收法测定，吸收谱线为 248.3nm。由于血清铁浓度很低，用直接火焰法测定有一定困难，一般多用无火焰石墨炉法测定。

血清铁测定的同时要做总铁结合力（TIBC）测定，并计算铁饱和度。血清铁与 TRF 结合后被转运至人体组织，血清中的 TRF 只有一部分被铁结合，而未被铁结合的这部分 TRF 所能结合铁的量称未饱和铁结合力（UIBC）；当血清 TRF 全部被饱和后，其结合铁的量就是总铁结合力。大多数比色法测定 TIBC 是通过首先加入过量的高铁化合物使 TRF 饱和，剩余的未与 TRF 结合的铁，加轻质碳酸镁吸附除去，然后，再按测定总血清铁的方法测定饱和 TRF 的铁总量，即 TIBC。目前已建立测定 UIBC 的自动化方法，再计算 TIBC 和铁饱和度。

六、肝肾功能其他指标测定

1. 血清总胆红素和结合胆红素测定

胆红素（BIL）在血清中有 3 种存在形式，分别为未结合（游离）胆红素（IBIL）、结合胆红素（DBIL）和共价结合于 ALB 的胆红素。DBIL 和共价结合于 ALB 的胆红素在水溶液中溶解度较好，能直接与重氮试剂迅速反应，故又称为直接反应胆红素。IBIL 因在水溶液中的溶解度极低，因而需要加入加速剂才能与重氮试剂迅速反应，故又称为间接反应胆红素。在加速剂存在的情况下，所有的胆红素都参与反应，其测定结果称为总胆红素（TBIL）。根据 TBIL 和直接胆红素（DBIL），可以计算出 IBIL。

血清 TBIL 及 DBIL 测定，按方法类型可分为：重氮试剂法、胆红素氧化法、高效液相色谱法、导数分光光度法、经皮胆红素测定法以及直接分光光度法等。重氮试剂法应用最早，改良的 J-G 法克服了 Hb 和血浆蛋白浊度等干扰，测定结果可与 HPLC 参考方法结果相符，至今仍在实验室普遍应用。胆红素化学氧化法由钒酸盐法发展而来，目前又有亚硝酸盐氧化法，反应条件温和，适合自动分析。胆红素氧化酶法测定特异性好，精密度和灵敏度都能很好地满足实验室的要求，既可以手工操作，也适合自动分析，但因试剂成本较高未能在实验室广泛应用。高效液相色谱法有希望成为 BIL 测定的参考方法，但仪器昂贵，技术要求高，不适合在实验室广泛使用。

2. 胆汁酸测定

胆汁酸（TBA）测定有层析法、免疫法和酶法等，其中以酶法测定应用最广。酶法又可分为酶荧光法、酶比色法和酶循环法。酶荧光法需用特殊仪器，很少用于实验室测定。酶比色法可用手工操作，亦可用自动分析，应用较广。近年发展的酶循环法灵敏度高、特异性好、操作简便迅速，是目前实验室应用最广的常规方法。

3. 尿素测定

尿素（urea）的测定方法有化学法和酶法。化学法利用尿素与某些化学试剂直接反应后形成有色化合物，进行比色测定。化学法中有代表性的是二乙酰一肟法，是唯一的直接化学分析尿素的方法，目前基本已被淘汰。酶法测定尿素的方法是间接方法，它用尿素酶使尿素水解产生氨，然后通过测定氨的产量换算成尿素含量。早期的酶法称脲酶波氏（Berthelot）比色法，是一种适合于手工分析的酶法。适合自动分析的偶联谷氨酸脱氢酶（GLDH）的酶法是目前被广泛采用的方法。

4. 肌酐测定

肌酐（Cr）是肌酸代谢的终末产物。肌酐经肾小球滤过后，不被肾小管重吸收，通过尿液排出。血清 Cr 及其清除率的测定是评价肾小球滤过功能的指标。实验室测定 Cr 的主流方法有化学法和酶法两大类。化学法以苦味酸法（Jaffe 法）为代表，适合自动分析的苦味酸速率法，反应微量化且速度快，试剂成本低，曾是最常用的测定 Cr 的方法，至今仍有不少实验室在使用。酶法主要有肌酐脱亚胺酶和肌酐氨基水解酶法两种，通过偶联工具酶测定肌酐酶解后的产物，是适合自动分析的方法，消除了苦味酸速率法对仪器的污染，目前大多采用后者。

5. 内生肌酐清除值测定

收集 24h 尿液，并加入 4～5ml 甲苯防腐。在收集尿液的中期采集血样 2～3ml，与 24h 尿同时检测。对收集的尿样及血样进行肌酐测定。24h 内生肌酐清除值（ml/min）=［尿肌酐（μmol/L）×24h 尿量（L）×1000］÷［血浆肌酐（μmol/L）×1440min］。

由于个体肾脏的大小不尽相同，因此每分钟尿液滤过量存在差异，为排除这种个体间生理差异，尚需根据个体体表面积进行校正。校正公式为：校正清除值=（实际清除值×1.73m^2）/动物体表面积（式中 1.73m^2 为标准体表面积）。

6. 尿酸测定

尿酸（UA）是嘌呤代谢的终末产物，主要通过肾脏排泄。UA 的测定方法主要有磷钨酸法、尿酸酶法和色谱分析法。磷钨酸法利用 UA 在碱性环境下具有还原性，使磷钨酸还原生成蓝色的钨蓝，可比色测定，此法特异性不高，灵敏度较低，目前较少使用。利用尿酸酶的 UA 测定法包括氧电极法、偶联过氧化物酶（POD）比色法、偶联过氧化氢酶（CAT）比色法和醛脱氢酶（FADH）紫外吸收法、偶联 CAT 及 FADH 的 formazan 法和固相酶法等。其中尿酸酶-过氧化物酶偶联法是最常采用的方法。色谱分析法包括高效液相色谱-电化学检测法、反相高效液相色谱法和气相色谱-质谱分析法，其中反相高效液相色谱法可能发展为参考方法。

第六节 尿液检测与分析

尿液是人体代谢最重要的排泄物，多种疾病均可导致尿液成分的改变。通过检测尿中排出的代谢产物及异常物质可以了解泌尿系统的生理功能、病理变化，可以间接反映全身多脏器及系统的功能。

尿液常规检测是判断肾脏情况最常用的检查，尿液常规检测包括葡萄糖、胆红素、酮体、相对密度、pH 值、蛋白质、尿胆原、亚硝酸盐、红细胞、白细胞和维生素 C。全自动尿液分析仪采用球面积分仪接收双波长反射光的方式测定试剂带上的颜色变化进行半定量测定。反射光被球面积分仪接收，球面积分仪的光电管被反射的双波长光（通过滤片的测定光和一束参考光）照射，各波长的选择由检测项目决定。将液体样品直接加到已固化不同试剂的多联试剂带上，将多联试剂带置于全自动尿液分析仪比色进样槽上，各模块依次受到仪器光源照射并产生不同的反射光，仪器接收不同强度的光信号后将其转换为相应的电信号，再经微处理器计算出各测试项目的反射率，然后与标准曲线比较后校正为测定值，最后以定性或半定量方式给出检测结果。

尿液生化检测是通过全自动生化分析仪根据光电比色原理进行定量测定，包括尿糖、尿液总蛋白、尿液特定蛋白、尿素、尿肌酐等指标。

一、一般性状检查

尿液一般性状包括颜色、透明度和尿量。

1. 颜色

尿液颜色取决于尿色素如尿黄素、尿红素以及尿胆原、卟啉等的含量。尿色素由肾脏产生，且排泄量恒定，所以尿液颜色深浅基本上与尿液比重平行。

正常尿液为淡黄色。大量饮水后尿量增多时，由于尿液稀释，其颜色偏淡或趋于无色；少尿或尿液浓缩时，则可呈深黄色或浓茶色，但某些药物及食物可影响尿液颜色。

病理状况下，尿液颜色可呈黄褐色、红色、乳白色等改变。尿色淡如水者见于稀释尿或尿崩症、肾萎缩、多囊肾和糖尿病；尿色深黄而带绿褐色者见于胆红素尿；淡红、红褐色且浑浊者见于血尿；酱油色而透明者见于血红蛋白尿、肌红蛋白尿和卟啉尿；乳白色见于乳糜尿、脓尿、脂肪尿及大量盐类（如磷酸盐、尿酸盐、碳酸盐等）结晶尿。

2. 透明度

尿液透明度一般分为透明、微浊、浑浊、明显浑浊和乳糜状等。

正常尿液清晰、透明，放置后可见云雾状浑浊或微量絮状沉淀，女性尿液更为明显。尿液中含有较多无机盐类结晶、药物、红细胞、白细胞、脓细胞、管型、脂肪等时，尿液浊度可发生改变。

浑浊尿液经加温变透明者为尿酸盐结晶引起；一般盐类引起浑浊者经过滤可滤去，不能滤去者可能为细菌尿、脂肪尿或乳糜尿；浑浊尿加 3% 醋酸溶液而变清者为磷酸盐结晶，如同时产生大量气泡，则为碳酸盐结晶；浑浊尿加 10% 盐酸溶液可使磷酸盐及草酸盐溶解，从而尿液变澄清；浑浊尿加 10% 氢氧化钠溶液后，尿液呈凝胶状者为脓尿；乳白色浑浊尿液加乙醇、乙醚，经振荡混合，离心沉淀，尿液呈透明者为脂肪尿或乳糜尿。

3. 尿量

尿量的多少取决于机体摄入水量及其他途径排出水量。但就肾脏而言，尿量的多少取决于肾小球的滤过率及肾小管的重吸收能力。病理性多尿常见于精神神经疾患、内分泌和代谢性疾病、肾脏疾病等。病理性少尿常见于肾前性、肾性或肾后性疾病等。病理性尿闭常见于尿路梗阻、极严重的坏死性肾乳头炎、失代偿期肾脏病变、急性肾炎、急性肾衰竭、急性血管内溶血。

二、尿液常规的检测

1. 尿糖

在有氧条件下，Glu 被葡萄糖氧化酶氧化成葡糖醛酸和过氧化氢，过氧化氢在过氧化物酶的催化下释放出初生态氧，使色原邻甲联苯胺（或碘化钾）呈现不同的颜色变化，其颜色深浅与尿液中 Glu 含量有关。尿糖检测范围：微量（±）约 5.6mmol/L，弱阳性（+）约 13.8mmol/L，阳性（++）约 27.8mmol/L，强阳性（+++）约 55.5mmol/L，最强阳性（++++）约 111mmol/L。

2. 尿胆红素

胆红素（BIL）主要来源于衰老红细胞中 Hb 的分解产物，入血液后结合在血浆 ALB 上运输，称间接胆红素（IBIL），由于其为脂溶性，难溶于水而不能从肾脏排出。IBIL 进入肝脏后，与葡糖醛酸结合成脂型葡糖醛酸苷，称直接胆红素（DBIL）。DBIL 可溶于水，能从肾脏排出。因此，尿液 BIL 检测仅反映 DBIL 水平，而与 IBIL 无关。BIL 检测多数采用重氮反应法原理，在强酸介质中，BIL 与重氮化的双氯苯胺偶联，形成紫红色的重氮色素，其颜色深浅与尿中 BIL 浓度有关。尿 BIL 检测范围：弱阳性（+）约 8.6μmol/L，阳性（++）约 17.1μmol/L，强阳性（+++）约 51.3μmol/L。尿液 BIL 阳性见于阻塞性黄疸、肝细胞性黄疸、病毒性（或中毒性）肝炎、肝硬化以及其他肝病。

3. 尿酮体

酮体（KET）是脂肪酸分解代谢过程中的产物，包括乙酰乙酸、丙酮和 β-羟丁酸。脂肪酸经过一系列 β 氧化后产生乙酰辅酶 A，在肝脏内两分子乙酰辅酶 A 可缩合成乙酰乙酸，后者可以被还原成 β-羟丁酸或脱羧成丙酮。在碱性条件下，亚硝基铁氰化钠与尿液中乙酰乙酸作用，产生紫色反应，其颜色深浅与 KET 含量有关。KET 检测范围：微量（±）约 0.9mmol/L，弱阳性（+）约 1.7mmol/L，阳性（++）约 8.6mmol/L，强阳性（+++）约 17.2mmol/L。

4. 尿液相对密度

尿液相对密度检测是了解肾脏浓缩功能的一项简易指标。高分子电解质共聚体的解离常数随尿液离子浓度变化而变化，离子浓度越高，其酸性基团（H^+）解离越多，H^+可与酸碱指示剂反应，通过溴麝香草酚蓝的颜色改变，显示尿液的相对密度值。尿液中离子浓度较低时，呈蓝绿色，离子浓度升高则转向黄绿色。病理状态下，尿液相对密度随尿液中所含的溶质成分而改变。尿液相对密度增高见于急性肾炎、糖尿病、蛋白尿、高热等。尿液相对密度降低见于慢性肾炎、尿崩症、原发性醛固酮增多症及肾功能不全多尿期。慢性尿崩症时，由于尿量极大，尿液外观如水，相对密度极低，几乎等于 1。

5. 尿 pH 值

尿 pH 值主要取决于尿中磷酸氢二钠和磷酸二氢钠的相对含量，并受饮食情况的影响。动物进食后，由于胃黏膜分泌大量盐酸以助消化，此时尿 pH 值会一过性升高。将甲基红（pH 值为 4.6~6.2）和溴麝香草酚蓝（pH 值为 6.0~7.6）适量配合，组成复合型指示剂，呈色范围为 4.5~9.0（橘黄色至蓝色），其颜色变化与尿 pH 值有关。尿 pH 值的检测范围为 5~9，每隔 0.5 个单位递增。

6. 尿蛋白质

尿液中蛋白质阳离子基团（ALB）与指示剂四溴酚蓝（或四氯酚四溴酚酞）阴离子基团结合，导致指示剂进一步电离，从而产生颜色变化，其颜色变化与尿液蛋白质含量有关。尿蛋白质检测范围：弱阳性（+）约 0.3g/L，阳性（++）约 1.0g/L，强阳性（+++）约 3.0g/L，最强阳性（++++）约 10.0g/L。

7. 尿胆原

尿胆原（UBG）主要来自 BIL 的分解。生理情况下经肠道细菌分解形成的胆素原族化合物，绝大部分随粪便排出，有 10%~20%进入肠肝循环，其中仅有极少部分进入体循环后，随尿排出。故正常尿液中只含少量 UBG（3~16μmol/L）。UBG 检测采用 Ehrlich 醛反应原理，UBG 在酸性环境中与对二甲氨基苯甲醛反应，形成红色化合物，其颜色深浅与 UBG 含量有关，UBG 检测敏感度为 3.0μmol/L。除 Ehrlich 醛法外，还可采用重氮法检测 UBG，利用 UBG 在酸性环境中与 4-甲氧基苯-重氮-四氟化硼酸盐反应，形成重氮色素，其颜色深浅与 UBG 含量有关，重氮法的敏感度为 4mg/L（约 7μmol/L）。UBG 浓度增高见于溶血性及肝细胞性黄疸，阻塞性黄疸 UBG 试验呈阴性。

8. 尿亚硝酸盐

某些革兰阴性杆菌能将尿液中硝酸盐还原为亚硝酸盐（NIT），NIT 在酸性条件下与对氨基苯砷酸（或对氨基苯磺酰胺）结合，形成重氮化合物，重氮化合物与萘基乙二胺（或 1，2，3，4-四氢苯喹啉-3-酚）偶联，产生粉红色重氮色素，其颜色变化与细菌数量无关，但阳性结果表明菌落计数$>10^5$ 个/ml。尿液 NIT 阳性见于肠杆菌科细菌引起的尿路感染如膀胱炎、肾盂肾炎等。

9. 尿红细胞

红细胞内 Hb 含有亚铁血红素基团，具有过氧化物酶样活性，可催化过氧化氢释放初生态氧，使色原邻甲联苯胺（或四甲基联苯胺）呈蓝色反应，其颜色深浅与 Hb 含量有关。尿红细胞检测范围：弱阳性（+）5~10 个红细胞/μl，阳性（++）50 个红细胞/μl，强阳性（+++）250 个红细胞/μl。

10. 尿白细胞

中性粒细胞内含有特异性酯酶，而淋巴细胞、单核细胞无此酶。尿中中性粒细胞特异性酯酶能水解吲哚酚酯，并与重氮盐偶联形成紫色缩合物，其颜色深浅与中性粒细胞数量有关。不同试剂组成，其检测敏感度和检出范围也不相同。如氧化醋酸 AS-D 萘酚、重氮盐法和吡咯氨基酸酯、重氮盐法的检测范围：微量（±）约 15 个白细胞/μl，弱阳性（+）约 70 个白细胞/μl，阳性（++）约 125 个白细胞/μl，强阳性（+++）约 500 个白细胞/μl。而吲哚酚羧基酚酯、重氮盐法检测范围：弱阳性（+）约 25 个白细胞/μl，阳性（++）约 100 个白细胞/μl，强阳性（+++）约 500 个白细胞/μl。氧化醋酸 AS-D 萘酚、2-氯-4-苯甲酰胺-5-甲基、苯基氯化重氮苯法检测范围：弱阳性（+）约 25 个白细胞/μl，阳性（++）约 75 个白细胞/μl，强阳性（+++）约 500 个白细胞/μl。尿液白细胞阳性见于尿路感染如尿道炎、膀胱炎、肾盂肾炎以及肾结核、肾肿瘤并发感染等。

11. 维生素 C

维生素 C（即抗坏血酸）具有 1, 2-烯二醇还原性基团，在酸性条件下能将 2, 6-二氯靛酚还原成为 2, 6-二氯二对酚胺，颜色由粉红色转变成无色，其颜色变化与维生素 C 含量有关。维生素 C 检测浓度范围：弱阳性（+）为 100mg/L（0.56mmol/L），阳性（++）为 250mg/L（1.40mmol/L），强阳性（+++）为 500mg/L（2.80mmol/L）。

三、尿液生化的检测

1. 尿糖

尿 Glu 来源与血 Glu 有关，血 Glu 浓度超过 8.88mmol/L（肾糖阈）时，尿液中出现 Glu。在碱性条件下，Glu 主要以烯二醇的形式存在，具有很强的还原性，可还原 Cu^{2+} 为 Cu^+，由此发展改良而成的班氏（Bene-dict）铜还原法至今仍被用于尿液 Glu 半定量分析。尿液 Glu 定量方法采用酶法。

2. 尿液总蛋白

测定尿液总蛋白（UTP）的方法应具有足够的检测灵敏度和较好的抗干扰特异性，还要兼管尿液中不同蛋白质（主要对 ALB 与球蛋白而言）的反应性。UTP 定量目前常用的方法有：比浊法、染料结合法和双缩脲比色法三大类。邻苯三酚红钼法有较高的灵敏度，呈色稳定，能自动化分析，因此被许多实验室采用。双缩脲比色法是测定 UTP 的参考方法。

3. 尿液特定蛋白

尿液中的 UTP，其组成的蛋白质种类至少可达数十种之多，其中有些蛋白质逐渐被确定而且开始应用于实验室。目前能在尿液中检测的蛋白质有：ALB、β_2-MG、α_1-微球蛋白（α_1-MG）、视黄醇结合蛋白（RBP）、TRF、α_2-MG、免疫球蛋白及其轻链等。习惯上将这些蛋白质统称为"特定蛋白"，多数用来作为肾脏（功能）受损的标志物，并根据不同蛋白质的分子大小，进一步可以区分引起蛋白尿肾脏损害的部位与损伤的程度。

尿液中蛋白质含量较低，一般采用敏感特异的免疫化学方法测定。针对某种蛋白质的抗体（单克隆或多克隆抗体）保证了检测物质的特异性；结合特殊的标记物和信号检测系统，使检测的灵敏度可达到纳克级水平。

蛋白尿是肾病的早期征兆，是反映肾小球毛细血管壁通透性的指标。当尿液 ALB 浓度在 30～300mg/24h（或 20～200mg/L）时，用常规方法检测尿液蛋白仍为阴性。当尿常规试纸条检测蛋白为阳性时，此时 ALB 浓度已大于 200mg/L，称为大量白蛋白尿。早期检测 mALB 是监测肾脏病变的有效方法，尤其对糖尿病肾病的早期诊断具有重要价值。当 ALB＞300mg/24h 时，糖尿病肾病的预后较差。

4. 尿素

尿素（urea）是指测定 24h 尿液中尿素的浓度。尿素是体内氨基酸分解代谢的终末产物。氨基酸首先经脱氨基作用生成氨，而肝细胞可以使氨生成尿素，所以肝脏是生成尿素的最主要器官。尿素主要由肾脏排泄，尿素从肾小球滤过后在各段小管均可重吸收。尿素浓度受蛋白质分解速度、食物中蛋白质摄取量和肾的排泄功能影响。尿素的检测方法有两种。一种是酶偶联速率法，尿素在脲酶催化下水解生成氨和二氧化碳，氨在 α-酮戊二酸和还原型辅酶Ⅰ存在下，经谷氨酸脱氢酶催化生成谷氨酸，同时还原型辅酶Ⅰ被氧化成氧化型辅酶Ⅰ，还原型辅酶Ⅰ在 340nm 处有吸收，其吸光度下降速率与待测样品中尿素含量成正比。另一种是二乙酰一肟法，利用的是二乙酰与尿素形成二嗪衍生物的有色复合物的显色反应。由于二乙酰本身不稳定，所以由试剂中二乙酰一肟与强酸作用产生二乙酰。

尿素增高见于肾衰竭、心功能不全、肾动脉硬化、慢性肾炎、肾结核、慢性肾盂肾炎、肾肿瘤晚期等情况。肾前性或肾后性因素引起尿量显著减少或尿闭，如腹泻引起的脱水、水肿、剧烈呕吐、腹水、循环功能衰竭，以及尿路结石、前列腺肥大、肿瘤等引起的尿路梗阻，也可导致尿素增高。此外，体内蛋白质分解过多，如大手术以后、大面积烧伤、甲状腺功能亢进、上消化道出血及急性传染病等，也可导致尿素增高。尿素降低可见于严重肝病。

5. 尿肌酐

尿肌酐（UCr）主要来自血液，经由肾小球滤过后随尿液排出体外，肾小管基本不吸收且排出很少。UCr 是指测定 24h 尿液中肌酐的浓度。Cr 是人体肌肉代谢的产物，包括外源性和内源性两种。外源性 Cr 是肉类食物在体内代谢后的产物；内源性 Cr 是体内肌肉组织代谢的产物。UCr 主要通过肾小球滤过排出体外，不再被重吸收。UCr 浓度的变化与日间饮食有关，UCr 的排泄在 24h 内有很大变化，故 UCr 的测定需要留取 24h 的全部尿液。24h UCr 测定会受到很多因素的干扰，如经过 24h 的放置、留取方法不当、环境因素等。24h UCr 可以辅助诊断很多临床疾病，如 UTP/Cr 比值可以帮助诊断糖尿病早期肾损害；尿 AMY/UCr 比值可以辅助诊断急性胰腺炎；24h UCr 与 Cr 同时检测，可计算出 24h 肌酐清除率。肌酐清除率是用于评估肾小球滤过率的主要指标之一，为急性肾病、慢性肾病的诊断、检测和预后提供科学的依据。

第七节　血液学和血尿生化检测的质量控制

一、血液学的质量控制要求

1. 仪器性能要求和维护

在仪器装机后、校准前都应对仪器的性能进行验证。血液分析仪性能验证主要包括仪器精密度、准确性、携带污染率、线性范围、仪器空白等；凝血分析仪性能验证主要包括仪器精密度、准确性、携带污染率、可报告范围等。仪器应有详细的维护计划，按时执行并记录。

2. 分析系统需具有完整性、有效性和适用性

血液分析仪、凝血分析仪的试剂、校准品、质控品、消耗品宜配套使用，使用非配套分析系统时应按照 CLSI EP9-A2 的要求与配套系统的结果进行比对，以验证分析系统的有效性和适用性。试剂批号改变时应与原试剂进行性能比对。

3. 室内质量控制要求

（1）质控品的浓度　至少使用 2 个浓度水平（正常和异常水平）的质控品。

（2）质控项目　所有检测项目均需开展室内质量控制。

（3）质控频度　检测当天至少 1 次。

（4）质量控制的内容　作为规范的实验室管理的重要组成部分，必须建立和健全相应的质量管理规章制度，包括质量控制方案的制定、质控结果的及时审核、失控结果的处理、质控管理人员的职责和质控操作人员的职责及相应培训。

4. 室间质量评价要求

1）实验室要求采用相同的检测系统及检测程序检测质控标本与检测标本，室间质量评价活动要求由从事常规工作的人员执行。

2）对于可能出现的室间质量评价结果失控的情况，应充分研究不合格结果，以最大限度地提供分析并纠正问题的机会。

3）对于卫健委临检中心或省临检中心提供室间质量评价的项目，实验室应对照本室已开展项目尽最大努力参加。

二、血常规常用的室内质量控制方法

血液学室内质量控制最常用的方法是 Levey-Jennings 质控图法（单一浓度水平）。也可用将不同浓度水平绘制在同一图形上的 Z-分数图（2 个或多个浓度水平）。可合并使用数据的分析进行质量控制，作为很好的补充手段。

利用购买的质控品进行质量控制有时也存在一些局限性，例如，价格昂贵，限制了使用；质控品有一定使用期限，性质不稳定，容易变质；某些质控品与实验室实际检测的标本有一定区别，不能完全反映标本的质量特征；只能监测分析中的质量，而对分析前，即标本的采集、标记、运输、保存和处理等环节起不到监控作用。所以，检测时应当采取一些使用动物样本检测数据的质量控制方法作为补充，血常规检查常用的有以下一些：

1. 浮动均值法

浮动均值法又称 XB 分析和 Bull 计算法。原理是鉴于血液 RBC 可因稀释、浓缩、病理性或技术性因素而有明显的波动，但是每个 RBC 的体积、Hb 含量变化很小。所以，可以

通过监测 MCV、MCH、MCHC 的均值变化来进行质控，不仅可以监测 RBC，也可以连带监测 WBC 甚至 PLT。常以 20 个数据的均值作为一个数据点。

2. 差值检查法（Delta 法）

对某一个具体的检测来说，如果检测系统稳定，则连续检查数次，结果应当基本一致，也就是说它们之间的差值，即 Delta 值应当很小。如果 Delta 值很大并超过预先规定的界限，则表明存在以下三种情况：①标本的检测结果确实有了变化；②标本标记错误；③计算 Delta 值的两结果值之一有误差。

3. 双份质控法

每份标本做 2 次测定，每天至少连续测定 10 份标本，按公式计算标准差（s）和变异系数值。要求变异系数越小越好，而且每双份测定值之差不能超过 $2s$，否则提示检测结果不精确，应当纠正。

三、血液学项目的溯源及校准

（一）血常规溯源现状

检查结果准确，具有跨时间的可比性，是检验医学一直追求的工作目标，但检验普遍采用的仪器不同，其方法学、试剂均不同，不可能也不应该要求各级实验室统一用一种方法进行检测，而实现检查结果准确性和可比性的重要手段是建立和保证检查结果的计量学溯源性，其过程可称为量值溯源。

量值溯源的理想状况是可溯源至国际单位制（SI）单位，目前，多数的检查项目无法溯源至 SI 单位，在这种情况下，校准应通过建立对适当测量标准的溯源来提供测量的准确度。与血常规相关的溯源现状如下：

1）血细胞分析中的 WBC、RBC、HCT 血小板计数有国际血液学标准委员会约定的参考测量程序，没有国际约定校准品，制造商通过该参考测量程序定值工作校准品，再通过制造商设定的测量程序生产制造商的校准物产品，提供给配套的实验室用户，进行仪器校准，提供检查结果的可溯源性至国际约定的参考测量程序。应当注意的是，该类校准品在不同厂商仪器间并不通用。

2）分光光度计测量血液中的 Hb 氰化衍生物有欧共体标准局提供的国际约定标准品，Hb 的分光光度计检测有国际血液学标准委员会约定的参考测量程序。

3）对于 MCV、平均红细胞 Hb 量、平均红细胞 Hb 浓度等计算值，由于 RBC、Hb 浓度检测，HCT 有公认的参考测量程序，可通过 RBC、Hb 浓度检测，HCT 的溯源性进行比对。

4）血凝检测中，某些凝血因子也是有国际约定的参考测量程序的，但无国际约定的校准品，厂家提供相应的校准品，但该类校准品只适用于特定仪器，因仪器或方法学不同而不能通用。

5）有些检测如Ⅶ因子、Fbg、抗凝血酶有 WHO 的国际标准，但是其评价方法和参考方法都取决于所使用的方法学、其他凝血因子的浓度和抗凝物质的存在情况。当 WHO

标准可用时，合适的 WHO 标准或者用 WHO 标准校准的质控血浆都应该用于验证检测结果。

6）纤维蛋白降解产物（D-二聚体）没有约定的参考测量程序，没有国际约定校准品，只能溯源到制造商选定测量程序。

血常规项目由制造商或供应商提供校准品的，制造商或供应商应为实验室提供有关试剂、程序或检验系统溯源性的声明文件。

（二）仪器校准

校准品不同于质控物，不能用质控物的值来替代校准品的值。

1. 血液分析仪的校准要求

1）需对每一台仪器进行校准。

2）同一台仪器使用不同的吸样模式时，应分别进行校准。

3）实验室应把校准程序写成文件，指导仪器校准。

4）仪器至少每半年进行一次校准。

5）使用配套检测系统的实验室可使用制造商配套的校准品或者使用校准实验室提供的新鲜血，要求定值溯源至参考方法。使用非配套检测系统的实验室，只能使用校准实验室提供的新鲜血进行校准。

6）血液分析仪校准项目为 WBC、RBC、Hb、PLT、HCV、MCV。

7）校准品的判定：如果是从冰箱内取出校准品，应在室温（18~25℃）条件下放置约 15min，使其温度恢复至室温。再轻轻反复颠倒混匀，并置于两手间慢慢搓动，以充分混匀。

2. 血凝分析仪的校准要求

1）应对仪器的光路、温度进行校准。

2）检测项目应该有一个校正曲线以校正报告单元的形式报告。用于建立曲线的血浆应该溯源到标准血浆，如 WHO 和 NISBC 标准。每个校正曲线都应该有多个（至少 3 个）稀释度的血浆通过与处理标本相似的方法检测所得。校正曲线的稳定时间被认为和质控物质在建立的范围内一样长。有必要根据仪器进行周期性校正。改变试剂、仪器或者失控则要重新校正。

3）对能提供与仪器相应的校准品的项目，应进行项目校准。

四、血液学的室间质量评价

室间质量评价（EQA）是多家实验室分析同一标本并由外部独立机构收集和反馈实验室上报的结果，依此评价实验室操作的过程。要求实验室采用相同的检测系统及检测程序检测质控标本与检测标本，室间质量评价活动需由从事常规检测工作的人员执行，实验室间在规定回报 EQA 结果日期前不得进行标本结果的交流，也不能将 EQA 标本或标本的一部分送到其他实验室进行分析。当质量评价的组织机构未能提供检测项目的 EQA 时，实验室需制定对该检测项目结果进行比对和确认的方法，例如，与其他实验室交换标本和（或）

用已知结果的标本进行盲样检查。进行 EQA 标本检测或室间比对时，必须将处理、准备、方法、审核、检查的每一步骤和结果的报告文件化，实验室负责人审校并签字，记录至少保留两年。细胞形态学 EQA 用已确诊的血或骨髓细胞彩图以识别单个细胞为主要内容进行室间质评，反馈结果时告知参考答案及中靶与否，要求参加者核对与校正自己的实验结果，进一步提高诊断水平。

EQA 失败的原因可以归纳为：

1）检测仪器未校准及有效维护。

2）未做室内质控或室内质控失控。

3）试剂质量不稳定。

4）实验室人员的能力不能满足要求。

5）上报的检测结果计算或抄写错误。

6）EQA 样品处理不当。

7）EQA 样品存在质量问题。

实验室必须制订相应的"室间质量评价成绩不及格的处理程序"，以表明作为实验室的最高管理者对此的重视程度。"室间质量评价成绩不及格的处理程序"中行政管理部分就是要求所在实验室找出不及格的原因，并在下次 EQA 中真正改进。

第八章

实验动物分子生物学实验技术与方法

随着生命科学的不断发展，人们对生物体的认知已经逐渐深入到微观水平。从单个的生物体到器官到组织到细胞，再从细胞结构到核酸和蛋白质的分子水平，人们意识到可以通过检测分子水平的线性结构（核酸序列），来横向比较不同物种，同物种不同个体，同个体不同细胞或不同生理（病理）状态的差异。分子生物学是从分子水平研究生物大分子的结构与功能从而阐明生命现象本质的科学，主要致力于对细胞中不同系统之间相互作用的理解，包括 DNA，RNA 和蛋白质生物合成之间的关系，以及了解它们之间的相互作用是如何被调控的。分子生物学技术可应用于疾病的研究和病原体的检测，为生物学和医学的各个领域，提供了一个强有力的技术平台。

第一节　核酸提取分离技术

细胞内的核酸包括脱氧核糖核酸（DNA）与核糖核酸（RNA）两种分子，均与蛋白质结合成核蛋白。DNA 与蛋白质结合成脱氧核糖核蛋白（DNP），RNA 与蛋白质结合成核糖核蛋白（RNP）。DNA、RNA 和蛋白质是三种重要的生物大分子，是生命现象的分子基础。DNA 的遗传信息决定生命的主要性状，RNA 是由核糖核苷酸经磷酯键缩合而成的长链状分子。其中真核生物的 DNA 又有染色体 DNA 与细胞器 DNA 之分。前者位于细胞核内，约占 95%，为双链线性分子；后者存在于线粒体或叶绿体等细胞器内，约占 5%，为双链环状分子。除此之外，在原核生物中还有双链环状的质粒 DNA；在非细胞型的病毒颗粒内，DNA 的存在形式多种多样，有双链环状、单链环状、双链线状和单链线状之分。DNA 分子的总长度在不同生物间差异很大，一般随生物的进化程度增长。相对来讲，RNA 分子比DNA 分子要小得多。由于 RNA 的功能具有多样性，RNA 的种类、大小和结构都较 DNA多样化。DNA 与 RNA 性质上的差异决定了两者的最适分离与纯化条件不同。

一、DNA 的分离提取

DNA 携带有合成 RNA 和蛋白质所必需的遗传信息，是生物体发育和正常运作必不可少的生物大分子。目前应用于 DNA 分离纯化的方法有碱裂解法（酚氯仿法）、高盐沉淀法、离子交换法、硅介质色谱柱法及磁珠分离法等。碱裂解法是最传统的方法，硅介质色谱柱法是目前最常用的方法，磁珠分离法因易实现自动化操作与高通量提取，具有良好的发展前景。

1. 样品准备

（1）动物组织样品　新鲜组织，若不能马上提取，应贮存于–70℃或液氮环境中。

（2）培养的细胞　悬浮生长细胞，1500g，4℃离心10min收集细胞沉淀；单层培养细胞，可用刮棒或胰酶消化后离心收集细胞沉淀。

（3）血液样品　人、猴、牛、兔、大鼠、小鼠等的红细胞无细胞核，鸟、鱼、蛙等的红细胞有细胞核。取50～100μl红细胞无细胞核的血，或5～10μl红细胞有细胞核的血。血液抗凝用柠檬酸抗凝液，新鲜血液按照6∶1加柠檬酸抗凝液，4℃保存数天或–70℃长期贮存。

（4）石蜡包埋的组织样品　甲醛或乙醇固定的组织样品比较适合DNA的抽提，而有交联作用的固定试剂（如锇酸）固定的组织则不适合用于抽提DNA。由于包埋的组织通常已经被固定，通常仅能获得长度小于650bp的DNA。

（5）细菌　需自备溶菌酶，并配制溶菌酶溶液：20mmol/L Tris（pH值为8.0），2mmol/L EDTA，1.2% Triton X-100，20mg/ml溶菌酶。离心收集最多不超过20亿个细菌沉淀，用180μl溶菌酶溶液充分重悬细菌，37℃孵育30min以裂解细菌。

（6）酵母　离心收集最多不超过50万个酵母沉淀，加入600μl酵母裂解液（1mol/L山梨糖醇，100mmol/L EDTA，14mmol/L β-巯基乙醇）重悬，加入200U裂解酵母的酶lyticase，30℃孵育30min。

2. 提取方法

（1）酚抽提法　先用蛋白酶K、SDS破碎细胞，消化蛋白质，然后用酚和酚-氯仿萃取，高速离心后取上清，所得DNA大小为100～150kb。

（2）甲酰胺解聚法　破碎细胞同酚抽提法，然后用高浓度甲酰胺解聚蛋白质与DNA的结合，再透析获得DNA，可得DNA 200kb左右。

（3）玻璃棒缠绕法　用盐酸胍裂解细胞，将裂解物铺于乙醇上，然后用带钩或U型玻璃棒在界面轻搅，DNA沉淀液绕于玻璃棒上，生成DNA约80kb。

（4）异丙醇沉淀法　基本同酚抽提法，用二倍体积异丙醇替代乙醇，可去除小分子RNA（小分子RNA在异丙醇中处于可溶状态）。

（5）表面活性剂快速制备法　用Triton X-100或NP40表面活性剂破碎细胞，然后用蛋白酶K或酚去除蛋白质，乙醇沉淀或透析。

（6）加热法快速制备　100℃加热5min，然后离心后取上清液，可用于PCR反应。

（7）碱变性快速制备　先用NaOH溶液作用20min，再加HCl溶液中和，离心后取上清液，含少量DNA。

二、RNA 的分离提取

RNA种类繁多，如mRNA分子，可以作为模板翻译成蛋白质；rRNA、tRNA等，参与构成细胞器的基本结构；微 RNA 是一类长度在 20～22nt 的小 RNA 分子，可以通过互补配对，结合到 mRNA 上，参与基因调控过程；此外，生物体中还存在大量长链非编码 RNA 分子，它们参与到细胞分化、癌症发生、端粒长度维持等多个生物学过程中。RNA 分子作为中心法则中的重要一员，发挥着重要的作用。

细胞内总 RNA 的制备方法很多，异硫氰酸胍/苯酚/氯仿是比较常用的方法。有现成的总 RNA 提取试剂盒，可快速有效地提取到高质量的总 RNA。Trizol 就是一种新型的总 RNA 抽提试剂，内含异硫氰酸胍等物质，能迅速破碎细胞、抑制细胞释放出的核酸酶。细胞在变性剂异硫氰酸胍的作用下被裂解，同时核糖体上的蛋白质变性，核酸释放。由于在特定 pH 值下溶解度的不同，释放出来的 DNA 和 RNA 分别位于整个体系的中间相和水相，从而得以分离，经有机溶剂抽提、沉淀，得到纯净的 RNA。

动物组织/细胞总 RNA 的提取步骤（Trizol 法）：

1）取新鲜动物组织 0.1～0.2g 置于研钵中，用剪刀剪碎组织，研钵中加入少量液氮，迅速研磨，待组织变软，再加少量液氮，研磨成粉末状，每 100mg 组织加入 1ml Trizol，在冰浴中迅速匀浆 15～30s，以充分研碎组织。然后将细胞悬浮液吸入另一微量离心管中，室温下静置 5min。

2）若为贴壁细胞，培养至预定时间后，彻底弃掉培养液。将 Trizol 试剂直接加在贴壁细胞上，室温放置 10min；若为悬浮培养细胞，则直接离心收集细胞后用 Trizol 重悬、裂解，每 1ml Trizol 大约可裂解 5×10^6 个动物、植物或酵母细胞，或 1×10^7 个细菌菌体。

3）反复吹打裂解组织/细胞，将裂解液移入新管，室温静置 5min，4℃，12 000r/min 离心 10min。

4）将上清转移入新管，按照 Trizol：氯仿等于 5：1 的比例加入氯仿 200μl，用力颠倒充分混匀静置 10min，待其分层后，4℃，12 000r/min 离心 15min。

5）弃去上清液，加入等体积的异丙醇，混合均匀，室温沉淀 15～20min 或放置–20℃沉淀过夜。

6）4℃，12 000r/min 离心 15min，弃上清液，如果 RNA 含量高，能在管底看到乳白色沉淀。

7）用 70%乙醇洗涤白色沉淀，4℃，12 000r/min 离心 15min。

8）弃去上清液。将离心管盖打开放置 2min，挥发乙醇。

9）加入 30～100μl 无 RNase 的超纯水溶解沉淀即总 RNA。

第二节 聚合酶链反应

聚合酶链反应（PCR）是指在 DNA 聚合酶催化下，以亲代 DNA 为模板，以特定引物为延伸起点，通过变性、退火、延伸三步骤循环，在体外复制出与模板 DNA 序列互补的子链 DNA 的过程，能快速特异地在体外扩增任何目的 DNA 片段。在反应中，DNA 产物的生成以指数方式增加，能将极微量的 DNA 成百万倍地扩增。PCR 技术最主要的特点是灵敏度高、特异性强、操作简便。定性相对定量和绝对定量 PCR 技术在生物学和医学中的应用极其广泛。

一、PCR 概述

（一）PCR 技术的基本原理

PCR 是在体外模拟体内 DNA 复制的过程，以拟扩增的 DNA 分子为模板，用 2 个寡核苷酸片段作为引物，分别在拟扩增片段的 DNA 两侧与模板 DNA 链互补结合，提供 3′-OH 末端，在 DNA 聚合酶的作用下，按照半保留复制的机制沿着模板链延伸直至完成新的 DNA 合成，不断重复这一过程，即可使目的 DNA 片段得到扩增。PCR 反应的特异性依赖于与靶序列两端互补的寡核苷酸引物。

（二）PCR 反应体系

PCR 反应体系中包含特异性寡核苷酸引物、DNA 模板、DNA 聚合酶、脱氧核糖核苷三磷酸（dNTP）和含有必需离子的反应缓冲液。

PCR 反应中的寡核苷酸引物至少应含有 18 个与模板序列完全互补的核苷酸，保证扩增反应的特异性。寡核苷酸引物在 PCR 反应中的浓度通常是 $0.1\sim1.0\mu mol/L$。浓度过高会引起模板与引物的错配，影响 PCR 反应的特异性，且形成二聚体的概率也增大。反之，若寡核苷酸引物浓度不足，也会导致 PCR 效率的降低。

用于 PCR 标准缓冲液的主要成分通常有 Tris-HCl、KCl 和 $MgCl_2$，其中 Mg^{2+} 的存在与否至关重要。Mg^{2+} 的最佳浓度为 $1.5\sim2.0mmol/L$。Mg^{2+} 浓度过低会使 DNA 聚合酶活性降低、PCR 产量下降；Mg^{2+} 浓度过高则影响 PCR 反应的特异性。

耐热 DNA 聚合酶在 95℃持续温育仍能保持活性，使得寡核苷酸引物的退火和延伸可以在高温下进行，因此大大减少了引物与模板的错配，提高了扩增反应的特异性和产率。DNA 聚合酶的浓度是影响 PCR 反应的重要因素，不同的 PCR 反应都有最适聚合酶用量。用量过大会导致反应特异性下降，过小则影响产量，$50\mu l$ PCR 反应体系中 *Taq* DNA 聚合酶的用量一般为 $0.5\sim2.5U$。

PCR 反应中所用 dNTP 的浓度取决于扩增片段的长度、$MgCl_2$ 的浓度及引物浓度等反应条件，一般终浓度应在 $50\sim200\mu mol/L$。4 种 dNTP 的摩尔浓度应相等，若任何一种浓度明显不同于其他几种时，会诱发核苷酸的错误掺入，降低新链合成速度。高浓度的 dNTP 也易产生错误碱基的掺入，而浓度过低会降低反应产量。

模板 DNA 既可以是单链 DNA，也可以是双链 DNA。闭环模板 DNA 的扩增效率略低于线状 DNA，因此用质粒作模板时最好先将其线状化。模板 DNA 中不能混有蛋白酶、核酸酶、DNA 聚合酶抑制剂以及能与 DNA 结合的蛋白质等。在一定范围内，PCR 的产量随模板 DNA 浓度的升高而显著增加，但模板浓度过高会导致反应的非特异性增加。为保证反应的特异性，基因组 DNA 作模板时含量可用 $1\mu g$ 左右，质粒 DNA 作模板时用 10ng 左右。

（三）PCR 反应的基本步骤

PCR 反应的基本步骤是在反应管中加入反应缓冲液、dNTP、引物、DNA 模板和 DNA 聚合酶，混匀后加石蜡油封盖液面（目前有些 PCR 仪在无特殊要求时可不用）防止反应液的挥发，然后将反应管置于 PCR 仪中开始变性—退火—延伸循环反应。整个 PCR 反应一般需进行 30 轮左右的循环。

PCR 反应开始时，首先要使双链 DNA 模板解链成为单链，此过程称为变性。模板 DNA 在 95℃左右的高温条件下双螺旋的氢键断裂，双链 DNA 解链成为单链 DNA 并游离于反应液中。

两条寡核苷酸引物在适当温度下，分别依据碱基互补结合在模板 DNA 扩增区域两端，称为退火。此时，DNA 聚合酶便可开始合成新链。由于加入的引物分子数远大于模板 DNA 的分子数，因此引物与模板 DNA 形成复合物的概率远远高于 DNA 分子自身的复性配对。

延伸阶段，在 4 种 dNTP 底物及 Mg^{2+} 存在情况下，DNA 聚合酶在最适作用温度下将单核苷酸按碱基互补配对原则从引物的 3′端掺入，使引物沿 5′→3′方向延伸合成新股 DNA。每一循环的产物再继续作为下一循环的模板。

（四）PCR 反应条件的优化

1. 变性条件的优化

变性温度过高或变性时间过长都会导致 DNA 聚合酶活性的丧失，从而影响 PCR 产物的产量。变性温度过低或变性时间过短则会导致 DNA 模板变性不完全，使引物无法与模板结合，同样会导致 PCR 反应的失败。通常情况下，95℃变性 20~30s 即可使各种 DNA 分子完全变性。

2. 退火条件的优化

引物与模板的退火温度由引物的长度及 GC 含量决定。退火温度一般应比 T_m 值高 3~12℃为最佳，但也可根据实际需要适当降低，通常不应低于 T_m 值 5℃。增加退火温度可减少引物与模板的非特异结合，提高 PCR 反应的特异性；降低退火温度则可增加 PCR 反应的敏感性。退火时间一般为 20~40s，时间过短会导致延伸失败；时间过长则易产生引物二聚体或导致非特异性配对。

3. 延伸条件的优化

延伸温度取决于所用的 DNA 聚合酶的最适温度，通常为 70~75℃。延伸温度要求比较严格，一般不可随意更改。有时延伸温度相差 1℃就可导致 PCR 反应的失败。延伸时间取决于扩增片段的长度和 DNA 聚合酶的特征。不同 DNA 聚合酶的延伸速度有差别，常用的 *Taq* 酶通常扩增 1kb 的片段小于 1min。通常在 *Taq* 酶扩增 PCR 中，目的片段小于 500bp 时，所需延伸时间为 20s；目的片段在 500~1200bp 时，延伸时间需 40s；目的片段大于 1200bp 时，则还需增加延伸时间。另外，还可以 500bp/30s 为基准，根据目的片段的长度计算反应时间。目的片段小于 150bp 时可以省略延伸步骤，因为退火温度下 DNA 聚合酶的活性已足以完成短序列的合成。

4. 循环次数

PCR 反应的循环次数主要取决于模板 DNA 的浓度，一般为 25～35 次，此时 PCR 产物的累积可达到最大值。随着循环次数的增加，一方面由于产物浓度过高，自身发生结合而不与引物结合导致扩增效率的降低；另一方面，随着循环次数的增加，DNA 聚合酶活性下降，引物与 dNTP 浓度也下降，会出现"平台效应"，也容易发生错误掺入，使非特异性产物增加。因此在得到足够产物的前提下应尽量减少循环次数。

5. 增强剂

PCR 反应中加入一定浓度的增强剂，如二甲基亚砜（DMSO）、甘油、非离子去垢剂、甲酰胺和牛血清白蛋白等可提高反应的特异性和产量，有些反应只能在这些辅助剂存在时才能进行。但需要注意的是，这些增强剂浓度过高时，不仅不能提高 PCR 反应的特异性和产量，还会对 PCR 反应产生抑制作用。

6. 热启动 PCR

将 PCR 反应混合物置于低于 T_m 值的温度下时，在极短的时间内即可产生引物二聚体和非特异性配对。热启动 PCR 方法则可以避免这种情况，这种方法是在加入 DNA 聚合酶之前，先将 PCR 反应体系升温至 95℃，预变性 2～5min 后，将仪器设在暂停，在这一高温条件下迅速加入 DNA 聚合酶后再恢复循环。热启动可以防止模板变性不充分，同时还避免了 DNA 聚合酶活性的迅速下降。

（五）PCR 技术的基本类型

1. 反转录-PCR

反转录-PCR（RT-PCR）将 RNA 的反转录反应与 PCR 反应相结合，是使用最广泛的 PCR 技术。首先，以 RNA 为模板，用反转录酶合成 cDNA 链，再以 cDNA 为模板，通过 PCR 扩增合成目的 DNA 片段。RT-PCR 可检测到单个细胞中少于 10 个拷贝的特异 RNA，是目前敏感度最高的 RNA 检测技术，可以用于低丰度的 mRNA 分析，克服了原有的原位杂交、点杂交、RNA 印迹杂交及核酸酶保护实验等 RNA 分析方法的局限。

RT-PCR 的基本步骤包括 RNA 提取、反转录-PCR 反应及反应产物分析三大步。反转录酶催化 RNA 转化成 cDNA。不管是 M-MLV 还是 AMV，在本身的聚合酶活性之外，都具有内源性 RNase H 活性。RNase H 活性同聚合酶活性相互竞争模板或 cDNA 延伸链间形成的杂合链，降解 DNA 复合物中的 mRNA 链。

2. 原位 PCR

直接用细胞涂片或石蜡包埋组织切片在完整细胞中进行 PCR 扩增的方法称原位 PCR。原位 PCR 是利用完整的细胞作为一个微小的反应体系来扩增细胞内的目的片段。在不破坏细胞的前提下，利用一些特定的检测手段来检测细胞内的扩增产物。原位 PCR 既能分辨鉴定带有靶序列的细胞，又能标出靶序列在细胞内的位置，在分子和细胞水平上研究疾病的发病机制和临床过程有重大的实用价值，其特异性和敏感性高于一般的 PCR。

用提取的 DNA 进行 PCR 不能直接说明特定细胞中待扩增序列的拷贝数, 若进行基因定量分析则成本过高, 且由于经过细胞分类及 PCR 等多个步骤会导致材料的丢失及增加错误产生的概率, 而不易获得准确的结果。如果在单个细胞中进行 PCR 扩增, 然后用特异探针进行原位杂交即可检出含该特异序列的细胞。细胞经组织固定处理后, 具有一定的通透性, 一般的 PCR 试剂, 如 *Taq* 酶和引物等可以进入细胞。经原位 PCR 扩增后虽然有少量产物可扩散到细胞外的周围环境中, 但大部分仍留在细胞器中。因此, 利用标记引物在原位进行 PCR, 直接显色, 或者利用特异探针与扩增产物立即杂交, 就可获得较满意的结果。

原位 PCR 的关键步骤是制备细胞。通常用 1%~4% 的多聚甲醛固定细胞, 蛋白酶 K 消化要完全。为了在原位杂交检测扩增产物时能测定细胞数目, PCR 的变性步骤必须不破坏细胞形态。进行原位 PCR 时, 需防止短片段 PCR 扩增产物扩散到细胞外, 在扩增过程中要防止组织干燥, 同时还要保持组织细胞的粘连性。原位 PCR 结合原位杂交的方法特别适用于病理切片中含量较少的靶序列的检测。

3. 反向 PCR

通常的 PCR 扩增是沿着已知序列方向进行的, 若扩增是针对已知序列两侧的未知序列进行的, 则称为反向 PCR。反向 PCR 是用反向的互补引物来扩增两引物以外的未知序列的片段, 也就是说, 这一反应体系不是在一对引物之间而是在引物外侧合成 DNA。将含有已知序列的 DNA 在两侧的未知序列处用合适的限制性内切酶切割成适当大小的片段, 然后用连接酶连接环化, 根据已知序列设计并合成 3' 端和 5' 端引物, 扩增未知序列。也可使用单一内切酶在已知序列处切割使环化 DNA 线性化后再进行 PCR。一般来说, 用线性化 DNA 进行反向 PCR 扩增效率可提高 100 倍。

反向 PCR 技术可用于扩增本来就在核心区旁边的序列, 还可用于制备未知序列探针或测定边侧区域本身的上、下游序列, 并可将已知部分序列的全长 cDNA 进行分子克隆, 建立全长的 DNA 探针。反向 PCR 适用于基因游走、转位因子和已知序列 DNA 旁侧病毒整合位点分析等研究。

4. 定量 PCR

定量 PCR (qPCR) 是目前应用较为普遍的相对定量的 PCR 技术。在 PCR 反应体系中加入荧光基团, 利用荧光信号的积累来实时监测整个 PCR 进程。qPCR 采用专用 PCR 仪, 能够自动在每个循环的特定阶段对反应体系的荧光强度进行检测, 实时地记录荧光强度的改变, 可以做到 PCR 每循环一次就收集一个数据, 建立实时扩增曲线, 准确确定起始 DNA 拷贝数, 从而对样品的浓度进行比较精确地定量。

(六) PCR 技术的实际应用

1. 基因结构分析

PCR 技术能够快速、灵敏地放大被测试的目的基因, 所以可用于鉴定由基因缺失、突变、转位等基因结构异常及外源基因侵入 (如病毒感染) 所引起的各种疾病。PCR 技术已广泛地用于遗传病的基因分析、产前诊断、传染病病原体检测、癌基因临床分析等方面。

PCR 结合分子杂交等分析方法可进一步提高检测的灵敏度和准确性。

（1）基因缺失的检测　人类的许多遗传病如肌营养不良、地中海贫血等均是由于特定基因缺失引起的。此外，人类许多肿瘤的形成也与特定基因如抑癌基因 RB 或 p53 的缺失有关。PCR 技术为诊断基因缺失引起的疾病及发病机理的研究提供了简便有效的手段。常用的方法是在基因缺失部位两侧设计一对特异引物，进行 PCR 反应，根据产物长度的大小来判定是否存在基因缺失。

（2）基因突变的检测　DNA 碱基突变可引起肿瘤、遗传病和免疫性疾病等疾病发生，因此，检测 DNA 突变对于临床诊断和研究有重大意义。

（3）基因易位分析　有些疾病中有染色体易位或重排现象的发生，而且这些变化有一定的规律，尤其在白血病患者中。例如，B 细胞淋巴瘤有染色体（14，18）易位，使第 18 号染色体总是与第 14 号染色体上的 6 个免疫球蛋白重链基因的连接片段之一相连接，产生嵌合基因，由于此嵌合基因为肿瘤细胞所特有，所以可作为白血病细胞的标志之一。这些变化用细胞遗传学方法不一定能发现，而应用 PCR 扩增该标志基因，则成为一个高敏感特异的检测 B 细胞淋巴瘤的方法。

（4）外源致病基因的检测　有一些致病病毒目前难以在体外分离培养或培养费时费力，不利于临床早期诊断。PCR 技术则可克服上述困难。根据感染病毒的保守序列设计引物，先用反转录酶以上述组织的 RNA 为模板产生 cDNA，再进行 PCR 扩增，即可检出有无病毒基因的侵入。该法比分子杂交、血清学等诊断方法敏感性更高且操作简便，因此在各种病毒检测和研究中得到大量应用。

2. 基因获取

只要知道目的基因两端的序列，就可通过 RT-PCR 和重组 PCR 等技术进行基因克隆，这不仅省略了通常制备 DNA 片段的烦琐步骤，也避免了进行亚克隆的经典程序。为了保证克隆操作的顺利和克隆后表达的正确性，设计引物时可对其 5′端做一些修饰，增加一段序列（如限制性核酸内切酶的识别位点、启动子序列，或是起始密码子、终止密码子等），经 PCR 扩增后，添加的序列会整合到新合成的产物中，以便于进行下一步的重组克隆以及基因表达。

3. 序列分析

PCR 技术使 DNA 测序大为简化，因此，现在几乎都采用 PCR 法进行序列测定。

PCR 技术除了上述三方面的应用外，还可用来制备高比活性标记探针，利用重组 PCR 可进行基因的人工定位突变和基因表达调控的研究。随着 PCR 技术的不断发展和完善，它的应用领域将不断扩大，显示出这项技术的巨大潜力。

二、PCR 产物的定性和定量检测技术

从传统意义上讲，PCR 检测技术的全过程应为两步：一是 PCR 的扩增，二是扩增后 DNA 片段的检测。对 PCR 扩增片段检测系统的要求是准确、可重复地反映模板的性质和

数量。目前，随着 PCR 技术的发展，PCR 产物的检测手段也在增加，常用方法有以下几种。

1. 琼脂糖凝胶电泳技术

PCR 扩增反应完成之后，必须通过严格的鉴定，才能确定是否真正得到了预期的、准确可靠的特定扩增产物。琼脂糖凝胶电泳是检测 PCR 产物最常用和最简便的方法，它能判断产物的大小，有助于产物的鉴定。琼脂糖凝胶电泳是用琼脂糖作支持介质的一种电泳方法。普通琼脂糖凝胶分离 DNA 的范围为 0.5～10kb，可按所分离 DNA 分子的大小范围选择琼脂糖的浓度，对于分子量较大的样品，一般可采用低浓度的琼脂糖凝胶进行电泳分离；如果 PCR 产物分子量较小，可以采用浓度较高（如 2%）的琼脂糖凝胶。琼脂糖凝胶电泳操作简单，电泳速度快，样品不需事先处理就可以进行电泳。电泳后，用溴化乙锭（EB）染色可以直接在紫外灯下观察到 DNA 条带；用凝胶扫描仪或紫外检测仪可观察、拍照并分析结果。琼脂糖凝胶电泳法一般无法进行精确定量。虽然在电泳的同时加 DNA 分子量标准品（DNA marker）作为对照，以预知 PCR 扩增产物的长度，但条带并不能显示更多的信息，所以是非特异性的方法。

2. qPCR 检测技术

qPCR 通过使用荧光染料或荧光标记的特异性探针，实时在线监控反应过程，结合相应的软件可以对结果进行分析，计算待测样品的初始模板量。qPCR 具有高灵敏性、高精确度、方便省时等特点，可以在短时间内将微量 DNA 扩增到足以监测到的数量级，在相关章节将会展开对 qPCR 方法的详细介绍。

3. 高分辨熔解曲线检测技术

高分辨熔解曲线（HRMC）是仅仅通过荧光 PCR 之后的熔解曲线分析，就能检测 PCR 片段的微小序列差异的方法。每一段 DNA 都有其独特的序列，也就有了独特的熔解曲线形状，应用饱和荧光染料和高分辨的熔解曲线分析技术可精确地对样品的基因型进行分析，精度可达到单碱基差异水平。进行 HRMC 分析时，扩增子的熔解曲线完全取决于 DNA 碱基序列。序列中如有一个碱基发生突变，都会改变 DNA 链的解链温度。该方法的优点是高通量、高灵敏度、闭管检测以防止污染造成的假阳性。此方法对仪器要求较高，但随着拥有精温装置的高分辨熔解曲线仪器的出现，HRMC 技术的普及使用成为可能。

4. 高效液相层析检测技术

高效液相层析具有分离效率高、分析速度快、定量准确等优点，为非特异性 PCR 产物检测法。取数微升反应产物，稀释后注入高效液相层析系统，经 2.5μm 离子交换柱分离后，用紫外检测器进行检测。本法灵敏度和自动化程度高，而且初始模板数和 PCR 产物峰面积之间具有良好的线性关系，但应用不如前几种广泛。

5. 毛细管电泳检测技术

毛细管电泳技术是一类以毛细管为分离通道、以高压直流电场为驱动力，根据样品中各组分之间迁移速度和分配行为上的差异而实现分离的一类液相分离技术，实际上是电泳技术和层析技术的交叉。毛细管电泳具有快速、微量、分辨率高、重复性好及易于定量、易于自动化的特点，从而提供了一种 PCR 产物的自动化检测技术。将毛细管电泳用于单链构象多态性分析（PCR-SSCP）是一种快速、有效的筛选基因点突变的方法。

6. 固相捕获检测系统-PCR 产物的特异性探针捕获检测技术

这是一种将固相捕获与探针杂交相结合的特异性 PCR 产物检测技术。用特异性探针能够特异性检测其 PCR 产物，排除 PCR 产物中存在的非特异性扩增成分的干扰。其基本过程是：①PCR 引物用生物素标记；②进行 PCR 扩增及 PCR 产物的变性；③变性的 PCR 产物被结合到酶标板底的序列特异的寡核苷酸探针上（即固相化探针）；④洗去没有被捕获的扩增子；⑤被杂交和捕获的 PCR 产物与标记辣根过氧化物酶（HRP）的抗生物素蛋白（亲和素）温育结合，加底物显色进行定量。此种基于固相捕获与探针杂交相结合的 PCR 产物检测技术具有灵敏性高和特异性强的特点。

三、定量 PCR 技术

传统 PCR 技术可对特定 DNA 片段进行指数级的扩增，并可以通过凝胶电泳的方法对扩增产物进行定性分析，也可以通过放射性核素掺入标记后的光密度扫描来进行定量分析。无论定性还是定量分析，都属于对 PCR 反应终产物的检测。但很多情况下我们更需要确定的是未经 PCR 信号放大之前的起始模板量。在这种需求下，qPCR 于 1996 年由美国 Applied Biosystems 公司首先推出。由于该技术不仅实现了 PCR 从定性到相对定量的飞跃，而且与常规 PCR 相比，它具有特异性更强、结果准确可靠、自动化程度高等特点。该技术检测方法简单，通用性好，价格相对较低，在分子诊断、分子生物学研究、动植物检疫以及食品安全检测等方面有广泛的应用。

qPCR 是相对定量的 PCR 技术，是目前实验室的常规操作。但低丰度的目标 DNA 分子很难通过扩增检测到，无法满足越来越严格的定量要求。随着第二代测序和单细胞分析等技术的不断发展，人们对核酸定量的兴趣已经达到了前所未有的单分子水平，这导致了数字 PCR 技术的繁荣。DNA 样品分别在独立但相同的分区中进行扩增，每个反应的全或无检测结果均遵循泊松分布。在计算阳性反应的总和后，通过泊松校正，不仅可以得到目标分子的浓度，还可以得到目标分子的绝对数量。因此，数字 PCR 是绝对定量的 PCR 技术。

（一）qPCR 技术

1. qPCR 技术的原理

qPCR 技术依靠荧光标记物和自动化仪器，每次循环都可读出荧光强度，实时监测了反应进程中的 PCR 产物，从而更精确地实现了对模板样品的定量及定性的分析。qPCR 的基础在于反应起始的模板 DNA 量与循环过程的指数期的扩增产物量之间存在着定量关系，利用荧光信号的实时监测和计算，可以反映出这种定量关系。在 PCR 反应早期，产生荧光的水平不能与背景明显地区别，而后荧光的产生进入指数期、线性期和最终的平台期，因此可以在 PCR 反应处于指数期的某一点上来检测 PCR 产物的量，并且由此来推断模板的初始含量。

在 qPCR 技术中，最重要的概念是 Ct 值。C 代表反应循环数（cycle），t 代表阈值（threshold）。如果检测到荧光信号超过阈值被认为是真正的信号，它可用于定义样品的阈值循环数(Ct)。Ct 值的含义是每个反应管内的荧光信号到达设定的阈值时所经历的循环数。随着 PCR 反应的进行，监测到的荧光信号的变化可以绘制成一条曲线。在 PCR 反应早期，产生荧光的水平不能与背景明显地区别。为便于对所检测样品进行比较，在反应的指数期首先需设置一定荧光信号的阈值，一般这个阈值是以 PCR 反应的前 15 个循环的荧光信号作为荧光本底信号。荧光阈值的默认设置是 3～15 个循环荧光信号的标准偏差的 10 倍。在反应起始时模板数越高，达到荧光信号阈值需要的循环数越少，阈值代表的荧光信号显著大于背景信号，此时需要的循环数即是 Ct 值，它总是出现在扩增指数的某一点上。

研究表明，每个模板的 Ct 值与该模板的起始拷贝数的对数存在线性关系，起始拷贝数越多 Ct 值越小。利用已知起始拷贝数的标准品可绘出标准曲线，其中横坐标代表起始拷贝数的对数，纵坐标代表 Ct 值。因此，只要获得未知样品的 Ct 值，即可从标准曲线上计算出该样品的起始数。

2. qPCR 荧光探针和荧光染料

荧光标记是实现 PCR 反应实时定量的化学基础。qPCR 的化学原理包括探针类和非探针类两种。非探针类是利用非特异性的插入双链 DNA 的荧光结合染料或者特殊设计的引物来指示扩增的增加。探针类则是利用与靶序列特异杂交的探针来指示扩增产物的增加。前者简便易行，而后者由于增加了探针的互补识别步骤，特异性更高。

（1）qPCR 荧光探针

1）荧光探针——TaqMan：是一类寡核苷酸探针，依据目标 DNA 序列的上游引物和下游引物之间的序列配对来设计。探针的 5′端用报告荧光染料（reporter fluorescence dye，R）标记，通常为 6-碳氧荧光素（6-FAM）、5 碳氧荧光素（5-FAM）、FITC 等；探针的 3′端则标记淬灭染料（quencher dye，Q），如 6-羧基-四甲基-罗丹明（TAMRA）等。当完整的探针与目标序列配对时，5′端报告荧光基团发射的荧光因与 3′端的淬灭剂接近而被淬灭。但随着 PCR 延伸，DNA 聚合酶的 5′端外切酶活性将探针切开，使得荧光基团与淬灭剂分离，报告基团的荧光得以释放而被检测。随着扩增循环数的增加，释放出来的荧光基团不断积累，因此荧光强度与扩增产物的数量成正比。

2）荧光探针——分子信标：分子信标是一种茎环结构的双标记寡核苷酸探针。在此结构中，位于分子一端的荧光基团与分子另一端的淬灭基团靠近。不存在模板时，探针呈茎环结构；存在模板时，茎环结构打开与模板配对，构象改变使得荧光基团与淬灭基团分开，释放荧光。分子信标的茎环结构中，环一般为 15～30 个核苷酸长，并与目标序列互补；茎一般为 5～7 个核苷酸长，相互配对形成茎的结构。荧光基团连接在茎臂的一端，而淬灭基团则连接于另一端。分子信标必须非常仔细地设计，确保在退火温度下保持茎环结构。分子信标也有缺点，即探针匹配的是基因内部序列，不一定在每个基因上都能找到长短适中且带有末端回文结构的序列，所以分子信标的探针设计要求较高。

（2）qPCR 荧光染料

1）荧光染料——SYBR Green：能结合到 DNA 双螺旋的小沟。处于未结合状态的染料显示较低的荧光强度，一旦结合到双链 DNA 之后荧光信号增强。在加入了过量的 SYBR 荧光染料的 PCR 反应体系中，SYBR 荧光染料特异性地掺入到产物的 DNA 双链，发射荧光信号，而未掺入 DNA 链中的染料分子不会发射任何荧光信号，从而保证荧光信号的增加与 PCR 产物的增加完全同步。SYBR Green 在核酸的实时检测方面有很多优点，由于它与所有的双链 DNA 相结合，不必因为模板不同而特别定制，因此设计的程序通用性好，且价格相对较低。但是，内嵌染料没有序列特异性，可以结合到包括非特异产物、引物二聚体、单链二级结构以及错误的扩增产物上，造成假阳性而影响定量的精确性，所以此法的特异性不如 *Taq*Man 探针。

2）荧光引物——LUX：是在荧光探针的基础上发展而来的一项新技术，其基本原理就是借助荧光直接标记引物来监测扩增产物的生成，达到无需另外设计探针、节约成本的目的。通过在引物上标记一个荧光发色基团和一个能量受体，利用与分子信标相同的原理获得与扩增产物量的增加成比例的荧光信号。操作时将 qPCR 的一对引物中任意一条设计为带有末端的回文结构，并在 3′ 端标记荧光素。这样，这条引物在游离状态下就可形成茎环结构，而这种 DNA 构象本身具有淬灭荧光基团的特性，所以不需要在另一端标记淬灭基团。LUX 正是巧妙利用了发夹结构的 DNA 单链内在特性而节约了一个标记基团。当引物和模板配对的时候，这个茎环结构就打开，释放荧光，导致荧光信号显著增加。虽然荧光引物法和 SYBR Green 一样仅靠引物专一性来保证产物的专一性，不过由于荧光标记在引物上而不会受到引物二聚体的干扰，因而专一性自然优于荧光染料法。

3. qPCR 常见问题及优化方案

qPCR 与传统 PCR 相比具有特异性强、重复性好、灵敏度高的特点。但 qPCR 较传统 PCR 反应体系更复杂，影响因素较多，如果设计或操作不当常出现一些问题。

（1）影响特异性的因素

1）由于引物或探针降解、引物或探针设计不合理而造成的 Ct 值出现过晚或无 Ct 信号出现。优化方案是设计更好的引物或探针；优化引物浓度和退火温度。避免引物或探针降解可在进行 qPCR 实验前通过电泳检测其完整性。

2）模板有基因组的污染而出现非特异扩增。优化方案是在 RNA 提取过程中避免 DNA 的污染，或通过引物设计避免非特异扩增。

（2）影响重复性的因素　目的基因的初始拷贝数较低，造成结果的重复性较差。应使用初始浓度较高的样品或减少样品的稀释倍数，如果待测样品中目的基因的量处于反应体系的检出限附近，那么最好使用复孔以保证结果的可靠性。如果研究者是进行首次实验，那么应选择一系列稀释浓度的模板来进行实验，以选择出最为合适的模板浓度，一般而言，使 Ct 值位于 15~30 个循环比较合适。

（3）影响敏感度高低的因素　qPCR 由于使用了荧光物质作为定量工具，敏感度通常能达到 10^2 拷贝/ml，对数期分析线性范围很宽，为 $0~10^{11}$ 拷贝/ml。影响 qPCR 敏感性的因素众多，除了对一般 PCR 反应均存在的影响因素如反应体系、*Taq* 酶的活性之外，还需注意如下因素：

1）特异性产物与引物二聚体竞争荧光染料 SYBR Green，从而降低了 qPCR 的敏感性，用 *Taq*Man 探针代替 SYBR Green。

2）使用热启动方法加强特异性。在反应系达到引物退火温度时才加入某一反应成分，因为引物二聚体是在各种试剂一经混合便开始形成的，所以用这种方法能有效地减少引物二聚体的形成。

3）要尽可能地优化引物设计。使两条引物的 GC 含量大致一致，使用纯化的引物进行实验等都有助于防止引物二聚体形成。

4）Mg^{2+} 的浓度。Mg^{2+} 是影响 *Taq* 酶活性的关键因素。Mg^{2+} 浓度过低无法使 *Taq* 酶发挥最佳活性，浓度过高又会增加引物二聚体形成。一般来说，对以 DNA 或 cDNA 为模板的 PCR 反应，应选择 $2\sim5$mmol/L 浓度的 $MgCl_2$；对以 mRNA 为模板的 RT-PCR 而言，则应选择 $4\sim8$mmol/L 浓度的 $MgCl_2$。

4. qPCR 技术在动物实验中的应用

目前，qPCR 技术已经被广泛应用于基础科学研究、临床诊断、疾病研究及药物研发等领域。qPCR 技术具有定量、特异、灵敏和快速等特点，是目前检测目的核酸拷贝数的可靠方法，是 DNA 定量技术的一次飞跃。这将改变以往对疾病的表型认识和表型诊断，从本质上认识疾病和诊断疾病。

（1）qPCR 技术在肿瘤诊断和研究方面的应用　尽管肿瘤发病的机制尚未完全清楚，但相关基因发生突变是致癌性转变的主要原因已被广泛接受。qPCR 技术在肿瘤病毒基因、肿瘤相关基因、肿瘤相关抑癌基因等研究方面已取得显著成果。qPCR 不但能有效地检测基因的突变、重排、易位等，而且能准确检测癌基因表达量，可与肿瘤早期诊断、鉴别、分型、分期、治疗及预后评估等相联系。

（2）qPCR 技术在基因突变及其多态性方面的应用　在突变检测上，常规 PCR 多用限制性片段长度多态性（PCR-RFLP）分析、聚合酶链反应-单链构象多态性（PCR-SSCP）等方法，操作费时费力，相比之下，qPCR 运用特异性荧光探针来检测基因突变则非常便捷。可设计跨越疑似突变位点的荧光探针，进行基因扩增，然后对扩增产物进行缓慢加热获得熔解曲线，根据熔解曲线的特征判断有无突变。也可使用双标记探针进行突变检测，为了检测突变体，要设计两种不同颜色的探针，一个探针检测野生型，可以标记 FAM，同时设计另一个标记的探针来检测突变体。

此外，qPCR 技术在单核苷酸多态性分析方面有很好的应用前景。例如，应用 qPCR 进行致病基因的多态性研究，发现即使同一疾病不同个体，其体内生物活性物质的功能及效应出现差异，会导致治疗反应性上的悬殊。按照基因多态性的特点用药，将会使临床治疗符合个体化的要求。

（3）qPCR 技术在病原体检测方面的应用　qPCR 技术可用于多种细菌、病毒、支原体、衣原体的检测，如乙肝病毒（HBV）的检测。以往对 HBV 的检测主要依靠乙肝表面抗原（HBsAg）这种间接指标。但在临床实际运用中，仅仅根据 HBsAg 阳性或阴性很难判断该患者体内病毒是否处于复制期，病毒复制的量又如何，以及患者是否具有传染性。qPCR

的出现，可及时、准确地检测出标本中 HBV 的拷贝数。HBV DNA 定量检测可及时、灵敏地监测患者药物治疗的效果。qPCR不仅能对病毒定性，而且由于其实验的批间和批内差异小、重复性好，因此能方便、快速、灵敏、准确地定量病毒 DNA 或 RNA 的序列，更重要的是可从中动态地研究在整个病程中潜在病毒的复活或持续，从而使临床医生和病毒学家能检测临床的变化。

（二）绝对定量 PCR 技术

1. 数字 PCR 技术的原理

数字 PCR 是一种直接计数目标分子而不再依赖任何校准物或外标，即可确定低至单拷贝的待检靶分子的绝对数目的方法。数字 PCR 一般包括两部分内容，即 PCR 扩增和荧光信号分析。每个检测孔中只有一个分子或不含待检靶分子。例如，采用微滴式稀释方法，通过对样品进行微滴化处理，将含有核酸分子的反应体系分散为成千上万个纳升级的微滴。然后每个检测孔都作为一个独立的 PCR 反应器，不同于qPCR对每个循环进行实时荧光测定的方法，数字 PCR 技术是在扩增结束后对每个反应单元的荧光信号进行采集。经多轮 PCR 扩增后，向每个孔中加入特异性结合靶分子的荧光探针。采用阅读仪逐个对检测孔进行检测，并以终点信号的有或无作为判断标准（有荧光信号的微滴判读为"1"，无荧光信号的微滴判读为"0"）。最后，根据泊松分布原理及阳性微滴的比例，利用分析软件计算待检靶分子的浓度或拷贝数，从而实现样品中的初始目标 DNA 模板的绝对定量。

2. 数字 PCR 技术的优势及应用前景

数字 PCR 是一项非常有前景的 DNA 定量检测技术，具有高通量、微体系、高灵敏度的特点。下面我们就目前已经比较明确的数字 PCR 应用方向做一个介绍。

（1）低丰度DNA 模板分子的精确定量 由于绝大部分微液滴中只含单个或不含模板分子，使得低丰度DNA 模板分子的扩增不受高丰度模板分子扩增的竞争抑制。样品中可能存在的抑制剂也在分配到微液滴的过程中进行了相对稀释，从而提高了 PCR 扩增对抑制剂的耐受程度，因此适用于临床低丰度核酸分子的检测和定量，可应用于诸多临床样本（如血液、尿液、唾液等体液标本）中痕量核酸标记物的检测。例如，肿瘤的液体活检，对易感或高危人群的血液、尿液、唾液中核酸水平的肿瘤标志物进行数字 PCR 检测，预期将较大幅度地提前肿瘤发现的窗口期。

（2）基因表达差异研究 数字 PCR 在复杂背景下稀有突变和表达量微小差异的标本进行准确检测及分析方面有着良好的应用前景。数字 PCR 可以提供比 qPCR 更精确的基因差异表达研究，尤其对于那些靶基因表达差异微小的情况，例如，mRNA、微小 RNA（miRNA）、长链非编码 RNA（lncRNA）等的表达分析；等位基因的不平衡表达；单细胞基因表达分析；外泌体核酸分子定量分析等。

（3）与二代测序整合 数字 PCR 与二代测序（NGS）技术对接，一方面能很容易地整合进 NGS 测序文库制备流程，精确定量测序文库，提高 NGS 的运行效率与数据质量；另一方面，数字 PCR 还能对 NGS 的测序结果进行验证，确保测序结果的可信度。

（4）微生物（病毒、细菌等）的检测 病毒等微生物的载量对于阐释疾病病程，后续治疗及疗效评估至关重要，因此需要数字 PCR 高精度和稳定的分析。同时在缺乏标准品的检测项目中，数字 PCR 可用于直接定量病原微生物的拷贝数。

数字 PCR 在精准医学领域、分子生物学、微生物学等领域提供了精确检验方法和实验思路，但目前从应用范围和实验成本角度来比较，数字 PCR 尚不可能取代 qPCR 技术。将来经过优化，高灵敏度的数字 PCR 技术将具有极大优势。

3. 数字 PCR 技术面临的挑战

首先，数字 PCR 技术目前依然处于实验研究阶段。目前大多数的数字 PCR 仪器只能测量两种荧光，限制了同一样品中不同目标的多重检测能力。亟待开发多靶点检测的多重数字 PCR 系统。其次，建立规范化的标准检测分析流程，是保证检测结果准确性和可靠性的前提，而目前数字 PCR 尚欠缺系统的质控措施。另外数字 PCR 面临着实验成本高、实验过程复杂等问题的挑战。所以数字 PCR 技术的普及和推广尚需高端仪器和高端技术的进一步推动。

第三节　蛋白质定性定量分析技术

一、蛋白质总含量测定

蛋白质总含量的测定方法主要可以归纳为 3 类：①基于蛋白质的元素组成特点直接进行分析的方法，如凯氏定氮法；②在蛋白质的各种化学呈色反应基础上建立的各种比色法，如双缩脲法、Folin-酚法、Lowry 法、考马斯亮蓝法和二喹啉甲酸法等；③基于蛋白质光吸收特性的紫外光谱法。本节介绍几种主要的蛋白质总含量分析方法。

（一）凯氏定氮法

该法由丹麦化学家 J. Kjeldahl 于 1883 年建立，但是由于操作过程烦琐，在实验室常规的溶液蛋白质含量分析中已经被其他较简便的方法所取代。将样品在硫酸中加热消化，硫酸将蛋白质氧化为二氧化碳和水，氮还原生成氨（NH_3），并与硫酸结合生成硫酸铵。加入强碱，使硫酸铵分解放出氨，通过特殊的凯氏蒸馏装置将氨收集到无机酸溶液中，用标准碱溶液进行滴定，确定氨量，根据氨量计算出样品的含氮量，进而计算出蛋白质含量。

凯氏定氮法的主要优点是适用于一切形态的样品，无论是固体还是液体都可以获得精确的分析结果。凯氏定氮法的主要缺点是：

1）样品中存在的非蛋白态氮对于测定值有直接的影响。

2）在构成蛋白质的氨基酸有偏差的情况下，含氮量就会明显高于理论含氮量，造成测定误差。

3）与其他方法相比，此法操作过程烦琐，对操作者的技术熟练程度要求高。目前在农业及食品工业中，凯氏定氮法仍作为动植物和食品蛋白质的含量测定方法。

（二）比色法

比色法是基于蛋白质的各种化学反应建立起来的蛋白质定量方法，包括 Lowry 法、二喹啉甲酸法和考马斯亮蓝法等。

1. Lowry 法

Lowry 法的检测涉及两步反应，第一步反应是基于原双缩脲测定法，即在碱性溶液中蛋白质中的肽键与 Cu^{2+} 反应形成紫色的络合物，其颜色的深浅与蛋白质的含量成正比；第二步反应是基于 20 世纪 20 年代起应用多年的 Folin 等人建立的酚试剂法，即酚试剂被蛋白质中的芳香族氨基酸残基还原，反应呈现深蓝色。

Lowry 将双缩脲法和 Folin-酚法结合起来，大大提高了蛋白质含量分析的敏感度和精确性。

（1）优点

1）具有作为比色法的共同优点，即可以对多个样品同时进行分析，操作简便。

2）采用酚试剂反应使得灵敏度提高，可以与微量凯氏定氮法相当，却不像凯氏定氮法那样需要复杂的操作和熟练的实验技巧。

3）结合使用双缩脲反应避免了酚试剂反应局限于色氨酸和酪氨酸所造成的蛋白质含量测定偏差。

（2）缺点

1）比色法要求在显色后必须保持光学透明度，因而对样品的溶解度要求高。

2）酚试剂在碱性溶液中的稳定性差，容易导致测定误差。

3）反应易受多种物质干扰，例如，含巯基化合物、糖类、钾离子、甘油、尿素、游离氨基酸和核酸类物质等均能干扰测定结果。

只要干扰物质的含量在允许浓度以下，Lowry 法就适用于所有透明溶液中总蛋白含量的分析。Lowry 法的蛋白质定量范围为 $1 \sim 15 \mu g/ml$。Lowry 法仍然是较常用的蛋白质定量分析方法。目前规定，在生物制品检定中应采用 Lowry 法确定产品的蛋白质含量。在细胞信号转导研究中，常常需要在细胞裂解缓冲液中加入各种非离子去垢剂以溶解膜结合蛋白。这些非离子去垢剂对蛋白质含量分析干扰很大，常不能准确反映蛋白质的含量。商业公司的测定试剂盒中除碱溶液和稀释的 Folin 试剂外，还提供了另一种试剂（Solution S），可以消除非离子去垢剂的影响。

2. 二喹啉甲酸法

二喹啉甲酸法（BCA 法）是一种类似 Lowry 法的蛋白质定量方法，该方法只需一步反应且不易受其他物质干扰，是目前实验中最常用的蛋白质含量分析方法。在碱性溶液中，蛋白质中的肽键能与 Cu^{2+} 反应形成稳定的紫色复合物，并在 562nm 波长处有很强的吸收峰。

BCA 法的优点是：

1）操作简单，只需要一步反应。

2）BCA 试剂在碱性溶液中稳定性好。

3）不易受反应物的干扰，不受大多数去垢剂和变性剂（尿素、盐酸胍）的影响。

4）在还原糖存在的情况下灵敏度更高。

5）其测定范围为 $0.1 \sim 1.0mg/ml$，微量体系为 $0.5 \sim 10 \mu g/ml$。

3. 考马斯亮蓝法

近年来考马斯亮蓝法在某些方面有取代经典 Lowry 法的趋势。考马斯亮蓝 G-250 在一定浓度的乙醇和酸性溶液中呈红色。在此溶液条件下，考马斯亮蓝 G-250 与蛋白质结合，导致考马斯亮蓝 G-250 的颜色从红色变为蓝色，最大光吸收峰从 465nm 转变为 595nm。考马斯亮蓝 G-250 与蛋白质的复合物在 595nm 波长处具有很高的光吸收系数，并与溶液中的蛋白质浓度成正比。

（1）优点

1）操作简便，能同时测定多个样品。

2）考马斯亮蓝 G-250-蛋白质复合物颜色稳定。

3）对干扰剂的敏感度低于 Lowry 法及紫外吸收法。

（2）缺点

1）因染料与蛋白质的实际反应状况较为复杂，色素与样品中的蛋白质不一定以化学当量相结合，有时可能出现非特异性吸附的情况。因此，同等量的不同种类的蛋白质测定值之间可能会有较大的偏差。

2）要求样品完全溶解。

3）样品不能回收使用。

（三）紫外光谱吸收法

蛋白质的定量可以用物理测定方法进行。紫外光谱吸收法可以简单、快速地检测出样品溶液中的蛋白质含量。蛋白质在紫外区有两个吸收峰。一个吸收峰在 280nm 处，可以用溶液在 280nm 处的吸光度推算出蛋白质含量。相对纯化的、无核酸污染的蛋白质溶液紫外光吸收比值（A_{280}/A_{260}）约为 1.8，如比值过低，表明有较多核酸杂质存在。蛋白质在紫外区的另一吸收峰由肽键引起，在 240nm 以下时光密度急剧增加，215nm 处的吸收率为 280nm 处的数倍。对含量很低的蛋白质溶液可以用 215nm 处的吸光度和 225nm 处的吸光度之差来测定蛋白质含量。

紫外光谱吸收法最大的优点是简便，只需倒入比色杯测定光密度即可；其次是敏感度高；另外一个特殊的优点是样品不损失，测定后可以继续使用。

紫外光谱吸收法的缺点是精确度差，原因为：①在同一紫外区有较强吸收的物质（核酸或某些缓冲液成分）可强烈干扰测定结果；②不同蛋白质中芳香族氨基酸含量变动过大时，也会导致用 280nm 测定的结果出现较大偏差；③用 215/225nm 波长测定时散射光线干扰大，难以准确定量；④要求完全透明的蛋白质溶液。

紫外光谱吸收法主要用于蛋白质的快速含量检测，此时对蛋白质的定性需求高于准确定量需求。例如，在蛋白质纯化过程中，尤其是各种层析纯化过程中监测蛋白质的位置，判断吸附和洗脱情况。另外，对于一些准确度要求不高的蛋白质定量实验，也可以用紫外光谱吸收法估测溶液中的蛋白质含量。应用紫外光谱吸收法测定蛋白质含量时必须注意，用于仪器调零的液体要与待测样品一致，标准蛋白也需要使用同样的溶剂，以避免溶剂的紫外吸收特性干扰样品测定。

二、特定蛋白质的含量测定

（一）细胞可溶性蛋白质的含量测定

细胞可溶性蛋白质是指一些能够溶于水或水溶液的细胞内蛋白质分子。根据可溶性蛋白质的分类以及待测蛋白质的性质选择不同的方法进行定量，例如，利用基因工程方法获得的细菌可溶性重组蛋白质，常采用蛋白质电泳染色对其表达水平进行初步分析，待蛋白质纯化后再直接测定蛋白质的含量；对于真核细胞内的可溶性蛋白质，可通过蛋白质免疫印迹等方法对细胞裂解物或单细胞中的目的蛋白质进行相对定性定量分析。

1. 蛋白质的电泳染色分析

用电泳技术将混合液中不同的蛋白质分离开，通过蛋白质染色明确某种蛋白质的相对含量，得到这种蛋白质在总蛋白中所占的比例。电泳分离血浆蛋白，染色并计算清蛋白和球蛋白的比例是此法的最早应用。多种染色方法可以用于电泳后蛋白质的定性定量分析，这些染色方法包括考马斯亮蓝 R-250 染色法、银染色法、氨基黑 10B 染色法和丽春红 S 染色法等。其中前两种方法主要用在电泳胶的染色，后几种方法主要用在固定于硝酸纤维素膜或其他蛋白转移膜上的蛋白质染色。

2. 蛋白质的免疫印迹法分析

免疫印迹法是对蛋白质混合溶液中目的蛋白进行定性的方法，也是对目的蛋白在不同细胞或者同一种细胞不同条件下的相对含量进行半定量的方法。印迹技术最初用于核酸分子检测，后来人们发现蛋白质在电泳分离之后也可以转移并固定于膜上，因此该方法也用于蛋白质的定性定量分析，蛋白质印迹被称为 Western blotting。由于其利用的是抗原-抗体结合的方法检测目的蛋白，故也被称为免疫印迹技术。

（1）免疫印迹技术的基本原理 蛋白质印迹技术的原理和过程与 DNA 和 RNA 印迹技术类似。蛋白质混合物经变性聚丙烯酰胺凝胶电泳按分子量大小进行分离后，在电场中蛋白质分子从凝胶转移到 NC 膜或其他膜上，各个蛋白质条的相对位置保持不变。然后采用特异性抗体检测目的蛋白的含量。

（2）免疫印迹技术的用途 免疫印迹技术主要用于检测样品中特定蛋白质的存在，并进行半定量分析。商品化抗体种类的大量增加以及一些特殊抗体的商品化扩大了免疫印迹技术的应用，例如，多种抗磷酸化蛋白质抗体的发展使得用免疫印迹技术分析细胞信号转导过程中的蛋白质磷酸化变得十分容易。蛋白质印迹反应已经成为细胞信号转导研究中应用最广泛的技术。另外，蛋白质分子间的相互作用研究也依赖于免疫印迹技术。

（3）免疫印迹技术的注意事项

1）免疫印迹技术所测定的不是目的蛋白的绝对含量，而只能确定该目的蛋白存在与否及在可比条件下该蛋白质的含量高低。由于信号的强弱受多种因素的影响，所以一般仅作为半定量指标。不同目的蛋白由于所用的检测抗体不同，其含量也不具有可比性。

2）比较一种目的蛋白在不同细胞或者同一细胞不同条件下的相对含量时，各样品的总蛋白量必须相同，只有这样所获结果才具有可比性。所以各个样品上样前要进行总蛋白浓度的测定，经过换算保证每个蛋白质样品的上样量一致是免疫印迹进行半定量的前提。转移完成后，用可逆染色剂如丽春红 S 染色，确认转移是否完全以及不同样品间的蛋白质含量是否平衡。最后，使用一些细胞中管家基因表达的蛋白质，如肌动蛋白（β-actin）、微管蛋白（tubulin）等作为内参照，对目的蛋白的含量进行标准化。

3）蛋白质 SDS-PAGE 电泳的上样量不应过大。蛋白质上样量过大一方面导致蛋白质在电泳中分离效果降低；另一方面，如果超出了电转移膜的容量会导致最后获得的印迹信号降低。在过量蛋白质存在的条件下，蛋白质分子与膜的结合力较弱，而与后续抗体更容易结合，但是形成的抗原-抗体复合物很容易在实验过程中被洗脱下来。另外，为了达到较好的分离效果，应该选用适当浓度的凝胶进行 SDS-PAGE 电泳。

4）开始电泳和转移前，一定要确认电极的正负极接头是否正确，以免损失样品。

5）甲醇能够固定聚丙烯酰胺凝胶并去除 SDS，同时提高蛋白质分子与膜的结合力，但是它能够降低大分子蛋白的移动效率。在电转移缓冲液中不加甲醇不会引起任何副作用，但是这种方法已被经验性地确定下来。目前也有许多甲醇含量较低或者不含甲醇的电转移缓冲液。另外，甲醇对非 SDS 凝胶或等电聚焦凝胶是不必要的。

6）电转移时间由丙烯酰胺浓度、胶的厚度、凝胶的缓冲体系以及蛋白质分子大小以及形状所决定。一般电转移时间太长，小分子量蛋白质容易穿透转移膜而丢失；电转移时间过短，因大分子量蛋白质的转移效率有限，导致电转移效率降低，所以应该根据具体的实验设计选择不同孔径的转移膜以及电转移时间。

7）碱性 pH 值和 SDS 更有利于蛋白质从凝胶上分离，但是酸性环境和甲醇则促进蛋白质同带负电荷的膜吸引。SDS 凝胶上的蛋白质分子因为带有 SDS 分子，导致其电转移速度快于非 SDS 凝胶上的。所以对于大分子蛋白质分子，向电转移缓冲液中加入适当 SDS（最大浓度为 0.1%）时，使蛋白质分子带负电荷，易于从凝胶洗脱，以提高电转移效率。

8）在免疫检测中，要注意充分封闭非特异结合位点。目前较常用的是 5%～10% 的脱脂奶粉和牛血清白蛋白。

9）如抗体反应在封口塑料袋内进行，一定要去除袋内的所有气泡，否则会导致抗体结合不均匀，影响结果的正确性。

10）操作始终要轻柔，接触胶和膜时都要戴手套，不要在转移膜上造成任何刮痕或磨痕（否则会造成背景信号）。在整个操作过程中，转移膜要始终在液体中，不能干燥。如果 PVDF 膜在使用过程中干燥，可以用甲醇重新湿润后使用。已经负载有蛋白质的转移膜以及已经干燥的 PVDF 膜也能够用甲醇重新湿润后进行目的蛋白检测。

（4）免疫印迹过程中常出现的问题和解决方法

1）没有信号：电转移是否成功，用丽春红将电转移后的膜进行染色，确定电转效率；第一抗体的选择与使用是否正确；测定 HRP 偶联的第二抗体的活性，确认抗体正常工作；明确化学发光底物正常与使用方法无误；建议设立阳性对照组，明确整个系统存在问题还是单个步骤有问题。

2）荧光信号过弱：优化各种抗体浓度；延长一抗的孵育时间；延长二抗的孵育时间；延长曝光时间；缩短洗膜时间，并用不含 Tween 20 的缓冲液洗膜；使用不含封闭试剂的缓冲液配制并孵育一抗和二抗；提高蛋白质的上样量；优化电转移条件。

3）背景过高：使用洁净的电转移装置、新配制的缓冲液以及新的转移膜进行实验；延长洗膜时间和次数；提高洗膜缓冲液中去垢剂的浓度；封闭过夜；避免直接接触膜，应佩戴手套并使用平头镊子；尝试更换不同类型的膜；适当增加第二抗体的稀释度。

3. 蛋白质的流式细胞术分析

流式细胞术是一种定量分析技术，是指利用流式细胞仪检测细胞内特异标记的荧光信号，从而测定细胞的多种生化物质（如膜蛋白、抗原、离子或 DNA / RNA 水平等）性质的方法，同时也是一项可以把具有相同荧光信号特征的某些细胞亚群从多细胞群体分离出来的细胞分析技术。

（1）流式细胞术的基本原理 流式细胞术分析测定细胞可溶性蛋白质含量的基本原理是将待测细胞被制成单细胞悬液，经特异性荧光染料或者含有荧光染料标记的抗体染色后加入样品管中。细胞进入流动室，在液压下单列排列形成单细胞流，与水平方向的激光光束垂直相交，被标记的细胞在激光下发出特定波长的荧光，能够被光电倍增管检测到，根据荧光强度以及荧光类型对细胞中蛋白质表达水平进行定量分析。

（2）流式细胞术的操作步骤 流式细胞术分析测定细胞可溶性蛋白质含量基本过程可分为如下几步：

1）细胞的收集与固定：将待测细胞彻底弃去培养液，用 PBS 清洗；加入消化液消化细胞，血清终止反应；收集细胞悬液，4℃、1000r/min 离心 10 分钟，离心前留出小部分细胞进行细胞计数；离心结束后，弃去上清液，将细胞重悬于 100μl PBS 中，随后加入 900μl 预冷（–20℃）的甲醇固定细胞，并将细胞保存于–20℃。

2）第一抗体结合：将 $1.5×10^6$ 个上述固定的细胞转移至新的微量离心管中，于 4000r/min 离心 15 秒，收集细胞；弃去固定液，用 1.0ml 4℃预冷的 PBS 重悬细胞，重复上述离心步骤；去除 PBS，加入 0.5ml 针对目的蛋白的第一抗体工作液，轻柔振荡混匀。将细胞与抗体于 4℃孵育过夜。

3）染色：4000r/min 离心 15 秒，收集细胞，弃去抗体孵育液。用 0.5ml PBS（含 10% 灭活正常山羊血清、0.02% Triton X-100）重悬细胞沉淀，并轻柔混匀再离心重悬细胞以洗去未结合的第一抗体，重复洗涤 3 次；向细胞沉淀中加入 0.5ml FITC 标记的第二抗体并轻柔混匀，37℃孵育 2 小时，其间间断性轻柔混匀并尽可能避光；重复洗涤步骤 2～3 次，并弃去上清液；向细胞沉淀中加入 0.5ml RNA 酶并轻柔混匀，37℃孵育 30 分钟。

4）样品上机分析：加入 0.5ml PI（DNA 染色），使溶液体积为 1ml，轻柔混匀。用 $40～60\mu m$ 的尼龙膜过滤细胞，上机并进行数据分析。

（3）流式细胞术的注意事项

1）所有的液体溶液和试剂都应通过高压消毒或者过滤除菌的方式灭菌，并无菌保存。

2）消化收集细胞时仔细控制细胞消化时间，避免细胞成团。

3）每个样品的起始细胞数至少为 $1.5×10^6$，在固定和染色过程中会损失一些细胞，最后上机检测时细胞数大约为 $1.0×10^6$。减小离心管容积，并使用聚丙烯管能够减少细胞流失。

4）清洗溶液中可加入山羊血清以降低抗体的非特异性结合。

5）调整固定液的量能够改变细胞的浓度。使用甲醇作为固定液时，PBS 和甲醇的最佳体积比为 1∶9。一些蛋白质分子在不同的固定条件常得出不同的结果。已经固定的细胞可以在–20℃放置 1 年以上，不会引起抗原丢失。

6）在用流式细胞术确定抗体稀释度之前，应该先采用免疫荧光方法明确第一抗体以及第二抗体的稀释度。为确定第一抗体是否过量，使用相同第一抗体稀释液处理两组样品（除第一抗体外，这两组样品的其他处理应该是完全一致的），顺次进行流式细胞仪检测，对比荧光信号结果，如果第一抗体稀释度过高，第二个样品发出的荧光信号将明显弱于第一个样品。

7）在流式细胞术实验过程中，应该严格控制离心条件，一方面尽量减少丢失细胞，另一方面将机械剪切力对细胞的损伤降到最低。

（4）流式细胞术检测中常出现的问题和解决方法

1）没有信号：确保所有抗体都按说明书正确使用与储存；确保所用抗体的选择正确；确保使用正确的激发光。

2）信号过弱：可能是抗体稀释过度导致者，优化抗体稀释度；间接免疫荧光中，抗体浓度过高导致前带效应者，适当稀释抗体观察荧光信号是否增强；细胞数过量导致荧光减弱者，降低细胞密度；如果抗原本身表达量过低导致信号较弱者，则选择带有较强荧光的抗体进行检测；优化各种抗体孵育的条件。

3）非特异性染色：确定加入抗体之前细胞被彻底洗涤；调整抗体稀释度；一些细胞本身表达低亲和性的 Fc 受体，导致结合抗体的 Fc 段，因此原因造成者可向抗体稀释液中加入封闭试剂，封闭 Fc 段；选择同所检测样品没有交叉反应的第二抗体。

4）结果与预期相反：所用试剂中部分成分能够影响某些抗原分子，因此原因造成者避免使用这些成分；细胞消化液也能破坏细胞的某些蛋白分子，因此原因造成者换用其他消化方法；对于细胞内蛋白质分子的检测，常需使用破膜剂促进抗体与抗原的结合。

（二）细胞分泌蛋白的含量测定

分泌蛋白是指在细胞内合成后，分泌到细胞外起作用的蛋白质，如消化酶、体液中的部分蛋白成分、抗体和部分激素等。因为分泌蛋白常存在于成分复杂的体液中，如消化液、血液以及细胞培养的上清中，而且蛋白质浓度常相对较低，所以需要使用灵敏度高、特异性好的方法进行分泌蛋白的含量测定。

1. 免疫印迹方法对分泌蛋白的分析

上述免疫印迹方法也可以用于分泌蛋白的定性定量分析，但是不能单独使用。原因是：

1）血液以及细胞培养上清的成分复杂，常含有多糖或者脂类等成分，干扰 SDS-PAGE 电泳结果，导致蛋白质混合物不能按照分子量很好地分离，致使后续结果混乱。

2）如果样品中蛋白质浓度较低，免疫印迹检测很可能出现假阴性结果。所以在进行免疫印迹之前通过物理或化学的方法使待测样品中的所有蛋白质成分沉淀，一方面去除各种糖、脂质和离子成分的影响，保证电泳效果；另一方面浓缩蛋白质，避免出现假阴性结果。蛋白质沉淀的方法有硫酸铵沉淀法、有机溶剂沉淀法和超滤法等。

2. 酶联免疫吸附测定对分泌蛋白的分析

酶联免疫吸附测定（ELISA）借助酶标记的抗体或抗原在体外与固相化的抗原或抗体相结合。固相上的酶量与标本中受检物质的量呈一定比例。加入底物显色系统，通过酶与底物的相互作用呈现颜色反应，反应颜色的深浅与标本中受检物质的量直接相关，故可根据呈色的深浅进行定性或定量分析。这种方法具有敏感度高、特异性好、方法可重复、操作简便快速、所需设备简单等优点。

ELISA 分为直接法、间接法、双抗体夹心法和竞争性 ELISA，其中每种方法根据检测试剂的不同又分为一些亚类，例如，直接法分为酶标抗原的直接法和酶标抗体的直接法，双抗体夹心法又分为直接双抗体夹心法和间接双抗体夹心法。

ELISA 方法因简单易行、灵敏度高、特异性好等优点被广泛用于医学诊断与研究和生物学研究等领域。但 ELISA 实验需要严格控制各个环节的操作，否则会引起背景过强、显色不完全等结果。

测定细胞中特定目的蛋白质含量的方法还有免疫细胞化学、放射免疫分析和激光共聚焦分析等。表 8-1 对不同亚细胞分布的特定蛋白质含量检测方法的选择和优缺点进行了归纳。

表 8-1　不同亚细胞分布的特定蛋白质含量的检测方法及优缺点

特定细胞分布蛋白	技术方法	优点	缺点
细胞可溶性蛋白	蛋白质电泳染色分析	可以较为方便地了解某蛋白质在总蛋白中所占比例	不能精确定量，且该方法较局限于重组蛋白表达量初步分析的应用
	免疫印迹	分辨力、灵敏度高，特异性好	不能定位，不能精确定量
细胞可溶性蛋白	流式细胞术	可同时检测多种细胞成分，精确度好，准确度高，分析速度快	不适合检测低表达的蛋白质，样品前期准备较为烦琐，设备要求较高
细胞分泌蛋白	免疫印迹	分辨力、灵敏度高，特异性好	要求样品纯度高、浓度大
	ELISA	简单易行，灵敏度高，特异性好	重复性不好；易受自身抗体、嗜异性抗体干扰，易出现假阳性

（三）蛋白质的绝对定量分析

以上介绍的几种检测蛋白质含量的方法都只能进行半定量分析。虽然在两个样本之间进行直接比较时半定量是有意义的，但是对于蛋白质含量差异小特别是修饰蛋白的测定，上述方法就不够灵敏和精确，需要对蛋白质进行绝对定量。稳定同位素稀释质谱法是近年来广泛用于某一蛋白质绝对定量分析的技术。

稳定同位素稀释质谱法首先需要根据 LC-MS/MS 实验的结果选择一段该蛋白质有代表性的胰蛋白酶分解形成的肽段；加入稳定同位素合成此肽段，得到含稳定同位素的内标肽，利用 LC-MS/MS 技术对内标肽进行分析，确定内标肽的保留时间等参数；收集蛋白裂解液，使用 SDS-PAGE 进行富集，然后切取凝胶中目的蛋白迁移的区域，胰酶消化获得天然的胰蛋白酶肽，并加入合成的内标肽，混合均匀；按内标肽的 LC-MS/MS 条件对含分析物和内标肽的混合液进行分析，根据内标肽和分析物中对应肽的比值计算出目的蛋白的含量，由于含稳定同位素的内标肽的绝对含量是已知的，就可以计算出目的蛋白的绝对含量。

第四节　基因功能的研究方法

通过基因功能的研究可以阐明细胞的增殖、分化、衰老、死亡等方面的分子机制，确定人类疾病发生发展与转归的机制，为研发新的诊断技术和干预措施进行精准医疗打下基础。在研究一个具体的基因时，需根据具体情况制定其功能研究的策略。其主要思路包括：

1. 新基因的生物信息学

通过生物信息学的方法进行序列同源性分析、编码产物预测分析及蛋白质功能域分析等，可以对新基因的结构和功能进行预测。

2. 新基因的体内表达规律分析

通过实验方法研究基因编码产物的功能、基因表达的时空特点。研究该基因表达在不同组织细胞、在机体不同发育时期的作用。

3. 功能获得或功能失活的策略研究

通过实验方法研究过表达该基因或缺失该基因对细胞及生物个体会有何影响；研究该基因高表达、突变或缺失在疾病发生和发展过程中的作用。

4. 新基因编码产物相互作用蛋白质的分析

细胞各种基本功能的完成离不开蛋白质之间的相互作用及通过蛋白质相互作用形成的蛋白质复合物。因此，通过实验方法寻找新基因编码产物相互作用蛋白质也是研究新基因功能的一个重要方面。根据以上思路可以在分子水平、细胞水平和整体水平对新基因功能进行研究。

一、从分子水平研究基因表达产物的功能

（一）应用计算机软件分析预测蛋白质功能

目前生物信息学已成为新基因功能研究的首选和必备的方法。由于许多基因和蛋白质在结构和功能上有一定的相关性，利用已有的信息对新基因的序列及编码产物进行分析和推测，可以为新基因功能的研究提供思路，节省大量的人力物力。近年来，随着各种基因和蛋白质数据库的快速发展，新基因功能的研究应该首先依据现有的数据资源进行功能预测。常用的生物信息数据库网址见表 8-2。

表 8-2 常用的生物信息数据库网址

数据库名称	数据库服务器网址
EBI	http://www.ebi.ac.uk
GenBank	http://www.ncbi.nlm.nih.gov/genbank
GSDB（Genome Sequence Database）	http://www.ncgr.org:80/gsdb
NDB（Nucleic Acid D Database）	http://ndbserver.rutgers.edu
NCBI	http://www.ncbi.nlm.nih.gov/
ORF Finder	http://www.ncbi.nlm.nih.gov/gorf/gorf.html
SWISS-PROT	http://www.ebi.ac.uk.swissport
PROSIT	http://www.expasy.ch/prosite/

1. 利用生物信息学进行基因和蛋白质序列同源性分析

DNA 和蛋白质的同源性常常通过它们序列的相似性来判定。一般来说，当相似程度高于 50% 时，常推测检测序列和目标序列可能是同源序列；当相似性程度低于 20% 时，就难以确定其是否具有同源性。对基因而言，一般来说，同源基因不会有完全一致的核苷酸顺序。因此，判断同源性是从一些数据中推断出的两个基因或蛋白质序列具有共同祖先的结论，它属于质的判断。而序列相似性指的是一个直接的量的关系。需要注意的是，相似不一定同源。序列同源性分析包括核苷酸序列同源性分析和氨基酸序列同源性分析，这也是目前生物信息学技术中应用最为广泛的基本技术之一。

2. 利用生物信息学推测蛋白质功能

利用计算机分析技术以及比对已经建立的蛋白质数据库可以推测蛋白质的生物学功能。这种预测可以依据蛋白质之间的同源性进行分析，也可以依据蛋白质的相同特征进行分析。

（1）利用蛋白质同源性推测蛋白质的功能 由于组成蛋白质的氨基酸约有 20 种，而组成 DNA 的核苷酸只有 4 种，因此，氨基酸顺序的差异比核苷酸顺序的差异大得多。相对而言，以氨基酸顺序作为同源比对的结果具有更高的准确性。通常一个显著的匹配应至少有 25% 的相同序列和超过 80 个氨基酸的区段。

（2）基于蛋白质具有的相同特征预测蛋白质的功能 如果两个或多个蛋白质在不同基因组中表现出相同或相似的表达模式，它们则非常可能具有相同的生物学功能。

（二）通过细胞内定位分析基因表达产物的功能

在研究基因表达产物的功能之前，通常需要确定其产物是哪一类型的蛋白质，如分泌蛋白、核蛋白、胞质蛋白或是膜蛋白。

1. 利用生物信息学技术对新基因进行信号序列结构分析

利用生物信息学方法可以通过蛋白质含有的信号序列预测蛋白质在细胞内的可能定位，如分析信号肽结构、核定位结构、跨膜结构等。胰岛素、生长因子等分泌蛋白的 N 端含有信号肽可分泌到细胞外发挥功能，属于分泌蛋白；而转录因子则含有核定位信号参与转录过程，在细胞核发挥功能，属于核蛋白。不同定位的蛋白质各自都带有特定的信号序列，可引导它们到达特定的部位发挥功能。

2. 通过实验方法检测蛋白质的表达并确定其定位

将计算机分析与细胞内定位研究方法结合，确定蛋白质特点，可进一步确定基因表达产物属于哪一类蛋白质。细胞内定位研究可采用两种方法：

1）免疫组化方法，如果对某种基因表达产物（蛋白质）已经制备有特异性的单克隆抗体，可以分离细胞，进行适当固定后，进行组织化学染色，确定基因产物在细胞内的定位。

2）采用构建基因重组表达产物和基因转染的方法，将拟研究的基因进行重组构建，使其结构基因与标记基因重组在一起，表达一种融合蛋白，将表达载体转染待研究的细胞后，在荧光显微镜下观察基因表达产物在细胞中的定位；基因表达产物在细胞中的分布由靶基因产物的信号肽决定，而绿色荧光蛋白则形成可见标志，从而可以准确确定基因表达产物在细胞内的定位。

（三）通过基因表达的定性定量分析研究基因表达产物的功能

基因表达定性定量研究包括两个方面：一是基因转录产物（RNA）的检测分析；二是基因表达终产物（蛋白质）的检测分析。

在对基因功能进行初步研究时，常常是直接检测分析基因的转录产物，但在研究基因与疾病的关系时，对基因表达终产物的检测分析则是需要首先进行的。在研究分析基因表达异常机制、研究基因表达变化与疾病的关系时，首先应对其表达终产物的变化进行分析，如果蛋白质水平正常，而功能丧失或异常，那么其问题可能出在翻译后修饰阶段，或是结构基因发生了突变；如果蛋白质水平明显改变，则需要进行基因转录产物的分析；如果基因转录水平降低，表明基因表达在转录水平受到抑制，如果基因转录水平正常而蛋白质水平改变，则表明蛋白质的翻译过程受到某种因素的影响。在研究外界因素（如药物、致病因素等）对基因表达的影响时，则通常需要同时从转录水平、翻译水平和终产物功能等几个方面进行检测分析。

1. 基因转录产物 mRNA 的检测分析方法

基因表达水平的高低对基因功能的发挥具有重要意义。基因表达水平过低，不能发挥出正常功能；而有时基因表达水平过高，亦可导致基因功能的改变。对转录水平进行分析时常用的技术包括 Northern 印迹、斑点杂交、设置内参的半定量 RT-PCR、qPCR 等技术，目前最为常用和公认的是 qPCR 技术。这些方法都是首先从靶细胞中分离出细胞的总 RNA，再分析其中某种特定 mRNA 的水平。

2. 基因表达终产物（蛋白质）的检测分析方法

确定新基因在哪些组织细胞被转录后，进一步的工作则是制备相应的抗体来检测其蛋白质终产物的表达情况，如该蛋白质表达的亚细胞定位、分子质量大小、聚体形式等。对蛋白质水平的分析方法常用组织化学方法、ELISA 方法等，主要是利用抗原-抗体反应加标记物的方法对蛋白质进行定量或半定量检测。Western blotting 不仅可以进行定量分析，而且还能够检测蛋白质的分子质量大小及其聚体形式。而免疫组化技术的优势则在于其能够确定蛋白质是在特定组织中的哪些细胞以及在特定细胞的哪个部位表达。

另外，对于病态组织细胞而言，在 mRNA 和蛋白质两个水平上对新基因的表达进行分析，还可以提供其基因表达调控的大致规律，譬如是主要在转录水平还是在翻译水平上被调控的。不少研究表明，细胞内特定基因的 mRNA 水平变化和蛋白质水平变化的一致性很差。

（四）通过定点突变的方法分析蛋白质的功能

从分子水平对基因编码产物的功能进行深入研究时，常需要对特定的功能域、特定的氨基酸进行精确的研究。在这种情况下，可通过定点突变对结构基因编码区的特定密码子进行修改，使所编码的蛋白质一级结构发生特定的改变。采用此策略，可以研究特定结构域的功能（突变后可导致功能丧失）、确定与蛋白质功能相关的关键氨基酸、确定特定共价修饰位点（如特定的磷酸化位点）对蛋白质功能的影响。在分子生物学的发展过程中，先后建立了数种进行基因定点突变的技术，如利用 M13 噬菌体和 PCR 的方法。目前较常用、也是最方便的是采用 PCR 进行定点突变的技术。

（五）通过确定相互作用分子分析蛋白质的功能

确定与一个基因的产物能够相互作用的上、下游分子，是研究该基因功能的一个十分重要的方面。鉴定与其直接相互作用的分子后，可通过蛋白质与蛋白质、DNA 与蛋白质和 RNA 与蛋白质的相互作用特点，从分子水平更为准确地阐明特定基因编码产物的功能。

1. 蛋白质分子之间相互作用的研究方法

蛋白质是生物功能的主要体现者和执行者，蛋白质的表达水平、存在方式及相互作用等直接与生物功能相关。蛋白质分子之间的相互作用是指蛋白质之间的相关性，可从生物化学、信号转导和遗传网络角度研究这种相关性。研究蛋白质分子之间的相互作用，可依据具体情况采用不同的策略。目前，用于研究蛋白质与蛋白质之间相互作用的方法主要有酵母双杂交、免疫共沉淀、GST 沉淀、能量共振转移和噬菌体肽库展示等技术。

2. 蛋白质与 DNA 相互作用的研究方法

在基因转录调控的过程中，转录调控主要依赖于蛋白质因子与相应 DNA 调控序列（如激素应答元件等顺式作用元件）的相互作用来实现。因此，如果推测新基因表达蛋白为转录因子，则可利用凝胶迁移或电泳迁移率实验（EMSA）、染色质免疫沉淀技术及酵母单杂交系统等技术缔选和鉴定出与新蛋白相互作用的 DNA 序列。最终可通过进一步探究 DNA 序列所调控的基因来阐明与其进行相互作用的蛋白质的功能。

3. 蛋白质与 RNA 相互作用的研究方法

RNA 结合蛋白（RBP）通过与 RNA 相互作用广泛参与 RNA 剪接、转运、编辑、胞内定位及翻译调控等过程。小分子调控 RNA，包括小干扰 RNA（siRNA）、miRNA、piRNA 及 lncRNA，是当前生命科学研究的前沿热点。小分子 RNA 通过各种序列特异性的 RNA 基因沉默作用，包括 RNA 干扰（RNAi）、翻译抑制、异染色质形成等，调控诸如生长发育、应激反应、沉默转座子等各种各样的细胞进程。在过去的几年中，通过对这些小分子调控 RNA 和 lncRNA 相互作用蛋白质的结构和功能的研究，对小 RNA 及 lncRNA 生成和作用的分子机制、生物学功能等方面的研究都取得了诸多突破性的进展。催生了多种 RBP-RNA 相互作用技术。

二、从细胞水平研究基因产物的功能

对于胞内蛋白质（膜蛋白、胞质蛋白、核蛋白）而言，将过表达和抑制表达两种策略结合，是研究基因功能的最佳方案。通过导入表达载体，在细胞内表达或过表达一个特定的基因，是在细胞水平研究基因功能的一种策略。功能失活的策略则是通过抑制内源基因在细胞内的表达，观察细胞生物学行为的改变来研究基因功能的另一个策略。

（一）基因产物的表达与纯化

对于分泌蛋白的研究，可通过克隆其 cDNA，构建表达载体，在原核和真核细胞进行表达，对纯化的产物进行功能研究。对于不需要糖基化即具备生物学功能的蛋白质，可在原核细胞进行表达；而对于必须进行糖基化后才具有生物学功能的蛋白质，则需构建真核表达载体，在真核细胞中进行表达。获得纯化的表达产物后，可用于直接刺激细胞，通过检测细胞功能的改变而分析蛋白质的功能。

（二）在细胞内通过功能获得策略研究基因的功能

基因研究的功能获得策略是将外源目的基因直接导入某一细胞或个体中在体内外进行表达的研究策略。在细胞水平即是将目的基因通过基因转染的方式导入某一种细胞中，通过观察细胞生物学行为的变化而认识基因的功能。

基因转染技术是目前很常用的基因功能研究方法，可以将 cDNA 插入目前常用的真核表达载体，构建携带目的基因的表达载体，导入细胞进行瞬时或稳定的表达。这种基因导入在基因功能研究中的应用已经十分广泛。如经典的 RAS 癌基因的功能即通过转染 NIH-3T3 细胞而得以鉴定。但是外源基因的导入是随机整合到宿主细胞的染色体上或以游离的形式存在于细胞中稳定表达。

1. 目前常用的基因转染系统

（1）非病毒表达载体表达系统　目前主要采用质粒，通过脂质体介导、电穿孔等方法使目的基因被宿主细胞摄取。然而，尽管这类表达系统具有操作简便、经济等优势，但其也有不少局限性。主要问题是，不同类型的细胞对外源 DNA 的摄取能力有所不同，尤其在初级未转化的细胞中几乎是无效的，而初级细胞对于观察基因的细胞转化活性等行为恰恰非常有用。

（2）病毒性载体表达系统　以病毒为载体介导的基因转移因其具有转染效率高、目的基因可稳定表达等优势而被广泛应用。目前常用的病毒载体有腺病毒、腺相关病毒、逆转录病毒和慢病毒等，他们各自有各自的特点。他们的使用却能够很好地解决上述非病毒载体应用中存在的一些问题。

2. 基因转染宿主细胞的选择策略

对于定位于细胞膜、胞质、胞核的蛋白质，研究其功能时可采用细胞内表达的策略。通常采用两种策略：

1）选择不表达该基因的细胞，进行转染表达后，分析细胞的功能改变，或分析相关的细胞内分子事件，从而确定基因编码产物的功能。此策略具有一定的局限性，对于细胞来说，如果完全不表达一个特定的基因，也有可能不表达与其相互作用的蛋白质分子，因而在转染表达后，细胞功能并不发生改变。在这种情况下，需要采用另一种策略。

2）选择低表达该基因的细胞，导入表达载体进行过表达，通过增高蛋白质含量后细胞功能的改变而分析基因产物的功能。

（三）在细胞内通过基因失活策略研究基因的功能

在细胞内高表达某基因时，可能由于外源表达基因的量超过了细胞的需要量而体现不出功能。而且外源基因的高表达对细胞本身就是一个压力刺激，会产生假阳性或假阴性结果。因此通过基因失活策略即通过降低或完全抑制特定基因的表达，观察细胞功能的改变来分析基因的功能是研究内源基因功能最有效的方法。

抑制基因表达可采用反义 RNA、核酶、dsRNA 干扰和基因编辑等不同的策略，在不同程度上降低基因的表达，对基因功能的研究也有不同的意义。

1. 利用反义 RNA 技术研究基因功能

反义核酸由核苷酸或其类似物组成，与正义核苷酸结合后，可阻止其转录或翻译。现在用得较多的反义核苷酸是经磷硫修饰的寡核苷酸（S-oligo），一般为 15~20bp，有报道认为，8mer 的 S-oligo 即可明显抑制基因的表达，其长度与敏感性不成正比。反义核苷酸一般设计在编码区或 3′-UTR 区，目前已有软件可帮助设计反义核苷酸的序列。它也存在转导效率低下和体内容易降解等致命缺点。反义 RNA 通常只是在一定程度上降低了细胞内 mRNA 的翻译效率，降低了蛋白质表达量，因而不能完全反映细胞失去该蛋白质后会如何影响功能，主要是反映基因表达水平有较大波动时对细胞功能的影响。

2. 利用核酶技术研究基因功能

天然的核酶通常是单一的 RNA 分子，具有自剪切作用的核酶也可由两个 RNA 分子组成，通过互补序列结合形成锤头状二级结构，组成核酶的核心序列进而发挥剪切作用。核酶通过剪切 RNA 分子，从而抑制基因表达。

3. 利用 dsRNA 干扰技术研究基因功能

RNA 干扰是指外源性的 dsRNA 所致的细胞内有效而特异性的基因沉默。RNAi 的封闭作用发生在转录之后，称为转录后沉默。特异性基因封闭效应是因为发生了特异性 mRNA 的降解。这种降解是一种序列特异性核酸酶降解作用的结果，这种酶被称为 RISC，它是一种核糖核蛋白，具有外切核酸酶活性。采用 RNAi 技术，通常可将细胞内特定基因的 mRNA 水平降低 80%~90%，再加上对翻译的影响，可以基本上"沉默"该基因的表达，即将蛋白质的表达量降至极低的水平。因此，这是目前研究基因功能时常用的方法。

4. 利用 miRNA 技术研究基因功能

miRNA 是在真核生物中发现的一类内源性的具有调控功能的非编码 RNA，其大小长 20~25 个核苷酸。成熟的 miRNA 是由较长的初级转录物经过一系列核酸酶的剪切加工而产生的。虽然 miRNA 的作用机制与 siRNA 类似，但因其可通过与 mRNA 不完全互补配对结合而抑制翻译，故一种 miRNA 可沉默多个靶基因，而 siRNA 只能降低一个基因的表达。

5. 利用基因组编辑技术研究基因功能

基因组编辑技术是一种可以在基因组水平上对 DNA 序列进行改造的遗传操作技术。目前应用的基因组编辑技术主要包括锌指核酸酶技术、转录激活因子样效应子核酸酶技术和成簇的间隔短回文重复序列系统（CRISPR/Cas9 系统）。而 CRISPR/Cas9 介导的基因组精确编辑技术是目前应用研究最深入和应用最广泛的基因编辑技术。

CRISPR/Cas9 技术是一种由 RNA 指导 Cas9 蛋白对靶向基因进行修饰的技术。这种技术的原理是构建一个人工内切酶，在预定的基因组位置切断 DNA，切断的 DNA 在被细胞内的 DNA 修复系统修复过程中会产生突变，从而达到定点改造基因组的目的。通过修复途径，CRISPR/Cas9 介导的基因组编辑技术可以在细胞和动物水平实现三种基因组改造，即基因敲除，特异突变的引入和定点转基因。基因组编辑是研究基因功能的重要手段之一，它可在细胞中通过对基因序列的修饰达到抑制基因表达的目的。

6. 利用基因敲除小鼠的细胞研究基因功能

采用 RNAi 技术虽然可以"沉默"基因，但并不意味着该基因完全不表达。对于细胞内表达水平较高的基因，采用此策略研究基因功能通常是有效的，但对一些低水平表达的基因，特别是信号转导途径中的一些分子，降低其表达水平不一定能确切地阐明其功能。为研究这类基因的功能，需要获得不表达特定的基因、而正常表达与其相互作用分子的细胞。在这种情况下，可利用传统基因打靶技术建立的基因敲除小鼠的细胞进行实验。基因敲除小鼠通常是只敲除一个基因，而其他基因正常表达。从基因敲除小鼠获得的细胞是完全不表达特定基因而正常表达其他所有相关基因的细胞，利用此类细胞研究基因的功能，是在细胞水平研究基因功能的重要策略。

（四）利用下游分子验证基因表达产物的功能研究基因功能

基因表达产物对下游分子的调控，不一定涉及蛋白质之间的相互作用，而可能通过调控下游基因的表达，或通过信号途径，或其他调控分子而间接调控，从而影响细胞的功能。在这种情况下研究基因的功能，可分析、预测其下游分子并鉴定其下游分子，进而抑制其下游分子或沉默下游分子的基因表达，鉴定是否能够消除待研究基因产物的生物学效应，从而鉴定该基因产物的生物学功能及相关机制。

三、从整体水平研究基因产物的功能

（一）基因表达产物的体内分布特征

将基因产物进行表达、纯化，并对其功能进行研究，虽然能够对基因的许多功能进行确定的分析鉴定，但不能完整地说明该基因在体内表达的功能及其作用特点。因此，还需要对基因的体内表达特点进行分析，即对基因的体内表达进行定位、定性和定量的研究。对于基因功能进行研究，通常需要进行体内组织分布和细胞分布类型的分析，从而初步确定该基因的表达可能在哪些组织发挥生物学效应。

基因表达的定位是确定基因功能的一项十分重要的内容。组织定位和细胞内定位具有同样重要的意义。组织定位是要确定一个基因究竟在哪些组织、细胞中表达，亦即基因表达的组织、细胞分布，确定一个特定基因表达的组织特异性和细胞特异性。组织定位研究常采用原位杂交技术，制备组织切片，将切片标本固定于适当的玻片上，然后采用 DNA 探针进行杂交，此法可确定组织中是否有特定基因的表达，同时可以分析基因是在哪些类型细胞中表达。组织定位研究也可分别取不同组织，分离 RNA，然后利用 Northern 印迹方法进行分析。这样检测的结果可以确定一个基因是否在某一组织中表达，但无法确定是在该组织中的哪些类型的细胞中表达。除了进行 RNA 的分析外，还可以采用组织化学技术，分析基因表达产物在组织和细胞的分布。

（二）基因在生理或者病理过程中的表达分析

在分子水平和细胞水平确定基因的功能，并不能最终确定该基因的生理学和病理学意义。除了进行组织定位研究之外，体内研究中还需要分析特定的基因在特定的生理学或病理学过程中的表达变化。对于与发育相关的基因，需要分析其在个体发育过程中的组织和细胞分布特征。对于与疾病相关的基因，需要分析其在病理过程中的组织和细胞分布特征，以及表达水平的变化。

（三）利用基因修饰动物研究基因功能

从整体水平鉴定基因功能的重要策略是利用转基因动物、基因敲除或敲入的动物等动物模型在整体水平上观察基因表达被阻断后或基因开始表达后，机体所产生的表型变化。利用此策略可在活体水平研究有关基因的功能，它是一个多维的研究体系，是从分子到个体多层次、多方位研究基因的理想模型。

1. 利用转基因动物模型研究基因功能

通过对转基因动物的表型分析研究外源基因的功能。目前已经运用转基因技术建立了数千种转基因动物，并且还可以通过在携带外源基因的载体上加上组织特异性启动子等手段，从而控制外源基因在特定的时间或特定的组织器官内的表达。利用转基因动物来研究基因功能的优势在于它是一个在活体水平上的多维的研究体系，可以从分子到个体水平进行多层次、多方位的研究。

这种策略可以使机体在多组织、多种细胞中高表达一个特定基因，从而可以分析该基因对个体发育，对组织、器官功能的影响。这是确定基因功能、特别是其生物学意义的重要策略。

2. 利用基因打靶技术建立的基因敲除或敲入动物模型研究基因功能

利用基因敲除或敲入技术获得的动物模型观察个体的表型变化已成为目前研究基因功能最直接和最有效的方法之一。基因敲除或敲入技术涉及打靶载体的构建、胚胎干细胞的培养及同源重组阳性细胞的筛选等复杂过程。因技术条件和费用较高、周期长、仅限于鼠等缺点，使基因敲除技术的应用受到限制，而且在胚胎期消除了目的基因的功能，可能只反映一部分基因功能；或者某些重要基因被敲除后可导致小鼠在胚胎期死亡，无法检测其对各发育阶段的影响，很多情况下，由于复杂的原因，并不一定能观察到小鼠生物学行为的改变。

3. 基于其他技术建立的基因敲除、敲入或基因敲减动物模型研究基因功能

（1）利用 RNA 干扰技术建立基因敲减动物模型研究基因功能　大量研究表明，RNA干扰技术除了可以在细胞水平上进行基因敲减实验外，它也能够在哺乳动物系统中被用来

灭活特异性基因，产生类似基因"敲除"的效应。如将人工设计的寡核苷酸片段插入慢病毒载体特定的酶切位点之间，寡核苷酸片段中包含了针对目标基因的干扰片段，再将该载体导入小鼠受精卵中，获得基因敲减的小鼠模型。与传统的基因敲除技术相比，这一技术具有投入少、周期短、操作简单等优势。

（2）利用 CRISPR/Cas9 技术建立基因敲除或敲入动物模型研究基因功能　近年来随着 CRISPR/Cas9 技术的发展，它已被用于建立多种属的基因敲除动物，以进行整体水平基因功能的研究。

（3）利用随机突变的策略建立突变型小鼠研究基因功能　通过物理、化学诱变或生物技术可产生大量的基因组基因突变。如乙基亚硝基脲（ENU）诱变是近年来发展起来的研究基因功能的新手段。它主要诱发单碱基突变，造成单个基因发生突变。如通过 ENU 处理可使雄鼠精子基因组发生点突变，进而使得后代小鼠有可能出现突变类型，经筛选和遗传实验即可得到突变系小鼠用于基因功能的研究。

（4）利用基因诱捕技术建立基因突变的动物模型研究基因功能　基因诱捕技术也是一种产生大规模随机诱变的便利手段，它是功能基因组学研究的有力工具之一。基因诱捕是通过物理、化学或生物学的方法将一个含报告基因的DNA 载体导入胚胎干细胞。外源基因可随机插入基因组，在通过捕获内源基因的表达调控元件获得表达的同时使内源基因失活突变。报告基因的表达可提示插入突变的存在以及内源基因的表达特点。基因诱捕技术可大规模、经济有效地在整个基因组产生突变的 ES 细胞克隆，建立一个携带随机插入突变的 ES 细胞库。而每一个 ES 细胞克隆中含有不同的突变基因，如果将这些不同的 ES 克隆经囊胚注射发育为基因突变的动物模型，可通过对动物模型的表型分析鉴定突变基因的功能。这种方法可加速对基因组的注释，并且可建立人类疾病的动物模型。

（四）利用在体内表达基因研究基因功能

除了研究基因的正常生理功能外，研究基因编码产物的致病作用或者在疾病治疗中的作用，也是基因功能研究的重要内容。利用不同载体，进行体内非特异性转染（多组织、多细胞转染），或组织定位转染；也可以将转染表达该基因的细胞植入体内，在特定的部位表达该基因。这种策略对于研究基因在生理或病理过程中的作用具有重要的价值。体内表达特定的基因，不仅是验证基因的生理功能或致病作用的重要策略，也是基因治疗研究的重要策略。不论体外研究（分子水平和细胞水平）获得多少实验证据，最终还是需要通过体内表达而确定其治疗效应。

第五节　非编码 RNA 研究相关技术

基因通过其编码产物发挥生物学功能，进而调节生命活动及参与疾病过程。随着基因组学与转录物组学研究的深入，越来越多的非编码 RNA 被发现，并成为疾病相关机制和诊断治疗研究的热点之一。基因转录产物 RNA 可以分为两大类：一类是作为蛋白质合成模板的信使 RNA（mRNA）；另一类 RNA 则不作为模板指导合成蛋白质，即非编码 RNA （ncRNA）。后者根据其功能，可分为包括 tRNA、rRNA 及 snoRNA 等的管家类非编码 RNA，和近年关注较多的具有基因表达调控功能的调节类非编码 RNA，如 miRNA、lncRNA、piRNA 等。这些调节类非编码 RNA 的研究不仅丰富了人们对基因表达调控方式的认识，也使其成为疾病诊断与干预的潜在靶点。

细胞内相当数量的 lncRNA、circRNA、假基因产物及 mRNA 等均能够通过 miRNA 结合元件与 miRNA 结合，它们彼此之间构成了细胞内的竞争关系，参与 mRNA 稳定及翻译过程的调控，故称它们为竞争性内源 RNA（ceRNA）。ceRNA 理论已在多种疾病模型中得到印证，这种调控模式也值得研究者关注。

上述细胞内非编码 RNA 种类多样，除不足 50nt 的 miRNA 等外，还存在着中等长度非编码 RNA（50~200nt）及 lncRNA（200nt 以上）。近年，随着技术进步和认识的深入，一种以环状结构存在的 circRNA 越来越被人们所熟知。非编码 RNA 作用机制多样，囊括了以碱基互补形式形成局部双链结构抑制基因表达；形成空间构象，招募蛋白质；通过 RNA 结合位点"吸附"miRNA 等多种形式。非编码 RNA 体系的不断丰富、认识的不断深入，得益于非编码 RNA 研究中实验技术的发展和完善。除了上述 ncRNA，干扰 RNA（RNAi）现象也为医学领域基因表达的干预提供了重要的手段，人们利用 siRNA 可进行基因表达的干扰抑制。

本节主要介绍 miRNA、lncRNA 及 circRNA 等调节类非编码 RNA 研究的策略及检测、靶基因证实和功能研究等方面的相关技术，并对 siRNA 的设计与应用技术进行简要描述。

一、miRNA 研究技术

（一）miRNA 定量检测技术

医学领域内 miRNA 的研究更多致力于探讨 miRNA 与疾病的关系。为此首先要明确特定 miRNA 是否在某疾病中出现表达异常，即 miRNA 的定量分析。一般地，真核生物的 miRNA 转录合成后，需要经历数百个核苷酸的 miRNA 前体（pri-miRNA）、约 60nt 的具有茎环结构的前体（pre-miRNA）、转运出核、Dicer 酶二次切割，最终成为约 22nt 的双链 RNA 分子等多个阶段；单链成熟的 miRNA 再被装载到 RISC 中参与 mRNA 降解或翻译抑制等功能。真正发挥生物学功能的只有成熟的 miRNA，因此在鉴定时，必须避免前体 miRNA 的干扰。

用于 miRNA 含量分析的病理组织、血液等临床样品一般都需经处理，获得符合要求的 RNA，才能进行后续检测。细胞和组织 miRNA 的分离纯化方法主要有两种：一种是提取总 RNA，另一种是直接提取小分子 RNA。前者主要可采用酚/氯仿抽提法（如 Trizol 法）提取，其提取物为样本总 RNA，不仅适用于 miRNA 的定量，同样可用于其他 RNA 的定量。

RNA 的检测通常需要使用新鲜的样品或快速冷冻的样品。然而，由于临床保存条件有限，大多数保存在医院或者组织样品库中的组织样品是用甲醛固定并经石蜡包埋处理的。石蜡组织中抽提出的总 RNA 明显降解，年代久远的石蜡组织样品更甚；此外，用甲醛固定可能产生核酸与蛋白质的交联，故很难利用分子生物学方法进行研究，这也给 miRNA 的研究带来挑战。然而，最近的研究表明，石蜡组织中的 miRNA 相当稳定，从几个月前甚至数年前的石蜡组织中均可检出，有的 miRNA 含量与速冻组织样品相差无几。因此，从石蜡组织检测 miRNA 已成为可能，在对久远样品进行回顾性研究方面更将发挥重要的作用。

从石蜡组样品中提取 miRNA，其关键步骤在于加热条件下使用蛋白酶 K 孵育样品，降解与 RNA 交联的蛋白质，使 miRNA 游离。同时，高温（60～70℃）条件下的蛋白酶 K 处理能部分恢复甲醛固定所导致的甲基化修饰。近年，也有商品化的从石蜡保存样本中提取小分子 RNA 的试剂盒，可供选择。

目前检测 miRNA 性质与含量的方法主要有以下几种：Northern 印迹、qPCR、微阵列芯片、转录物组深度测序以及原位杂交技术。表 8-3 是几种主要的 miRNA 检测技术的比较。

表 8-3　主要的 miRNA 检测技术的比较

检测技术	优点	缺点	适用情况
Northern 印迹	miRNA 检测的"金标准"，可以区分前体和成熟 miRNA，直观	样本需求量大，灵敏度低，操作烦琐，实验周期长	有足够的组织或细胞，需要检测 miRNA 前体，所检测的 miRNA 没有序列相似度高的其他 miRNA 干扰
qPCR	高精度，高灵敏度，简便快捷，样品消耗量少	需特殊方法将 miRNA 先行反转录，检测前体和成熟 miRNA，需要设计不同引物	需要 qPCR 仪，待检测 miRNA 的种类和序列已明确
微阵列芯片	快捷，高通量	费用较高，有背景和杂信号干扰，不能区分前体和成熟 miRNA，得到结果需要用前两方法进行验证	经费充裕，用于需要筛选差异表达的 miRNA 或者建立 miRNA 表达谱
转录物组深度测序	快捷，高通量，可以发现新的 miRNA 并分析各种 miRNA 的相对丰度	费用昂贵，需要先进的测序仪；数据分析复杂	经费充裕，用于需要筛选差异表达的 miRNA 或分析特定组织或细胞中各种 miRNA 所占的百分比

1. Northern 印迹技术

Northern 印迹是利用核酸杂交原理进行 RNA 相对定量的经典方法，自从 miRNA 被发现以来，此方法就成为检测 miRNA 的重要手段。该法无需经过 PCR 的扩增反应，定量更为真实准确，但由于其基于探针杂交原理，对丰度低的 miRNA 检测效果较差。该法首先从细胞或组织内提取获得总 RNA 或 miRNA，再经电泳分离大小不同的 RNA，经转膜、探针杂交、显影等步骤对特定 miRNA 进行检测。Northern 印迹技术的操作较为复杂烦琐，对实验者的熟练程度也有一定要求。

2. qPCR 技术

qPCR 技术检测 miRNA 是近年来广为应用，并被普遍认可的方法，并渐渐取代 Northern 印迹技术。由于成熟 miRNA 的长度仅约为 22nt，无法进行 PCR 扩增反应，所以在进行该法检测之前，要对所提取的 miRNA 进行结构上的处理。一般的做法是在成熟 miRNA 的一端连接上一段已知序列的核苷酸，经反转录后，再以此为模板进行后续的 PCR 扩增，目前常用的是茎环法和加尾法。

（1）茎环法　是在 miRNA 成熟序列的 3′ 端加上一段茎环序列，茎环尾部的 6~7 个碱基能够与 miRNA 的末端互补结合，为模板序列的合成提供羟基。在逆转录酶存在的情况下，以 miRNA 的成熟序列为模板进行反转录，形成一段包含 miRNA 及茎环结构的序列。这增加了 miRNA 的核苷酸序列，使 PCR 扩增成为可能。其优点在于检测具有高度特异性、高灵敏度，并且可以区分出存在单个碱基差异的同一 miRNA 家族的不同成员。

（2）加尾法　在 qPCR 前，先在成熟 miRNA 的 3′ 端加上一段多聚 A 尾，并用 5′ 端带有 40nt 锚定序列的 Oligo（dT）引物进行反转录，使得样品中所有的 miRNA 均被延伸。加尾法较茎环法的应用范围更广，进行 1 次模板制备便可高通量检测不同 miRNA 的表达情况，在对多个 miRNA 进行检测时，较茎环法价格便宜，但加尾法对于同一个家族的 miRNA 区分能力较弱。

3. 微阵列芯片技术

miRNA 芯片是基于探针杂交的 miRNA 检测技术，具有方便快捷、通量高等优点，但准确性不及其他方法。该方法主要适用于已知 miRNA 的初步检测筛选以及 miRNA 的表达谱分析。在确认使用某种芯片后，一般可选择用 Trizol 试剂提取总 RNA，也可使用专用的 miRNA 提取试剂盒来提取，最大程度避免 miRNA 的丢失。随后对 miRNA 进行标记，主要采用酶法标记或化学标记，标记物可用生物素或荧光素，最后是芯片杂交和实验结果的分析。

近年来出现了一种微流体芯片技术用于 miRNA 检测。它省略了其他芯片杂交所需要的标记步骤，通过将 DNA 聚合酶 I 的 Klenow 片段直接加入微量流动芯片的通道中，使相应的 miRNA 得以特异延伸。此方法同时具有杂交检测的特异性与酶延伸的高辨别能力，可以有效地弥补第一代芯片假阳性较高的不足。

4. 转录物组深度测序技术

转录物组深度测序技术是一种基于测序技术的高通量研究方法，能够检测出特定发育阶段或生理条件下细胞内所有的转录产物以及这些产物的丰度，其中包括 mRNA、长链非编码 RNA 以及众多小 RNA 等。转录物组深度测序的一个重要特征便是其无需知道待测 RNA 的序列。相对于传统芯片而言，该技术无需预先设计探针，即可对任意物种的任意细胞类型的转录物组进行检测，能够提供更精确的数字化信号、更高的检测通量以及更广泛的检测范围，是目前深入研究转录物组复杂性的强大工具。

对于 miRNA 而言，其采用的主要是小 RNA 深度测序技术。以 Illumina 公司的 Solexa 平台为例，该方法的工作原理是：提取总 RNA，给所有的转录产物分别连上 3′-RNA 和 5′-RNA 接头，然后进行 RT-PCR 扩增，并通过纯化得到小 RNA 文库用于 Illumina 高通量测序，最后通过与 miRNA 数据库以及参考基因组比对来分析 miRNA 的表达情况。

5. 原位杂交技术

原位杂交技术属于核酸杂交技术。利用原位杂交进行 miRNA 检测时，使用商品化的

miRNA 探针可简化实验流程和提高实验灵敏度。商品化的原位杂交检测探针往往具有高度的亲和活性和碱基错配识别能力，在 3′ 端和 5′ 端都分别标记了地高辛分子，无论是组织、细胞，还是经过甲醛固定、石蜡包埋的标本，都能精确检测其中的 miRNA。

锁核酸是高亲和力的核酸类似物，能显著提高 DNA 寡核苷酸的杂交效率，合成的原位杂交检测探针运用掺入 LNA 的设计（约 30%LNA），每融合一个 LNA 就能使 DNA/RNA 杂交的 Tm 值升高 2~10℃，Tm 值的升高能增强 LNA-DNA/RNA 双链的稳定性，使短至 20nt 的探针也具有较高的 Tm 值（70℃以上），以满足严格杂交条件下的原位杂交实验。

（二）miRNA 靶基因的预测与验证

miRNA 主要通过与特定 mRNA 的 3′-UTR 结合，进而影响其翻译效率和稳定性。一种 miRNA 所能结合的 mRNA 称为其靶基因（targetgene）。由于 miRNA 与靶基因 mRNA 的结合可以是完全互补的，也可以是不完全互补的，一个 miRNA 可以有多个不同靶基因，所以确认 miRNA 的靶基因是研究 miRNA 功能的关键。

miRNA 与靶基因 mRNA 的相互作用是基于碱基互补原理，利用这一特点，研究者可利用生物信息学的方法对 miRNA 可能的靶基因进行预测，再利用实验的方法对预测到的潜在靶基因进行验证。目前，多个数据库可对 miRNA 的靶基因进行预测，不同数据库的预测算法不尽相同。

预测软件得到的潜在靶基因价格较贵，这就要求研究者根据自身研究的方向，结合以往文献判断哪些可能是真正的靶基因。通常的做法是：选取多个数据库预测结果的交集，根据研究方向选择可能在此方向上具有功能的靶基因。证明靶基因需要在 RNA 和蛋白质水平上检测这些靶基因的表达，还可利用报告基因系统对靶基因进行验证。

1. qPCR 技术

靶基因验证中，可用 qPCR 技术快速检测靶 mRNA 含量的变化情况以确认其是否为靶基因。可使用 TaqMan 探针或 SYBR Green 作为荧光染料进行 qPCR。一般来说，为了防止体系内痕量的基因组 DNA 对扩增结果的影响，进行引物设计时，上下游引物应分别跨越一个内含子，当满足这一条件时，可采用价格实惠、操作简单的 SYBR Green 染料法；当不能满足这一条件时，利用 TaqMan 探针可增强扩增序列的特异性，保证结果的准确、真实。

2. 蛋白质印迹法

miRNA 的经典作用是引起靶 mRNA 的翻译阻遏或降解，最终引起靶蛋白质含量下降。因此，除使用 qPCR 技术验证 RNA 水平的下降外，应在蛋白质水平验证结论的正确性，从而使论证严密并有说服力。

3. 萤光素酶报告系统

利用萤光素酶报告系统可以直接证明 miRNA 对靶序列的调节。首先，在数据库中查找到潜在靶基因的 3′-UTR 区，设计克隆引物，利用 PCR 扩增包含 miRNA 结合部位（种子区）在内的一段序列，将此序列连接在报告基因质粒中萤光素酶基因的下游；或者可直接人工合成含有 miRNA 结合位点的靶基因 3′-UTR 区的一段序列，合成时在其正义链与反义链的两端直接引入酶切位点，经退火形成双链，直接与酶切纯化后的载体相连即可。经上述操作，构成重组萤光素酶报告质粒。然后将此报告质粒与 miRNA 表达质粒或人工合成的 miRNA 拟似物（又称"模拟物"）按一定比例混合，共同转染细胞，24～48h 后进行萤光素酶活性的测定。由于 miRNA 与 UTR 区的结合干扰了萤光素酶的表达，导致萤光素酶活性降低。通过检测萤光素酶的活性变化就可以初步确认该基因是否为特定 miRNA 的靶基因。

（三）miRNA 的功能研究

研究 miRNA 功能较为直接的是利用遗传学方法，早期的 miRNA 功能都是通过正向遗传学方法鉴定，即利用突变表型寻找遗传位点，再克隆基因。例如，研究发现 lin-4 和 let-7 调控线虫的发育过程，miR-14 则在果蝇细胞凋亡和脂肪储存中发挥作用。反向遗传学则是从已知 miRNA 出发，通过异常表达产生的表型，获知 miRNA 功能。利用反向遗传学方法，人们发现 miR-181 促进骨髓造血干细胞向 B 细胞分化，miR-375 调控胰岛素分泌等。

目前 miRNA 的功能研究主要采用反向遗传学策略，这与一般基因功能研究策略相似，即在细胞或动物水平上调或下调 miRNA，从而建立 miRNA 变化的模型，结合表型变化，分析 miRNA 可能具有的功能。

1. miRNA 的过表达技术

反向遗传学的核心是过表达技术。由于 miRNA 分子小，并且在细胞内进行的几次加工过程使之具有 pri-miRNA、pre-miRNA、成熟 miRNA 等不同形式，使得 miRNA 的过表达与普通基因相比更为复杂。

上调细胞内 miRNA 的含量，可以利用基于质粒或病毒载体的表达系统，也可以使用人工合成的 miRNA 拟似物（miRNA mimics）。前者主要采用 pri-miRNA 的形式，其优势在于 pri-miRNA 可以在 RNA 聚合酶Ⅱ作用的启动下转录。这意味着，除了诱导表达外，还可采用组织特异性启动子进行表达，且能够持续稳定上调细胞内 miRNA 水平，更适合于后续模式动物的建立。人工合成的 miRNA 拟似物则是采用成熟形式的 miRNA 直接转染，不需要经过细胞内系统的加工过程。因此操作更简单、反应更迅速，观察现象的时间缩短，可为以后利用 miRNA 作为靶点的生物治疗提供实验基础。但是由于半衰期短，人工合成的 miRNA 不适合长期稳定表达。人工合成的 miRNA 拟似物在碱基序列上与特定 miRNA 一致，在体内可模拟成熟的 miRNA 发挥作用。在化学本质上，这类人工合成物与核酸的化学结构相似，经改造后，提高了分子的稳定性，使其具有更强的可操作性。

2. miRNA 的功能缺失策略

miRNA 的功能缺失策略主要包括拮抗抑制和基因敲除技术，前者可以使体内特定的成熟 miRNA 丰度降低，既起到了调节含量的目的，又不会使其完全丧失，从而避免产生 miRNA 完全丧失而导致的不可预知的结果。一般来说，拮抗抑制技术由于周期短、花费少，在一般实验室中就能够完成。对于基因敲除，可以对特定 miRNA 的编码基因或者 miRNA 加工成熟过程中关键酶的编码基因（如 Dicer）进行敲除。以往主要是利用同源重组等手段，效率低、周期长。近年 CRISPR 基因编辑系统发展迅猛，普通实验室也能够方便地建立细胞水平 miRNA 等的基因敲除模型，为基因功能研究提供了高效的研究平台。

二、lncRNA 研究技术

lncRNA 一般是指长度大于 200 个核苷酸但不编码蛋白质的 RNA 转录本。研究表明，小鼠的转录物组中包含大约 18 万种转录本，其中具有蛋白质编码能力的转录本仅有 2 万余种。在其他 16 万种转录本中，除了少部分小分子 RNA 之外，绝大多数都是 lncRNA。其种类丰富、作用机制多样，如调控基因转录、引起染色质重塑、参与细胞周期调控、RNA 剪接调控、翻译调控及 mRNA 降解等。在对 lncRNA 功能进行研究的过程中，研究方法的建立和应用起着非常关键的作用。目前用于 lncRNA 研究的主要方法有微阵列芯片、转录物组深度测序、Northern 印迹、qPCR、荧光原位杂交、RIP 以及 ChIRP 等。

（一）lncRNA 与蛋白质相互作用的研究方法

大量研究表明，lncRNA 能够募集染色质修饰复合体到基因启动子区，并通过改变染色质的状态来影响基因的转录水平。此外，lncRNA 还能够与转录因子结合形成核糖核蛋白质复合体，进而调控这些转录因子的活性。因此，掌握 lncRNA 与蛋白质相互作用的研究方法对于探索 lncRNA 的生物学功能有着非常重要的意义。

1. RNA 结合蛋白质免疫沉淀

RNA 结合蛋白质免疫沉淀实验主要用于检测与某种特定蛋白质相结合的 RNA。通过该技术，人们可以了解细胞或组织中与特定蛋白质结合的 RNA 情况。RNA 结合蛋白质免疫沉淀的基本原理是：在生理状态下，针对可以结合 RNA 的蛋白质进行免疫沉淀，然后分离抗体-蛋白质 A/G-琼脂糖珠复合物中的 RNA 成分，最后通过基因芯片或其他手段来检测目的 RNA。

2. RNA 纯化的染色质分离技术

结合于基因组并募集染色质重塑复合体是 lncRNA 的一个重要功能，而 ChIRP 技术的建立则为这方面的研究提供了一个非常有力的支持。ChIRP 技术可用于发现与感兴趣的 RNA 存在相互作用的基因组 DNA 及蛋白质。其工作原理如下：首先以戊二醛固定细胞，使 lncRNA 与染色质的相互作用得以稳定维持，然后进行细胞裂解及超声破碎，接着用生物素标记的寡核苷酸探针与靶 cRNA 杂交，随后基于生物素和链亲和素相互作用的原理，采用链亲和素磁珠来分离纯化 lncRNA-染色质复合体，最后从纯化的 RNA-染色质复合体中分离蛋白质、DNA 或 RNA，以进行后续的各种分析。与 RIP 技术一样，ChIRP 技术也可与基因芯片或测序技术结合起来用于研究 lncRNA 的功能。其中，ChIRP-测序便是 ChIRP 与高通量测序技术结合的产物，可用于在全基因组范围内定位 lncRNA 的结合位点。

（二）lncRNA 的生物信息学研究方法

与传统实验技术相比，快捷高效的生物信息学方法已经引起了人们越来越广泛的关注。目前，与 lncRNA 有关的生物信息学技术发展非常迅速并已成为 lncRNA 功能研究的一个强有力工具。除了对 lncRNA 芯片数据进行挖掘分析之外，lncRNA 还有一些特有的生物信息学分析方法，如 lncRNA 与多数据库转录本的同源性比对技术、预测 lncRNA 与蛋白质相互作用的技术等。

三、其他非编码 RNA 研究技术

近年来，非编码 RNA 领域成员不断丰富，结构形式种类繁多、功能多样。尤其是环形 RNA（circRNA）功能的揭示更丰富了人们对于非编码 RNA 的认识。

（一）circRNA 的研究技术

circRNA 是一类单链共价连接的环状 RNA 分子，其发现可追溯到 30 多年前。随着测序技术的飞速发展，人们已在多种细胞及组织中发现了 circRNA 的存在，该发现提示这类新型非编码 RNA 分子在生物体生长、发育及疾病中存在重要的调控功能。现有研究表明，circRNA 可以作为 miRNA 海绵，通过大量吸附 miRNA 阻止其发挥调控作用；circRNA 可以通过影响基因的转录或可变剪接过程调控编码基因的表达；此外，circRNA 还可通过与 RNA 结合蛋白质相互作用调控细胞周期等进程。然而，这些已揭示的调控功能仅仅只是 circRNA 作用的冰山一角，越来越多的人开始关注 circRNA 复杂的调控作用。由于 circRNA 结构的特殊性，其检测手段较其他非编码 RNA 更为复杂，下面主要介绍 circRNA 的检测以及功能研究方法。

1. circRNA 的检测方法

circRNA 的检测方法主要包括 RT-qPCR、原位杂交以及 Northern 印迹。

（1）RT-qPCR 法　提取总 RNA 后需要先用 DNase I 去除基因组 DNA，之后用 RNase R 处理总 RNA 去除其他线性 RNA，以获得高浓度的 circRNA。定量引物设计时，同样也需要考虑其他线性 RNA 的干扰情况，通过设计反向引物以确保 PCR 产物均来自 circRNA 来源的 cDNA。在进行反转录过程时，由于 circRNA 不含多聚腺苷酸尾结构，需要用随机引物而不能用 oligo（dT）引物。对于 circRNA 的半定量方法常用的有两种，即 SYBR Green qPCR 法以及 Taqman 探针法，其中 SYBR Green 法更为经济，但是由于该荧光染料可以和所有 DNA 双链结合，在定量分析时，需要查看产物的溶解曲线以确保产物单一。Taqman 探针法昂贵但特异性更高，需注意在设计探针时，要将探针位置设计在环形 RNA 的反向剪接位点上。

（2）原位杂交法　通过原位杂交技术可以对 circRNA 进行精准定位以及定量检测，原位杂交探针位置需要设计在 circRNA 的反向剪接位点上。该方法的细胞经过固定、通透、预杂交、杂交、显色等步骤处理，通过在共聚焦显微镜下观察该细胞来对特定 circRNA 进行精准检测。

（3）Northern 印迹法　是利用核酸探针的原位杂交原理定量检测 RNA 的一种经典方法，该方法与其他探针法相比更直接、准确。需要注意的是，针对 circRNA 的检测，在设计探针时，需将探针位置设计在反向剪接位点上。此外，由于此法对 RNA 量需求较大，对于表达量较低的痕量 RNA 检测还难以实现。

2. circRNA 功能的研究方法

由于 circRNA 结构及成熟机制的特殊性，目前尚未出现通过靶向基因位点干扰其表达的方法，对于 circRNA 功能的研究手段主要包括失功能、得功能实验以及萤光素酶报告基因实验。

（1）siRNA 干扰实验　功能缺失实验中较为普遍的是直接利用定制的 siRNA 下调目的基因的表达，通过观察相应的表型变化分析基因功能。在设计 siRNA 时需要注意将靶向位置设计在反向剪接位点上，同时为了避免基因误敲除的现象，在设计 siRNA 时需要注意靶向序列不在 circRNA 的宿主基因上。

（2）circRNA 过表达质粒的构建　circRNA 的环化过程需要其两侧反向重复的侧翼序列的参与。因此在构建 circRNA 过表达质粒时，为了确保克隆序列发生环化，需选用特殊的载体质粒即包含参与环化过程的反向序列的质粒，这些质粒均预留了双酶切位点，可通过酶切、连接过程直接连入目的 circRNA 的克隆片段。

（3）萤光素酶报告基因实验　通过萤光素酶报告基因实验可验证 circRNA 的 miRNA 海绵作用。该方法需要将所预测的 circRNA 序列中结合 miRNA 的序列构入到萤光素酶报告基因的 3′-UTR 区，将构建好的萤光素酶报告基因与 miRNA 的拟似物共同转染进细胞中。48h 后通过检测荧光值的变化分析 circRNA 与目的基因的相互作用。

3. circRNA 的生物信息学分析方法

目前，有 10 多种软件可用于 circRNA 的高通量测序分析，包括 KNIFE、NCLscan 以及 PTESFinder 等。但是基于算法预测的 circRNA 可能存在假阳性结果，如逆转录酶模板转换、DNA 模板串联复制以及反式剪接等。因此，运用生物信息学方法预测 circRNA 之后，还需要结合进一步的分子实验验证预测的 circRNA。

对于 circRNA 调控功能的研究，常用的在线数据库包括 circ2Traits、circinteractome、circnet 等。其中 circ2Traits 收集了与疾病和性状相关的环状 RNA 综合数据库，并且构建了环状 RNA 与 miRNA、蛋白质编码基因以及长链非编码基因的作用网络；circinteractome 预测了 circbase 中收录的 circRNA 与已知的 109 种 RNA 结合蛋白质的结合位点，并且该数据库还利用 targetscan 预测了靶向 circRNA 的 miRNA；circnet 数据库除了对 circRNA 亚型进行注释之外，还整合了 circRNA-miRNA 的相互作用网络。

（二）piRNA 的研究技术

piRNA 是一类长度为 24～31 个核苷酸的短链非编码 RNA 分子，主要通过与 PIWI 蛋白相互作用维持生殖细胞 DNA 的完整性，通过抑制转座子的转座调控细胞内多种基因的表达。此外，有研究表明，piRNA 可调控癌症发生过程。piRNA 与 miRNA 相比长度略长，但是在生成方式和基因结构上则与 miRNA 具有显著差异。piRNA 来源于成簇的 piRNA 单链前体转录本，通过 Dicer 非依赖的方式剪接成熟，并且在其 3′-末端的碱基具有 2′-O-Me 甲基化修饰。对于 piRNA 的定量检测方法均与 miRNA 类似，在此并不重复介绍。

随着人们对 piRNA 功能研究的不断深入，一系列 piRNA 相关数据库应运而生，例如，piRNABank、piRNAQuest、piRNA 簇数据库和 IsopiR Bank 等，这些数据库受物种限制，并且很少涉及 piRNA 功能分析。2018 年，衍生出一种包含多物种并且富含 piRNA 功能研究信息的数据库 piRBase。该数据库收录了 21 个物种中一亿多个 piRNA 的信息，并且包含了检测 piRNA 序列的多种实验方法，如 RNA 测序、蛋白质免疫共沉淀以及色谱分析法等。

对于 piRNA 的功能分析，piRBase 数据库也具有显著优势。首先，该数据库包含了从以往文献中获得的以及经预测的 piRNA 靶点 mRNA 和 lncRNA 的信息；其次，piRBase 还收录了与多种癌症相关的 piRNA 信息，包括 piRNA 在不同癌症中表达变化的信息以及 piRNA 在不同癌症组织及细胞系中的表达变化信息。并且，v2.0 版本的 piRBase 数据库信息已经被加入进 UCSC GenomeBrowser 当中。

第六节　组 学 技 术

随着分子生物学的快速发展，研究者从纵向研究的角度，围绕某个疾病表型或生物功能，解释了发挥作用的功能基因、信号分子和作用途径等，为揭示表型机制和生命活动提供了大量可靠的科学依据。而动物或生物体作为复杂的机体，单个基因或者通路往往不能很好地揭示某个功能与表型变化，采用系统生物学思维来研究生物体表型发生规律，将有助于从整体上理解生命活动。组学技术指现代生物学研究体系中一系列基于高通量分析检测技术的研究方法，包括转录组学、蛋白质组学、代谢组学等，旨在从整体水平上揭示生命活动规律，促进对复杂生物体的整体认识。

一、转录组学技术

转录组广义上指生物体细胞或组织在特定生理或病理状态下所转录出来的所有转录产物的总和，包括编码蛋白质的 mRNA 和 ncRNA（rRNA、tRNA、miRNA 等）；而 mRNA 似乎更引人关注，所以狭义上的转录组通常指所有 mRNA 的总和。转录组学是一门在整体水平上研究组织或细胞内所有基因转录调控规律的学科，从 RNA 视角研究基因表达的情况。目前研究转录组常用的方法主要包括：①基于杂交技术，如 cDNA 芯片和寡聚核苷酸芯片；②基于测序技术，如基于 Sanger 测序的 SAGE、表达序列标签（EST）文库和全长 cDNA 文库的测序分析。现在对 cDNA、EST 等的测序工作已升级至第二代测序技术，新一代测序技术较 Sanger 测序通量更高、运行时间更短、测序片段更长。

（一）技术原理及分析流程

现在通常将基于第二代测序技术的转录组测序分析称为 RNA-Seq。转录组测序需要根据实验目的对 RNA 样本进行处理，将 mRNA，miRNA，lncRNA 其中的部分或全部反转录成 cDNA 文库，再利用高通量测序平台进行测序。通常会根据测序对象长度的不同，在测序建库的时候选择建立不同大小片段的文库。一般进行 mRNA 测序，建库时通常建立几百个碱基对大小片段的文库，选择双向测序较多；进行 miRNA 测序时，通常将 miRNA 进行分离，单独建立小片段文库后再进行单向测序；而 lncRNA 存在正向转录和反向转录，所以常采用链特异性建库测序。如果进行全转录组测序，其测序和常规转录组的区别主要是建库方式的不同。通常全转录组测序在建库过程中需分别建立 2 个文库（mRNA+lncRNA+circRNA 文库和 miRNA 文库）或 3 个文库（mRNA+lncRNA 文库、circRNA 文库和 miRNA 文库）。通过全转录组测序数据，不仅可获得全部类型转录本的表达图谱，在此基础上还能够对不同 RNA 分子进行鉴定和注释，分析其编码蛋白和调控功能，并对 RNA 分子之间的互作调控网络进行分析，从整体上全面系统地分析特定细胞或组织在特定条件下的生物学特征。

（二）技术的优缺点

RNA-Seq 测序相比传统基因芯片等转录组学分析技术具有以下优势：

（1）通量高　运用第二代测序可以一次性对上百万条核酸分子进行测序，得到几百个亿个碱基序列，可以达到覆盖整个基因组或转录组的要求。

（2）灵敏度高　可以检测细胞中少至几个拷贝的稀有转录本。

（3）分辨率高　RNA-Seq 的分辨率能达到单个碱基，准确度好，同时不存在传统微列阵杂交的荧光模拟信号带来的交叉反应和背景噪声问题。

（4）不受限制性　可以对任意物种进行全转录组分析，无需预先设计特异性探针，能够直接对任何物种进行转录组分析。同时，能够检测未知基因，发现新的转录本，并准确地识别可变剪接位点及 SNP、UTR 区域。转录组学研究虽然起步较晚，但发展迅速，现已广泛用于研究动物机体在不同生理或病理状态下基因的表达调控作用及其机制，尤其在疾病的发生发展与防治方面。三种主要的转录组研究方法的比较见表 8-4。

表 8-4　三种主要的转录组研究方法的比较

技术	原理	信号	分辨率	通量	背景噪声	分析成本	起始 RNA 用量	同时映射转录区域和基因表达	能够区分不同的亚型	能够区别等位基因表达
RNA-Seq	高通量测序	数字化信号	单碱基	高通量测序	低	低	少	是	是	是
通量芯片	杂交	荧光模拟信号	数个至100bp	高	高	高	多	是	有限	有限
SAGE/MPSS/EST	Sanger测序	数字化信号	单碱基	低	低	高	多	有限的基因表达	是	是

二、蛋白质组学技术

蛋白质组学的核心在于大规模地对蛋白质进行综合分析，通过对某种物种、个体、器官、组织或细胞的全部蛋白质性质（包括表达水平、翻译后修饰、细胞内定位、蛋白质之间互作等）进行研究，对蛋白质功能做出精细和准确的阐述。蛋白质组学最有价值的优势是它可以观察在特定的时间下一个完整的蛋白质组或蛋白亚型在某种生理或病理状态下发生的相应变化。

蛋白质组学研究内容主要包括 3 个方面：表达蛋白质组学、结构蛋白质组学和功能蛋白质组学。其中，表达蛋白质组学是对细胞组织或个体的蛋白质表达谱分析以及其蛋白质组成含量和变化规律的检测；结构蛋白质组学侧重于亚细胞蛋白质组的分析，对于细胞组成及通路研究具有重要意义；功能蛋白质组学则是蛋白质组研究的最终目的，即阐明某功能相关蛋白质的活动规律以及蛋白质间相互作用的问题。

（一）技术原理及分析流程

蛋白质组学分析流程主要包括蛋白质样品的分离、鉴定和定量等（图 8-1）。

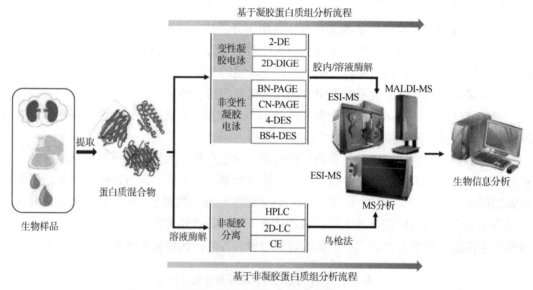

图 8-1　蛋白质组学分析流程图

目前，常见的蛋白质分离技术分为基于凝胶和非凝胶两种手段。其中，基于凝胶的技术有双向电泳（2-DE）、二维荧光差异电泳（2D-DIGE）和四维正交凝胶电泳系统（4-DES）等。非凝胶方式的分离技术有 HPLC 和二维液相色谱（2D-LC）等。基于凝胶分离蛋白质的技术基本原理是根据蛋白质的等电点和分子量进行分离，非凝胶方式的色谱技术分离主要是利用各种物质在固定相和流动相之间不同的分配系数，使其在相对运动的两相之间反复多次分配，以不同的速度移动，从而获得分离物质。

待蛋白质样品被有效分离后，通过质谱鉴定技术可以确定样品的蛋白质种类，基本原理是通过电离源将样品分子转化为具有电相的运动离子，再根据不同离子的间质核比进行分离并获得不同的质谱图，从而用来判断粒子的质量和特性。

目前，基于生物质谱技术的蛋白质定量分析主要包括标记定量和非标记定量两种（图 8-2）。标记定量主要利用同位素标签标记蛋白质或多肽，结合高准确度的质谱技术，通过对同位素标记后肽段的串联质谱结果确定肽段的序列，并通过同位素峰的信号强度差异对肽段丰度进行定量分析。非标记定量策略通过比较 LC-MS 相同保留时间信号峰面积或质谱强度，分析不同来源样品蛋白质的表达量变化。

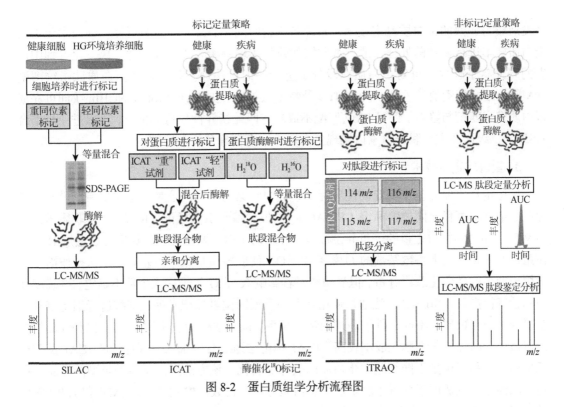

图 8-2 蛋白质组学分析流程图

（二）技术的优缺点

1. 蛋白质分离技术

蛋白质分离技术是基于凝胶分离蛋白质的核心技术。2-DE 的优点是能够更直观分析差异蛋白质种类，可在一张凝胶上实现成百上千种蛋白质的分离，具有高通量、高分辨率、可与 MS 联用的特点，因此该技术已被广泛应用于比较蛋白质组学研究。然而传统的 2-DE 也存在一定的局限性，如重复性较差、低丰度蛋白难以检测、复杂的样品处理过程容易导致蛋白质的丢失等。在 2-DE 的基础上，2D-DIGE 在蛋白质电泳分离前需对不同蛋白质样品进行不同荧光标记，然后即可完成混合样品的一次性电泳分离，该技术实现了不同实验组蛋白质样品在同一块胶内的一次分离，不仅避免了 2-DE 重复性差的问题，而且荧光内标的引入，可准确检测不同样品间蛋白质丰度差异，显著提高蛋白质分离的精确度和灵敏度。然而对于蛋白质复合体分离表征来说，以上技术并不适用。除凝胶技术外，非凝胶方式的色谱技术为蛋白质和多肽的分离及分析提供了新策略。常规的液相分离系统有 HPLC 和 2D-LC 等，其优势在于可以分离分子大小差异较大的蛋白质、低丰度蛋白质及疏水性蛋白质，易与质谱联用，具有灵敏度高、分析速度快、自动化程度高等特点。

2. 蛋白质鉴定技术

电喷雾离子化质谱法（ESI-MS）是蛋白质鉴定的主要方法之一，其特点是易产生多电荷离子，碎片离子较少，其所形成的离子可以直接用来确定蛋白质或多肽的分子量，灵敏度较高，并且多电荷离子的形成显著降低了 m/z 值，使得 ESI-MS 可以在较合适的 m/z 检测范围准确测定大分子量蛋白质。基质辅助激光解吸电离质谱法（MALDI-MS）是目前另一种发展较为成熟的蛋白质鉴定技术，常配备飞行时间（TOF）质量分析器。该技术无需对蛋白质样本进行复杂前处理，通过基质辅助即可实现待测分子的离子化；离子化过程中产生的碎片离子较少，可对蛋白质肽段分子进行高通量快速扫描，产生蛋白质肽指纹图谱（PMF），结合搜索引擎（如 MASCOT）及特定数据库（如 SwissProt 和 NCBInr）即可完成蛋白质搜索匹配与鉴定。针对 PMF 匹配不成功或匹配特异性较低的情况，可以进一步结合MS/MS 二级谱图进行联合检索以实现蛋白质多维度精确分析与鉴定。

3. 蛋白质定量技术

标记定量主要是基于稳定同位素标记，其中常见的稳定同位素标记主要有酶催化 ^{18}O 标记、细胞培养稳定同位素标记（SILAC）、同位素编码亲和标记（ICAT）、串联质谱标签（TMT）、相对和绝对定量的等量异位标签（iTRAQ）等。酶催化 ^{18}O 标记方法通过 $H_2^{18}O$，在蛋白酶催化作用下将羧基端的 O 替换为 ^{18}O，使肽段质量数产生差异。该法操作简单，适用于低丰度磷酸化肽段分析，但受酶解过程影响大，^{18}O 原子掺入个数不确定，准确度和精确性有待提高。SILAC 方法通过使用轻型和重型同位素标记必需氨基酸进行细胞培养，获得细胞中蛋白质在不同条件下表达的定量关系。该方法标记效率高、误差低、无放射性，但仅适用于活体培养细胞，成本较高。ICAT 标记法通过分别加入不同标记的 ICAT 试剂标记蛋白质样品以定量不同细胞内蛋白质的表达量变化，该方法适用于多种类型的样品，但是局限性在于仅适用于含有半胱氨酸的蛋白质分析，且数据检索复杂。TMT 和 iTRAQ 两种标记原理相似，差别在于规格不同，多见于多维液相色谱-串联质谱联用蛋白质定量表征，已成为蛋白质定性和定量研究的重要方法之一。该种类标记技术的优势在于对疏水性蛋白质、强酸性蛋白质、强碱性蛋白质、低丰度蛋白质均具有很好的兼容性。该标记技术具有灵敏度高、重复性好、可最大程度获得蛋白质组信息等特点，可有效地满足蛋白质组学定量研究的需求，在疾病蛋白质组学研究中得到了广泛的应用。但是，基于 iTRAQ 标记的定量方法也存在一定缺陷，如样品制备过程复杂、试剂昂贵、数据分析较复杂等。

非标记定量策略通过比较 LC-MS/MS 相同保留时间信号峰面积或质谱峰强度，分析不同来源样品蛋白质的表达量变化。非标记定量的计算方法按照定量原理的不同可以分为信号强度法和谱图计数法两大类。信号强度法根据一级质谱相关的肽段峰强度、峰面积、液相色谱保留时间等进行定量分析；谱图计算法根据二级质谱相关每个蛋白质鉴定到的肽段总次数、所鉴定肽段的离子价位等信息进行定量分析。相比于标记定量法，非标记定量检测的样品不需要进行标记，样品需求量少，耗材费用低廉和数据分析便捷，适用于大样本量的检测。

三、代谢组学技术

代谢组学是 20 世纪 90 年代发展起来的一门新兴学科，可视为基因组学、转录组学和蛋白质组学的下游表现形式。代谢组学是关于生物体内源代谢物质种类、数量及其变化规律的科学，主要通过核磁共振光谱或质谱来检测细胞、组织和生物液中的小分子代谢产物，对内源性代谢物进行定性和定量分析，跟踪特定代谢产物的变化，并进一步推导生物体的生理或病理状态。代谢组学强调的是机体整体的变化，是所有代谢应答的全貌和动态变化的过程，是生物信息传递的终端，直接与生物学功能相关，对全面认识生命系统起着至关重要的作用，具有非常重要的疾病研究和临床应用价值。代谢组学研究目标一般相对分子量小于 1000Da，可用的标本包括血液、组织、尿液、粪便、胆汁、唾液及肠道微生物群等，这些样本的获取相对容易，且大多是非侵入性的。

1. 技术原理及分析流程

由于代谢物具有种类繁多、性质差异大、浓度范围分布广等特点，代谢组学发展出不同的检测平台，如核磁共振谱法（NMR）和质谱（MS）。MS 通常与色谱分离技术相结合产生气相色谱-质谱联用（GC-MS）、液相色谱-质谱联用（LC-MS）及超高效液相色谱-质谱联用（UPLC-MS）等平台。根据研究方法的不同，代谢组学可分为靶向代谢组学和非靶向代谢组学。靶向代谢组学关注的是特定的一类化合物，通常是针对已经确定的若干种或类的目标代谢物进行准确鉴定和绝对定量，在分析上更具有针对性；而非靶向代谢组学的目标是在样本中检测尽可能多的代谢物，主要是生物样本的内源性代谢物，从而进行系统、全面的测定分析，对样本的代谢物整体轮廓进行表征和筛选。代谢组数据一般采用多元数据分析策略，通常包括主成分分析（PCA）、偏最小二乘判别分析（PLS-DA）和正交偏最小二乘辨别分析（OPLS-DA）等，同时结合 t 检验 P 值和变量权重重要性值（VIP）筛选差异代谢物或潜在分子标记物，最后利用筛选得到的代谢物进行聚类分析、代谢通路富集分析等。代谢组学通常的研究策略是先基于非靶向代谢组学筛选目标代谢物，再通过靶向代谢组学对目标代谢物进行系统验证。所以，完整的代谢组学分析流程通常包括样品的采集和前处理、数据的采集、数据的预处理、多元变量统计分析、标志物识别和途径分析等过程（图 8-3）。

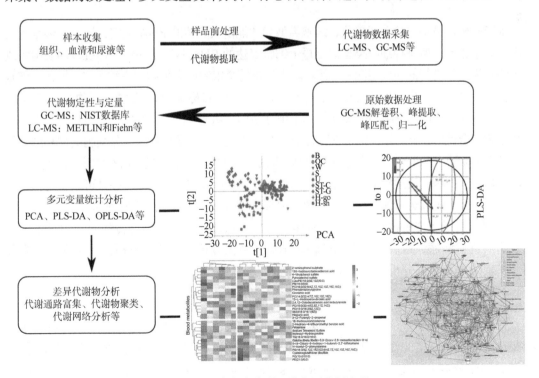

图 8-3　非靶向代谢组学主要分析流程

2. 技术的优缺点

NMR 在代谢组学研究应用较早，主要用于代谢物结构的解析。它的优点是样品前处理简单，对样品中小分子代谢物的结构和性质无破坏性，能够完成大多数代谢物样品检测；但缺点是检测灵敏度低、分辨率不高，有可能形成信号重叠，导致难以检测丰度较低的化合物。色谱-质谱联用技术结合了色谱的高分离度、质谱的高灵敏度及高特异度等特点，可以快速定性代谢物并准确进行定量分析，无信号重叠，同时对低丰度化合物也较灵敏。因此，具有较高的分辨率和检测灵敏度，测得的代谢物范围较广。其中，GC-MS 是将气相色谱与质谱的优点相结合，即高效分离能力和丰富结构信息融合，适用于分析挥发性或半挥发性的小分子化合物；GC-MS 分析较为稳定，灵敏度高，使用数据库和软件可方便快速地检测代谢物。根据其气质检测的原理，要求被检测的物质具有一定的热稳定性，才可以进行后续的物质气化分离检测。相对核磁共振技术，此种方法在样品制备时较为费时费力且难以进行新的化合物鉴定。LC-MS 具有更高的灵敏度，更广泛的代谢物检测范围和多样化的方法，对于物质的性质要求较少，大多数能被离子化的物质都可以使用液质的平台进行分析检测。在近几年的代谢组学研究中，LC-MS 分析技术的应用已经超过所有检测技术的总和。除此之外，UPLC-MS 技术在分离度、通量和灵敏性方面更为强大。以上几种方法得到的数据会存在一定差异，需要结合样本具体类型和所选模型中重点代谢物的特点选择最理想的检测方法，才能达到理想的试验效果。

四、单细胞转录组测序技术

细胞是机体最基本的功能单位，细胞类型和功能由其表达的 RNA 决定，同一个体细胞的基因组基本相同，但每种细胞类型甚至每个细胞表达的 RNA 具有唯一性。传统以同质组织或同类细胞为整体进行的转录组测序，其基因表达是整个组织所有细胞的平均水平，掩盖了细胞的独特性及异质性，并且在研究复杂生物学机制过程中，目标细胞的表达特征可能被组织其他大量细胞所掩盖。传统细胞的分类往往基于细胞结构、功能、位置或有限的细胞标记，而不是系统性和综合性的指标，并且由于细胞处于不断变化过程中，导致难以区分细胞类型和细胞状态，稀有细胞更无从鉴定，而单细胞转录组测序技术通过对单个细胞的所有转录本进行测序，可以依据单个细胞的表达特征以高精度分辨率鉴定细胞类型和细胞状态，并且可以鉴定稀有细胞，锁定目标细胞以进行深入分析，是解析目标表型背后复杂分子细胞机制的有力工具。

单细胞转录组测序技术以单个细胞作为对象，通过对单个细胞遗传物质均匀扩增，标记建库后进行测序，最后对单个细胞转录组展开数据分析，其技术原理主要包括单细胞分离、扩增测序和数据分析三方面（图 8-4）。

1. 单细胞分离

首先要将单个细胞从原环境中分离获得。传统方法有连续稀释法、显微操作法、激光捕获显微切割法、荧光激活细胞分选法以及微流控分选法等。目前市场上较成熟的商业单细胞测序分离方法主要是 10×Genomics 公司的 Chromium（液滴法）及 BD 公司的 Rhapsody（微孔法），都是集细胞分选、细胞溶解、标记建库于一体的方法。

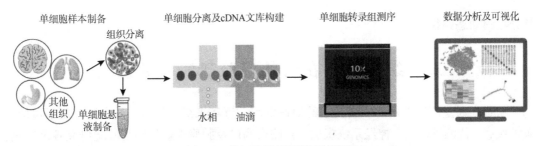

图 8-4 单细胞转录组测序流程图

（1）液滴法　通过特制凝胶微珠与单细胞悬液混合，使单个细胞与凝胶微珠混合，通过微流控技术将细胞输入油相孔道，形成"油包水"；凝胶微珠表面有数百万份寡核糖核苷，含有特异性条形码、特异性分子标签，通过携带特异性标记的抓手联结遗传物质片段，进行文库构建。

（2）微孔法　使用有大量空洞的蜂窝板，将细胞悬液与标记磁珠加入蜂窝板，基于泊松分布原理保证每个细胞都进入孔洞，并且单个板孔中存在两个及以上细胞的概率很小，标记磁珠上的序列结构和技术原理与液滴法相似，细胞捕获后可直观获得捕获数、细胞状态等信息。

2. 扩增测序

单个细胞的遗传物质含量无法满足进一步进行二代测序（200ng 以上）的要求，因此需要对单细胞测序样本进行扩增，扩增的目标是无偏倚扩增 DNA，完整且均匀是扩增关键。当前主要有基于聚合酶链式反应技术的简并寡核苷酸引物 PCR 技术、扩增前引物延伸技术，还有多重位点置换扩增技术，用类似线性扩增的方式降低扩增偏倚并提高覆盖度。样本扩增后，产物上机测序，当前常用的测序技术有二代测序的 454 焦磷酸测序、Solexa 聚合酶合成测序和 SoLiD 连接酶测序；三代测序的单分子纳米孔外切酶测序和单分子合成测序等。

3. 数据分析

下机后数据需要进行预处理，将序列转化为通用格式，之后去除接头、联结、特异分子标签等序列。通过去除低质量细胞、死细胞以及被污染 DNA 或碱基对数据进行质量控制，根据质量评估对测序读段（reads）进行修剪；通过数据标准化降低测序深度、表达模式不同导致的偏倚；同时进行批次效应，对不同实验环境、不同操作人员造成的偏倚进行校正，对低表达基因的缺失进行插补等预处理操作，降低干扰，提高数据可信度，完成对数据的标准化。预处理后进行测序数据处理，包括降维、聚类和轨迹推断，将重点关注于从数据中识别生物问题。降维分析涉及数据集转换成更紧凑的、可能更具解释性的表示，以捕获变化的主要生物进化轴，改进聚类和轨迹推断的性能。常用的方法有主成分分析（PCA）、t 分布随机嵌入法（t-SNE）、一致流体近似和投影降维（UMAP）。降维分析和聚类分析完成后，可以对数据进行更深层的分析。比如轨迹分析通常应用于推算细胞之间的演化及分化过程，了解捕获细胞身份之间的过渡状态；采用差异表达分析研究不同处理因素对基因表达水平的影响，可以推测单个细胞的功能；通过基因本体分析研究位点基因对的功能，并探索协同表达基因集参与产物的过程；将单细胞表达谱与配体和受体数据库相结合生成细胞-细胞间通信图谱，分析细胞间的信息沟通；通过拟时序分析推断出细胞发育及分化的动态路径。

五、组学技术在动物实验研究中的应用

随着高通量测序技术和质谱技术的快速发展，近年来组学技术已被广泛应用于包括心血管疾病、代谢性疾病、神经系统疾病、骨骼疾病以及肿瘤疾病等动物实验研究各个领域，已经成为引领实验动物科学前沿的突破性技术。

但是疾病发生过程复杂多变，通常涉及多种途径的复杂调控过程，单就转录、翻译或代谢中某一方面研究往往无法完整地阐述其机制。多组学（multi-omics）分析是结合两种或两种以上组学数据的研究方法，如将转录组学、蛋白组学、代谢组学和单细胞转录组测序技术等不同组学水平的数据加以整合进行关联分析，深入挖掘解析所关注疾病发生的内在机制。将转录组学、蛋白质组学与代谢组学进行联合分析，主要是指对疾病发生发展过程中差异代谢物和差异基因（蛋白）进行共表达分析，探究它们之间的因果关系，同时借助一些生物功能分析方法如功能注释及代谢通路富集分析，锁定一些关键的差异基因（蛋白）和代谢物以及重点代谢通路，系统全面解释疾病发生的调控机理。将常规组学（转录组学、蛋白质组学与代谢组学）与单细胞转录组测序技术联合，主要是在获得关键基因和代谢物的基础上，进一步利用单细胞转录组测序分析明确目的基因及其代谢产物的细胞群分布特征等，揭示特殊疾病或器官病变的细胞异质性。

第九章 实验动物组织形态学技术与方法

实验动物组织和形态学技术包括组织病理和超微病理两部分，主要目的是观察实验动物在实验过程中产生的组织器官病变，是研究病理和生理机制、药物开发、治疗方法研究和医疗器械评价等实验中重要的观察和评价指标。因此，了解和掌握实验动物组织形态学技术和方法，对于涉及动物实验的研究工作具有重要意义。

第一节 实验动物病理取材

一、实验前准备

1. 取材用具准备

取材用具，包括动物托管刀片、大小解剖镊子（无齿镊）、大小解剖剪、止血钳、滤纸、纱布、棉签、注射器、切取组织用的培养皿、称量脏器组织的天平、尺子、铅笔、标签、固定标本瓶和实验记录本等。

2. 取材试剂准备

麻醉药（吸入麻醉药异氟烷，注射用麻醉药物戊巴比妥钠等）、生理盐水、固定液（10%中性甲醛溶液，4%多聚甲醛或特殊固定液）。

3. 废弃物存放准备

用有明显标志的黄色垃圾袋（印有生物安全标志的垃圾袋）存放动物废弃脏器及尸体，用锐器盒存放取材废弃针头、刀片、注射器等。

二、实验动物病理取材及注意事项

1. 解剖取材方法

动物处死或麻醉过程要迅速，避免动物较长时间处于应激或濒临死亡的状态，使机体内组织细胞结构发生改变而引起人为假象或病理假象，影响对实验结果的正确分析。以大鼠、小鼠为例，动物麻醉后将动物仰卧于解剖托盘上，并用乙醇溶液纱布或水湿纱布浸湿大鼠胸腹部皮毛，用大解剖剪将大鼠腹腔和胸腔依次打开。根据实验目的取出目标脏器，注意在打开腹腔完成取血后可把血液释放干净再取材。

2. 大体观察

肉眼观察并描述体表及脏器变化，取材时要对动物模型的体表外观及脏器进行肉眼观察并做描述，包括对脏器大小、色泽、质地及剖面进行描述记录，有条件的情况下拍照记录，拍照时放置标尺，各组动物拍摄条件保持一致。例如，酒精性脂肪肝模型中，模型动物的肝脏往往体积增大，边缘钝圆，色泽灰白或发黄，表面有油腻感，而正常动物肝脏则体积未见明显增大，边缘锐利，表面鲜红或暗红，有条件情况下各个动物肝脏应拍照留存。

3. 取材部位

根据实验方案中实验目的确定需要观察的组织部位，可查阅实验相关的文献进一步确定。除常规的脏器取材外，要注意特殊部位的取材，如医疗器械的植入部位、脑立体定位注射部位等，此外还应该注意脏器组织的观察切面是矢状面、冠状面还是横截面。明确实验要观察的部位和切面，是确保实验病理制片成功的前提。在进行组间对比研究时，必须注意抽检样品的部位要相同，由于生物组织中个体与总体的特点为个体分布的不均衡性及结构的不一致性，不同组取材时切取的部位位置要规范统一。

4. 取材大小

大鼠、小鼠等小动物组织取材，大小约在 1.5cm×1.5cm 内，最大不超过 1.5cm×2cm，厚度为 0.3～0.5cm；大动物取材除有特殊要求取大组织做整体切片外，同小动物取材大小一致，可切取某个较大组织的多个部位观察。

5. 取材的注意点

取脏器组织要快速，取好后立即放入固定液中。取材尽可能不用带齿的镊子，更不能用其直接夹住脏器组织，尽量用无齿镊夹住脏器周围结缔组织，避免夹伤组织，造成人为损伤。取材用的剪刀、刀片要锋利。取材时对脏器病变部位的形状、位置、大小及切面等情况做好实验记录。核对实验编号，取材结束仔细核对各实验组编号。对于一些附着在软骨或关节上的组织，取材时为了保持组织的完整性，可以整体取下，例如，甲状腺取材时常和喉软骨一起取下，鼻黏膜取材时常和鼻中隔一起取材，膝关节滑膜取材也常和膝关节一起取材。

第二节　常规病理制片技术

一、固　定

固定是指组织离体后，通过各种办法使其细胞内的物质尽可能接近其原来的病理生理状态时的形态结构和位置的过程。组织固定直接影响病理染色结果，是组织处理最为关键的一步，一旦组织固定不佳，则无法挽救。固定的目的是防止组织、细胞自溶与腐败，防止细胞内酶对蛋白质的分解作用，使细胞内的各种成分如蛋白质、脂肪、碳水化合物或酶类转变为不溶性物质,以保持原有的结构与生活时相仿。另外,组织固定后具有硬化作用,增加了组织的韧性,有利于取材和组织脱水,组织经过固定后还具有助染作用。

(一)常用的固定液及配制方法

1. 10%甲醛水溶液

10%甲醛水溶液(10%福尔马林溶液)是常用的固定液。配制方法:40%甲醛溶液和水按1:9比例混合(V/V)。

2. 10%中性甲醛

实验病理中建议使用10%中性甲醛,以便更好地保存抗原。配制方法:40%甲醛100ml、无水磷酸氢二钠6.5g、磷酸二氢钠4.0g、蒸馏水900ml,混合配制成1000ml,即是浓度10%中性甲醛(V/V),可用1mol/L NaOH调整pH值至7.0。

3. 4%多聚甲醛

4%多聚甲醛固定液(4% paraformaldehyde fix solution,4% PFA fix solution)是一种广泛用于免疫组织化学(immunohistochemistry,IHC)、免疫荧光(immunofluorescence,IF)、免疫细胞化学(immunocytochemistry,IC)、流式细胞术(fluorescence-activated cell sorting,FACS)等检测时的组织、组织切片、细胞等生物样品固定的溶液。4%的多聚甲醛穿透力强,固定均匀,能使组织硬化,组织收缩少,损伤小,固定较为温和,能很好地保存固有物质,保持组织的抗原性和细微结构。配制方法:0.1mol/L的PBS(pH值=7.4)100ml、多聚甲醛4g,放入烧杯内混合,用保鲜膜覆盖烧杯口后放置于60℃烘箱2h,其间可拿出轻轻晃动混匀,待多聚甲醛粉末完全溶解,溶液澄清透亮即可,可用1mol/L NaOH调整pH值至7.4备用。

4. 其他固定液

(1)乙醇固定液　是常用的细胞学固定液。配制:无水乙醇80~95ml加蒸馏水20~5ml。

(2)醋酸　冰醋酸5ml加蒸馏水95ml。

(3)甲醇冰醋酸固定液　常用于冷冻切片快速固定。配制:甲醇95ml加冰醋酸5ml。

(4)Bouin固定液　具有良好的穿透性,常用于固定睾丸组织,现配现用。

配制:按饱和苦味酸水溶液:甲醛水溶液:冰醋酸=15:5:1比例混合。

(5)Carnoy固定液　对染色体固定较好,能很好地显示DNA和RNA。固定速度快,一般3mm厚的组织块固定1h左右,较厚的组织最好也不要超过4h。配制方法:冰醋酸10ml、氯仿30ml、无水乙醇60ml混合。

(6)Helly固定液　对细胞质的固定较好,特别是对细胞质内的特殊颗粒、胰岛以及心肌闰盘的保存都有良好的效果。因其含有汞成分,故在染色前应先用0.5%碘酒(70%乙醇加入碘)进行脱汞处理。配制方法:Helly储备液100ml加福尔马林5ml;其中Helly储备液由重铬酸钾2.5g、氯化汞5g、硫酸钠1g和蒸馏水100ml混合而成。

(7)Muller固定液　配制方法:由重铬酸钾2.5g、硫酸钠1.0g和蒸馏水100ml混合而成。

（二）固定的注意事项

1. 组织固定越快越好

组织从动物体内取出后，经必需的大体观察、拍照和称重后，应立即取材后放入固定液中，15min 内固定为佳，不宜超过 30min。

2. 固定液的容量

为了充分固定组织，固定液必须保持足够量，固定液容量应是需固定组织体积的 5～10 倍。当固定液不足时，常发生固定不全现象，检查组织可发现组织偏软，触摸感觉绵软；而固定完全的组织收缩，触感富有紧致弹性。

3. 固定液选择

用于固定组织的化学试剂称为固定液。固定液有多种，最常用的是甲醛，习惯称为福尔马林（formalin）。甲醛对组织的主要作用是使组织硬化和防腐，对组织的穿透力强，固定均匀，组织收缩少，能保持组织细胞的固有形态，染色后颜色清晰。配制方法：40%甲醛溶液和水按 1：9 比例混合（V/V）；在实验病理中常用 10%中性甲醛（V/V）和 4%多聚甲醛（m/V）。10%甲醛水溶液是较容易获得的最常用的固定液，配制方便，但长期储存由于水蒸发和甲醛自行分解变成甲酸，会造成 pH 值不稳定，影响长期固定组织和细胞核染色；而中性甲醛由磷酸缓冲液配制，具有稳定的 pH 值，对组织具有良好的保存和固定作用。固定液建议现配现用，储存过久的固定液，应在使用前检查有无沉淀，如有沉淀，应弃用。一些组织如睾丸、眼球等因为包膜或外部结构致密，需要采用特殊固定液。

4. 固定的时间

新鲜标本应该在大体取材后固定 12～24h 再取材。较大标本取材后在室温下需再固定 4～6h，小标本取材后应该在室温下再固定 2～3h。如果室内温度过低，固定时间可适当延长。需要做免疫组化或分子病理的标本，从标本离体至组织脱水开始，最佳总固定时间一般在 24～48h。

5. 固定液浓度与固定液渗透速度

在一定范围内，固定液浓度越高，固定所需的时间越短。但固定液浓度过高，会引起周围组织收缩，影响固定液浸透到组织深处，造成组织中央固定不佳；若固定液浓度过低，则容易造成组织边缘水肿而组织中央固定不佳的现象。因此，合适浓度的固定液不仅能快速地固定组织，还能保存其优良的细胞形态、结构和抗原。固定液渗透速度受标本的致密度、包膜的厚度、包膜外有无脂肪包裹、固定液容量、温度等因素影响。如组织外有包膜或结构致密，则固定液不容易渗透；组织过大，固定液渗透速度较慢，甲醛与组织的结合速度会变慢，时间较长等。

（三）固定不佳的原因

固定充分的组织，由于固定液已经全部渗透到组织中并与组织结合，细胞质、组织结构都已经固定，脱水剂很容易将组织中的固定液和水分置换出来，因此很容易脱水。组织固定不佳则由于脱水剂（乙醇）能使蛋白质发生凝固，使脱水剂难以渗入组织中；同时乙醇又起到凝固性固定的作用，使交联与凝固性固定在不同程度上混合，对抗原的保存可能会起到不良的影响。固定不足对抗原的影响远远超过了固定过度所造成的影响。固定不佳的原因除受上述固定液的选择、固定时间、固定液容量和固定液浓度等的影响外，还可能有以下几个方面。

1. 组织过大

当大体取材时将组织整个组织器官取出直接放入固定液，尤其是大动物的组织器官较大，直接放入固定液，虽然有足够的固定液，但是由于渗透速度原因，脏器组织中心部位固定不全。

2. 组织粘连

由于某些组织取材时比较新鲜，一个标本瓶中同时放入多个组织，一些组织发生粘连，导致粘连部位固定液渗透较慢。

3. 包埋盒影响

当新鲜组织取材后直接放入包埋盒内，如组织取材偏厚，和包埋盒发生挤压，则包埋盒和组织接触部位发生粘连，影响组织固定，因此如果直接将新鲜取材组织放入包埋盒，则厚度不宜超过 5mm，一般以 3mm 为佳。

4. 易漂浮组织

如肺组织或脂肪组织，在取材后往往会漂浮在固定液上，不能完全接触固定液，导致组织固定不全，此时可在组织上放一层棉花，待棉花吸收固定液后漂浮组织就会下沉，棉花和组织接触，吸收的固定液亦起到固定作用。另外，肺组织在取材后可用注射器抽取少量固定液，沿气管缓慢注入肺内（不可用力快速推注），使肺适当充盈后再放入固定液中。

5. 固定温度与速度

固定液的温度（加温或室温）越高，固定速度就越快，固定所需的时间就越短，同时细胞收缩也越明显，抗原丢失也越多。过高的温度还会加速组织的腐烂（如果标本体积大，组织中间的固定液还未渗透到的部分由于温度升高，细胞开始变质）。反之，温度低，固定速度就慢，过慢的固定速度同样也会使固定液未渗透到的组织发生变性。因此，选择合适的厚度和固定温度非常重要，大体标本应该剖开后在室温下固定，取材后标本可选择室温18~25℃环境下固定。当室温开始下降后，应该逐渐延长固定时间，也可在恒温箱（或在全自动恒温密封式脱水机）内固定。

（四）固定的后处理

1. 流水冲洗

标本固定后，组织内残留大量的甲醛，容易造成切片染色时脱片和染色不鲜艳，这对需做免疫组织化学检测和分子病理检测的组织尤为重要；同时甲醛还不利于组织块内抗原、基因的长期保存。因此，固定后的组织应该用流水冲洗，一般脱水前流水冲洗 2~3h，组织较大或者较致密的组织建议增加 1～2h 流水冲洗时间,尤其是骨组织脱钙后,流水冲洗不充分,残留的酸性脱钙液影响 HE 染色。使用自动脱水机者可在程序开始前加一道水,时间为 10～20min,并注意经常更换。

2. 脱钙

在骨科、齿科实验或者医疗器械植入实验中,经常遇到骨组织脱钙处理,常在充分固定后进行脱钙或者预固定后转入脱钙液中再固定脱钙。脱钙常用试剂是甲酸,浓度为 5%～10%(浓度越高,脱钙速度越快),如需做免疫组化等蛋白质检测建议使用 EDTA 脱钙液,利于抗原保存。目前市售的快速脱钙液,可在一周内完成脱钙,但一般含有硝酸等强酸,在脱钙后建议采用偏碱性 PBS(加入少量 NaOH 溶液)浸洗 12h 后用流水冲洗 6h 以上,尽可能去除残留酸性脱钙液,恢复 pH 值,否则 HE 染色会发生细胞核染色不佳或无法着色现象。如需进一步加快脱钙速度,则可将脱钙的标本放在恒温摇床脱钙,设置温度为 37℃,速度在 30～180r/min(不建议过快),一般为 60r/min。使用 EDTA 脱钙液脱钙,每周应更换一次脱钙液,因为 EDTA 脱钙原理是和骨组织中钙形成络合物,配位关系是 1∶1,因此需要不断更换脱钙液。使用恒温摇床脱钙的标本,应每天检查一次,如脱钙过久则会发生组织崩解(脱钙过久加上摇床晃动使实验骨组织样本崩解,尤其是植入器械部位或骨折等经过实验处理的部位)。脱钙终点判断:脱钙过程中可用大头针刺入组织(刺入部位应适当选择靠近中心致密部位同时避开需病理观察的实验处理的部位),如果刺入过程无阻力感,则说明脱钙已经完成,如刺入过程有明显阻力感,则仍需继续脱钙。常规脱钙的组织每周检查一次是否脱钙完成。当样本取材时发现同一实验部分样本仍脱钙不完全,应在取材后将脱钙不全的组织继续脱钙,直至脱钙完全方可。

二、脱　水

新鲜组织经过固定后含有大量水分,制作石蜡切片首先要利用脱水剂将组织内的水分置换出来,此过程即是脱水。乙醇是目前最常使用的脱水剂。脱水是否彻底,直接关系到组织能否充分与二甲苯交换以及石蜡的渗透。脱水不充分,使组织内含有水分,而二甲苯只能置换组织中的无水乙醇,不能将组织中的水分置换出来,也就是不能完全渗透到组织中去,最终导致石蜡无法进入组织。轻度脱水不足可造成组织发脆、细胞打滚;严重脱水不足会使组织中央发白、发软,在切片时组织接触刀片会自动退缩,无法切出完整的切片,蜡块切完后内陷,且放置不久蜡块组织即会发霉。脱水过度是指组织表面发黑、发脆、发硬,往往是因为使用了醇性固定液长时间固定或第一道脱水剂浓度过高,导致蛋白质凝固,组织收缩。脱水时间的长短,与组织的固定时间、组织厚度、组织的性质、室温、脱水剂的新旧、组织块之间的排列密度、组织块的数量、包裹纸的厚薄及层次等都有着密切的关系。脱水过度在临床样本处理时可能不易发生,但是在动物实验样本中却有可能发生,例如,肝脏在无水乙醇中停留过久(遇脱水机故障而停留过久等情况),特别是有高温处理时。

因此,为了做到彻底脱水,又不脱水过度,需注意以下几个方面。

1. 组织脱水时应遵循梯度脱水的原则

很多实验人员手工操作脱水，认为如果要提高脱水速度，减少脱水时间，只要增加高浓度乙醇的脱水时间或者直接用 95%乙醇进行脱水，就能又快又好地把组织处理好；然而这样处理的最终结果往往是脱水不彻底，细胞收缩严重，切片质量差。其原因在于高浓度乙醇会使蛋白质凝固，使组织表面形成坚硬的屏障，阻碍低浓度乙醇渗入，就难以把组织内的水分完全置换出来。因此，75%、85%的低浓度乙醇在整个脱水过程中起到了非常重要的作用，应有充分的停留时间。低浓度乙醇不容易使蛋白质凝固，穿透力强，比高浓度乙醇更容易渗透到组织块内部把水分置换出来，但随着乙醇浓度的降低，也会延长脱水的时间和影响脱水的效果，因此，如何保证 75%乙醇的浓度很关键。因为第一道脱水液中会带入大量的水分，在脱水程序中设两道75%乙醇，或在一个脱水更换周期中间更换一次 75%乙醇和 85%乙醇，效果都较好。若组织已经在低浓度乙醇里停留时间较长，就可以适当缩短高浓度乙醇的脱水时间。

2. 必须保证组织充分固定

组织固定好坏直接影响脱水作用，固定充分的组织比较容易脱水，而对于固定不佳的组织，乙醇在脱水过程中其实只起固定的作用而无法将组织中的水分置换出来。

3. 并非必须使用丙酮脱水

因丙酮的快速渗透作用，会引起细胞的收缩，因此只要正确分配脱水处理时间，在整个脱水过程中无水乙醇所花的时间并不多，如果不是特殊需要（如脂肪组织），没有必要将丙酮作为脱水剂，使用常规乙醇脱水即可。

4. 控制合适的温度

有研究发现，室温 18℃可作为一个临界温度，当室温高于该温度时，乙醇的分子运动较快，组织容易脱水，可适当缩短脱水时间；当室温低于该温度时，乙醇的分子运动较慢，应适当延长脱水时间。因此脱水液温度控制在 25~35℃比较合适，温度过高会加快细胞的凝固和收缩。

5. 合理更换脱水液

在处理一定数量组织后，脱水过程中的试剂应及时更换。更换试剂时可以量为基础，定量更换（也可以用比重计测定脱水液的真实浓度）。更换脱水液时，应避免简单地把后面一道乙醇向前面一道移的方法。因为把 85%乙醇倒入前面的脱水试剂缸替代 75%乙醇使用，再把 95%乙醇倒入前面的脱水试剂缸替代 85%乙醇使用，以此类推，此时，每道乙醇的实际浓度往往比要求的浓度要偏低或偏高。在实际工作中，可以把第二道（已经用过）95%乙醇倒入前面的脱水试剂缸替代第一道 95%乙醇，第二道无水乙醇（已经用过）倒入前面的脱水试剂缸替代第一道无水乙醇，其余都换成新的标准浓度的乙醇。也可以把第一道（已经用过）无水乙醇加水配成 95%乙醇，倒入前面的脱水试剂缸替代第二道 95%乙醇，但不要把第一道（已经用过）95%乙醇及前面更低浓度的乙醇进行再利用，因为这些乙醇中往往含有大量的脂质和甲醛，会影响组织的处理效果和抗原的保存。这对于用红外线方式探测液面的全封闭脱水机尤为重要，过多的杂质会挡住脱水机脱水箱内的红外线，使机器误判脱水箱内液体没有抽净而报警停止工作（解决方法：用电吹风对探头部位用热风吹，同时用纸擦净探头，再更换干净试剂，故障即可消除）。

6. 不同标本需要不同脱水程序

大小标本通常分为不同的脱水程序，大标本的脱水和浸蜡过程需要更长的时间；如果脱水机内标本量过多，脱水机试剂使用过久而不及时更换，均会影响组织的脱水效果。

三、透明和浸蜡

为了使石蜡浸入组织块内，必须经过一种既能与脱水剂混合，又能与石蜡相溶的溶剂，通过这种媒介作用，使石蜡浸入组织。该过程中，因组织内的水分被脱水剂换出，透明剂进入组织，置换出脱水剂，取代了原来的水分，其折光指数接近于细胞蛋白的折光指数，使组织块变得透亮，因此这个过程称为透明。能够起到透明作用的溶液称为透明剂。目前二甲苯是效果最好的透明剂。二甲苯是低毒具有强挥发性的溶液，其代谢产物从人体排出的速度很快，在停止接触 18h 内几乎全部排出体外，但长期大剂量接触或吸入可导致一部分人头晕、头痛、恶心、过敏或白细胞降低。因此标本处理应该在安装通风设备或空气净化系统的实验室进行，采用全自动脱水机、包埋机、染色机和封片机，可避免大量吸入二甲苯。

动物组织因组织大小和成熟程度等原因，透明过程和临床可能存在一定的差别，在两道二甲苯透明过程中每道程序的时间约为 15min，大组织适当延长。透明不彻底会导致组织发硬或组织无法浸蜡。

组织透明后，在熔化的石蜡内浸泡的过程称为浸蜡。一般浸蜡用三道程序，时间分别为第一道石蜡 15～30min，第二道石蜡 30～45min，第三道石蜡 120～180min。浸蜡用的石蜡熔点在 58～60℃，与包埋蜡熔点相近即可。浸蜡温度控制在 58～62℃。浸蜡用的石蜡应该定期更换，倒去第一道石蜡，后面的向前面移，以减少其中过多的二甲苯（由透明的组织中带入）。

1. 浸蜡时的注意事项

1）浸蜡温度过高（超过 65℃），容易使组织发硬、发脆，也会使组织内的抗原受到破坏。在石蜡中加入二甲苯或透明时带入的二甲苯过多（长期不换浸蜡用的石蜡），也会导致组织发脆和细胞的收缩。

2）如果更换了新的浸蜡用石蜡后发现组织变得难切，浸蜡不彻底，说明当前运行的脱水程序的时间安排不合理，脱水不充分，更换浸蜡用石蜡后，没有高温下二甲苯的作用，蜡不能浸入组织中。因此如果更换浸蜡用的石蜡，应相应地调整脱水程序，延长脱水时间。

3）应购买专用的高纯度病理石蜡作为浸蜡所用的石蜡，否则应尽可能过滤，以防止在浸蜡过程中杂质渗入组织内，造成切片破碎、划痕增多和刀片受损。

传统的组织处理方法是乙醇脱水、二甲苯透明、石蜡浸蜡。这是最简单、方便、容易掌握的方法，也是最经济、效果最好的方法。乙醇对组织脱水时的宽容性很大，只要脱干净了，时间相差并不会显著影响组织的效果。脱水、透明、浸蜡的试剂更换建议一次性按照标准浓度更换。组织发脆、发硬，蜡块发白，切片不好切的原因，一般都是组织脱水不彻底、透明不透彻、浸蜡不够充分或蜡中二甲苯过多引起的。

2. 组织处理步骤（参考时间）

（1）手工处理步骤　4%中性甲醛固定 3～6h；流水冲洗 30min；75%乙醇 1.5h；85%乙醇 2h；95%乙醇Ⅰ 30min；95%乙醇Ⅱ过夜；无水乙醇Ⅰ 0.5～2h；无水乙醇Ⅱ 1.5～2h；二甲苯Ⅰ透明 30～45min；二甲苯Ⅱ透明 30～45min；石蜡Ⅰ 60℃浸蜡 1h；石蜡Ⅱ 60℃浸蜡 2～2.5h。如果是小标本，可相应减少每道脱水时间。

（2）全自动封闭脱水机处理步骤（大标本）　流水冲洗 2h 后放入脱水篮内，开始脱水程序；75%乙醇 2h；85%乙醇 2h；95%乙醇Ⅰ 1.5h；95%乙醇Ⅱ 1.5～2h；无水乙醇Ⅰ 1.5～2h；无水乙醇Ⅱ 1.5～2h；二甲苯Ⅰ透明 30min；二甲苯Ⅱ透明 30min；石蜡Ⅰ 60℃浸蜡 30min；石蜡Ⅱ 60℃浸蜡 60min；石蜡Ⅲ 60℃浸蜡 2～2.5h。

（3）全自动封闭脱水机处理步骤（小标本）　流水冲洗 2h 后放入脱水篮内，开始脱水程序；75%乙醇 1.5h；85%乙醇 2h；95%乙醇Ⅰ 1.5h；95%乙醇Ⅱ 1.5～2h；无水乙醇Ⅰ 1.5h；无水乙醇Ⅱ 1.5h；二甲苯Ⅰ透明 15min；二甲苯Ⅱ透明 30min；石蜡Ⅰ 60℃浸蜡 20min；石蜡Ⅱ 60℃浸蜡 30min；石蜡Ⅲ 60℃浸蜡 1.5～2h。

四、包　　埋

用包埋剂支撑组织的过程称为包埋，常规切片使用的是石蜡包埋法。

1. 包埋方法

包埋用的石蜡熔点应在 58～62℃之间选择，一般建议 60℃硬蜡。目前市售的高纯度病理石蜡都有明确的熔点，因此选择购买合适熔点的石蜡即可；自动包埋机的熔蜡温度可设置在 65℃，包埋机内蜡缸应提前加入足够的石蜡，然后开始包埋。包埋开始前先检查包埋机蜡缸，加入足够石蜡；打开包埋机冷台；将包埋模放于包埋机出蜡口的热台上；打开脱水机，拿出组织脱水框并将组织包埋盒放入包埋机的待包区；打开包埋盒盖子，注意如有方向性包埋的组织根据放入包埋框时的朝向来决定包埋方向的，则动作要轻缓，否则组织掉出或反转则无法判断哪面朝下包埋；包埋一般准备两把镊子，可将其中一把镊子插入热台上废蜡导流孔内，加热熔化表面石蜡，如使用电加热镊子，由于电加热镊子较大，应注意镊子上是否有其他组织粘上；包埋模具内注入少量石蜡（约 1ml 左右，石蜡在模具内高度约 5mm 左右）；用镊子将组织放入包埋模，压平（仔细观察包埋面），立即置于包埋机半导体制冷块上，同时镊子保持轻压或夹持，待石蜡稍凝固后立即松开；快速将该组织的包埋盒放于包埋模上，注满石蜡，避免产生气泡；将包好的包埋模立即转移至冷台上冷却；重新取包埋模具开始下一个组织包埋，直至全部包完。包埋期间，如冷台放满蜡块则将冷却完全的蜡块从模具上取下，注意如果取下困难，应重新放置于冷台，待彻底冷却硬化后取出；最终等所有蜡块包埋完成，蜡块硬化后关闭冷台。对于连续多日需要包埋的实验室，包埋机可以只关闭冷台。

2. 包埋注意事项

1）需观察的组织切面为向下包埋面，以保证包埋的蜡块能够被切到欲观察的切面。

2）需注意组织的包埋方向。例如，做脑组织观察海马横截面结构时，经过取材、脱水、浸蜡后，脑组织两个切面很难分辨前后（尤其是小鼠脑组织）。如视交叉附近的切面朝下，切面看到的是侧脑室后海马前缘，而如果下丘脑后侧朝下包埋，则切片观察到的往往是海马后缘；再比如在消化道实验造模中，观察肠道的横截面或肠道组织病变，应根据不同的实验要求来进行不同的取材和包埋。包埋的成功与否决定了切片是否能够观察到实验需要的切面，而决定包埋的关键是取材，取材决定了包埋方向。因此，在取材后放入包埋盒时就要注意区别包埋的方向，同时用取材时的切面标记来调整包埋方向和位置。

3）包埋应使组织平整贴合于包埋模具底部，对需要直立包埋的组织（血管、皮肤、肠组织等）不得倾斜。

4）特殊部位包埋，即实验造模过程中经过特殊处理的某些组织，例如，脑立体定位注射部位、骨组织的植入部位、手术造模部位等，需要在取材时即明确包埋面和切面，包埋时应格外注意，否则对切片造成很大影响。

五、切　片

（一）切片方法及注意事项

1）在固定蜡块时应该注意蜡块上下两边的余蜡，一般把余蜡多的一侧放在上面，余蜡少的一侧放在下面，这样切片时容易连片；同时还要观察组织包埋的方向和组织的层次，纤维、肌肉等的走向应与切片刀平行，较难切的部分应放在上面，如皮肤的表皮、肿块的包膜、胃肠道的浆膜等，这样可以减少组织断裂的现象。

2）粗切（也称修片）的厚度为 20～30μm（质地较硬的组织或较小的组织可薄一些）。粗切至组织全部暴露后，再进行细切。细切时要注意蜡块的切面，将蜡块表面的白点切至没有后，才能正式切片。切片时要求用力均匀、柔和。

3）切片厚度一般为 3～5μm，脂肪可切 6～8μm。切片要求完整、薄、均匀。切下的片膜大小和形状应与组织块一致，切片若不完整，应重切。在展片时要防止笔丝进入刀口，使刀片受损。

4）展片仪温度一般设置为 42～45℃，若是骨或脑组织则建议降低温度，延长时间，否则高温展片会瞬间让组织散开，导致间隙增加。在一次切取较多切片，来不及捞片的情况下，建议先转移至冷水，然后逐一放入展片仪中展片。及时清理展片仪中的残留组织碎片，以防造成污染。

5）用防脱载玻片捞片时，蜡片贴片位置应尽量靠近玻片中部。一张玻片贴多个蜡片时应注意不要重叠，捞片应尽量避免气泡。注意切片编号和蜡块编号一致，若配置了自动包埋盒打码机和玻片打码机，只要扫描蜡块编码中的二维码，即可自行打印设定数量的同编号玻片，既准确又方便。

6）某些特定部位切片，例如，脑神经科学研究中不同脑区核团或注射点的切片、心血管研究中血管动脉粥样硬化斑块位置、医疗器械植入实验中植入部位等特殊部位，需要在切片过程中边切边在显微镜下观察，待切到符合实验研究需要的切面时再进行捞片。

7）烤片前最好将已经放置了蜡片的载玻片呈 45°斜置片刻或者竖直轻敲，使水流下后放入切片架。烤片时置于 60℃烘箱内 2h。

8）切片经烤片后在染色前，必须把切片上支撑组织的石蜡去除，这个过程称脱蜡。脱蜡不干净，会导致切片不着色或着色不匀，因此脱蜡时必须注意：

A. 切片在脱蜡前最好是刚从温箱内拿出，还保留一定的温度，这样可以在较短的时间内把石蜡脱干净。

B. 切片放二甲苯中时可以将切片上下拎动，全自动染色机染色则可把机械臂振荡打开，能加快石蜡与二甲苯的交换。

C. 脱蜡用的二甲苯需经常更换。

D. 洗涤二甲苯用的梯度乙醇（100%、95%、85%）应及时更换。切片经梯度乙醇后用水洗去乙醇，如果放入水中呈乳白色，或拿出后玻片上有颗粒状挂珠、白色不透明物及油腻状等不洁现象，说明脱蜡不净或乙醇中的二甲苯含量过高，应该更换二甲苯或乙醇，并把脱蜡不净的切片脱去水分（从低浓度乙醇至高浓度乙醇），更换二甲苯重新再脱蜡。

（二）切片中的常见问题及其解决方法

1. 组织发脆，切片时组织很硬或切成粉末状

一般认为与脱水、透明、浸蜡时间过长，处理时温度过高，组织的质地和浸蜡的石蜡内二甲苯含量过高等因素有关。组织发脆往往是组织脱水轻度不足、乙醇处理时间太短或者浓度安排不合理，特别是低浓度乙醇脱水时间太短，乙醇没有充分渗透到组织中，后高浓度乙醇使蛋白质凝固，未能把水分全部置换出来，尚留有少量的水分在组织内，使蜡进入组织不彻底，没有完全起到支撑作用，导致切片时发脆。当组织内还有少量水和乙醇，二甲苯无法将其置换出来，浸蜡时组织在蜡缸内高温下烘烤，乙醇挥发，组织干燥变硬。另外同一次脱水标本量多、试剂量少，也会引起组织脱水不佳，导致发脆、发硬。对于发脆的组织，在切片时可以在切片机上将厚度适当调薄，蜡块不宜太冰，可以放在冰水里 1～2min 甚至不冰，或边切边用嘴向蜡片吹气。

2. 组织内陷

其主要原因是组织固定不佳，导致脱水剂难以进入组织，大量水分残留在组织内或脱水不佳；梯度浓度的乙醇或二甲苯顺序放置错误；乙醇浓度不正确，使用次数太多，实际浓度与设定浓度相差甚远；二甲苯使用次数过多，效果降低，导致透明不充分；浸蜡时间太短等。

3. 切片时容易卷起或切出碎片

切片时容易卷起或切出碎片原因可能是组织脱水或者浸蜡不充分。解决的方法是可以进行再次脱水、浸蜡。该过程需要将蜡块熔化，再通过二甲苯和梯度乙醇将组织脱蜡，然后将组织进行脱水浸蜡以及包埋。但此操作可能影响组织抗原保存。

4. 切片卷起、粘片、不连片

切片卷起、粘片、不连片原因可能是刀片不锋利，或刀角度过大，或切片太厚，或蜡块不够冰等，可根据不同的原因进行调整。另外也有可能是室内温度过高或空气干燥，干燥的空气会造成切片时静电增加，切片与切片刀容易吸在一起，造成粘片或不连片。解决的方法是增加室内的湿度、用冰块冰蜡块的切面、边切边用嘴吹蜡片、降低室内温度或使用去静电冷却剂喷洒蜡块的切面。

5. 蜡片弯曲

蜡片弯曲可能是蜡块不规则或蜡块未全部修平，切片刀与蜡块不平行。解决方法是重新修平蜡块、修全蜡块（若组织不能再修，可用刀片割去未修到的空蜡部分，将蜡块切线拉平）。

6. 厚薄不均

厚薄不均主要原因可能是在使用过程中一次性刀架损坏。由于一次性刀片很薄，切片时当刀口碰到蜡块，如果刀片与刀座间有空隙，造成刀片震颤，出现厚薄不均或棱状的阶梯现象。在切片时，如果切片机样本头碰到一次性刀架，或者一次性刀架上的压片板碰到硬的物品，甚至掉在地上，都会造成压片板变形，与刀架不密合，导致切片厚薄不均。因此在切片时，发现有的蜡块很薄，切片刀很容易切到包埋盒或样本头，则必须重新包埋再切，否则极易把刀架碰坏。除刀架损伤外，还有可能是一次性刀片存在厚度差异，而某些老旧机型长期使用，压板锁杆磨损，导致较薄的刀片不能有效夹紧，此问题可以通过调整刀架螺丝紧度来纠正。而压板与刀架间若有蜡，则可将压板锁杆拔出，用液状石蜡、机油或松节油将压板与刀架放刀片槽擦干净。若压片板背后的固定弹簧片弹性不够，则应及时修理。刀架的锁杆不够严实则把锁杆拉出，加凡士林或黄油再锁即可。如一次性包埋盒与蜡结合不牢固，也会发生包埋盒与蜡块脱开的现象，此时切片会出现厚薄不均，甚至会听到异样的声音，则应该将蜡块熔化后重新包埋。若因组织太硬导致切片厚薄不均，则应该调整脱水时间或脱水剂浓度。

六、冷冻切片

快速将组织冷冻成一定的硬度，切出薄片的过程，称冷冻切片。冷冻切片的优点是：速度快、抗原保存好（蛋白质检测中抗原可以不修复或稍修复即可）、切片厚度可以达到20μm以上、满足脂肪等一些特殊染色要求。在实验病理中，某些信号通路蛋白的检测越来越多，对组织抗原的保存要求也越来越高，在一些神经科学研究中，经常需要切 20μm 以上的冷冻切片来观察神经纤维和一些蛋白质表达，这在石蜡切片中无法实现，因此冷冻切片在实验病理中的应用越来越广。

（一）冷冻切片方法及注意事项

1）对于无灌注的新鲜实验样本，可以直接 OCT 包埋后切片；而经过灌注预固定的组织样本，需要在包埋前蔗糖脱水，否则冷冻包埋后组织内的水分和固定液产生的冰晶将破坏组织结构。

2）OCT 包埋时，先根据实验方案确定要观察的切面，将组织取材，如有特定部位需要观察，如注射点或者血管斑块等，取材时在特定点前缘 1~2mm 的位置取材，整体厚度尽量不超过 5mm（特殊实验除外，如全脑切片，则整个脑组织包埋切片）。快速冷冻包埋仪能够在短时间内速冻样本，起到减少冰晶产生的作用。而最常用、最简单方便的方法是液氮冷冻，已包埋好的组织样本底部接触液氮，10s 左右即可完成冷冻包埋，也不易产生冰晶。

3）在包埋脑组织时，如果包埋剂未完全覆盖组织，液氮冷冻时把整个样本都放进液氮，可能会使组织崩解或脆裂。在包埋一些血管、肠道等管腔状脏器或组织时，需要竖直包埋，放入冷冻切片机冷冻，滴加 OCT 包埋剂，待硬化后即可切片，这种包埋方法不容易产生组织倾斜倒伏，可以切到理想的管腔横截面。

4）安装一次性刀片时，要检查防卷板是否完好，判断样本是否会撞到刀架。第一刀要缓慢下切，修片完成后选择切片模式（厚度一般为 8μm，特殊切片根据实验要求设定厚度）。切片时动作要匀速，太慢容易中间停顿产生褶皱，太快使切片不能很好展平而在防卷板下前部卷曲。贴片时，防脱载玻片正面朝下，贴片过程中防止晃动，否则切片受到拉扯可能产生裂纹或褶皱。

5）对于已经预固定的组织，冷冻切片可以不固定，直接保存至−80℃后备用，对于新鲜组织未固定者，建议用甲醇乙酸固定液（甲醇∶乙酸 = 95∶5）快速固定 20s，晾干后装入切片盒，−80℃保存。

6）实验周期较长且待后期研究的切片，建议分类保存，每次染色一个蛋白指标直接取一个切片盒即可，防止其余切片反复冻融，水蒸气在切片表面凝结后再次冷冻结晶，破坏组织。

（二）冷冻切片常见问题及其解决方法

（1）产生冰晶　包埋过程防止冰晶产生是制作高质量冷冻切片的关键，冰晶最容易产生的温度区间是−5~0℃，因此减少冰晶产生应尽量快速冷冻，快速通过−5~0℃温度区间。建议用液氮冷冻包埋，对于肝脏等一般实体组织，取材厚度不超过 5mm，利于快速冷冻，减少冰晶产生。经过固定的组织冷冻切片前一定要用蔗糖脱水。

（2）切片卷曲　首先调整切片机箱体温度和样本头温度（大部分卷曲原因是箱体温度太高，而切片温度低，遇到热空气发生卷曲）。如果样本卷曲仍无法消除，可观察是否是防卷板问题，适当调整防卷板。

（3）切片较碎　可能是冷冻温度过低，导致组织较脆，切片易碎，可调高箱体和样本头温度。

（4）贴片不好　冷冻切片的贴片要求非常高，尤其是脑组织切片，要求整个脑切片内无气泡和褶皱，因此切片一定要平整，可采用预冷的 PBS 倒入培养皿中，将冷冻切片转移至培养皿内，然后用载玻片捞片，可平整贴附，但是可能会使脑组织间隙增大。一般而言，较厚的切片（20μm 以上）贴片相对较薄切片容易。

七、苏木精-伊红染色

苏木精-伊红染色简称 HE 染色（hematoxylin and eosin staining），是细胞与组织学中应用最为广泛的染色方法。苏木精是从苏木树的树心中提炼出来的，为浅褐色结晶或淡黄褐色的粉末状物。苏木精本身并没有染色能力，经过氧化后，便能产生具有染色能力的苏木红，苏木精变成苏木红的过程称为成熟。成熟的方法一般有两种：一种是自然氧化，把配制好后的苏木精液放在开口瓶中 2 个月以上，通过空气中氧的作用使之氧化、成熟。自然氧化的苏木精液效果稳定，使用寿命长，但由于成熟速度慢，很少用于常规切片。另一种是化学氧化，在苏木精液中加入氧化剂，如氧化汞、碳酸钠、过氧化氢、高锰酸钾等，用这种方法配制的苏木精一般第二天即可使用。化学氧化的苏木精液刚配好时氧化不充分，着色能力偏弱，放置一段时间后会慢慢成熟，着色能力也会逐渐增强。但需注意的是，当苏木精完全成熟以后，继续存放就会引起苏木精的过氧化，随着存放时间的延长，苏木精的选择能力下降，核浆共染现象越来越明显，同时还会不停地产生氧化膜和黑色结晶。苏木红本身与组织的亲和力较弱，加入含金属离子的媒染剂后（最常用的是铝离子），便对细胞核具有一定的亲和力，是最常用的核染料。常规苏木精染色的对比染色是伊红。

细胞核的主要化学成分是蛋白质和核酸。蛋白质分子中的氨基酸残基含有酸性基团或碱性基团，受环境 pH 值的影响会产生两性电离，它与染料以离子键、氢键或配价键相结合。核酸是由许多核苷酸聚合而成的大分子，包括 DNA 和 RNA。在核酸的分子结构中，两条核酸链上的磷酸基向外，并电离为负离子，使 DNA 双螺旋的外侧带负电荷，易与碱性染料结合。

细胞核主要由核仁、核膜、染色质构成。核仁的主要成分是组蛋白（一种碱性蛋白），一般带正电荷易与酸性染料（能产生有色的阴离子）结合；少数核仁则具有酸碱两性的性质。染色体的等电点为 3.3～3.6，而染色体的环境 pH 值为 7.5～7.8，呈酸式电离，带负电荷，所以细胞核染色常与碱性染料（能产生有色的阳离子）结合为主，如 HE 染色中的苏木精染料。细胞膜的主要成分为类脂和蛋白质，形成流动镶嵌脂质的双层结构。膜的外表面为糖脂、磷脂和蛋白质，带负电荷，容易被碱性染料染色。

细胞质的主要化学成分是蛋白质，其次是 RNA 和脂蛋白质，大多为两性化合物。细胞质的等电点为 4.7～5.0。细胞的染色效果与 pH 值密切相关，当 pH 值为 3.6～4.7 时，细胞质呈碱式电离，带正电荷，为酸性染料染色。但在 HE 染色中，即便染液的 pH 值稳定在 3.6～4.7 之间，伊红也不能染得太久，因为细胞核的核质和核仁受到 pH 值的影响，也能与伊红染料结合，使细胞核的染色发紫，影响染色效果。

分化的目的是去除不应该着色组织的着色和应该着色组织的过染，使组织染色的深浅、对比恰到好处。如 1%盐酸乙醇分化作用就是脱去细胞核中结合过多的染料和细胞质中吸附的染料。分化是一种很常用的染色辅助手段，能使染色的结果更加清晰，染色的层次更加分明。分化应注意掌握好尺度，必须在显微镜控制下进行，才能恰到好处。分化过后须将组织上残留的分化液冲洗干净，否则会引起组织褪色或染色过淡。细胞核常用 1%盐酸乙醇分化，伊红可用 85%乙醇分化。1%盐酸水溶液分化可以达到相似的效果，并且 1%盐酸水溶液的分化速度比 1%盐酸乙醇的分化速度更快。但是，用乙醇配制的分化液分化强度比较柔和，使分化更为均匀；同时乙醇对蛋白质具有固定作用，使组织不容易脱片，这在组织处理不佳的切片和细胞涂片的分化中显得尤为重要。因此，使用 1%盐酸乙醇作为分化液更为适合。

苏木精用 1%盐酸乙醇分化之后处于红色离子状态，只有在碱性条件下才处于蓝色离子状态，所以分化之后必须用水洗去酸而中止分化，再用流水、温水或弱碱性水溶液使染上苏木精的细胞核变蓝色，称蓝化作用。采用弱碱性水溶液尽管会很快使组织蓝化，但是碱性水溶液会使细胞的 pH 值发生改变，导致伊红不容易上色。经过碱性水溶液蓝化的切片，伊红染色时间往往需要 30~60s 甚至需要几分钟；而流水蓝化的切片，伊红染色时间只需要 2~10s。长时间的伊红染色会使伊红吸附在细胞核上，形成核浆共染现象，使细胞核呈紫红色，导致核浆染色对比不鲜明，这在自动染色时特别明显。水的 pH 值为 6~7，相对于盐酸和苏木精来说，都呈弱碱性，因此适时的流水冲洗可以清除切片分化时盐酸的残留，防止切片褪色，是蓝化的最好方法。手工染色也可以选择用温水蓝化，温水蓝化速度很快，但蓝化以后也必须进一步用流水冲洗，以去除切片中残留的盐酸，利于切片长期保存。

（一）HE 染色试剂配制

1. 苏木精染液配制方法

苏木精染液配制方法有多种，Harris 苏木精染液是最为常用的一种，其配方为：苏木精 1g、无水乙醇 10ml、蒸馏水 200ml、明矾 20g、氧化汞 0.5g、冰醋酸 8ml。

配制步骤：把明矾放入蒸馏水中加热溶解，加入事先溶于无水乙醇的苏木精煮沸 2min 后，加入氧化汞，边搅拌边加，加完后，移至冰水中冷却，静置一夜，加入冰醋酸，过滤后使用。此液可放置 3~6 个月。目前有市售商品苏木精染液，也可直接订购苏木精染液用于 HE 染色。

Harris 苏木精染液配制注意事项：

1）加入氧化汞时，不可一次性加入，宜少量边搅拌边加，防止氧化过程中液体剧烈沸腾外溢。加入氧化汞所需的时间、氧化汞的溶解程度以及加热的功率是试剂染色效果不同的关键。

2）要控制加热时间，加热时间越长，氧化越充分，但加热时间过长，会导致苏木精过度氧化，出现氧化膜，且染色时细胞核颜色发灰；加热时间短，氧化不充分，着色能力差，要经一段时间自然氧化成熟后才能正常着色。

2. 伊红染液配制方法

伊红染液有水溶性和醇溶性两种，常用的为 0.5%水溶性伊红。其配方为：伊红（水溶性）2.5g、蒸馏水 500ml、浓盐酸 10ml、95%乙醇 1000~3000ml、1%~2%冰醋酸少许。

配制步骤：将伊红溶于蒸馏水中，加浓盐酸 10ml，充分搅拌，静置过夜后过滤。过滤后的沉淀用蒸馏水冲洗两次，再过滤，将沉淀物连同滤纸一起放入温箱内干燥，加 95%乙醇 1000ml 配成饱和液。使用前再用 95%乙醇以 1：2~1：1 稀释，加入 1%~2%冰醋酸。

3. 1%盐酸乙醇分化液配制方法

36%～38%盐酸 1ml、75%乙醇 99ml。

4. 0.2%氨水（pH 值在 7.5～8 之间）配制方法

25%～28%氨水 0.2ml、水 99.8ml。

（二）染色流程

切片烤片 30min；二甲苯Ⅰ脱蜡 15min；二甲苯Ⅱ脱蜡 15min；无水乙醇洗涤 3min；95%乙醇洗涤 3min；75%乙醇洗涤 2min；水洗 1min；放入苏木精染色 5～10min；水洗 5min；1%盐酸乙醇分化数秒；切片水蓝化 5min 或稀氨水蓝化 10s；伊红染 3～5min；水洗 2min；75%～85%乙醇洗涤 30s；95%乙醇Ⅰ洗涤 2～5min；95%乙醇Ⅱ洗涤 2～5min；无水乙醇Ⅰ脱水 2～5min；无水乙醇Ⅱ脱水 2～5min；二甲苯Ⅰ透明 2～3min；二甲苯Ⅱ透明 2～3min；中性树胶封固。

（三）染色注意事项

1）染色前，切片脱蜡应彻底，若脱蜡不尽，则影响着色。

2）染色时间与染色液使用时间相关，新换的染色液染色能力较强，染色时间可适当缩短；使用一段时间后染色能力变弱，则适当延长染色时间。伊红染色程度应以苏木精对核的着色程度为参照标准，掌握其染色时间，以达到鲜明对比的作用。

3）伊红染液的 pH 值不能低于细胞核染色体的等电点（pI=3.3），pH 值一般在 3.6～4.7，否则染色体也可表现碱式电离带正电荷，而被伊红染色，使细胞质和细胞核难以区分。

4）掌握好分化程度，分化时要认真观察，分化过度则需重新染色。

5）良好的封片是切片内无气泡，封片剂不溢出盖玻片且盖玻片周围无空隙，全自动封片机基本解决了该问题，但是因为采用了大规格盖玻片，整张切片封片，封片剂使用量较多。当封片完成后切片应水平放置，如竖直放置，则封片剂未干，重力作用下封片剂往下流，使盖玻片下缘封片剂厚而上缘薄，造成人为的折光率改变，影响切片观察和全切片扫描。

八、常用特殊染色方法

（一）油红 O 染色

油红 O 染色主要用于检测组织中的脂肪。

1. 试剂配制

油红 O 干粉 0.5g、异丙醇 100ml。

配制方法：将油红 O 干粉、异丙醇放入棕色瓶中，在超声波清洗仪内超声溶解 30min，密封保存，为储存液，可长期保存。临用前与蒸馏水按 6∶4 比例稀释混合，滤纸过滤，静置 5～10min 再用。

2. 染色流程

冷冻切片甲醇固定 30s 后甲醛固定 30min,蒸馏水稍洗;切片于 60%异丙醇中漂洗 20~30s;取油红 O 储存液 120ml,蒸馏水 80ml,混合后静置 10min,即可用来染色;将切片放入油红 O 染液中浸染 5min;60%异丙醇稍洗去多余染液（10s×3）,蒸馏水洗;苏木精核染 5min;1%盐酸乙醇溶液分化;水漂洗 10min 或稀氨水中促蓝几秒,水洗,用滤纸将切片周围水分吸干,甘油明胶封片。结果：脂肪染成鲜红色,细胞核呈蓝色。

3. 注意事项

油红 O 染色必须用冷冻切片,因为脂肪通过脱水、透明后溶解,无法检测。

（二）PAS 染色

PAS 染色主要用来检测组织中的糖类。过碘酸把糖类相邻两个碳上的羟基氧化成醛基,再用 Schiff 试剂和醛基反应使之呈现紫红色。

1. 试剂配制

（1）过碘酸溶液　过碘酸 1g 加蒸馏水 100ml,用棕色瓶避光保存于冰箱内。

（2）Schiff 液　0.5g 碱性品红加入 100ml 煮沸的蒸馏水中,摇动三角瓶 5min,使之充分溶解。冷却至 50℃后过滤加入 10ml 1mol/L 盐酸,冷却至 25℃,加入 0.5~1g 偏重硫酸钠,在室温中至少静置 24h,加入活性炭 2g,摇晃 1min 后过滤,溶液为无色透明,密封,4℃冰箱保存。

2. 染色步骤

石蜡切片脱蜡至水（细胞涂片,冷冻切片直接水洗）;蒸馏水冲洗;过碘酸浸泡 10min（必须氧化彻底）;自来水冲洗 10min;Schiff 液浸泡 10min;流水冲洗 5min;苏木精复染 3min;流水冲洗 5min;常规脱水、透明、封固。

3. 结果

糖原及其他 PAS 阳性为红色,细胞核呈蓝色。

（三）VG 染色

VanGieson 苦味酸酸性复红法（VG 法）是利用两种阴离子染料混合或先或后作用完成胶原纤维和肌纤维鉴别染色,实验病理中常用于肾小球、血管、心肌病变等。

1. 试剂配制

（1）Weigert 苏木精液　分 A、B 两液。A 液：苏木精 1g,无水乙醇 100ml。一般配制后需要数周或数月自然氧化,成熟后使用。B 液：29%三氯化铁水溶液 4ml,蒸馏水 95ml,盐酸 1ml。两液分别配制,临用时将 A、B 液等量混合,过滤后使用。24h 后失去染色能力。

（2）VanGieson 液　1%酸性复红水溶液 10ml,苦味酸饱和水溶液 90ml。临用时以 1∶9 的比例混合过滤后使用。

2. 染色步骤

石蜡切片脱蜡至水；Weigert 苏木精液浸泡 5～10min；充分水洗；VanGieson 液染 5min；95%乙醇迅速分化数秒；无水乙醇脱水，二甲苯透明，中性树胶封固。

3. 结果

胶原纤维呈红色，肌肉、神经胶质、胞质、红细胞呈黄色，细胞核呈黑色或棕蓝色。

（四）Masson 染色

Masson 染色又称为三色染色，主要用于胶原纤维和肌纤维的鉴别染色，实验病理中常用于肝脏、肾脏和肺纤维化动物模型中相应脏器的染色。

1. 试剂配制

（1）Regaud 苏木精液 配方为苏木精 1g、95%乙醇 10ml、甘油 10ml、蒸馏水 80ml；将苏木精加入蒸馏水内加温溶解，冷却后加入乙醇和甘油，放数日后即可应用。

（2）Masson G 丽春红酸性复红液 丽春红 G 0.7g、酸性复红 0.3g、蒸馏水 99ml、乙酸 1ml。

（3）0.2%乙酸水溶液 乙酸 0.2ml，蒸馏水 99.8ml。

（4）1%磷钼酸水溶液 磷钼酸 1g，蒸馏水 100ml。

（5）甲苯胺蓝水溶液 甲苯胺蓝 2g，蒸馏水 98ml，乙酸 2ml。

（6）1%亮绿水溶液 亮绿 1g，蒸馏水 99ml，乙酸 1ml。

2. 染色步骤

切片脱蜡至水；Weigert 苏木精染 5～10min，流水稍洗；1%盐酸乙醇溶液分化，流水冲洗数分钟；丽春红酸性复红液染 5～10min，流水稍洗；磷钼酸水溶液处理约 5min，不用水洗直接加甲苯胺蓝染液或亮绿复染 5min；1%冰醋酸处理 1min，95%乙醇溶液脱水多次；无水乙醇脱水，二甲苯透明，中性树胶封固。

3. 结果

胶原纤维、黏液、软骨呈蓝色（如亮绿染色为绿色），胞质、肌肉、纤维素、神经胶质呈红色，细胞核呈黑蓝色。

（五）天狼猩红苦味酸染色

光镜下不同类型的胶原纤维在 HE 染色时均呈粉红色，VanGieson 染色、Masson 染色也不能分辨。使用天狼猩红苦味酸染色法染色，在偏振光显微镜下胶原纤维可呈现双折光性。常用于肝纤维化模型中肝脏的染色。

1. 试剂配制

（1）天狼猩红-饱和苦味酸液 0.5%天狼猩红 10ml、饱和苦味酸水溶液 90ml。

（2）天青石蓝液 天青石蓝 B 1.25g、铁明矾 1.25g、蒸馏水 250ml，溶解煮沸，冷却后过滤，加入甘油 30ml，再加入浓硫酸 0.5ml。

2. 染色步骤

石蜡切片脱蜡至水；天青石蓝液染色 5～10min；蒸馏水冲洗 3 次；天狼猩红-饱和苦味酸液染色 15～30min；苏木精淡染细胞核；直接无水乙醇分化与脱水；二甲苯透明，中性树胶封固。

3. 结果

普通显微镜观察，胶原纤维呈红色，细胞核呈蓝色，其他成分呈黄色。偏振光显微镜观察，Ⅰ型胶原纤维呈红色或黄色，排列紧密，具有强双折光性；Ⅱ型胶原纤维具多种色彩，为疏松网状，呈弱双折光性；Ⅲ型胶原纤维呈绿色，纤细，呈弱双折光性；Ⅳ型胶原纤维呈淡黄色，呈弱双折光性（基膜成分）。

4. 注意事项

天狼猩红苦味酸染色法和 VG 法非常相似，长期存放易褪色，染色后需要及时拍照。

（六）甲苯胺蓝染色

甲苯胺蓝（toluidine blue O）是一种常用的人工合成染料，属于醌亚胺染料类，这类染料主要含有胺基和醌型苯环两个发色团，从而成色原显色。甲苯胺蓝中的阳离子有染色作用，组织细胞的酸性物质与其中的阳离子相结合而被染色。甲苯胺蓝还含有两个助色团，能促使染料产生电离成盐类，帮助发色团对组织产生染色力，使切片上的组细胞着色，可染细胞核使之呈蓝色。另外，肥大细胞胞质内含有肝素和组胺等异色性物质，遇到甲苯胺蓝可呈异染性紫红色，经常用于肥大细胞染色。

1. 试剂配制

0.1%甲苯胺蓝染液配制：甲苯胺蓝 0.1g、蒸馏水 100ml，混匀后超声清洗仪内超声溶解即可。

2. 染色步骤

石蜡切片，脱蜡至水；加入甲苯胺蓝液 30min，稍水洗；入冰醋酸分化，直到细胞核与颗粒清晰（在显微镜下控制）；稍水洗，待冷风吹干；二甲苯透明，中性树胶封片。

3. 结果

肥大细胞染色中颗粒呈红紫色，细胞核呈蓝色。神经元锥体细胞染色呈蓝色。

第三节　免疫病理学方法

一、免疫组织化学

（一）方法原理及应用

用已知抗体与抗原发生特异性结合，并通过化学反应使标记在结合后的特异性抗体上的显示剂（如萤光素酶，金属离子和核素）显色，以确定组织细胞内抗原的存在，对其进行定位、定性及半定量的研究，称为免疫组织化学（immunohistochemistry，IHC）。抗原是指能够刺激机体产生特异性的免疫应答，并能与免疫应答产生应答产物和致敏淋巴细胞载体内外结合发生特异性免疫反应的物质；抗体是指机体在抗原刺激下，通过体液免疫应答由 B 细胞活化、增殖、分化形成的浆细胞产生的能与相应抗原发生特异性反应的免疫球蛋白。与相应抗体或淋巴细胞抗原识别受体相结合的部位称为抗原决定簇，是决定和控制抗原特异性的化学基团。

免疫是利用抗原和抗体反应进行的检测方法，即应用标记好的特异性抗原和抗体作为试剂，以检测标本中的相应抗体或抗原。它的特点是具有高度的特异性和敏感性。将试剂抗原或试剂抗体用可以微量检测的标记物进行标记，在与标本中的相应抗体、抗原反应后，可以不必检测抗原抗体复合物本身而测定复合物中的标记物，通过标记物的放大作用，进一步提高了免疫技术的敏感性。

常用的免疫组织化学技术方法有直接法和间接法。直接法是指在第一抗体上具有显色基团（过氧化物酶或荧光显色基团）。目前常用的间接法是 Envision 两步法。

1995 年，多聚螯合物两步法诞生。两步法的技术核心是将多个二抗分子和多个酶分子结合在一个大分子聚合物上，形成一个螯合结构与一抗分子结合，完成免疫组织化学染色。两步法的代表，有 Envision 和 Power vision，分别在葡聚糖分子和多聚糖分子骨架上结合第二抗体和酶分子。由于反应体系中不含有生物素分子，因此称为非生物素法，从技术上克服了组织内源性生物素造成的非特异性背景染色两步法技术。由于第二抗体和酶分子共同连接在聚合物上，因此省去了第三抗体的染色，从而简化了染色过程，同时由于敏感性的提高，使得第一抗体的稀释度大幅提高，抗体赋予时间缩短，背景颜色降低。

（二）Envision 两步法染色方法

试剂为一抗、二抗、0.01mol/L PBS 缓冲液、苏木精、封片剂；仪器需用到高压锅、恒温箱和自动染色机；组织经脱水、包埋、切片，厚度为 4μm。切片置 60℃烤箱烘烤 2h；切片脱蜡至水；蒸馏水洗 2min；进行高压热修复，将切片放入装有修复液的烧杯内，高压锅内放入自来水，盖紧高压锅，加热至设定压力冒气后持续 1min，自来水冷却；3% H_2O_2 溶液阻断过氧化物酶，10min；PBS 洗 5min×3 次；滴加一抗，37℃孵育 60min（可选择 4℃冰箱内存储过夜，次日置于 37℃恒温箱孵育 1h）；流水稍洗，蒸馏水洗 2min，PBS 洗 2min×4 次；滴加二抗，37℃孵育 15min；流水稍洗，蒸馏水洗 2min，PBS 洗 2min×4 次；DAB 显色 1~20min；复染、透明后封片。结果判断：阳性表达呈黄色、棕黄色或棕褐色。

（三）免疫组织化学方法的注意事项

1. 非特异性染色

免疫组织化学染色过程中应避免非特异性染色，一般切片在染色过程中始终保持湿润，如果在修复过程中因为修复液太少导致切片干煮，或者染色过程湿盒没有足够水，一抗、二抗试剂滴加不足干涸，会产生非特异性染色。另外，一抗的质量直接影响到染色结果是否有非特异性着色，染色过程中清洗不到位也会产生非特异性着色。

2. 切片掉片

一般石蜡切片在修复后较少掉片，如果掉片则可能是切片和组织脱水、浸蜡原因；若非脱水和浸蜡问题，则切片过程产生的褶皱或气泡可能属于偶发性掉片，重新切片即可。若掉片数量较多，则可能是组织处理问题，或者修复过度。另外，骨组织脱钙后石蜡切片本身容易掉片，因此改变修复方式，由高压热修复可改为恒温水浴修复或者酶修复。一般采用市售的 APES 防脱载玻片或阳离子防脱载玻片可防止掉片，另外，适当增加烤片时间也可以减少掉片。

3. 修复方式的选择

一般采用枸橼酸盐缓冲液修复，其适合绝大部分抗原修复；此外，在实验病理中免疫组织化学染色也常用 EDTA 修复液修复。

4. 孵育时间

孵育时间没有绝对的标准，当表达较弱时，可适当增加孵育时间。

二、免疫荧光技术

1. 方法原理及应用

免疫荧光技术是根据抗原、抗体反应的原理，以荧光素作为标记物与已知的抗体或抗原结合成荧光标记物，用这种荧光抗体或抗原作为分子探针，检查细胞或组织内的相应抗原或抗体。使用荧光显微镜观察标本，荧光素受激发光的照射而发出明亮的黄绿色或橘红色荧光，可以直接观察到呈现特异荧光的抗原抗体复合物及其存在部位。

免疫荧光技术将抗原抗体反应的特异性和敏感性与显微示踪的精确性相结合，定位检测分析微量生物免疫活性物质，使荧光抗体与标本切片中组织或细胞表面的抗原进行反应，洗涤去除游离荧光抗体后，于荧光显微镜下进行观察，在黑暗背景下可见明亮的荧光，免疫荧光技术敏感性、特异性、精确性较高，适用于组织内、细胞表面及细菌等病原微生物的免疫学检查。用荧光抗体示踪或者检查相应抗原的方法，称荧光抗体法；用已知的荧光抗原标记物示踪或检查相应抗体的方法称荧光抗原法。这两种方法总称免疫荧光技术，较常用的是荧光抗体法。

免疫荧光染色优点：特异性高，与荧光色素结合的抗体球蛋白是一种对抗原有很高特异反应性的蛋白，因此标示抗体，只与相应抗原反应。染色速度快，通常荧光染色步骤和荧光显微镜观察，能于 1～2h 内完成。敏感性较高，组织或细胞内抗原与相应抗体进行抗原抗体反应，一经结合即可在镜下观察到特异荧光。

2. 免疫荧光染色方法

切片置 60℃烤箱烘烤 2h；切片脱蜡至水；蒸馏水洗 2min；高压热修复：高压锅内放适量自来水，将修复液倒入烧杯内（体积视切片多少定），将烧杯置于高压锅内煮沸（高压锅不需盖紧），将切片放入装有修复液的烧杯内，盖紧高压锅，加热至设定压力冒气后持续

1min，自来水冷却；PBS 洗 5min×3 次；滴加一抗，37℃孵育 60min（可选择 4℃冰箱内存储过夜，次日置于 37℃恒温箱孵育 1h）；流水稍洗，蒸馏水洗 2min，PBS 洗 2min×4 次；滴加荧光二抗，37℃孵育 15min；流水稍洗，蒸馏水洗 2min，PBS 洗 2min×4 次；用含 DAPI 的防淬灭荧光封片剂封片。结果判断：阳性为所选荧光二抗发射波长的特异性荧光。

第四节　细胞凋亡检测方法

细胞凋亡是一种特殊的细胞死亡方式，是细胞在某些因子的作用下启动或激活了预存在细胞自身内的一系列调控因子而导致的细胞主动性死亡，被形象地称为"细胞自杀"，亦称为"程序性细胞死亡"（programmed cell death，PCD），具有独特的生理生化过程及形态学特征，与细胞受到严重损伤导致的成群被动性细胞坏死具有本质的不同。

一、细胞凋亡的特点

经过研究发现，生理状态下凋亡的基本过程，分为起始阶段、效应阶段和清除阶段。

（1）起始阶段　各种凋亡诱导因素作用于细胞后，通过不同途径使细胞凋亡过程开始启动，这些诱因因素包括生理性及病理性多种因素，可分为细胞内和细胞外两大类。细胞外诱导因素（死亡配体，death ligands），通过位于细胞表面的死亡受体（death receptors，DR）将信号导入细胞内，启动凋亡的外来信号转导途径，又称为受体介导途径；细胞内诱导因素则通过不同方式激活凋亡的内在信号转导途径（intrinsic pathways），又称为线粒体途径。

（2）效应阶段　凋亡信号通过不同途径，以酶的级联反应方式进行传导并放大，最终激活效应 caspases 酶及核酸内切酶，使细胞发生不可逆转的变化，细胞逐渐形成凋亡小体。细胞凋亡后期的共同途径是 caspases 的激活。这是一个非常复杂的过程，除了正向的级联反应外还有对其进行反馈调节的多种抑制凋亡发生的因素，使凋亡过程处于精确的调控之下。

（3）清除阶段　细胞发生凋亡后，很快被巨噬细胞或邻近细胞识别并吞噬清除，这是因为细胞凋亡发生后，细胞膜的结构发生变化，在包膜表面出现一些特异性标志物如磷脂酰丝氨酸（phosphatidylserine，PS），在正常情况下 PS 保持在细胞膜内面，当细胞发生凋亡后，PS 转到细胞膜外表面，从而被巨噬细胞识别和吞噬。

据估计细胞的凋亡过程要比有丝分裂快 20 倍以上，一般在 1h 内甚至数分钟内即可完成。所以，虽然体内每天都有很多细胞发生凋亡，但在正常组织切片上却不易观察到。凋亡的发生是一个非常复杂的过程，涉及众多的信号转导和酶的级联反应，并出现一些新的基因表达产物和结构变化。

细胞凋亡被看作是与细胞增殖具有同等意义的生命过程，在生物进化过程中高度保守，是多细胞生物个体发育、保持机体内环境稳定所必需的。在人类，有很多疾病与细胞的异常凋亡直接或间接相关，因此在科研中经常要对细胞的凋亡情况进行检测，目前有多种检测方法可供选择，这些方法都是以凋亡细胞的形态学及特点和特殊的生理变化改变为依据，具有不同的敏感性和特异性，并且适用范围也不一样。

细胞出现可察觉的形态学改变时，说明已进入凋亡的终末阶段，首先细胞开始收缩，胞质嗜酸性增强，核固缩浓染，然后染色质边集凝结成块，细胞膜内陷包裹胞质形成泡状，最后形成凋亡小体或嗜酸性小体。

HE 染色下，凋亡细胞体积缩小，核染色质固缩聚集，形成嗜酸小体及吞噬现象。一般只能作为细胞凋亡的初步观察和推测，不能作为确凿证据。

二、凋亡检测方法

凋亡检测最常用的方法是原位标记法。凋亡细胞中核 DNA 的降解使双链 DNA 出现许多不对称的断裂点，在缺口处产生了一系列游离的 DNA 3′-OH 末端。利用末端转移酶（TdT）将标记的 dUTP 结合在 DNA 3′-OH 末端游离羟基上，在组织细胞原位显示细胞凋亡的方法称为末端转移酶介导的 dUTP 缺口末端标记（TdT-mediated X-dUTP nick end labeling，TUNEL），其中 X 可以是地高辛、生物素或荧光素等，再利用相应方法显示，即可在原位检测出凋亡细胞断裂的 DNA。例如，标记后的样品与相应的酶联抗体作用后，可催化底物产生颜色反应，在普通光学显微镜下即可对结果进行观察，样品被荧光素标记，可直接通过荧光显微镜、激光扫描共聚焦显微镜或流式细胞仪检测。由于正常的或正在增殖的细胞，几乎没有 DNA 断裂，因而没有游离的 DNA 3′-OH 末端，很少被染色。

TUNEL 法适合于石蜡包埋切片、冷冻切片、培养细胞和从组织中分离的细胞的凋亡测定。只要凋亡的细胞和 DNA 中有一定量的断裂点形成就可以出现阳性反应，因此敏感性高可检测出极少量的凋亡细胞，并具有很好的定位作用，因而在细胞凋亡的研究中被广泛应用。由于细胞分裂过程中的 DNA 复制片段、射线照射后细胞 DNA 断裂、细胞坏死 DNA 降解、样品固定不良等因素，都会影响到 TUNEL 实验的检测效果，因此在分析结果时要注意排除假阳性的可能，有时需要结合其他检测方法加以证实。

TUNEL 染色方法：使用石蜡切片，以 Roche TUNEL 试剂盒作为染色剂为例，封闭液用 Tris-HCl，含 3%BSA 及 20%牛血清（1ml 配制方法：Tris-HCl 80μl、蒸馏水 720μl、牛血清 200μl、BSA 白蛋白 0.03g）。脱蜡至水；用枸橼酸盐缓冲液微波修复 5min；3%过氧化氢灭活 15min；加 Tris-HCl+3%BAS +20%牛血清，三者混合配制好后室温（15～25℃）放置 30min；PBS 液洗涤 3 次；加 TUNEL 反应液放入 37℃恒温培养箱放置 30min 左右或 4℃冰箱过夜；第二天 37℃孵育 30min，PBS 洗 3 次；加 POD，放入 37℃恒温培养 20min；PBS 洗 3 次；DAB 显色 10～30min；复染后封片。结果判断：凋亡细胞细胞核呈棕色，其余细胞核呈蓝色。

第五节　共聚焦显微镜成像技术

激光扫描共聚焦显微镜（laser scanning confocal microscope，LSCM）是在荧光显微镜

基础上配置激光光源扫描装置，共轭聚焦装置和检测系统而形成的新型显微镜。它使用激光激发荧光探针，设有检测孔光栏，配有高精度微量步进马达，可实现样品的逐点逐层扫描成像。利用荧光探针标记激光扫描共聚焦显微镜可以对细胞内微细结构和粒子的动态变化进行定性、定量、定时和定位分析。此外，激光扫描共聚焦显微镜还可以进行显微手术、细胞分选、细胞间通信和膜的流动性等测量。

一、激光扫描共聚焦显微镜使用前准备

1. 样品的准备

实验样品要求单层并且能很好地贴附在样品池中。培养的贴壁细胞，一般可以满足实验要求，培养的悬浮细胞(如血小板)，则必须对样品池进行处理，通过黏附剂使细胞贴壁。常用的黏附剂有多聚赖氨酸、伴刀豆球蛋白、Cell-Tak、琼脂凝胶等。黏附剂的选用标准是：不影响试验目的，不毒害样品。

2. 选择合适的荧光探针

要求实验标本经过荧光染色后才能进行激光扫描共聚焦显微镜观察和分析。要求实验者掌握免疫荧光组织化学的基本知识和技术。目前荧光探针的发展非常迅速，其中分子探针公司就可提供上千种荧光探针。

3. 荧光显微镜进行预试验

预实验的目的一是检测标记物是否合格，二是熟悉其样品制备过程和免疫组织化学程序，三是摸索荧光拍摄的技术环节，排除使用激光扫描共聚焦显微镜前的技术不当因素。应当强调指出荧光染色不佳的标本用激光扫描共聚焦显微镜并不能获得更好的图像。

4. 掌握电脑使用及图像处理功能

由于激光扫描共聚焦显微镜是电脑化的显微镜，操作者需经过专业实验人员培训，掌握共聚焦显微镜电脑使用的基本技能，充分利用和发挥强大的图像处理功能，获得更多的实验参数。

5. 激光扫描共聚焦显微镜使用规则和注意事项

激光扫描共聚焦显微镜是一种高度精密的仪器，其激光管、光检测器以及扫描装置均很精细。实验人员应受过专门的培训，要按使用规则和注意事项使用。

二、荧光探针的选择和荧光样品的制备

荧光通常是指某些物质在受到一个短波长光激发后，处于一个能量不稳定的状态，所发射出来的光。按 Stockes 规律，发生荧光物质所发射的光线比被其吸收的光线具有较长的波长。

一般的荧光物质都具有激发光谱和发射光谱。激发光谱是将发射荧光固定在某一波长的情况下，扫描激发光所得到的光谱。激发光谱显示了能量的有效吸收波长范围，并显示出荧光强度对激发波长的依赖关系。发射光谱是在固定激发光波长下扫描发射光所测得的光谱。发射光谱表示在所发射的荧光中各种波长组分的相对强度。

在未经处理的标本上观察到的荧光现象称为原发荧光、自然荧光、固有荧光或自发荧光。如荧光系用发生荧光的物质人工引起，则称为继发荧光，这类物质称为荧光染料或荧光探针。荧光探针产生荧光的重要条件是其分子结构中具有能够吸收特征频率光波并且发出荧光的基团。很多荧光探针分子具有共轭双键的结构，这是产生荧光的结构基础，荧光探针的优点是灵敏度高，染液浓度低，对细胞损害小，有些可做活体染色，从而显示出组织细胞的独特结构。

激光扫描共聚焦显微镜主要用于测定具有荧光的样品，因此对于本身没有特征荧光的生物样品，就需要用荧光标记的方法使样品中待测物质具有荧光，然后再进行检测。

1. 荧光探针的选择

正确地选择荧光探针是研究人员的首要工作，用于标记生物样本的荧光探针，大约可以分为以下几类：细胞活性探针、膜荧光探针、细胞器探针、细胞内离子探针、位点特异性荧光探针、膜电位敏感型探针、分子的特殊基团结合探针及其他探针。荧光探针选择的主要步骤和方法具体如下。

（1）根据实验目的确定需要检测的指标　实验中，选择使用何种荧光探针是由实验目的决定的，实验中应选择应用成熟的探针和标记方法，可以通过查找权威的文献和国内外知名试剂公司的产品目录，确定相应的荧光探针。

（2）选择与所用的激光扫描共聚焦显微镜匹配的荧光探针　对样品进行荧光测定时，必须选择两个（段）不同波长的光，即激发光和发射光（荧光）。激光扫描共聚焦显微镜所产生的激发光是不连续的几条固定波长的单色激光谱线，常见的激光有 488nm、543nm、633nm 等波长，不同厂家、不同型号的共聚焦显微镜系统所配置的激发波长不尽相同。这就要求在选择荧光探针时，要了解所用仪器的激发光波长组成，选择与之匹配的荧光探针。

（3）考察荧光探针的特性是否符合荧光样品的制备要求　荧光探针的特性直接影响着样品的标记和实验效果，因此在实验中选择荧光探针以及标记样品之前要充分了解其荧光特性。需要考察的荧光探针特性包括：①荧光探针与样品的反应特性，包括与待测分子或离子反应的选择性或专一性；②荧光探针的稳定性，实验中尽量选择不易淬灭的荧光探针；③荧光探针的灵敏度及荧光强度，用户在选择时尽量挑选这两个数值高的探针，并注意其使用条件；④多重荧光标记时，要考虑不同荧光探针之间的相互影响，主要体现在光谱交叉上；⑤若观察样品为活细胞或组织还需要考虑荧光探针的细胞组织毒性。

2. 荧光标本的制备要求

对样品进行荧光标记的操作是共聚焦显微镜测定前制备样品的最关键步骤之一，直接决定实验的成败。成功的荧光标记样品应具有如下特征：①荧光标记反应的特异性强、荧光信号定位准确，这一点在标记细胞内分子及亚结构时尤为重要；②荧光信号灵敏，在相同的实验条件下具有可重复性；③荧光强度适宜，以防止荧光过弱导致的不易检出和荧光过强造成的光谱交叉、荧光背景干扰、定位不清晰等；④荧光稳定性好；⑤保持样品原有的结构形态完整性；⑥样品的荧光分布均匀；⑦其图像背景干净，噪声干扰少。

三、用荧光探针标记样品的过程

对样品进行荧光标记包括样品的预处理及用荧光探针标记样品两个步骤，该过程每一步都直接影响着实验结果。

1. 样品的预处理

共聚焦显微镜可以观察细胞标本和组织切片，根据实验要求而定，下面分别予以介绍。

（1）细胞标本的预处理　细胞标本要求单层，并且能很好地黏附在样品之中，培养的贴壁细胞一般可以满足实验要求，若为非贴壁细胞，包括消化分离的细胞和悬浮生长的细胞（如淋巴细胞），则必须对样品进行处理，通过黏附剂使细胞贴壁。

（2）组织切片标本的制备　其制作过程主要包括组织样品固定、切片制作。组织切片的优点是能够完好地保存细胞间的相互关系和结构，因此是生物医学实验中应用广泛的样品形式。用于共聚焦显微镜测定的切片形式有：活组织切片，冷冻切片及固定切片。

1）活组织切片无需固定活体，直接切片后观察或测定活性状态下的一些生理指标，例如，脑组织中钙离子的分布、pH 值变化、细胞死亡比例等，该类切片的缺点是保存条件要求高，时间短，切片比较厚，深层不容易染色。

2）冷冻切片的优点是荧光背景低，引入的杂质干扰少，常用于免疫荧光的标记和检测。

3）固定的组织切片的优点是易进行多种操作，样品易保存，缺点是容易引入干扰荧光和引起组织结构形态的改变，因为制备固定切片的过程中，有一些固定剂会带入或加强干扰荧光，影响后面的荧光标记和测定步骤，所以使用时要注意组织样品固定剂的选择。

2. 用荧光探针标记样品

标记方法参照第三节免疫荧光染色方法。

四、荧光探针标记样品的注意事项

1）对荧光标记的抗体的稀释，要保证抗体的蛋白有一定的浓度，若浓度过低会导致产生的荧光过弱，影响观察结果。

2）染色的温度和时间需要根据不同的标准及抗原而调整，染色时间一般在 30min 左右，染色温度多采用室温（25℃左右）或 37℃，高于 37℃可以加强染色效果，但对不耐热的抗原可采用 0~2℃低温延长染色时间。一般实验病理中免疫荧光染色一抗孵育通常 4℃过夜。

3）为了保证荧光染色的正确性，首次试验需设置阴性对照，以排除某些非特异性荧光染色的干扰。

4）免疫荧光染色后的样品最好当天观察，如样品过多无法一次观察完，可避光保存在 4℃冰箱。

五、荧光探针标记样品时的常见问题及解决方法

1. 样品荧光强度过高，所有结构都着色

细胞之间荧光互印，看不清单个细胞结构，不利于观察；背景过强，不易将要观察的结构与背景荧光进行区分。解决方法是降低标记样品时荧光探针的浓度；改变标记样品的条件如减少标记探针与样品的反应时间或降低标记温度等。

2. 样品荧光强度过弱，即使增大激发光强度也难以得到满意的图像

可能原因有：荧光探针浓度过低；标记条件不合适，孵育时间太短，孵育时温度过低；荧光探针失效；细胞或组织状态不正常，例如，有一些探针只标记活细胞，如果活细胞细胞活性不够，难以标记上荧光。可根据具体情况选择相应的解决办法。

3. 出现环岛效应或边缘效应

这在细胞样品荧光标记时易出现，表现为成片的细胞中，边缘的荧光强度明显高于中间细胞的荧光强度，其原因可能与细胞生长状态、与染料的接触面积、探针跨膜能力不够、探针分布不均匀等有关。解决办法：在不影响实验的情况下尽量降低细胞种植密度；由于染料浓度过高时更容易产生边缘效应，因此可以适当降低浓度；适当延长标记时间使染料在细胞间达到充分的平衡；染色后，上机前要进行充分的洗涤。

第六节　电子显微镜及其操作技术

在生物医学领域，电子显微镜（electron microscope，EM）是研究细胞和组织内部的细微结构、病毒、噬菌体、DNA及蛋白质等生物大分子的一种重要工具。人类对机体的认识经历了从宏观到微观的过程。人眼的分辨率大约只有 0.2mm，无法分辨只有几微米大小的细胞。18 世纪发明的光学显微镜使人类的视角延伸到了微观世界，人类开始认识细胞和细菌。然而，光学显微镜采用可见光照明，可见光的波长在 390～760nm，受光学波动性限制，其分辨率不超过 0.2μm，无法观察到微米级以下更精细的结构。20 世纪 30 年代，电子显微镜的发明，使人们对微观结构的认识又产生了一次新的突破。电子显微镜以电子束作为光源，电子束波长比可见光波长短得多，分辨率可达 0.2nm，使人们能在原子的尺度上观察研究物质的结构，是细胞生物学、分子生物学、分子遗传学、分子病理学、分子药理学、病毒学和电子显微镜诊断学等学科发展不可或缺的工具。

电子显微镜采用电子束为光源，电子束由电子组成，具有以下特点：①电子和光一样，具有波粒二重性；②电子束在电场或磁场作用下，能像光线通过光学玻璃透镜一样，改变运动方向而发生弯曲；③电子束能穿透极薄的样品，得到透射电子，并产生二次电子、背散射电子等，此类物理信号被不同设备接收，即获得了样品的结构信息。总之，在电场或磁场中，高速运动的电子流具有波动性和可折射性，是电子显微镜的理论基础。

电子显微镜通常分为透射电子显微镜（transmission electron microscope，TEM）和扫描电子显微镜（scanning electron microscope，SEM）两种类型。本节主要介绍这两种类型电镜的使用操作要点。

一、透射电子显微镜的操作要点

透射电子显微镜（简称透射电镜）是以波长极短的电子束作为照明源，用电磁透镜聚焦成像的一种高分辨率、高放大倍数的电子光学仪器。简单地讲，就是用聚焦的细电子束照射在样品上，接收透过样品并带有样品内部信息的电子，经过物镜聚焦放大成像。在生物医学领域，透射电镜主要用来观察研究组织细胞的亚显微结构，蛋白质、核酸等大分子的形态结构及病毒、外泌体的形态结构等。操作透射电镜时要注意以下几方面。

1. 加速电压的选择

理论上对于某一给定样品，加速电压值越高，电子波长 λ 越短，电子枪亮度越大，穿透样品能力越强，对样品的辐射损伤越小，成像分辨率越高。但是，高加速电压会造成图像衬度下降。实际工作中，生物医学领域中透射电镜的加速电压一般是相对固定的，常用加速电压为 80kV。当特别要求高分辨率及样品较厚时，采用 100kV 的电压。样品比较薄，要求反差较好时，选用 40～60kV 电压。

2. 聚光镜光阑和物镜光阑的选择

第二聚光镜光阑孔径尺寸决定透射电镜的最大照明孔径角。厚样品、中低倍率可选用较大的聚光镜光阑，薄样品、高倍率可选用较小的聚光镜光阑。一般常用的光阑直径为 200～300μm。

物镜光阑的选择应考虑图像衬度、透镜像差和污染三方面因素。物镜光阑小，图像反差好，但太小的光阑容易污染，使像散增加，影响分辨率，而且荧光屏上也较暗。

3. 放大倍数的选择

目前，透射电镜的放大倍数从几百倍到几十万倍。操作时尽量采用低倍观察和拍照，尽量避免样品因长时间受电子束照射形成损伤。操作时应先在几百倍下观察样品的全貌，把样品中感兴趣的区域移至荧光屏中心，逐步放大，使要拍摄的区域充满整个照相视野，同时要使拍摄的细节特征清晰可见。

二、扫描电子显微镜的操作要点

扫描电子显微镜（简称扫描电镜）根据发射源不同分为热电子发射和场发射扫描电镜。根据样品室真空度的高低可分为高真空扫描电镜和环境扫描电镜。近年来随着扫描电镜的发展，场发射扫描电镜二次电子分辨率优于 1nm。扫描电镜具有较宽的放大倍率范围，且配备 X 射线光电子能谱仪或波谱仪后，能够对样品元素成分进行定量及定性分析。此外扫描电镜具有成像立体感好，易于操作等优势，因此广泛应用于生命科学领域。操作扫描电镜时要注意以下几项。

1. 扫描电镜的合轴

扫描电镜观察操作过程中，如果电子束没有在中心轴时，会出现不能聚焦等情况，因此需要合轴。对中合轴可以通过调节电子枪上的机械合轴螺栓和电磁偏转线圈电流，使得电子枪发射的电子束在经过聚光镜、物镜后全部对准在一条轴线上，在显示屏上得到最大亮度。

2. 加速电压的选择

加速电压的选择需要考虑样品的性质和观察目的，当样品导电性好且不易受电子束损伤时，选择高加速电压。但加速电压过高会造成电荷积累，引起放电现象。当选择低加速电压时，不易产生放电现象，图像显得自然。但是加速电压过低会导致分辨率过低，因此针对不同的样品和目的，需要选择不同的加速电压。

3. 聚光镜电流的选择

聚光镜电流的大小影响电子束斑的直径，进而影响图像信号强弱及分辨率。聚光镜电流过大时分辨率高且具有较大景深，但此时信号弱，亮度低。

4. 工作距离的选择

工作距离为样品表面到物镜极靴之间的距离。工作距离越大分辨率越低，但景深大。工作距离越小分辨率越高，但景深小。

5. 聚焦及消像散

聚焦通过粗、细聚焦钮调节，而消像散则通过消像散钮调节。当图像在调焦时出现方向上的漂移则需要消像散。在实际拍照过程中，需要交替调节聚焦钮和消像散钮，直至图像清晰。

第七节　常规透射电镜生物样品制备技术

电子显微镜生物样品制备技术是电镜技术中的关键组成部分。由于电镜下观察的亚显微结构比光学显微镜观察的结构更为精细，因此，电镜样品的制备过程比光学显微镜样品制备要求更高、技术性更强。

透射电镜的电子束穿透力很弱，无法穿透普通的厚切片，必须切成厚度为 60～100nm 的超薄切片方能使用。制成这种薄切片的技术称为超薄切片技术。超薄切片技术是生物电镜技术中最基本、应用最多的样品制备技术。超薄切片质量的好坏，直接决定实验的成败。超薄切片样品的制备过程包括取材、固定、脱水、渗透、包埋、聚合、修块、定位、切片、染色等步骤（图 9-1），现分述如下。

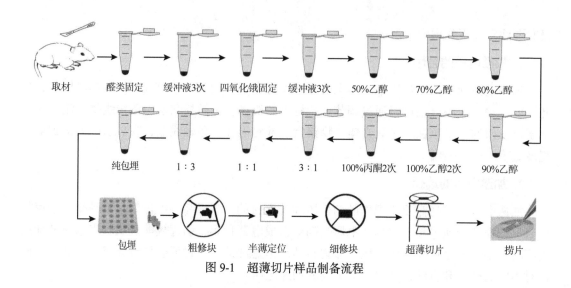

图 9-1　超薄切片样品制备流程

一、样品包埋块制作

（一）取材与固定

1. 取材

（1）取材要求　生物样品的取材正确与否直接关系到制备的标本是否符合观察的要求。取材过程的基本要求是确保样品尽可能接近自然生活状态，并且定位准确。为了得到良好的电镜样品，取材前应先明确实验的目的，充分检索文献，合理设计取材方案，明确取材的器官、部位、方向、大小、多少以及解剖定位方式等。取材前准备好所需材料，如 2.5% 戊二醛、磷酸缓冲液、锋利的刀片等。取材操作的要点是：

1）动作快捷：取材动作要迅速，以尽量保持样品原来的生活状态。由于长时间缺血缺氧会引起组织自溶，因此，实验动物组织应在麻醉或安乐死后 $1\sim2min$ 内浸入固定液中。如果一只动物进行多脏器取材或者不能快速取材的，应先做灌注固定，然后再取材。

2）大小合适：所取样品尺寸要小，一般以约 $1mm^3$ 大小为宜。这是因为大多数生物电镜样品固定液的穿透能力较弱，尤其是四氧化锇固定液的有效固定深度约为 0.5mm。若样品过大，则内部固定不良，会造成人工假象而干扰超微结构图像分析。实际取材过程中可以有以下 3 种不同的形状：一是样品接近正方体，尺寸约为 $1mm\times1mm\times1mm$；二是样品接近长方体，尺寸约为 $1mm\times1mm\times3mm$；三是样品为薄片状，尺寸约为 $1mm\times2mm\times3mm$。总之，不论是哪一种形状，均要保证有一条对边尺寸约为 1mm。然而，样品也不能太小，太小的样品不仅结构信息较少，而且在制备过程中容易丢失。

3）定位准确：由于电镜观察的范围很小，取材操作中定位准确十分重要。取材之前应明确要观察的部位，取材之时应对照解剖图谱精准定位。此外，还要注意上皮组织取材的极性（如呼吸道黏膜、消化道、血管内皮、泌尿生殖道等）和肌组织、神经组织等横断面和纵切面的方向性。

4）操作轻柔：取材动作要轻柔，所用切割器械要锋利，避免牵拉、揉割或挤压组织，尽量减少人为损伤。

5）温度合适：取材一般可在常温下进行，用于组织、细胞清洗的缓冲液和用于固定的固定液应接近生理温度。取材后 0.5h 将固定的样品放入 4℃冰箱保存。

实际操作过程中，取材失败的原因多是因为取材不够迅速导致组织自溶或者样品块太大造成组织内部固定不良。

（2）取材步骤　一般动物组织的取材步骤如下：动物麻醉后，暴露所取脏器，用锋利的剪刀快速剪成小块组织，迅速用接近生理温度的磷酸缓冲液冲洗组织。预先准备一个培养皿，上面滴一滴固定液，将取出的组织快速放在固定液中，用新的、锋利的刀片将组织切成几块 1mm³ 大小的样品块，然后用牙签将组织块移至盛有新鲜配制的固定液的小瓶中，并贴好标签，0.5h 后放入 4℃冰箱保存。对有特殊要求的组织，如脑、视网膜、脊髓、睾丸等，应先做灌注固定，再进行取材。

（3）不同组织和细胞的取材方法　不同的组织和细胞对取材的要求不尽相同。为了获得理想的实验结果，针对不同的组织和细胞，有取材方向、极性、定位等方面的不同要求。现将不同组织或细胞的取材方法分述如下：

1）神经组织：如脑和脊髓等柔软组织取材前应做灌注固定，取材时应采用脑定位仪等各类定位仪和解剖图谱进行准确取材。

2）上皮组织：如胃肠道黏膜上皮、呼吸道上皮和肺、血管内皮等，均具有极性，取材时应注意定位和方向性。

3）肌组织：肌组织取材应分辨纵切面和横切面。纵切面超微结构信息丰富，可以观察到肌小节、肌质网、线粒体、脂质颗粒、糖原等超微结构。心脏取材应分清心脏壁的心内膜、心外膜和心肌膜。

4）培养细胞：培养细胞取材要求选择合适的时间点，保证大多数细胞的存活状态符合研究目的，细胞数量≥$1×10^6$ 个。取材所用固定液和缓冲液温度应与细胞培养温度接近，pH 值应与细胞培养液相同。

A. 悬浮培养细胞取材方法：吸取细胞悬液至离心管，1000r/min 低速离心 5min，使细胞在离心管底部成团。弃去上清，加入缓冲液，5000r/min 离心 10min，形成致密细胞团块，可用牙签挑起而不散。弃去上清，沿管壁加入 2.5%戊二醛固定。若用牙签挑起时，细胞松散，可以弃去上清后加入 10μl 血清，吹散后再次离心，直至出现致密细胞团块，加戊二醛固定。

B. 贴壁培养细胞取材方法：根据细胞种类和实验目的的不同，贴壁培养细胞可采用"先离心、后固定"或"先固定、后离心"的方法收集细胞。

2. 固定

透射电镜检测样品固定的方式有化学固定与物理固定（冷冻、干燥等）两大类。化学固定仍是目前常用的固定方法。化学固定涉及特定的固定剂和缓冲液，且不同组织具有不同的固定方法。

（1）固定剂　生物医学电镜样品所采用的理想的固定剂需要具备以下几个条件：一是有较强的穿透力，能迅速而均匀地渗透到组织内部；二是能稳定细胞内的蛋白质、脂类、糖类、核酸等成分，保存细胞内酶的活性；三是增强图像的反差。然而，目前尚未找到具有上述特点的理想固定剂。电镜实验中常用的固定剂有醛类固定剂（包括戊二醛、甲醛、多聚甲醛等）、四氧化锇、高锰酸钾等。根据各种固定剂的不同特点，实验中常常单用或联合使用达到较好的固定效果。

1）戊二醛：是生物电镜样品制备中最常用的固定剂之一。戊二醛渗透能力强，渗透速度较快，对糖原、核蛋白、微管、内质网等膜系统和细胞基质等细胞精细结构具有很好的固定效果。适当浓度戊二醛固定的样品，在 0～4℃保存时间相对较长。戊二醛的缺点是对脂质固定效果不佳，样品如果长时间浸泡在戊二醛中，线粒体、内质网等膜性细胞器的膜结构将被脱水剂抽提而丢失。戊二醛没有"电子染色"作用，单独使用固定的生物样品反差不明显。因此，实际操作中往往和四氧化锇等联合使用。

电镜专用戊二醛多采用进口分装，一般为 25%或 50%的无色透明水溶液，pH 值为 4～5。戊二醛原液应避光、密封、4℃保存。原液保存不当或保存时间过长，受氧气、高温、中性或碱性的影响，戊二醛原液失去醛基，使 pH 值降到 3.5 以下，则失去固定效力。在使用之前，可以通过溶液颜色和 pH 值初步判断其性能。大多数动物组织和植物组织适合的戊二醛固定浓度是 2%～4%。在取材前，戊二醛也可用磷酸缓冲液或二甲胂酸钠缓冲液配制，现配现用。戊二醛配制方法见表 9-1。

表 9-1　磷酸缓冲液配制的戊二醛固定液

戊二醛最终浓度	0.2mol/L 磷酸缓冲液/ml	25%戊二醛水溶液/ml	双蒸水加至/ml
1.0%	50	4	100
1.5%	50	6	100
2.0%	50	8	100
2.5%	50	10	100
3.0%	50	12	100
4.0%	50	16	100

2）甲醛：多用于光学显微镜的样品固定，也可用于电镜技术研究。甲醛分子较小，渗透速度较快，可用于快速固定，尤其对致密组织如肌组织、脑组织等的固定效果优于戊二醛。甲醛不能较好地固定细胞基质，但对酶的活性保存较好。因此，甲醛常常与戊二醛混合用于组织灌注固定（配制方法见表 9-2）。生物样品电镜制样中，甲醛一般不单独使用，若单独使用，仅作为戊二醛或四氧化锇的前固定液，固定 30min 至 2h。市售甲醛溶液中含 36%～40%甲醛、10%～15%甲醇和微量甲酸，其中甲醇会损伤细胞超微结构，影响固定效果。因此，电镜制样中所用的甲醛多用分析纯等级的固体多聚甲醛粉末或颗粒进行配制。

表 9-2　多聚甲醛-戊二醛混合固定液的配制方法

溶液名称	剂量/ml
100g/L 多聚甲醛溶液	20
0.2mol/L 磷酸缓冲液或二甲胂酸钠溶液	50
25%戊二醛溶液	10
双蒸水	20

3）四氧化锇：又称锇酸。锇酸的优点是能较好地固定蛋白质、脂质和磷脂蛋白。锇元素是一种重金属元素，具有电子散射能力，能增强超薄切片图像的反差，起到电子染色的作用。锇酸的缺点是对糖类和天然 DNA、RNA 保存作用较差。锇酸是重金属氧化物，对细胞中的酶活性破坏作用较大，不适合电镜细胞化学研究。由于锇酸分子较大，固定渗透能力较弱，常常出现固定不均现象，因此要求生物电镜样品至少有一个对边的尺寸不超过1mm。样品长时间固定在锇酸中，会增加细胞成分抽提，容易使组织变脆而给超薄切片带来困难。因此，锇酸的固定时间一般在 1～2h，特殊情况下最长不应超过 4h。此外，锇酸还易于和乙醇或醛类等发生氧化还原反应而形成纳米级细小颗粒，造成超薄切片微细颗粒污染。

锇酸的常用浓度为 1%～2%。锇酸固定液易挥发、有毒性，其蒸气有强烈的刺激性，对皮肤、呼吸道黏膜、角膜等有损伤作用，配制和使用必须在通风橱中进行。市售的锇酸一般为淡黄色晶体，按 1.0g 或 0.5g 规格封装在避光安瓿瓶中。由于锇酸具有强氧化性，极易被光照、有机物等物理或化学因素还原，以致极少量的有机物都可以使锇酸还原成水合二氧化物，失去固定作用。因此，配制锇酸对器皿和溶剂的洁净度要求极高。锇酸（以 1.0g 为例）配制方法是：将锇酸安瓿瓶放入清水中浸泡，去除瓶上的标签，完全浸泡洗净外壁有机物质。预先准备一个洁净的棕色磨口瓶，加入 50ml 缓冲液或双蒸水。安瓿瓶用砂轮划割断裂后，立即投入棕色磨口瓶中，快速盖上瓶盖，用封口膜将瓶口密封，再用铝箔纸包裹，装入避光保存盒，4℃保存。约 2 天时间完全溶解，即配成 2%的锇酸储存液。使用前，加等量缓冲液或双蒸水配制成 1%的锇酸固定液。配制时仍要注意所用器皿和操作环境的清洁。

4）高锰酸钾：对磷脂蛋白具有较好的固定作用，适用于组织细胞膜结构的固定，特别是能很好地保存神经髓鞘、细胞质膜、线粒体膜、内质网膜等。高锰酸钾不能固定细胞的其他成分，现已较少使用。

（2）缓冲液　缓冲液的作用是在一定程度上维持溶液 pH 值相对稳定。固定过程中，选择合适的缓冲液至关重要。目前生物电镜制样过程中普遍使用的缓冲液是磷酸缓冲液（PB 缓冲液）和二甲胂酸钠缓冲液。

1）磷酸缓冲液：即 PB 缓冲液，是应用最广泛的一种缓冲液，由磷酸二氢钠（NaH_2PO_4）（pH 值为 1～4）和磷酸氢二钠（Na_2HPO_4）（pH 值为 10～12）配制而成，pH 值为 6～8。由于磷酸缓冲液无毒性，容易受到细菌或霉菌的污染，不宜长时间保存。配制方法见表 9-3和表 9-4。

表9-3 A液和B液的配制方法

溶液	试剂	剂量	配制方法
A液（0.2mol/L 磷酸二氢钠水溶液）	NaH$_2$PO$_4$·H$_2$O	27.60g	加去离子水至1000ml，混匀
	或 NaH$_2$PO$_4$·2H$_2$O	31.21g	
B液（0.2mol/L 磷酸氢二钠水溶液）	Na$_2$HPO$_4$·2H$_2$O	35.61g	加去离子水至 1000ml，混匀
	或 Na$_2$HPO$_4$·7H$_2$O	53.65g	
	或 Na$_2$HPO$_4$·12H$_2$O	71.64g	

根据表9-4所列取A液和B液混合，配制0.2mol/L 磷酸缓冲液贮存液。

表9-4 不同 pH 值磷酸缓冲液配制表 （单位：ml）

pH 值	A液	B液
5.8	92.0	8.0
6.0	87.7	12.3
6.2	81.5	18.5
6.4	73.5	26.5
6.6	62.5	37.5
6.8	51.0	49.0
7.0	39.0	61.0
7.2	28.0	72.0
7.4	19.0	81.0
7.6	13.0	87.0
7.8	8.5	91.5
8.0	5.3	94.7

0.2mol/L 磷酸缓冲液加1倍去离子水，即为0.1mol/L 磷酸缓冲液使用液。

2）二甲胂酸钠缓冲液：优点在于缓冲力强，pH 值为 6.4～7.4，比较稳定，不易被细菌污染，可在4℃下长期保存。缺点在于有毒性和臭味，价格较高。配制方法见表9-5和表9-6。

表9-5 0.2mol/L 二甲胂酸钠缓冲液配制方法

溶液	试剂	剂量	配制方法
A液	Na（CH$_3$）$_2$AsO$_2$·3H$_2$O	42.80g	加去离子水至1000ml，混匀
B液	HCl（36%～38%）	10ml	加去离子水至603ml，混匀

先配制A液，用B液调pH值，不同pH值的二甲胂酸钠缓冲液配制见表9-6。配制后用滤纸过滤后4℃保存。使用时加1倍去离子水稀释，即为0.1mol/L 二甲胂酸钠缓冲液使用液。

表 9-6　不同 pH 值二甲胂酸钠缓冲液配制表　（单位：ml）

pH 值	A 液	B 液	加去离子水至
5.6	50	39.2	100
5.8	50	34	100
6.0	50	29.6	100
6.2	50	23.8	100
6.4	50	18.3	100
6.6	50	13.3	100
6.8	50	9.3	100
7.0	50	6.3	100
7.2	50	4.2	100
7.4	50	2.7	100

（3）固定方法　生物电镜样品制备过程中常用的固定方法有浸泡固定法、原位固定法和灌注固定法。

1）浸泡固定法：即常规的戊二醛-四氧化锇双重固定法。生物样品经常规取材后，2%～4%戊二醛4℃固定2～4h或更长时间。注意所用戊二醛体积至少是组织体积的10倍，甚至可达20倍。由于戊二醛对脂类固定效果不佳，样品浸泡在醛类固定液的时间最好不要超过1周。此后，用磷酸缓冲液4℃漂洗3次，每次10min，不能漂洗过长时间，以免醛基失去交联，影响固定效果。用1%锇酸4℃固定1～2h，操作过程中注意动作迅速，操作环境密闭，注意避光。经锇酸固定后，再用双蒸水漂洗3次，每次10min，注意漂洗要彻底，以免产生"锇黑"污染。

2）原位固定法：动物麻醉后，暴露所需的组织或器官，在保持器官血液供应的情况下，将接近生理温度的固定液滴到取材部位，待组织适度变硬后，切取所需组织进行常规戊二醛-四氧化锇双重固定。

3）灌注固定法：灌注固定是将固定液注入血管，通过血液循环到达需要固定的脏器，使组织在原位得到快速、均匀而充分的固定。常用的灌注固定液是2.5%戊二醛和20g/L多聚甲醛的混合溶液，灌注器具是三通输液器。灌注固定操作方法如下：动物麻醉后，剪开左胸前壁，纵行剪开心包，充分暴露心脏。剪开左心室，将针管插入升主动脉，注入磷酸缓冲液或生理盐水等漂洗液，同时剪开右心房或回流静脉放血，当右心房流出的液体呈无色或淡粉色时停止灌洗，立即滴注固定液，固定液的用量为0.5ml/g（动物体重）。当组织适度变硬后进行解剖取材。操作过程中应注意灌注液的温度应接近生理温度，以防血管收缩。灌注液瓶的高度应使液柱的压力与动物血压相当。

（4）影响因素　影响固定液固定效果的因素是多方面的，其中pH值、渗透压、浓度、固定温度和固定时间、取材等都对固定有直接影响。

1）固定液pH值：固定液的pH值必须与被固定组织的pH值基本一致。不一致的pH值会引起组织内蛋白质结构和性质的变化，影响细胞的细微结构。大部分动物组织的pH值为7.4，因此，常用的固定液pH值一般在7.2～7.4。但是，不同组织的pH值存在差异，所用的固定液 pH 值也不尽相同。如固定胃黏膜组织用 pH 值为 8.5 的固定液，而红细胞则用 pH 值为 6.2 的固定液。因此，实验之前要查找文献，充分了解所取组织的 pH 值，选择适合的固定液 pH 值。

2）固定液渗透压：固定液的渗透压与固定的速率相关，固定速率很大程度上取决于固定液渗透压与组织细胞渗透压之差。若固定液是等渗的，则渗透速度较慢；若高渗则会引起组织收缩，低渗引起组织膨胀。在实际操作中，戊二醛的浓度对渗透压作用较大，适当增加固定液浓度可提高固定液对组织的渗透率，但也不是浓度越高越好。若固定含水多的样品如胚胎等，可适当提高固定液浓度，以加快渗透速率。

3）固定液浓度：固定液的浓度对组织细胞中蛋白质交联影响较大。浓度过高会破坏酶的活性和细胞结构，浓度过低则需要较长固定时间，引起细胞中酶蛋白扩散，造成细胞成分的抽提。因此，戊二醛固定液浓度一般在 1%～4%，四氧化锇的常用浓度是 1%。

4）固定温度和时间：较高的温度如在室温下固定样品，可以提高固定液渗透进入组织的速率，但是容易产生组织自溶；较低的温度如 4℃固定样品可降低酶的活性，减缓组织自溶，但会降低固定液的渗透速率。因此取材应采用接近样品的生理温度，而电镜样品则应保存在 4℃。比如，作原位固定时，滴注到组织上的固定液应接近生理温度。灌注固定时所用的缓冲液和固定液均应接近生理温度，否则会引起血管收缩，导致固定效果较差。培养细胞初固定所用的缓冲液和固定液也应接近生理温度。

固定时间不仅与固定液和缓冲液的类型、浓度和固定温度等有关，还和组织的性质和密度相关。通常情况下，4℃时，2%～4%戊二醛固定 4h 可以浸透至 0.5～1mm；1%～4%锇酸固定 2h 可渗透至约 0.5mm。若固定时间过长，会造成细胞成分抽提；锇酸固定时间过长还会引起脂蛋白复合体溶解而造成组织变脆，不利于超薄切片。

5）缓冲液：缓冲液在固定中的作用较为复杂。缓冲液不仅影响固定液的 pH 值，有些还会与固定液发生反应而降低固定效力，甚至抽提组织中的物质。不同缓冲液配制的固定液对同种组织细胞的作用不同，而不同组织对同一种缓冲液的反应也不同。因此，应根据实验要求正确选择缓冲液。

6）样品取材与固定液用量：样品离体时间过久或已经产生组织自溶的，一般固定效果较差。固定液的穿透力较弱，若组织取材过大，超过 1mm³ 的，会出现固定梯度或不均匀固定。一般固定剂的用量应 10～20 倍于组织块的体积。

（二）漂洗与脱水

1. 漂洗

在戊二醛-四氧化锇双重固定中，醛类固定液固定后，残留在组织中多余的及结合不牢固的醛类物质易与四氧化锇反应产生小颗粒沉淀，破坏细胞结构，所以要彻底漂洗去除。此时的漂洗液应采用与醛类固定液相同的缓冲液。在脱水之前，也必须进行漂洗，以清除残留的未还原锇，减少固定液与脱水剂之间反应而产生的二次黑化。此时，由于组织在四氧化锇固定液中不存在渗透压问题，因此可以用双蒸水进行漂洗。漂洗液的温度应与固定液相同。样品一般漂洗 2～3 次，每次 5～10min。

2. 脱水

脱水是指用有机溶剂逐步取代组织细胞中的游离水，以利于非水溶性树脂包埋剂浸透渗入。

（1）脱水剂　常用脱水剂为乙醇和丙酮。

1）乙醇：由于乙醇对组织细胞物质抽提作用小，是一种常用的脱水剂。因乙醇不能与大多数树脂混溶，要使用转换剂（丙酮、环氧丙烷）置换出乙醇后再进行浸透和包埋。

2）丙酮：不会与组织中残留的锇酸发生反应产生细微沉淀。丙酮既是一种脱水剂，又是一种转换剂，可与大多数树脂混溶。

（2）脱水方法　目前常用的脱水方法是先用乙醇梯度脱水至100%，再用100%丙酮脱水，同时作为转换剂与包埋剂混溶进行渗透与包埋。具体脱水步骤如下：分别用30%、50%、70%、90%乙醇梯度脱水，每次5～10min；100%乙醇脱水2次，每次5～10min；100%丙酮脱水2次，每次5～10min。

（3）注意事项　脱水过程中，为达到较好的脱水效果，降低对组织的损伤，应注意以下几个问题：

1）脱水梯度和脱水时间：生物组织细胞内水分占比很大，脱水时应逐级提高有机溶剂的浓度，若急剧脱水会引起细胞收缩。每级脱水时间一般为5～10min，对于一些致密组织可适当延长脱水时间，但脱水时间过长会造成细胞成分的抽提。

2）脱水要彻底：组织细胞若脱水不彻底，会影响超薄切片，并在镜下观察时见到"刀砍像"。因此，脱水过程中应注意：一是比较致密的组织，可以适当延长脱水时间；二是脱水剂应与样品充分接触，若是漂浮在液面上的组织如肺组织、脂肪组织等，应施以负压，使其沉到底部；三是组织块不能过大，以免中心区域脱水不彻底；四是脱水剂易从空气中吸收水分，因此，置换100%脱水剂时，动作要快，减少脱水剂暴露在空气中的时间。

3）减少细胞内成分抽提：有机溶剂脱水的过程，是组织细胞内成分抽提的主要原因，因此，要在保证脱水彻底的前提下尽量缩短脱水时间，尤其是在100%脱水剂中不能长时间停留。尽管在4℃下，70%脱水剂对细胞内成分抽提较少，但是也尽量不要长时间停留在此浓度中。

4）避免样品在空气中停留：更换脱水剂时动作要快，不要让组织离开脱水剂在空气中停留过长时间。否则将会导致空气进入组织，产生微小气泡，而使浸透效果不佳。

5）丙酮的使用注意事项：丙酮具有吸水性强的特点，使用时应注意密闭保存，通常在100%的丙酮中加入烤干的无水硫酸铜或无水硫酸钠。丙酮具有挥发性和毒性，需在通风橱中操作，使用后的废液应统一回收处理。

（三）渗透与包埋聚合

渗透和包埋聚合是用包埋剂逐渐取代组织中的脱水剂，使组织细胞内外空隙被包埋剂填充，并将液态的包埋剂聚合成质地均匀、硬度适宜的固态的过程。

1. 包埋剂

为了得到能较好耐受超薄切片应力作用、高真空环境和电子束的轰击的切片，包埋剂应具备以下性能：

1）黏度低，容易均匀渗透进入组织，不引起样品收缩。

2）在渗透和包埋过程中，对组织细胞内成分抽提少，能较好保存组织细微结构。

3）与常用的脱水剂有较好的相溶性，混溶过程中不与样品发生反应。

4）聚合后样品质地均匀，体积收缩小。

5）包埋块适合于切片，具有较好的均匀性、可塑性、硬度和韧性。

6）包埋剂不妨碍电子染色，耐受高真空和电子束轰击，在高倍成像时不显示包埋剂本身的结构，不产生背景反差，而样品超微结构细节清晰。

7）操作简单，毒性低，价格便宜。

目前常用的包埋剂有环氧树脂、聚酯树脂、甲基丙烯酸酯及一些水溶性树脂等。

2. 渗透与包埋聚合步骤

样品经脱水步骤后即进入渗透、包埋和聚合的环节。渗透液一般由包埋剂和转换剂按比例配制，采用梯度渗透方式，逐渐增加组织细胞内包埋剂的量，直至包埋剂完全浸透组织。渗透步骤如下（以 Epon 812 为例）：将样品放入 100%丙酮：包埋剂（3∶1）室温渗透 0.5～1h，更换至 100%丙酮：包埋剂（1∶1）室温渗透 0.5～1h，然后更换至 100%丙酮：包埋剂（1∶3）室温渗透 0.5～1h，最后将样品置于纯包埋剂，室温渗透 1～3h 或渗透过夜。

完全渗透后，采用包埋模具进行包埋。常用的包埋模具有橡胶包埋板、胶囊和包埋管等，可以根据不同的包埋剂和不同的实验目的选择包埋模具。以 Epon 812 包埋剂为例，聚合温度和时间分别为 37℃聚合 12h、45℃聚合 12h、60℃聚合 48h，或者直接 60℃聚合 48h。

3. 注意事项

渗透和包埋聚合也是电镜制样的重要环节，充分渗透和均匀包埋是得到好的超薄切片的关键。在渗透和包埋聚合的操作中应注意以下几点：

1）渗透时间不宜太长，以免造成细胞成分抽提；避免组织周围出现气泡，影响包埋效果。应完全除去转换剂，否则会形成"刀砍像"。

2）若是样品具有方向性和定位要求，包埋操作中要确认样品在包埋模具内的摆放方式。

3）包埋剂配制和使用过程中应注意保持清洁、干燥。所用器具均应在使用前烘干。

4）配制包埋剂时，每加一种成分必须充分搅拌均匀，搅拌动作不宜过快，以免产生气泡。

5）包埋剂配制好后立即用封口膜密封容器口，以防包埋剂吸潮。

6）包埋剂有特殊的刺激气味，皮肤敏感者易引起皮疹，操作时应戴手套并在通风橱中配制，避免皮肤接触包埋剂。

7）制作好的包埋块应存放在干燥器中，若受潮变软，可在 60℃烘箱干燥。

二、超薄切片

超薄切片即厚度大约在 70nm 左右的树脂切片。对于切取超薄切片，需要特定的切片环境，如切片环境相对封闭，没有大的震动，无剧烈的空气流动，另外必须通过专门的超薄切片机进行切片。

（一）超薄切片机及切片刀具

超薄切片机主要包括样品夹及样品臂，驱动装置，刀台，显微系统，照片系统，控制台，以及步进装置等。切片机在切片过程中通过样品臂上下运动，使刀刃在样品臂每次下降时，刀刃与切片之间均相对刀刃做微小推进，从而完成切片过程。切片厚度与样本臂向刀刃推进的距离相近。

切片刀有玻璃刀和钻石刀两种。玻璃刀制作简便、价格低廉，但是不耐用。钻石刀质地坚硬，经久耐用，但是价格昂贵。制作玻璃刀所用的玻璃条必须是不含杂质和气泡的硬质玻璃。玻璃刀的制备需要专门的制刀机。采用平衡断裂法将玻璃条从中间断开，然后依次将每一段从中间断开，将一条玻璃条最终切成 16 个方形玻璃块，然后将方形玻璃块沿着略偏离对角线的方向以 45° 划开，制成两把三角形玻璃刀。制作成的好的玻璃刀刀刃为一条光滑连续的亮线。

钻石刀较玻璃刀具有明显的优点，如使用寿命长，可切割各种软硬度的样品，刀口范围大，刀刃锋利。使用时需要严格遵守以下注意事项：钻石刀使用之前先用玻璃刀进行对刀，之后换上钻石刀；钻石刀刀刃严禁用手、硬物触碰；严格按照钻石刀的切片要求调整切片参数，如切片速度为 1mm/s，间隙角为 6°，切片厚度不能过厚。

（二）修整包埋块

修整包埋块时，应将组织周围的空白包埋介质切去。若包埋的样品极小，可以在修块时挑选密度相对集中的样品区域，允许附带少量空白介质。包埋块顶端不宜切去太多，以刚露出组织为宜。此外有许多样品需要先经过半薄定位，半薄切片需要涵盖整个样品顶面面积，以便能快速寻找到目标结构。在完成半薄定位后，需要进一步细致修块，修块原则为围绕选定的样品区域，把包埋块顶面面积修成约 300μm×300μm 的等腰梯形，也可修成长方形。

（三）载网与支持膜

载网是用来支持切片的金属网，根据制作材料的不同可分为铜网、镍网、银网、金网等。根据网孔的形状可以分为方形网、圆形网、单孔型网等。网孔的数目也有多个类型，如 100 目或 200 目等。

为提高超薄切片稳定性，可以在载网上附加支持膜。尤其观察病毒、外泌体等颗粒样品时需要用有支持膜的载网。支持膜常用的为 Formvar 膜，此外还有碳膜，火棉胶基底碳膜，微筛膜等。

（四）半薄切片

半薄切片厚度一般在 0.5～1μm，用于光镜下观察。半薄切片主要是为了对样品中的特点结构进行进一步定位，从而提高后续超薄切片的准确性。此外，半薄切片比普通病理切片分辨率高，尤其适用于极小样品的光学显微镜观察。

半薄切片的切片步骤包括：将包埋块安装在超薄切片机上，用玻璃刀切取半薄切片，用捞片环或镊子转移切片至滴有双蒸水液滴的载玻片上，60℃恒温加热板上加热烤干。滴加甲苯胺蓝或甲基蓝-碱性品红染液进行染色。

（五）超薄切片操作步骤

1. 安装样品块

将完成修块的样品安装在夹持器上，注意包埋块不要露出太多或夹持不紧。

2. 安装玻璃刀或钻石刀

将刀放置在刀台上固定，注意调整刀的间隙角，玻璃刀为3°～5°，钻石刀通常为6°。

3. 对刀

将刀安装在刀台上使刀靠近样品块的过程称为对刀。将切片机双目调整到合适倍数，可以同时看清刀刃和样品块顶面。将刀刃逐渐靠近包埋块，打开切片机暗视野底光，这时样品块顶面能够很好地反光，可以清楚判断刀口与样品块之间的距离。对刀包括 3 个方面：①判断样品顶切面相对刀刃存在前倾角或后仰角，通过调节弧形样品夹，使整个样品顶切面的上下两个底边在修块时做到平行。②样品安装到超薄切片机后，两个底边相对刀刃平行，如果没有平行需要旋转调节样品臂。③样品顶切面相对刀刃存在横向的不同宽度，通过调节刀台使顶切面与刀刃在左右边距离相等。对刀时使刀靠近样品，直到刀刃与样品间非常细小的亮缝刚刚消失。设置切片范围，调节样品臂使得样品底边高于刀刃 8mm 左右为切片冲程的开始位置，样品顶边低于刀刃 5mm 左右为切片冲程的结束位置。详见图 9-2。

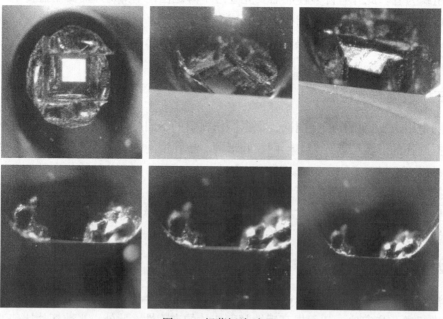

图 9-2 超薄切片对刀

4. 调节水槽液面

超薄切片切下后应漂浮在水槽液面上以便收集和捞片。打开顶部照明灯光，用细滴管向水槽中加入超纯水，直到液面呈现较大面积亮斑。

5. 选定合适的切片速度

通常玻璃刀切片速度为 2～5mm/s，钻石刀为 1mm/s。

6. 切片厚度的设定和判断

通常切片厚度设定为 50～70nm。切片后可以通过切片表面的反射光和切片下面的折射光之间产生的化学干涉色来判断切片厚度。通常 40～50nm 为灰色，50～70nm 为银白色，70～90nm 为金黄色，90nm 以上为紫色。其中切片越薄图像分辨率越高，但衬度降低。切片太厚电子束不易穿过。因此银白色及金黄色切片用于观察较为理想。

7. 捞片

切片可能存在皱褶或压缩形变，因此需要展片，展片需要将蘸有三氯甲烷的滤纸靠近切片表面，挥发性蒸汽会将切片伸展。另外通过睫毛笔将切片拨离刀刃并进行汇聚，之后才能进行捞片。捞片主要包括两种方法：

（1）下贴法　将载网边缘用镊子夹住，用有支持膜的一面向下与切片呈 45°接触，切片会贴在载网膜上，用滤纸接触载网边缘吸干水分。

（2）上捞法　先将载网做亲水化处理后，将其有膜一面朝上伸入水中，用睫毛笔拨动切片带到载网边缘，以一定倾斜角度缓慢将载网提出水面，之后用滤纸吸干水分即可。

（六）超薄切片常见问题及解决方法

1. 不能切片

若是由刀刃与组织面距离较远引起，可以向前进刀。若是由刀刃太钝导致，就要更换新刀。

2. 切片有颤痕

若是由包埋块太软或太硬引起，可以适当调整包埋剂配方和聚合时间，使包埋块软硬适中。若是由间隙角或切速过大造成，则要重新调整切片参数。如果颤痕是由外源性震动导致的，就要查找原因，阻断震动来源。

3. 切片有皱褶

若是由包埋块太软引起，可以延迟聚合时间或调整包埋剂配方，增加包埋块硬度。若是由刀刃太钝引起，则要更换新刀。若是由切片时切面太大或切片速度过快引起，则要重新修小切面或降低切片速度。

4. 切片不能连续成带

若是由于包埋块上下边缘粗糙或不平行造成，可以用锋利的刀片重新修块或用修块机将两边修平行。若是因包埋块不平行于刀刃引起，可以调整包埋块使之平行于刀刃。

5. 组织块沾水、刀背沾水

水槽液面过高导致的沾水，可以适当降低液面高度。若由切片不光滑引起，可以重新将切片修平，或重新包埋。由刀背有水或刀刃不干净引起的沾水，可以用吸水纸吸干刀背上的水或清洁刀刃。

6. 切片粘在刀刃或组织块上

若是水槽液面过低造成的，可以提高液面。若是刀刃太脏导致的，则要清洁刀刃。若是包埋块太软，则要延迟聚合时间或调整包埋剂配方，增加包埋块硬度。

7. 切片厚度不均匀

若是由刀刃锋利程度不一导致的，就要更换新刀。若是样品本身结构密度不均一，则要更换包埋块或重新包埋。若是由刀与样品间产生震动引起的，则要检查样品及刀是否固定牢固，重新固定。

三、电子染色

生物电镜样品的染色是利用重金属离子与细胞内部不同结构的结合能力不同，使各细胞结构对电子产生不同散射程度，以增强明暗之比而显示出各种超微结构，这种染色方法称为"电子染色"。

（一）常用的电子染色剂

由于生物组织和细胞的结构成分主要是由碳、氢、氧、氮、磷、硫等轻元素组成，原子序数较小，对电子散射能力小，因此，在电镜下观察时反差十分微弱，看不清细微结构。电子染色的染料是铀、铅、钨等重金属盐类，可以增加样品中各种结构的电子密度，增强图像反差，起到染色作用。目前常用的电子染色剂是醋酸双氧铀、柠檬酸铅等。

1. 醋酸双氧铀

醋酸双氧铀是一种铀化合物，呈黄色结晶状粉末，有轻度酸味。由于碱式盐的存在，铀在水溶液中溶解缓慢，通过高速振荡可提高溶解速率。常用 5～10g/L 水溶液作为染色剂，也可用 50%乙醇或甲醇配制饱和醋酸双氧铀溶液。具体配制方法如下：将 0.2g 醋酸双氧铀加入 10ml 50%的乙醇溶液中，避光摇动一天。待溶解后用 0.2μm 滤膜过滤后，分装，避光 4℃保存，使用前 10 000r/min 离心 2min。超薄切片染色时间为 10～30min，可在室温或 37℃下操作。铀盐有轻微放射性，操作中应避免接触皮肤，手上有伤口时应禁止操作。染色废液应回收并妥善处理。

2. 柠檬酸铅

柠檬酸铅又称枸橼酸铅，具有较高的电子密度，对组织和细胞的各种结构都有亲和性。对经过四氧化锇固定后的样品，能显著增强膜系统及其脂类的反差。一般染色时间在 5～15min。柠檬酸铅染液配制方法如下：称取 0.133g 硝酸铅和 0.176g 柠檬酸钠，将试剂和煮沸冷却后的 3ml 双蒸水放入 5ml 容量瓶中，混合振荡 30min 成乳白色，加入新鲜配制的 1mol/L 的 NaOH 0.8ml，待柠檬酸铅完全溶解，溶液澄清后加双蒸水定容至 5ml。一旦溶液浑浊，出现沉淀，就不能使用了。柠檬酸铅染液较易与空气中的二氧化碳结合形成碳酸铅颗粒而造成超薄切片污染。为了避免配制过程中二氧化碳的影响，配染液的双蒸水最好用煮沸的蒸馏水。配制好的染液，用封口膜封闭后，4℃保存。取放溶液要迅速，避免与空气接触。

（二）电子染色方法

电子染色可以在组织包埋之前固定或脱水期间进行，也可以在包埋后进行。超薄切片常用醋酸双氧铀-柠檬酸铅双重染色。染色方法有漂浮切片滴染法、使用染色装置染色法和自动染色机染色法。

以滴染法为例，其操作步骤如下：

1. 醋酸双氧铀染色

在干净的培养皿内放置适合大小的封口膜，用滴管吸取醋酸双氧铀染液滴在封口膜上，将捞有切片的载网覆于染液上，确保切片面朝下，盖上培养皿盖，避光，室温染色 20min。

2. 清洗

用精细载网镊子夹住载网，快速插入装有双蒸水的烧杯中，彻底清洗多余染液，用滤纸吸去水分，自然晾干。

3. 柠檬酸铅染色

准备一个新的培养皿，放置适合大小的封口膜，环绕封口膜四周堆放固体氢氧化钠，随后的操作步骤同醋酸双氧铀染色，染色时间为 5～10min。夹出载网，双蒸水反复清洗后，滤纸吸干水分，自然干燥后即可电镜观察。详见图 9-3。

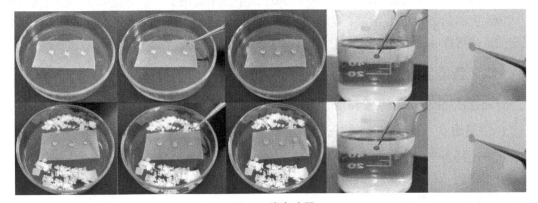

图 9-3　染色步骤

此外，使用自动染色机或染色装置染色可同时处理较多样品，提高效率。包埋前染色又称"块染"，一般在 70% 乙醇脱水时进行。用 70% 乙醇配制醋酸双氧铀饱和溶液，将样品放入溶液中，室温染色 2h。也可以在脱水前用 5g/L 或 10g/L 的醋酸双氧铀室温染色 1h 或 4℃过夜。

（三）超薄切片常见的染色污染问题

超薄切片染色污染来源于染色的每一个步骤，最常见的原因有水和器皿的污染、铀染液污染和铅染液污染。

1）染色过程中的水污染主要是漂洗用水或配制染液所用的水污染。器皿污染包括染色用的所有器皿如镊子、染色板、封口膜、滤纸等污染。水和器皿造成的染色污染在电镜下一般表现为颗粒较大，形状不规则，且明显浮在切片上。

2）铀染液污染在电镜下表现为针状、棒状污染，这是由于醋酸双氧铀在水溶液中遇光易分解，形成针状、棒状晶体。因此，醋酸双氧铀染液染色时尽可能使用新配制的染液，并且避光、低温保存。

3）铅染液污染在电镜下表现为高电子密度的圆形颗粒或多边形、无定形污染物。主要是由二氧化碳带来的污染，操作时不要面对染液呼吸，也不要与他人边交谈边染色，避免产生大量二氧化碳。染色时染液周围放置固体氢氧化钠，与周围空气中的二氧化碳结合，减少碳酸铅颗粒产生。染液尽量使用新配制的，减少保存时间，避免产生碳酸铅沉淀。

四、负　染　色

负染色技术利用了重金属元素比组成生物样品的轻元素散射电子能力更强的原理，让染液中某些电子密度高的物质包埋低电子密度的样品，结果在黑色的电镜背景中衬托出浅色的样品形态结构。

（一）常用的负染色染液

负染色的染色剂一般为电子密度高且本身无任何结构，与样品不起反应的物质。主要包括磷钨酸，乙酸双氧铀等。磷钨酸通常用双蒸水配制成 10～30g/L 溶液，使用时用 1mol/L 的氢氧化钠溶液将染色液 pH 值调至 6.4～7.0。该染液主要用于病毒等的染色。乙酸双氧铀为双蒸水配制的 2～20g/L 溶液，配制时需要溶解 30min，且避光保存，乙酸双氧铀可用于蛋白质或病毒样品负染色。

（二）负染色制样方法

负染色常用的方法包括悬滴法、漂浮法、喷雾法等。

1. 悬滴法

悬滴法较为简单，取少量样品直接滴在有支持膜的载网一面。样品停留数分钟后，用滤纸吸去样品，稍干后滴加染液，停留 30s～1min，用滤纸吸去染液，留一薄层让其自然晾干，然后进行观察。

2. 漂浮法

将有支持膜一面的载网倒扣在样品悬液上，一段时间后转移在去离子水液滴上漂洗，之后倒扣悬浮在染色液液滴上，停留 30s～1min 后将载网用镊子夹起，用滤纸吸去多余染液后自然晾干。

3. 喷雾法

将染色液和样品悬液等量混合后，用特制喷雾器喷到载网上晾干后观察。

（三）负染色需注意的问题

1）悬浮液样品纯度越高越好，纯度低会干扰负染色反应和电镜观察。如果有过多糖类干扰需要进行适当提纯。

2）悬浮液样品浓度要适中，浓度太低寻找样品比较困难，浓度太高样品堆积影响观察。因此合适的浓度才有可能得到理想的结果。

3）选择合适的染液，针对不同的样品需要合适的染液。此外染液的 pH 值也会影响染色效果。

4）染色时间的摸索：不同样品染色时间和温度也略有不同，需要在实验中摸索和总结。

5）漂洗：可以洗掉样品中的缓冲盐和组织液，改善染色效果。

6）染色时机的把控：通常用滤纸吸去载网上多余的液滴后，不能完全吸干，需要在肉眼看不到液体但又未完全干燥时滴加染液。染色结束吸去染液时不可完全吸干，留一薄层让其自然晾干。

第八节　扫描电镜的生物样品制备技术

扫描电镜可以观察各类生物样品，包括细胞、动植物组织、微生物等，针对不同的组织具有不同的样品制备过程。对于干燥的样品如硬质种子、毛发等，可直接金属镀膜后放入电镜进行观察。对于含水量大的样品需要经过取材、清洗、固定、脱水、干燥及金属镀膜后进行观察。样品制备的两个原则为：尽量保持生物样品的原始状态；增加导电性能。

大部分生物样品含有较高水分，且易受到渗透压、pH 值等外界因素影响。另外绝大多数样品导电性差，因此需要通过以下步骤进行样本制备，从而达到扫描电镜观测需求。详见图 9-4。

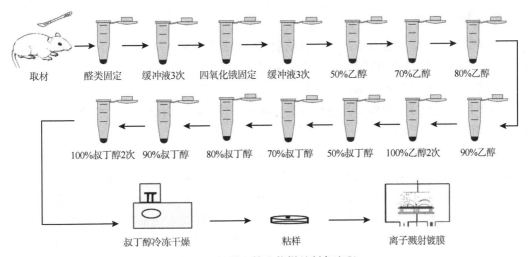

图 9-4　扫描电镜生物样品制备流程

1. 取材

取材是样品制备的关键环节。取材应遵循以下原则：

1）取材需要用锋利的不锈钢刀片，避免对样品的牵、拉、挤、压等机械损伤，并做好观察面的标记。

2）取材部位要准确，取材大小要适当。为提高固定、脱水、干燥及镀膜效果，在满足观察内容前提下，样品块要尽量小。

2. 清洗

扫描电镜样品表面由于包含灰尘、黏液等杂物，往往会掩盖所要观察样品的超微结构信息，因此需要进行清洗。清洗的方法很多，主要包括：

（1）吹拭法 通过洗耳球吹或毛笔刷除，继而清洁表面的灰尘。

（2）水洗法 将样品放在超纯水或缓冲液中进行轻微振荡，从而进行清洗。

（3）离心法 如观察细胞、微生物等可采用该方法。

（4）有机溶剂清洗法 可针对所要清洗的对象选择配制专门的清洗液进行清洗。

3. 固定

固定包括化学固定和物理固定的方法，这里主要介绍化学固定。固定剂中常用戊二醛和多聚甲醛前固定，四氧化锇后固定。固定浓度为 2.5%戊二醛，4%多聚甲醛以及 1%四氧化锇。前固定时间通常为室温下 1～3h，或 4℃过夜固定，四氧化锇后固定时间为 1h 左右。固定时要保证样品量和固定液体积比在 1∶20 以上。如果有样品悬浮于固定液表面，需要通过抽真空方式将样品完全浸没。

4. 脱水

脱水剂为水溶性、低表面张力的有机溶剂，如乙醇、丙酮和叔丁醇等。通常采用不同浓度梯度由低至高逐级脱水，脱水梯度为 30%，50%，70%，80%，90%，100%。脱水时间根据样品大小进行调整，通常在 5～15min。

5. 干燥

样品脱水后包含大量脱水剂和少量残余水分，需要进行干燥处理。干燥可能会引起收缩，导致样品形变，因此干燥步骤也较为关键。

目前干燥的方法主要包括以下几类：

（1）自然干燥法 即将样品放在自然环境下干燥，该方法适用于含水量少或较坚硬的样品，如昆虫、骨组织等。

（2）临界点干燥法 其原理是当处于临界温度和临界压力状态时，气态不再变为液态，当缓慢放气减压时，样品内液态物质全部气化，且不受表面张力影响，从而实现样品干燥。由于液体 CO_2 的临界温度为 31.5℃，临界压力为 72.8kg/cm^2，生物样品在该条件下可以承受，且易于获得纯品，因此将其作为媒介液，该方法也叫做 CO_2 临界点干燥法。

（3）冷冻干燥法 是将经过冷冻的样品置于高真空中，通过升华去除样品中所含的水分。冷冻干燥的基础是样品中的水分被冷冻成冰，冰从样品中升华，即冰从固态直接转变为气态，由于不经过液态，因此不存在气相和液相之间表面张力对样品的作用，从而减轻在干燥过程中对样品造成的形变。

（4）叔丁醇干燥法　叔丁醇为无色油性液体，熔点为 25.5℃，沸点为 82.4℃，凝固点为 23.5℃。脱水后用 100%叔丁醇置换，控制叔丁醇体积，使得冷冻降温变为固体时刚好浸没样品。放入真空器内抽气，使固态叔丁醇变为气态。

6. 粘样

处理好的样品需要粘在样品台上进行真空镀膜。样品台需要保持干净。粘样需要导电胶或双面碳或铜导电胶。不同的扫描电镜样品台可能有差异，根据需要选择大小、形状不同的样品座，并采用合适的粘样方式，使之粘贴牢固，又不掩盖所要观察的结构。

对于圆形或大块样品，应增加导电胶与样品的接触面，消除死角造成的不连续镀层；对于细小样品，使样品洒落在导电胶带上，并用洗耳球向外吹去未粘牢的样品。尽量避免样品长距离悬空。粘样时需要动作轻柔，避免样品碎裂，并确认样品的观察面朝上。此外，在样品台上做好不同样品间的标记，易于在电镜中找到特定样品。

7. 导电处理

生物样品大多为非导电样品，当经过干燥处理后导电性能很差，荷电积累后会造成电子充放电效应。因此对于生物需进行增加导电性能处理。目前生物样品导电处理主要包括金属镀膜法和组织导电法两种。

（1）金属镀膜法　包括真空喷镀法和离子溅射法。①真空喷镀法对样品损伤小，污染少，可以喷镀铜、铝等廉价金属，但是喷镀形貌复杂的样品易形成影子和死角，目前使用较少。②离子溅射法是在低真空条件下产生辉光放电，由于离子冲击，使阴极金属物质溅射出来进行镀膜的方法。

（2）组织导电法　是利用金属盐类作为界面活性剂与样品内蛋白质、脂质和淀粉起化学结合作用，使表面离子化或产生导电性能较好的金属化合物。组织导电法通常适用于低电压、低放大倍数时。

第十章　实验动物细胞实验技术与方法

细胞是生物学实验的重要材料，也是细胞学实验的基础。药物作用、基因功能、疾病机理等的相关研究多数需要在细胞水平进行阐释。掌握基本的细胞培养及实验技术是进行生物学和药学研究的基础。同样，细胞实验也是实验动物研究的重要组成部分。相较于整体动物实验，动物细胞实验具有研究对象是活的细胞，可长时期监控、检测甚至定量评估活细胞的形态、结构和生命活动等情况，研究条件可人为控制，研究样本具有均一性，研究内容便于观察、检测和记录等优点，符合实验动物"3R 原则"中的替代原则。因此在实验动物研究中被广泛运用。掌握规范的细胞培养技术是开展细胞实验、取得一致的实验结果的根本，因此，本章将主要侧重于细胞培养相关技术的解释说明，并对当前常用且经典的细胞实验技术方法作简单介绍。

第一节　细胞培养基础知识

一、细胞培养的基本概念

1. 细胞培养

细胞培养指从体内组织取出细胞，模拟体内环境，在无菌、适当温度和一定营养条件下，使之生存和生长并维持其结构和功能的方法。细胞可以在培养前直接从组织中取出并通过酶或机械方法进行解离，也可以来源于已建立的细胞系或细胞株。

2. 原代培养

原代培养指细胞从组织中分离出来后，在适宜条件下增殖，直到达到汇合状态的培养阶段。

3. 传代培养

传代培养是将达到汇合状态的细胞转移到新的容器中并更换新鲜培养基，使其获得继续生长的空间的过程。

4. 细胞系

首次传代培养后的细胞即被称为细胞系。

5. 细胞株

从一个经过生物学鉴定的细胞系用单细胞分离培养或通过筛选的方法，由单细胞增殖形成的具有特殊性质或标志的细胞群，称细胞株。与亲代细胞系起始时相比，细胞株通常会获得一些其他的遗传学改变。

6. 有限细胞系与连续细胞系

正常细胞通常只能分裂有限的次数，随后就会丧失增殖的能力，这是一个由遗传决定的事件，被称为衰老；这种细胞系被称为有限细胞系。有限细胞系发生转化获得无限分裂能力后，就称为连续细胞系。

二、培养细胞生长的条件

体外培养的细胞需要合适的环境和必需的条件才能生存、繁殖。

1. 无污染环境

细胞培养需要的无污染环境包括无细菌等微生物的污染、无不同类型细胞的交叉污染及无毒。无毒，即无化学污染，是培养细胞的必需条件。凡与细胞直接接触者（如培养器皿、底物、培养基等）或间接接触者（如配制培养基时使用的器皿、瓶盖、瓶塞等），若具有细胞毒性，在培养过程中将导致细胞死亡。体外培养的细胞由于缺乏机体的免疫系统等机制而失去对微生物的防御能力，若发生细菌等微生物污染，细胞最终会死亡。可能的微生物污染包括细菌、霉菌及支原体。细胞交叉污染可使实验室原来的细胞系失去原有特性，近年来引起了研究人员的高度重视。

2. 温度

体外培养的细胞需在保持一定温度的环境中才能生长，其适宜的温度与取材的动物种类有关。哺乳动物包括人类细胞培养所需的标准温度为（36.5 ± 0.5）℃。培养温度如不适当，将会影响细胞的代谢及生长，甚至导致死亡。一般来说，高温比低温对细胞的影响更为明显。

3. 气体环境和酸碱度

体外细胞培养需要理想的气体环境，包括 O_2 和 CO_2，但其量则须恰当，一般 CO_2 浓度范围为 $5\% \sim 7\%$。CO_2 的主要作用是维持培养基的 pH 值，大多数细胞的适宜 pH 值为 $7.2 \sim 7.4$。一般来说，细胞对碱性不如对酸性的变化耐受，偏酸的条件比偏碱的环境对生长的影响小。为了使培养环境的 pH 值保持稳定，多采用在培养液中加入磷酸盐等缓冲剂的方法。

4. 培养基

培养基既是培养细胞中供给细胞营养和促使细胞生殖增殖的基础物质，也是培养细胞生长和繁殖的生存环境。按其来源，培养基可分为合成培养基和天然培养基。合成培养基是根据细胞所需物质的种类和数量严格配制而成的，内含碳水化合物、氨基酸、脂类、无机盐、维生素、微量元素和细胞生长因子等。天然培养基是指来自动物体液或利用组织分离提取的一类培养基。使用最普遍的天然培养基是胎牛血清和新生牛血清。

三、培养细胞的特性

（一）培养细胞的生长方式及类型

体外培养的细胞，按其生长方式可分为贴附依赖性细胞和非贴壁依赖性细胞两大类。

1. 贴壁依赖性细胞

活体体内的细胞当离体培养时大多数均以贴附型方式生长。必须贴附于底物才能生长的细胞称为贴壁依赖性细胞，一般通称贴壁细胞。

目前已有很多种细胞能在体外培养生长，包括正常细胞和肿瘤细胞。如成纤维细胞、成骨细胞和软骨细胞、心肌细胞、平滑肌细胞、神经胶质细胞、黑色素细胞及各种肿瘤细胞等。处于体外培养状态下的贴附依赖性细胞常在形态上表现得比较单一化，失去其在体内原有的某些特征，并多反映出其胚层起源的情况。一般可将贴附型细胞从形态上大体分为上皮型细胞和成纤维型细胞两类。

（1）上皮型细胞　细胞培养中的上皮细胞指那些形态上类似上皮细胞的多种培养细胞。形态多为扁平不规则多角形，铺路石样。其来源于内胚层及外胚层的细胞，如皮肤及其衍生物、乳腺、消化道上皮、肝、胰和肺泡上皮等。

（2）成纤维型细胞　本型细胞的形态似在体内生长的成纤维细胞，具有长短不等的数个细胞突起，多呈梭形、不规则三角形或扇形，核为卵圆形位于靠近胞质的中央。生长呈放射状、火焰状或旋涡状走行。其来源于中胚层间充质起源的组织，如心肌、平滑肌、成骨细胞、血管内皮等。

2. 非贴壁依赖性细胞

少数细胞类型在体外培养时不需要附着于底物，在悬浮状态下即可生长，如血液白细胞、某些癌细胞。这些细胞悬浮于培养基中生长良好，可以是单个细胞或为微小的细胞团，观察时细胞呈圆形，一般通称悬浮细胞。

（二）培养细胞的增殖特点

细胞在体外培养增殖时其基本生物学规律与在体内时相同。但由于生活环境条件的改变，有些方面如增殖规律等，与体内不完全相同，具有其自身规律。例如，当组织在体外培养时，细胞丢失其成熟细胞的特异性分化表型的性质。在多数细胞体系，细胞增殖与分化性质的表达常是矛盾的，细胞培养中分化特性的表达被细胞增殖的促进所限制。

体外培养细胞重要的增殖特点有：贴附、伸展和接触抑制。

1. 贴附和伸展

贴附并伸展，是多数体外培养细胞的基本特点。大多数哺乳动物细胞在体内和体外均附着于一定的底物上，在体外时这些底物可以是其他细胞、胶原、玻璃或塑料等。培养细胞在未贴壁之前一般均以球体样存在，当与底物贴附后，细胞将逐渐伸展而形成一定的形态，呈上皮细胞样或成纤维细胞样等。

一些特殊的促细胞附着的物质（如层粘连蛋白、纤维连接蛋白、胶原等）可能参加细胞的贴附过程。这些促细胞附着因子均为蛋白质，存在于细胞膜表面或培养液尤其是血清中。在培养过程中，这些促贴附因子先吸附于底物上，悬浮的细胞再与已吸附有贴附物质的底物附着，随后伸展成细胞原来的形态。一般来说，从底物脱离下来的贴附依赖性细胞，不能长时间在悬浮中生存而逐渐退变。

2. 接触抑制

接触抑制是体外培养中某些贴附依赖性细胞增殖特点之一。体外培养的细胞在培养过程中发生分裂而增殖，当两个细胞移动而互相靠近时，其中之一或两个将停止移动并向另一个方向离开，这保证了细胞将不会重叠。当一个细胞被其他细胞围绕而保持接触时，在接触区域的细胞膜皱褶样活动将停止，此即接触抑制。转化细胞或肿瘤细胞则表现为接触抑制下降。

（三）培养细胞的生长过程

细胞自接种至新培养皿中至其下一次再接种传代的时间为细胞的一代。每代细胞的生长过程可分为三个阶段：细胞先进入增殖缓慢的滞留期，随后是增殖迅速的指数增殖期，最后到达增殖停止的平台期。以贴附依赖性细胞为例作说明。

（1）滞留期　包括悬浮期（游离期）及潜伏期。当细胞接种入新的培养器皿中时，不论是何种细胞类型、其原来的形态如何，此时细胞的胞质回缩，胞体均呈圆球形，先悬浮于培养液中，短时间即开始附着于底物，并逐渐伸展，恢复其原来的形态。此期间细胞存活，具有代谢及运动活动但尚未增殖。再经过一段时间出现细胞分裂并逐渐增多进入指数增殖期。一般细胞滞留期时间不长，为24~96h；肿瘤细胞及连续细胞系则更短，可少于24h。

（2）指数增殖期　又称对数生长期。此期细胞增殖旺盛，成倍数增长，活力最佳，适用于进行实验研究。在这期间如果条件合适，细胞将不断增殖，直至接触，提供细胞生长的区域逐渐减少，因接触抑制细胞不再增殖而进入平台期。细胞增殖状况可用细胞倍增时间及分裂指数等来判断。此期时间的长短因细胞本身特性及培养条件而不完全相同，一般持续3~5天。

（3）平台期　又称生长停止期。此期细胞已占满底物面积，细胞虽有活力但已不再分裂增殖，可继续存活一定的时间。若及时分离培养、进行传代，将细胞分开接种至新的培养皿并补充新鲜培养基，细胞将于新的培养器皿中成为下一代的细胞而再次增殖。否则，若传代不及时，细胞将脱落、死亡。

传代接种后，观察细胞的这些生长增殖过程，若每天进行检测计数，以细胞数为纵坐标，时间为横坐标，绘制成曲线，即为生长曲线。各细胞的生长曲线各具特点，是该细胞生物学特性的指标之一。

四、细胞培养的应用

细胞培养是细胞和分子生物学所使用的一项重要技术，为细胞正常生理和生化研究、药物和毒性化合物对细胞的作用，以及致突变性和致癌性研究提供良好的模型系统。细胞培养还可用于药物研究与开发，以及生物化合物（如疫苗、治疗性蛋白质、生物工程药物）的大规模生产。此外，具有临床应用前景的干细胞培养、组织工程（如皮肤、骨和软骨缺损的修复）、动物胚胎操作等也都离不开细胞培养技术。

第二节　实验设备与器材

细胞培养实验室的具体要求主要取决于开展的研究类型，但所有细胞培养实验室均有一个共同的要求，即没有病原微生物（无菌），并且具备一些细胞培养必需的基本设备，同时可配备一些扩增设备。本节列出了大多数细胞培养实验室常用的设备和器材，以及使工作更为高效、准确，可提高检测和分析范围的扩展设备。

一、常用的基本设备

常用的基本设备为细胞培养工作的必需设备，缺少则无法进行工作。

（1）净化工作台　目前大多数从事培养工作的实验室都已配备超净工作台或生物安全柜。

（2）显微镜　倒置显微镜是组织细胞培养室所必需的日常工作常规使用设备之一，便于掌握细胞的生长情况及观察有无污染等。

（3）培养箱　体外培养的细胞和体内细胞一样，需要在恒定的温度下生存。目前多数细胞培养实验室广泛使用 CO_2 培养箱。CO_2 培养箱的优点是能够恒定地提供进行细胞培养时所需要的一定量的 CO_2（常用浓度为 5%），易于使培养液的 pH 值保持稳定，适用于开放或半开放培养。

（4）水纯化装置　细胞培养对水的质量要求较高，细胞培养及与细胞培养工作相关的液体的配制用水必须事先严格纯化处理。目前，市场上供应的包含有各种级别和类型的采用一种或多种纯化方法相结合的使普通水纯化为纯水或超纯水的纯水系统可供选择。

（5）冰箱　细胞培养室必须配备普通冰箱或冷藏柜及低温冰箱（−20℃）、超低温冰箱。超低温冰箱用于储存需要冷冻保持生物活性及较长时期存放的制剂，如酶、血清等。

（6）细胞冷冻储存器　细胞培养工作中常需要储存细胞，常用的是液氮容器。

（7）高压灭菌器　直接或间接与细胞接触的物品均需消毒灭菌处理。

（8）离心机　进行细胞培养时，常规需要进行制备细胞悬液、调整细胞密度、洗涤、收集细胞等操作，通常需要使用离心机。

二、扩展设备

细胞培养实验室如有条件，可配备一些特殊仪器，以便更有效、更精确、更深入地进行实验室工作。例如：多功能酶联免疫检测仪，可用于进行免疫学测定及细胞毒性、药物敏感性检测等；激光扫描共聚焦显微镜，进行荧光染色样本的精确观察；流式细胞仪等。

三、器　材

（1）培养器皿　供细胞接种、生长等用的器皿，可由透明度好、无毒的中性硬质玻璃或无毒而透明光滑的特制塑料制成。常用的培养器皿有培养瓶、培养皿、多孔培养板等。

（2）培养操作有关的器皿　移液器、吸管、离心管、废物容器等。

四、器材的清洗与消毒灭菌

尽管目前大多数细胞培养用器材都是一次性使用，但仍不乏玻璃器皿或其他需要循环使用的器材。因此，细胞培养工作中清洗和消毒灭菌仍是一项艰苦而重要的工作，其主要目的是去除器皿上杂质及其他对细胞生长有影响的物质以及各种微生物，器材的清洗与消毒灭菌可以认为是建立细胞培养无毒无菌概念的重要过程。

（一）清洗

离体条件下，有害物质直接同细胞接触，极少残留物都可以对细胞产生毒副作用。因此，清洗的目的是除去盐、油污、蛋白质、重金属等化学污染。

1. 玻璃器皿的清洗

玻璃器皿的清洗一般包括浸泡、刷洗、浸酸和冲洗四个步骤。

（1）浸泡　新的或使用过的玻璃器皿要先用清水浸泡，软化和溶解附着物。新玻璃器皿使用前得先用自来水简单刷洗，然后用5%盐酸浸泡过夜；用过的玻璃器皿往往附有大量蛋白质和油脂，干涸后不易刷洗掉，故用后应立即浸入清水中备刷洗。

（2）刷洗　将浸泡后的玻璃器皿放到洗涤剂水中，用软毛刷反复刷洗。不要留死角，并防止破坏器皿表面的光洁度。将刷洗干净的玻璃器皿洗净、晾干，备浸酸。

（3）浸酸　是将上述器皿浸泡到清洁液中，又称酸液，通过酸液的强氧化作用清除器皿表面的可能残留物质。浸酸不应少于6h，一般过夜或更长。放取器皿要小心。

（4）冲洗　刷洗和浸酸后的器皿都必须用水充分冲洗，浸酸后器皿是否冲洗得干净，直接影响到细胞培养的成败。手工洗涤浸酸后的器皿，每件器皿至少要反复"注水—倒空"15次以上，最后用超纯水浸洗3次，晾干或烘干后包装备用。

2. 橡胶制品的清洗

新的橡胶制品洗涤方法：0.5mol/L NaOH 煮沸 15min，流水冲洗，0.5mol/L HCl 煮沸 15min，流水冲洗，用水煮沸 2 次，蒸馏水煮沸 20min，50℃烤干备用。

3. 塑料制品的清洗

塑料制品特点：质软、易出现划痕；耐腐蚀能力强、但不耐热。清洗程序：使用器皿后立即用清水清洗，浸于水中过夜，用纱布或棉签和 50℃清洗液刷洗，流水冲洗，晾干，浸于清洁液中 15min，流水冲洗（15～20 遍），蒸馏水浸洗 3 次，双蒸水泡 24h，晾干备用。

（二）包装

对细胞培养用品进行消毒前，要进行严密包装，以便于消毒和贮存。常用的包装材料：牛皮纸、硫酸纸、棉布、铝饭盒、较大培养皿等，近几年用铝箔包装，非常方便、实用。培养皿、注射器、金属器械等用牛皮纸包装后再装入饭盒内，较大的器皿可以进行局部包装。

（三）消毒和灭菌

微生物污染是造成细胞培养失败的主要原因之一。细胞培养中所使用的各种培养基，对细胞来说是体外培养必不可少的，同时，对微生物也是最合适的营养物。若有微生物污染，微生物比细胞生长迅速，并可产生毒素影响细胞的生长甚至使其死亡。因此，在细胞培养过程中，保证细胞在无微生物条件下生长是第一要务。防止培养物污染可通过消毒灭菌（将已存在的微生物去除）和无菌操作技术（防止已经消毒灭菌的用品被污染）来完成。本节重点讲述消毒灭菌的方法，无菌技术将在后续章节讨论。

1. 物理消毒灭菌

（1）紫外线消毒　紫外线直接照射消毒是目前各实验室常用的方法之一，主要用于实验室房间的空气、操作台表面及桌椅等消毒。但在房间内紫外灯的安装不宜高于 2.5m。应使消毒空间各处达到 $0.06\mu W/cm^2$ 的能量照射，否则影响消毒效果。紫外线消毒的缺点是照射存有死角，因此消毒时应避免物品之间的相互遮挡。

（2）高温湿热灭菌　是一种有效的消毒方法，一般使用高压蒸汽灭菌器进行消毒。该方法对生物材料有良好的穿透力，能造成蛋白质变性凝固而使微生物死亡。布类、玻璃器皿、金属器皿、橡胶和某些缓冲溶液都可以用这方法灭菌。不同消毒物品所需的有效消毒压力和时间不同。一般来说，平衡盐溶液、橡胶制品使用 115℃，15min；布、玻璃制品、金属器械等使用 121℃，20～30min。从高压蒸汽灭菌器中取出消毒好的物品（不包括液体），应立即放到 60～70℃烤箱内烘干，再贮存备用，否则，潮湿的包装物品表面容易被微生物污染。

（3）高温干热消毒　主要是将电热烤箱内物品加热到 160℃以上，并保持 90～120min，杀死细菌和芽孢，达到灭菌目的。主要用于灭菌玻璃器皿（如体积较大的烧杯、培养瓶）、金属器皿以及不能与蒸汽接触的物品（如粉剂、油剂）。干热灭菌后要关掉开关并使物品逐渐冷却后再打开箱门，切忌立即打开，以免温度骤变而使箱内的玻璃器皿破裂。电热烤箱内物品间要有空隙，物品不要靠近加热装置。

（4）过滤除菌　常用于培养基、血清、酶溶液等遇热容易变性的液体的除菌。目前，大多实验室采用微孔膜滤器除菌。常用的滤膜孔径为 $0.6\mu m$、$0.45\mu m$ 和 $0.22\mu m$。

（5）射线灭菌　指用 ^{60}Co、X 线和加速器等发出的射线杀菌，适用于量大和不适合高压或过滤等培养用品，比如塑料制品。

2. 化学消毒灭菌

细胞培养工作中也可以利用消毒剂进行灭菌处理。主要用于操作者皮肤，操作台表面，无菌室内桌椅、墙壁和空气等的消毒。常用的消毒剂主要包括 70% 乙醇溶液、过氧化氢、甲酚皂溶液、苯扎溴铵溶液等。其中，70% 的乙醇溶液最为常用，用途也最广泛，常用于器械的浸泡消毒和皮肤消毒，对细胞毒性小，有时用于培养器皿开口部位的消毒；0.1% 苯扎溴铵溶液可对器械、皮肤、操作表面进行擦拭和浸泡消毒，是细胞培养实验室常用的消毒剂。

3. 抗生素消毒灭菌

抗生素主要添加于培养液中，是培养过程中预防微生物污染的重要手段，也是微生物污染不严重时的"急救"方法。不同抗生素杀灭的微生物不同，应根据需要选择。

第三节　无菌技术

细胞培养的成功很大程度上取决于保护细胞免受细菌、真菌和病毒等微生物的污染。非无菌用品、培养基和试剂，带有微生物的空气悬浮颗粒，不干净的培养箱以及工作台面都是微生物污染的来源。若实验者粗心大意，技术操作不规范，就会导致污染。无菌技术的作用是在环境微生物和无菌的细胞培养之间提供一道屏障，它通过一套操作流程来降低上述来源的污染概率。因此，建立一套细胞培养过程中应当严格遵守的规范的无菌技术显得尤为重要。无菌技术的总原则是：操作者应当在一切操作中尽最大可能保证无菌。本节将就无菌技术的组成要素，以及细胞培养过程中常见的微生物污染类型和排除方法作简单介绍。

一、无菌技术的组成要素

无菌技术的组成要素有：无菌工作区域、实验前准备、无菌器材和试剂以及无菌操作。

1. 无菌工作区域

减少空气悬浮微粒和气体挥发（如灰尘、孢子、脱落的皮屑等）污染的最简单经济的方法是使用细胞培养通风柜，目前最常用的是Ⅱ级生物安全柜。生物安全柜应正确设置，放置于专门用于细胞培养的区域，同时避免来自门、窗及其他设备的气流，不能有直接的来往通道。工作台面保持整洁，只放置特定实验所需的物品，不能用作储存区域。使用前后均应彻底消毒工作台面，周围区域和设备应定期清洁。常规清洁时，工作前和工作过程中，特别是发生泼溅后，应使用 70% 乙醇擦拭工作台面。使用完毕后，可用紫外灯对生物安全柜内空气和暴露在外的工作台面进行消毒。此外，在生物安全柜内不需要也不建议使用酒精灯。

细胞培养室中的生物安全柜应始终处于运行状态，只有在长时间不使用时才将其关闭。

2. 实验前准备

充分的实验前准备是无菌技术的关键步骤。

（1）准备工作　在开始实验前要制定好试验计划和操作程序，事先做好数据计算。根据实验要求清点细胞实验过程中需用的器材和物品，清点无误后，把用品放置于操作场地，进行消毒。这样可以避免开始实验后，因物品不全往返拿取而增加污染机会。

（2）操作野消毒　即为培养室和生物安全柜的消毒，多采用紫外线照射消毒，生物安全柜每次 30min，细胞培养室每次 30～50min。消毒时工作台面上用品不要过多或重叠放置，否则会遮挡射线，降低消毒效果。

（3）洗手和着装　进入无菌培养室原则上须彻底洗手并按外科手术要求着装，消毒工作服，穿戴一次性无菌手套、口罩、工作帽。

3. 无菌器材和试剂

商品化试剂和培养基均经过严格的质量控制以保证其无菌，但它们在操作过程中可能被污染，需要遵循无菌操作，避免污染。同时使用适当的灭菌方法（如高压灭菌器、除菌过滤器）对实验室中配制的任何试剂、培养基或溶液进行灭菌。

4. 无菌操作

为保证做到无菌，除实验中所有物品需事先消毒外，在实验中还需保持无菌操作。

工作台面上的用品要放置有序、布局合理，通常遵循以下习惯（在特定应用需要增加其他物品时，可做适当调整）：中心工作区域开阔、清晰，用于放置细胞培养容器；移液器置于右前方，玻璃移液管置于左侧，方便拿取；试剂和培养基在右后方，便于吸取；后部中间放置一个小型容器，用于收集废液。工作时忌忙乱而要有顺序。所有容器、培养瓶、培养板、试剂等放入生物安全柜前，必须用 70%乙醇擦拭其外部。使用无菌玻璃吸管或一次性塑料吸管和移液器操作液体；每支吸管只能使用一次，以免交叉污染。试剂瓶、培养瓶和培养皿等物品使用时方可揭开盖子，不得将其开放暴露于环境中。操作完成后尽快盖上盖子。操作过程动作要轻、准确，不能乱碰，如吸管不能碰到废液缸。手不能从开口的瓶子上方过。面向操作野时勿大声讲话或咳嗽，以免喷出的唾沫把细菌等带入工作台面发生污染。

二、微生物污染类型

细胞培养污染往往是细胞培养实验室中最常见的问题，有时会造成非常严重的后果。细胞培养污染物可分为两大类：一类是化学污染物，如培养基、血清和水中的杂质，包括内毒素、增塑剂和洗涤剂；另一类是生物污染物，如细菌、霉菌、酵母、病毒和支原体，以及其他细胞系的交叉污染。虽然污染无法完全消除，但可以通过全面了解其来源并遵循良好的无菌技术来降低污染的发生频率和严重性。本节将概述主要的微生物污染类型。

（一）微生物污染的途径

微生物的污染可通过多种途径发生，但主要有以下几种方式：

（1）空气　是微生物传播的最主要途径。如果培养操作场所与外界隔离不严或消毒不充分，外界不洁空气很容易侵入造成污染。现实验室普遍使用净化工作台，能产生过滤的无菌的屏障气流。但如果净化工作台使用过久，滤器不定期更换受尘埃阻塞，可使净化工作台不能正常工作。一般培养室环境中每立方米落菌数不应超过 $1\sim5$ 个。

（2）器材　各种培养器皿及器械清洗消毒不彻底。污染残留及培养用液等灭菌不彻底都可以引入有害物质。另外需注意的是 CO_2 培养箱，由于培养箱内湿度大，温度适宜，取存细胞时不慎将培养液漏出，易使细菌、霉菌滋生，而培养箱是开放式培养，如不定期消毒，可形成污染。

（3）操作　实验操作无菌观念不强，没有严格遵照无菌操作，都可导致污染。

（4）血清　有些血清在生产过程中已被支原体或病毒等污染，即可成为污染的来源，因此需要特别关注商品血清的生产批号。

（5）组织样本　原代培养的污染多数来源于组织样本。

（二）微生物污染对细胞的影响

体外培养的细胞自身没有抵抗污染的能力，而且培养基中加入的抗生素的抗污染能力也很有限，培养细胞一旦发生污染多数将无法挽救。如果污染物持续存在于培养环境中，轻者细胞生长缓慢，分裂象减少，细胞变得粗糙，轮廓增强，胞质出现较多的颗粒状物质；重者细胞增殖停止，分裂象消失，胞质中出现大量的堆积物，细胞变圆或崩解。

支原体污染以后对培养细胞的影响有一定的特殊性，污染发生后培养液可不变浑浊，多数情况下细胞病理变化轻微或不显著，细微变化也可由于传代、换液等操作而缓解，因此易被忽视。各类细胞对支原体的敏感性和反应也有差异，一般原代培养和二倍体细胞对支原体耐受性强，染色体多的多倍体和无限细胞系较敏感，其中以转化细胞和肿瘤细胞最易感。

不同污染物对细胞的影响也有差别，微生物中支原体和病毒对细胞的形态和机能的影响是长期的、缓慢的和潜在的，而霉菌和细菌繁殖迅速，能在很短时间内影响细胞生长甚至杀灭细胞。

（三）微生物污染的类型

1. 细菌污染

细菌是一大类普遍存在的单细胞微生物。细菌的直径通常只有几微米，其形状多样，如球状、杆状和螺旋状等。由于分布广泛、生长迅速和体积大小不一等特点，细菌以及酵母和霉菌是细胞培养中最常见的生物污染物。细菌污染较为多见的是大肠杆菌、白色葡萄球菌、假单胞菌等。培养物发生细菌污染后几天内就很容易被肉眼观察到，短期内培养液颜色变黄，受感染的培养物通常会变得浑浊，有时表面会有一层薄膜。在低倍显微镜下，细菌以细小颗粒的形式出现在细胞之间，在高倍显微镜下观察可以分辨出单个细菌的形状。

2. 真菌污染

真菌的种类很多，污染细胞的多为烟曲霉、黑曲霉、毛霉菌、孢子霉、白念珠菌、酵母等。酵母是真菌界中的单细胞真核微生物，大小从几微米（常见）到 $40\mu m$（罕见）不等。与细菌污染一样，被酵母污染的培养物会变得浑浊，尤其是在污染的后期。被酵母污染的培养物，其 pH 值几乎没有变化，通常直到污染严重时，pH 值才会升高。在显微镜下，酵母呈单个卵球形或球形颗粒，可能还会出芽产生更小的颗粒。

霉菌是真菌界的真核微生物，以多细胞丝状体生长，称为菌丝。这些多细胞丝状体构成的交联网络含有遗传性相同的细胞核，被称为集落或菌丝体。与酵母污染相似，培养物的 pH 值在霉菌污染的初期保持稳定，然后随着培养物感染程度加剧而迅速增加，并变得浑浊。在显微镜下，菌丝体通常呈细长的丝状体，有时呈密集的孢子团。许多种霉菌的孢子在休眠阶段能够耐受极其恶劣和不宜生长的环境，当其遇到合适的生长条件时才会被激活。

3. 支原体污染

支原体是一种大小介于细菌和病毒之间（通常直径小于 $1\mu m$，最小直径达 $0.2\mu m$）、并独立生活的微生物。很难被检测到，除非它们达到了极高的密度，导致细胞培养物变质；在此之前，通常没有明显的感染迹象。支原体无细胞壁，形态呈高度多形性，可为圆形、丝状或梨形。支原体形态多变，在光镜下不易看清内部结构。电镜下观察支原体膜为三层结构，其中央有电子密度大的密集颗粒群或丝状的中心束。支原体多吸附或散在分布于细胞表面和细胞之间。一些生长缓慢的支原体可在培养物中持续存活，而不会导致细胞死亡，但它们可以改变培养体系中宿主细胞的行为和代谢。慢性支原体感染的可能表现包括：细胞增殖率降低、饱和密度下降以及悬浮培养物凝集。检测支原体污染的唯一可靠方法是通过使用荧光染色（如 Hoechst33258 染色）、ELISA、PCR、免疫染色、放射自显影或微生物测定法定期检测培养物。

4. 交叉污染

许多细胞系与 HeLa 以及其他快速生长细胞系之间的交叉污染已经是一个普遍存在的突出问题，引起了细胞生物学领域的广泛关注。近几年，美国国立卫生研究院（National Institutes of Health，NIH）和美国典型培养物保藏中心（American Type Culture Collection，ATCC）等机构都发出呼吁，要求研究者在实验前对细胞系进行鉴定，可靠性遵从并参考 ATCC ASN-0002—2011 人源细胞系鉴定标准进行 DNA 分型后即可被确认。也可从已认证的声誉好的细胞库中获取细胞系，定期检查细胞系的特性，并使用良好的无菌技术进行操作，这些做法都将帮助避免交叉污染。

三、微生物污染的排除方法

细胞污染一旦明确，多数将无法救治，如果污染的细胞不具有重要价值，一般发现污染后应尽快弃置，以防污染范围扩大影响其他细胞。为防止污染和抢救有价值的细胞，一般可采用以下措施：

1. 抗生素除菌法

抗生素是杀灭微生物的主要手段，而细胞培养工作中采用抗生素多为预防污染，一般联合应用比单用效果好。由于有的抗生素仅有抑菌作用，而无杀菌效应，连续使用会促进耐药菌株的生长，还可能掩盖支原体感染和其他隐性污染。此外，某些抗生素可能会与细胞发生交叉反应，干扰正在研究的细胞过程。因此，常规的细胞培养通常不建议添加抗生素。但当有价值的细胞遭受污染时，还需用抗生素来挽救，一般用常用量的 5～10 倍作冲击处理，用药 24～48h 后，再换常规培养液，有时在污染早期此方法可能有效。

2. 加温除菌法

根据支原体对热敏感的特点，将受支原体污染的细胞放置于 41℃作用 5～10h，可杀灭支原体。但高温对细胞的生长也有很大影响，因而在实验前应先用少量细胞做试验以找到最合适的时间和温度。

3. 动物体内接种除菌法

将受支原体污染的细胞接种在同种动物的皮下或腹腔，借助动物体内的免疫系统消灭支原体，待一定时间后取出细胞做原代培养。

第四节　基本培养技术

随着现代科学的发展，细胞培养技术已被广泛应用于很多领域，并且新技术、新方法不断出现。比较各种培养方法，其基本的技术是相似的。这些基本培养技术是从事细胞实验工作的基础。本节将重点介绍常用的一些细胞培养技术。

一、原 代 培 养

如前面章节介绍，原代培养是指细胞从组织中分离出来后，在适宜条件下增殖，直到达到汇合状态的培养阶段。人和动物体内绝大部分组织都可以在体外培养，但其难易程度与组织类型、分化程度、供体年龄、原代培养方法等有直接关系。

（一）取材

取材是进行原代培养的第一步也是至关重要的一步。一般来说，幼体组织（胚胎组织）比年老个体的组织容易培养，分化程度低的组织比分化程度高的容易培养，肿瘤组织比正常组织容易培养。如无特殊要求，可采用易培养的组织进行培养，成功率较高。取材后最好立即培养。如因故不能培养时，应把组织切成 $1cm^3$ 左右的小块，置于培养液中，4℃存放不超过 24h。取材时应严格无菌操作，并尽量避免紫外线照射和接触消毒用化学试剂如碘、乙醇等。取材后用含 500～1000 单位/毫升的青霉素、链霉素 PBS 液，漂洗 5～10min 后再做培养处理。取材和原代培养时，要用锋利的器械如手术刀切碎组织，尽可能减少对细胞的机械损伤。

（二）组织分离

从动物体内取出的各种组织均由结合紧密的多种细胞和纤维成分组成，在培养液中 $1mm^3$ 的组织块，仅有少量处于周围的细胞可能生存和生长。若要获得大量生长良好的细胞，必须将组织分散开，使细胞解离出来。目前，分散组织的方法有机械法和消化法，要根据组织种类所需和培养要求，采用适宜的手段。

1. 机械分散法

采用一些纤维成分很少的组织进行培养时，可以直接用机械方法进行分散。如脑组织、部分胚胎组织以及一些肿瘤组织等。可用剪刀将组织剪切后用吸管反复吹打分散组织细胞，或将组织放在注射器内通过针头压出，也可用注射器针芯挤压通过细胞筛网的方法。

机械分散法简便易行，但对细胞有一定的损伤，且对质地坚硬的组织或纤维性组织效果不好。

2. 消化法

消化法是目前做原代培养最常用的组织分离方法。消化法采用生化手段将已剪切成小块的组织进一步分散。此方法获得的细胞悬液可直接用于培养。消化作用主要是使组织松散、细胞分开，细胞容易生长，成活率高。其中，各种消化制剂作用机制各不相同，因此需要根据组织类型和培养要求选择消化方法和试剂。目前较常用的消化试剂和方法主要有：

（1）胰蛋白酶消化法　胰蛋白酶，是目前应用最为广泛的组织消化分离试剂。适用于消化细胞间质较少的软组织，如胚胎、上皮、肝、肾等。但对纤维性组织和较硬的肿瘤组织效果差。胰蛋白酶的消化效果主要与 pH 值、温度、浓度、组织块大小和硬度有关。胰蛋白酶作用浓度一般为 0.1%～0.5%。常用 0.25%。pH 值以 8～9 较好，温度以 37℃最为适宜，4℃时具有缓慢的消化作用。消化时间则根据不同情况而定，可根据组织块大小、组织类型、作用浓度和作用温度等进行调整。一般新鲜配制的胰蛋白酶消化能力较强，有些组织和细胞对其耐受性差，需要分次消化并及时把已消化下来的细胞与组织分开放入含有血清的培养基中终止消化，更换新鲜消化液后继续消化。Ca^{2+} 和 Mg^{2+} 及血清均对胰蛋白酶活性有抑制作用。因此，配制胰蛋白酶的液体应不含这些离子及血清。

为了提高消化效果，有时可采用胰蛋白酶和 EDTA 联合消化的方法。EDTA 的主要作用在于吸收 Ca^{2+} 和 Mg^{2+}，这些离子是维持组织完整的重要因素。将 EDTA 与胰蛋白酶按不同比例混合使用，效果较好。常用混合比例为 1：1 或 2：1。EDTA 工作液的浓度为 0.02%。由于 EDTA 不能被血清等灭活，因而在使用 EDTA 消化后必须采用洗涤、离心方法将其去除，以免影响细胞贴壁和生长。

（2）胶原酶法　胶原酶是从溶组织梭状细胞芽孢杆菌提取制备的，分为Ⅰ、Ⅱ、Ⅲ、Ⅳ、Ⅴ型。要根据所分离消化的组织类型选择胶原酶类型，如Ⅰ型胶原酶适用于消化上皮、肾、肺和脂肪等组织；Ⅱ型胶原酶适用于消化心脏、甲状腺、唾腺、肝脏、骨、软骨等组织；Ⅳ型胶原酶适用于消化胰岛。相比于胰蛋白酶，胶原酶的作用较弱，Ca^{2+}、Mg^{2+} 和血清成分不会影响胶原酶的活性，因而可用含血清的培养液配制，提高细胞成活率。胶原酶常用剂量为 200U/ml 或 0.03%～0.3%。

二、传代培养

无论是原代培养的细胞系，还是商品化的细胞株，单层培养增殖至相互汇合，整个瓶底逐渐被细胞覆盖，这时便需要进行传代培养，否则细胞会因生存空间不足或密度过大，缺乏营养，影响细胞生长。传代培养是指去除培养基并将细胞从原培养体系转移到新鲜的生长培养基中的过程，可在原瓶中进行传代，也可将原培养瓶中的细胞分离稀释后传到新的培养瓶。该过程可使细胞系或细胞株进一步增殖。

（一）原代培养的首次传代

原代培养的首次传代是很重要的，一般需特别注意以下几点：

1）细胞汇合度达到 80% 以上再进行传代。

2）原代培养细胞多为混杂生长，传代时可根据不同细胞对胰蛋白酶的耐受时间而分离纯化所需要的细胞。

3）首次传代细胞接种数量要多一些，保证一定的细胞密度，能帮助细胞尽快适应新环境而利于细胞增殖。

（二）细胞传代方法

一般来说，哺乳动物细胞应在贴壁培养的细胞处于对数期时，在其达到汇合之前进行传代。正常细胞在达到汇合状态时会停止生长（接触抑制），并且重新接种后需要更长的时间才能恢复。转化细胞即使达到汇合状态后也能继续增殖，但在经过大约两次倍增后通常就会变质。类似地，悬浮细胞应在处于对数生长期时，在其达到汇合状态之前进行传代。达到汇合状态时，悬浮细胞会聚集成团块，转动培养瓶时培养基会变得浑浊。

贴壁细胞多采用消化法传代，消化液多用胰蛋白酶或与 EDTA 混合液。悬浮细胞可直接传代或离心收集细胞后传代。直接传代即让悬浮细胞慢慢沉淀在瓶底后，将上清吸掉 1/2~2/3，然后用吸管吹打形成细胞悬液后，再传代。或将悬浮细胞连同培养液一并转移到离心管内，800~1000r/min 离心 5min，然后去除上清，加新的培养液到离心管内吹打形成细胞悬液，然后传代接种。

（三）培养细胞的观察

培养细胞需进行连续的、动态性观察。一般应每日或隔日观察 1 次，对细胞生长过程出现的变化包括活细胞形态、细胞增殖等要及时记录、拍照和采取相应措施处理。

1. 培养液

培养液的肉眼观察是常规检查的重要内容，重点观察培养液颜色和透明度。一般培养液中均含有酚红作为指示剂，以此来显示培养液的 pH 值。正常新鲜的培养液为桃红色，这种颜色代表培养液的 pH 值为 7.2~7.4。细胞培养后由于细胞代谢产生酸性物质，使培养液 pH 值下降引起颜色变浅变黄。一旦发现培养液变黄，说明培养液中代谢产物已堆积到一定量，需立即进行换液或传代处理。微生物污染最典型的表现为培养液浑浊，但如果细胞瓶中细胞量较少，而培养液很快变黄，也需考虑微生物污染，应及时排查。

2. 细胞状态

生长状况良好的细胞在显微镜下观察时透明度大、折光性强、轮廓不清；细胞生长不良时，细胞折光性变弱，轮廓增强，胞质中常出现空泡、脂滴、颗粒样物质，细胞间空隙加大，细胞变得不规则，失去原有特点，上皮型细胞可能变成成纤维型细胞的形状，如果情况进一步严重，可以出现部分细胞死亡、崩解、漂浮。生长状态良好的细胞才适合进一步传代和实验。导致细胞变质的可能原因有：培养物污染、细胞系衰老、培养基中存在毒性物质、需要更换培养基等。

3. 换液

准确判断何时需要换液是细胞传代培养过程中的关键，通常有以下几种情况应及时换液：发现培养基颜色由红变橙时要警惕，变黄之前一定要换液；发现细胞出现形态衰退时须勤换液；培养物密度过低或生长缓慢，可以半量换液。

（四）传代培养的要诀

1）勤观察，包括每天肉眼观察培养基颜色是否异常，有无浑浊；镜下观察细胞形态、生长速度；观察培养箱水盘中的水是否干净；观察 CO_2 压力表是否正常；定期观察液氮罐内液氮体积等。

2）及时换液和传代。

3）严格的无菌操作。

4）严格按照预定时间进行细胞传代，可确保细胞的生物学行为稳定。从某一接种密度开始逐渐调整细胞接种密度，直到达到适合该细胞的稳定生长速度和数量。细胞偏离该确定的生长模式通常表示细胞健康状况不佳（例如：变质、污染）或者培养体系的某一组分功能异常（例如：未达到最佳温度，培养基过于陈旧）。最好按照传代时间安排开展实验和其他非常规操作（如更换培养基种类）。如果实验安排与常规传代时间安排不吻合，则应确保当细胞仍处于滞后期或达到汇合状态、停止生长时，不进行传代。

5）进行详细的细胞培养记录。如换液时间、传代时间、培养基种类、消化方法、形态学观察结果、接种浓度。

三、细 胞 计 数

细胞计数法是细胞培养研究中的一项基本技术，它是了解培养细胞生长状态，测定培养基、血清、药物等物质生物学作用的重要手段。常用的细胞计数有血球计数板计数法和电子细胞计数仪计数法。细胞培养过程中，常采用台盼蓝拒染法计数活细胞，用消化液分散单层培养细胞或直接收集悬浮培养细胞，制成单细胞悬液。以等渗缓冲液配制浓度为0.4%、pH 值为 7.2～7.3 的台盼蓝染液，向 0.9ml 细胞悬液中加入 0.1ml 台盼蓝储存溶液，取适量细胞样品加至血球计数板上计数。

具体操作步骤如下：

1）用无水乙醇或 95%乙醇清洁计数板和盖玻片。待计数池和盖玻片干燥后，将盖玻片放在预定位置。

2）收集细胞。将 10μl 细胞加到血球计数板上，不要使细胞溢出。

3）将计数板置于显微镜的 10×物镜下。

4）计数中间有网格的大方格（$1mm^2$）内的细胞数，按照细胞数/ml=大方格细胞数×10^4 计算细胞浓度；或计数板四角的大方格（分别包括 16 个中格），按照细胞数/ml=（4 个大方格的细胞数总和/4）×10^4计算细胞浓度。

注意事项：单细胞悬液务求细胞分散良好，尽量避免细胞团，否则会影响细胞计数结果。取样前应充分混合细胞悬液。镜下计数时，2 个以上细胞团，应按单个细胞计算，如细胞团占 10%以上，说明消化不充分。细胞密度在 20～50 个/mm^2 计数比较准确。加样避免气泡或液体溢出。一般来说，健康的对数生长期细胞，细胞存活率至少应达到 95%。

四、细胞冻存

连续培养的细胞系容易发生遗传漂变，有限细胞系必定会衰老，所有细胞培养物都容易受到微生物污染，即使运营状态最佳的实验室也可能出现设备故障。因此细胞冻存以长期储存细胞具有重要意义。

冷冻保存细胞时，应选择低传代数、处于对数生长期的细胞冻存，冻存前一天换液，并确保活细胞在 90%以上。冻存细胞时保证较高的细胞密度，为（5～10）×10^6 个/ml。冻存细胞要缓慢冷冻，因为在降温过程中，细胞内外的水分都会很快形成冰晶，冰晶的形成将引起一系列不良反应，包括细胞脱水、pH 值改变、部分蛋白质变性、细胞内部空间结构紊乱、细胞内冰晶形成、酶的变性、细胞膜通透性的改变等。如细胞内冰晶形成较多，随冷冻温度降低，冰晶体积膨胀造成 DNA 空间构型发生不可逆的损伤性变化，而引起细胞死亡。

目前，冷冻保存培养细胞的最佳方法是在含有二甲基亚砜（DMSO）等冷冻保护剂的情况下，将其储存在完全培养基的液氮中。冷冻保护剂可降低培养基的凝固点，同时可降低冷却速度，从而大大降低了晶体形成的风险。推荐冻存液配制：培养基+25%血清+5%DMSO，由于 DMSO 溶于水会放热，建议配制冻存液后放置一会儿再使用，以免对细胞产生损伤。标准的冻存程序为：降温速率-2～-1℃/min；当温度达-25℃以下时，可增至-10～-5℃/min，到-100℃时，则可迅速进入液氮中。也可以使用商品化的程序降温盒。

注意事项：细胞在-70℃可储存半年，半年内复苏后培养至对数生长期可继续冻存，在-196℃液氮中可永久保存。很多未被冻存过的细胞在首次冻存后要在短期内复苏 1 次，观察细胞对冻存的适应性。细胞低温储存容器需定期检查液氮量，如发现液氮挥发一半时要及时补充。液氮操作要做好眼、手、脚等身体暴露部位的防护以免冻伤。

五、细胞复苏

复苏细胞与冻存的要求相反，应采用快速融化的手段。这样可以保证细胞外结晶在很短的时间内即融化。避免由于缓慢融化使水分渗入细胞内形成胞内再结晶对细胞造成损害。

冻存管从液氮中取出后投入 37℃水浴中，并轻轻摇动冻存管，冻存的细胞液尽量在 1min 之内解冻，注意水面不可没过冻存管盖子，戴好个人防护设备。采用 10 倍以上体积的预热的生长培养基或缓冲液缓慢稀释解冻的细胞。解冻的细胞高密度接种以提升复苏效果。可直接接种于培养器皿中，或低速离心后，去上清，以完全培养液重悬后接种，次日更换 1 次培养液，继续培养。如果复苏细胞密度较高要及时传代。复苏细胞的接种密度以 5×10^5 个/ml 为宜。

六、细 胞 运 输

运输细胞的方法通常有两种，一种为冷冻储存运输，即利用特殊容器盛液氮或干冰冻存，保存效果较好，但比较麻烦，且不适宜长时间运输。另一较简单的方法为充液法：选择生长状态良好的细胞，可根据路程时间来选择接种细胞量，一般以长满 1/3～1/2 瓶底壁为宜，去掉旧培养液，补充新的培养液到达瓶颈部，保留微量空气，拧紧瓶盖，瓶口用封口膜密封，妥善包装，并用棉花等做防震防压处理。夏季高温天气可用冰袋做适当降温运输。

第五节　动物原代细胞培养

动物原代细胞是从活体动物组织中直接获取，并在体外培养的细胞。由于这些细胞经历极少的群体倍增，因此比连续（肿瘤或人工永生化的）细胞系更能代表其来源组织的主要功能成分，原代细胞是更能代表在体状态的体外模型。在开展动物实验研究之前，可使用动物原代细胞摸索剂量、探索机制，为动物实验提供实验依据，减少动物实验使用动物的数量，符合实验动物"3R"原则。本节简单介绍常用的几种动物原代细胞分离培养方法。

（一）大鼠肺泡 II 型上皮细胞培养

Wistar 大鼠麻醉后气管切开，建立呼吸通道，自左股静脉注入肝素钠 0.5ml（500U）抗凝，开胸腔去肋骨，暴露肺动脉和主动脉，结扎附近小血管。用头皮针行肺动脉插管，沿膈肌剪断主动脉，行升主动脉插管，用灌洗液灌流，将离体肺转至超净台后，继续用灌洗液经右心室灌流至肺发白。剪去心脏，气管插管，用 PBS 进行肺泡灌洗：6ml 来回 3 次，6～8 遍后改用灌洗液灌洗 2 次。从气管内灌入胰酶溶液 6ml，每隔 5min 加胰酶 3～5ml，共 3 次。胰酶消化 15min 后取出，分离干净气管、支气管和其他结缔组织，将肺转移至有 DNase 溶液的烧杯，用眼科剪快速剪碎肺组织至 1mm³ 大小左右，加入终止液，37℃水浴摇动 3min。倒入筛网过滤，滤液转入 50ml 离心管，1500r/min 离心 10min，低温，离心结束后弃上清，沉淀用 DMEM 重悬至 20ml。取出 IgG 包被的细胞培养皿，弃去 Tris-IgG；用 PBS 洗 2 遍，加入 DMEM（无 BSA）10ml 留置。弃去 DMEM，加入细胞悬液，每皿 6ml，37℃孵育 1h。取出培养皿，来回轻轻晃动 3 次，取出未黏附的细胞悬液至 50ml 离心管中，1500r/min 离心 5min，弃上清，加入含 20%新生牛血清的 DMEM 重悬，放入 37℃、5%CO₂ 培养箱中培养。

（二）大鼠肺血管内皮细胞培养

Wistar 大鼠麻醉后气管切开，建立呼吸通道，自左股静脉注入肝素钠 0.5ml（500U）抗凝，开胸腔去肋骨，暴露肺动脉和主动脉，结扎附近小血管。用头皮针行肺动脉插管，沿膈肌剪断主动脉，行升主动脉插管。从肺动脉端注射 HEPES Dulbecco 磷酸盐缓冲液，升主动脉端用试管收集。余血冲净后注射 M199（2.5g/L 胶原酶、40g/L BSA）。速度为 2ml/min，用干净的 10ml 离心管收集，管中含 20% 胎牛血清的 M199 培养基。当肺明显水肿时，停止收集。收集的细胞 1300r/min 离心 10min，吸去上清，用含抗生素、20% 胎牛血清的 M199 培养基洗 3 次，悬浮于 1ml 培养液中。原代培养 7~10 天后，细胞长满瓶壁的 95%，传代。弃上清，PBS 清洗 2 遍，0.25% 胰酶消化，待细胞收缩变圆，立即用 M199（含 20% 胎牛血清，青霉素 100U/ml，链霉素 100μg/ml）培养基终止消化，调整细胞浓度传代，继续培养，2~3 天换液一次，5~6 天后细胞长满瓶壁的 80%，再次传代，传至 4 代后细胞生长变慢，细胞形态发生变化，故 2~4 代的细胞适合于实验研究。

（三）大鼠心肌成纤维细胞和心肌细胞培养

取 1 日龄 SD 大鼠麻醉。开胸取出心脏，在 PBS 缓冲液中清洗干净，移入盛有少量 0.08% 胰蛋白酶消化液的平皿中，取心尖部心室组织剪为 1~3mm² 碎块，用 0.08% 胰蛋白酶于水浴振荡器 37℃ 1200r/min 振荡消化 10min。轻轻吹打后静置 2~3min，小心吸去上清液，剩余组织块中加入混合消化酶（胰蛋白酶：Ⅱ型胶原酶 1:1），用吸管吹打组织块 1min 以机械分散细胞，于水浴振荡器 37℃ 1200r/min 振荡消化 10min。静置后，上清液移入盛有 4℃ 预冷的含 20% 新生牛血清的 DMEM/F12 培养基的离心管中终止消化。沉淀物继续沿壁加入混合消化酶，摇匀，水浴振荡器 37℃ 1200r/min 振荡消化 10min。自然沉淀后上清、沉淀进行同上处理。直至将组织基本完全消化为止。将所得的细胞悬液轻吹、混匀后离心弃上清，所收集的细胞用含 20%FBS 的 DMEM/F12 培养基重悬，加入到培养瓶中，于 37℃、5%CO_2 培养箱培养 30min，贴壁细胞即为心肌成纤维细胞，以 DMEM 高糖培养基常规传代、培养。未贴壁细胞转移至新的培养瓶中，继续于 37℃、5%CO_2 培养箱中培养 1.5h，然后吸出尚未贴壁的细胞悬液，其中主要含心肌细胞，以减少成纤维细胞的污染。第 2 天换为含 0.1mmol/L BrdU 的培养基培养 3 天，以抑制成纤维细胞的增殖，后换为常规培养基培养，每 2~3 天换液 1 次。培养 3~5 天后取生长状态良好的心肌细胞进行实验。

一般乳大鼠心肌细胞只适合原代培养，也有报道可传代 2~3 代。3~18 天心肌细胞数目和活力都良好，19 天活力下降，搏动下降，21 天停止搏动。

（四）大鼠成骨细胞培养

新生 SD 大鼠安乐死，无菌机械取下头盖骨，置 PBS 液（含 4× 双抗）内清除结缔组织后，剪成 1mm² 大小，0.25% 胰蛋白酶 37℃ 预消化 20min，1000r/min 离心 5min 后弃预消化液，再将骨片置于 0.1% Ⅱ型胶原酶中于 37℃ 消化 1h，静置后将上清过 200 目细胞筛，加入新生牛血清终止消化，剩余骨片加入 0.1% Ⅱ型胶原酶，继续于 37℃ 消化 1h。合并两次消化液，1500r/min 离心 10min，弃上清，细胞沉淀用 10% 小牛血清低糖 DMEM 培养基重悬，置 5% CO_2 培养箱、37℃ 下培养。24h 后换液 1 次，清除未贴壁细胞以后，2 天换液

1 次，此为第一代细胞。待细胞长至半汇合时用 0.25%胰蛋白酶消化传代，取第 2～3 代细胞供实验用。倒置显微镜每日观察细胞的生长情况及形态特征。

培养成骨细胞经碱性磷酸酶（alkaline phosphatase，ALP）组化染色，胞质显示蓝色 ALP 阳性颗粒。原代成骨细胞多呈多边形、梭形、三角形，细胞中颗粒物质不多，在形态上与成纤维细胞很相似，随着时间的延长，视野中出现三角形及不规则形细胞增多，成骨细胞完全伸展后呈现伪足发达，体积较大，表面可见黑色颗粒样物质的特点。

（五）大鼠软骨细胞培养

1 周龄 SD 大鼠，安乐死后无菌机械剥离双侧膝关节和髋关节软骨片，置 PBS 液（含 4×双抗）中清洗后，于 0.25%胰蛋白酶中剪成 $1mm^2$ 大小骨片，37℃预消化 15～30min，静置后弃预消化液，再将骨片置于 0.1% Ⅱ型胶原酶中于 37℃消化 1h，静置后转移至 DMEM 完全培养基中终止消化，剩余骨片加入新鲜胶原酶，继续于 37℃消化 1h。静置后合并 2 次消化液，过 200 目细胞筛，1200r/min 离心 5min，弃上清，细胞沉淀用 10%小牛血清高糖 DMEM 培养基重悬，置 5% CO_2 培养箱、37℃下培养。24h 后换液 1 次，清除未贴壁细胞以后，2 天换液 1 次，此为第一代细胞。待细胞长至半汇合时用 0.25%胰蛋白酶消化传代，取第 2～3 代细胞供实验用，通常 4 代以后表型开始不稳定。培养细胞经甲苯胺蓝染色或Ⅱ型胶原免疫荧光染色鉴定。

培养的大鼠软骨细胞胞质丰富，胞核清晰，多数细胞为 1 个核仁，倒置显微镜下观察分离培养的原代软骨细胞在贴壁前为圆球形，呈悬浮状态，培养 9～12h 部分贴壁，绝大部分在 24h 时贴壁，部分细胞开始伸展，细胞体积较小，呈多角形，均匀散在生长，部分细胞出现分裂象。约 3 天汇合成单层铺满整个培养皿底面。首次（4 天左右）传代后生长及增殖速度加快，6 天左右可再次传代，细胞数量多时可呈明显的"铺路石"状外观。传至第 6 代，细胞形态开始发生变化，呈长梭形老化，并出现不规则形态的细胞。第 7 代后细胞梭状铺平，镜下长而大，折光差，部分细胞脱落，形态不规则，生长速度减慢，传代周期延长。

（六）大鼠原代肝细胞培养

用水浴箱将 HEPES 缓冲洗液和胶原蛋白酶液预热，一般为 38～39℃，进入肝内时为 37℃。将蠕动泵的流速设定在 30ml/min。大鼠麻醉后，经股静脉注射 0.5ml（1000U）肝素。用 70%乙醇擦洗大鼠腹侧面。切开腹壁，在离肝约 5mm 处将结扎线松于肝门静脉上。朝肝的方向插管，然后结扎肝门静脉。为了避免压力过高，迅速剪开肝静脉。然后，以 30ml/min 流速灌注 500ml 无钙 HEPES 缓冲液。几秒钟内确认肝变白。以 15ml/min 流速灌注 300ml 胶原蛋白酶液。肝变得肿胀。切除肝，用无钙 HEPES 缓冲液冲洗。剥离 Glisson 囊后，用 100ml L-15 培养基分散细胞。用两层纱布或孔径为 60～80μm 的尼龙网过滤细胞悬液。通常在室温条件下，让有活力的细胞沉淀 20min 后，吸去 60ml 含有细胞碎片和死细胞的上清液。通过缓慢离心（1000r/min 40s）洗细胞 3 次，以除去胶原蛋白酶、损伤细胞和非实质性细胞。用肝细胞培养液混悬分离的肝细胞，然后计数细胞和检测活性。按 $7×10^5$ 个活性细胞/ml 浓度接种。也可选择 Percoll 梯度离心法富集活细胞。培养后 2～3h，细胞贴壁并开始伸展，换液为无血清含氢化可的松的肝细胞培养基，此后，每天换培养基。

（七）大鼠卵巢颗粒细胞培养

21～25 日龄雌性 SD 大鼠，每只皮下注射 PMSG 40U，48h 后行 CO_2 吸入安乐死。在无菌条件下迅速剖取卵巢放入预冷的无菌 PBS 中清洗，置于预冷的 DMEM/F12 培养基中，去除卵巢周围组织、脂肪及表面包膜。转移入 0.25 %胰蛋白酶-0.02% EDTA 中，在解剖显微镜下用显微镊尖刺破卵泡，使颗粒细胞释放入消化液中。于 37 ℃，5% CO_2 培养箱中消化 60min，其间从培养箱取出轻轻混匀几次。加入含有胎牛血清的培养基终止消化，200 目不锈钢细胞筛过滤。1200r/min 离心 5min，洗涤滤液，弃上清收集细胞。向沉积在离心管底部的疏松细胞团中加入 DMEM/F12 培养基（含 15%胎牛血清、100U/ml 青霉素和 100U/ml 链霉素）制成单细胞悬液，接种于培养瓶中或培养板中，在 37℃、5% CO_2 培养箱中培养 24h 后换液去除未贴壁细胞。此后隔日换液。

一般情况下，卵巢颗粒细胞仅作原代培养，不能传代。

（八）小鼠骨髓来源树突状细胞培养

BALB/c 小鼠，7 周龄，雌雄均可。安乐死后无菌游离股骨，尽量将肌肉和结缔组织去除干净，放入无菌培养基中，剪掉股骨两端，以无菌注射器吸取培养基冲洗骨髓腔，直至股骨变白，收集冲洗液过 200 目细胞筛，离心弃上清，细胞沉淀加入红细胞裂解液破碎红细胞，离心后细胞沉淀以 PBS 洗涤。细胞以 RPMI 1640 条件培养基（含集落刺激因子 GM-CSF）于 5% CO_2 培养箱、37℃下培养。48h 后清除未贴壁细胞，更换新鲜条件培养基，之后隔天换液 1 次，4 天后可半量换液减少细胞丢失。诱导培养 10～14 天。可加入不同刺激物（脂多糖等）过夜诱导树突状细胞（DC）成熟。

GM-CSF 是维持 DC 发育及分化最根本的细胞因子，但是单一使用 GM-CSF 只能产生少量的 DC 集落，并且还会刺激骨髓细胞中的巨噬细胞、中性粒细胞大量增殖，影响 DC 纯度，而 IL-4 能抑制培养物中巨噬细胞和中性粒细胞的产生，并能使 DC 具有典型形态和很强的处理外源性抗原能力，因此可考虑 GM-CSF 和 IL-4 联合诱导。DC 可经电镜或流式细胞仪检测 CD86 表面分子的表达鉴定。

由小鼠骨髓直接分离的 DC 量很少，经 GM-CSF 和 IL-4 诱导分化培养后细胞量逐渐增多，两周后经细胞计数可扩增至 70%～80%。在相差显微镜下，可见培养 48h 的细胞贴壁生长，有细胞聚集现象，呈均匀分布的细胞集落。细胞个小，形状不规则，边缘可见细小伪足，无树枝样突起。培养 3 天后，细胞成簇生长，大多数细胞仍然贴壁，少数细胞处于半悬浮状态，细胞体积与原先接近，细胞核呈圆形或椭圆形，较小，细胞周边可见细胞毛刺状突起，但毛刺较短，分支较少。培养 5 天后，较多细胞呈半悬浮生长，可见大部分细胞呈梭形及不规则形状。细胞体积较以前增大，细胞分别聚集生长，周边可见明显的刺状突起，可见分支。培养 7 天后，细胞体积较前增大，周边刺突十分明显，突起较粗大，分支较明显，细胞形态似星形或梭形，细胞聚集生长。培养 10 天后，细胞生长旺盛，细胞体积增大，具有明显树枝状突起，突起粗大且较长，细胞形态呈星形、多边形或梭形。培养 14 天后，大多数细胞出现悬浮生长，呈现典型的树突状细胞形态。

培养的树突状细胞比淋巴细胞大，细胞呈星形或梭形。细胞表面突起增多，细长，分支较多，呈蔓状分布于细胞表面，形似树枝状。

第六节　细胞实验方法

细胞实验方法是利用细胞进行实验研究的技术方法。其内容涵盖领域广泛。我们选取了其中常用的包括：细胞活力和增殖的检测方法、细胞遗传学检测方法、细胞形态学研究方法和细胞转染进行介绍。

一、细胞活力和增殖的检测方法

细胞增殖是生物体的重要生命特征，细胞以分裂的方式进行增殖。细胞增殖可用于评估正常细胞的健康状况、测定对毒性损伤的反应或用作多种癌症的预后和诊断工具。细胞活力是指总细胞中活细胞所占的百分比，由于增殖是活细胞区别于死细胞的重要特征，因此活力通常用来间接反映细胞的增殖状况。

细胞活力和增殖的测定方法有直接计数法、台盼蓝染色法、克隆（集落）形成法、同位素标记胸腺嘧啶核苷（^{3}H-TdR）渗入法、5-溴脱氧尿嘧啶核苷（BrdU）检测法、5-乙炔基-2′-脱氧尿嘧啶核苷（EdU）检测法、荧光法检测、比色法、ATP 含量测定法、增殖标志检测法。

（一）直接计数法

直接计数法顾名思义，就是利用计数板或计数仪得出细胞的数目，然后对数目进行比较。

优点：简单准确，不需要特定的试剂和仪器。

缺点：不适合样品数量多的情况，也不适合评估特定的亚群。

（二）台盼蓝染色法

台盼蓝（trypan blue）是细胞活性染料，常用于检测细胞膜的完整性，还常用于检测细胞是否存活。活细胞不会被染成蓝色，而死细胞会被染成蓝色，显微镜下直接计数或显微镜下拍照后计数，就可以对细胞存活率进行比较精确地定量。

优点：台盼蓝染色只需 3～5 分钟即可完成，操作非常简单。

缺点：凋亡小体也有台盼蓝拒染现象。

（三）克隆（集落）形成法

克隆形成实验是测定单个细胞增殖能力的有效方法。所谓克隆是指单个细胞在体外持续增殖 6 代以上其后所形成的细胞群，形成肉眼可见的克隆。通过计数得出克隆形成率，可对受检细胞的增殖潜力作定量分析。

细胞接种存活率只表示接种细胞后贴壁的细胞数，但贴壁后的细胞不一定每个都能增殖和形成克隆，而形成克隆的细胞必为贴壁和有增殖活力的细胞。克隆形成率反映细胞群体依赖性和增殖能力两个重要性状。由于细胞生物学性状不同，细胞克隆形成率差别也很大：一般初代培养细胞克隆形成率弱，传代细胞系强；二倍体细胞克隆形成率弱，转化细胞系强；正常细胞克隆形成率弱，肿瘤细胞克隆形成率强。常用于抗肿瘤药物敏感性测定、基因治疗、肿瘤放射生物学等方面的研究。方法可分为平板克隆形成实验和软琼脂克隆形成实验。

优点：结果精确、可靠。

缺点：操作烦琐。

（四）同位素标记胸腺嘧啶核苷掺入法

胸腺嘧啶核苷（TdR）是 DNA 特有的碱基，也是 DNA 合成的必需物质。用同位素 ^{3}H 标记 TdR 即 ^{3}H-TdR 作为 DNA 合成的前体能掺入 DNA 合成代谢过程，通过测定细胞 DNA 链内标记核苷酸的量的放射性强度，可以反映细胞 DNA 的代谢及细胞增殖情况，是一种相对比较直观反映细胞增殖情况的实验。

优点：掺入法敏感性高，客观性强，重复性好。

缺点：需一定设备条件（液体闪烁仪等），同时还存在放射性核素污染问题。

（五）BrdU 检测法

BrdU 中文全名 5-溴脱氧尿嘧啶核苷，为胸腺嘧啶的衍生物，在 DNA 合成期（S 期）可代替胸腺嘧啶，活体注射或细胞培养加入，而后利用抗 BrdU 单克隆抗体，ICC 染色，显示增殖细胞。同时结合其他细胞标记物，双重染色，可判断增殖细胞的种类，增殖速度，对研究细胞动力学有重要意义。BrdU 标记很适合免疫组化（IHC）、免疫细胞化学（ICC）、细胞内 ELISA、流式细胞术和高通量筛选。

优点：不仅能用于体外实验，还能用于活体实验。

缺点：需要 DNA 变性后才能与抗体结合，破坏了 DNA 双链结构，影响其他染料的结合染色，导致染色弥散，准确性降低等。

（六）5-乙炔基-2′-脱氧尿嘧啶核苷检测法

5-乙炔基-2′-脱氧尿嘧啶核苷（EdU）也是一种胸腺嘧啶核苷类似物。它能够在细胞增殖时期代替胸腺嘧啶（T）掺入正在复制的 DNA 分子，通过基于 EdU 与 Apollo 荧光染料的特异性反应检测 DNA 复制活性，通过检测 EdU 标记能准确地反映细胞的增殖情况。

优点：EdU 检测染料只有 BrdU 抗体大小的 1/500，在细胞内很容易扩散，无需 DNA 变性（酸解、热解、酶解等）即可有效检测，可有效避免样品损伤，在细胞和组织水平能更准确地反映细胞增殖等现象。因此 EdU 标记 S 期细胞及检测细胞增殖是一种可靠、通用、快速、简单以及没有放射性的方法。

缺点：EdU 标记受到细胞增殖活力的影响，且细胞死亡后会有一定的假阳性。

（七）荧光法检测

一些荧光染料对死细胞和活细胞有不同的作用效果，利用荧光显微镜检测细胞活性。

1. 碘化丙锭染色

碘化丙锭（PI）被活细胞排斥但能穿透正在死亡或已经死亡细胞的细胞膜，因此活细胞不被染料染上色，只有死细胞或是凋亡细胞才能染上红色。

优点：简单，方便，成本低。

缺点：间接方法，灵敏度不够高，适用于初步研究。

2. AO-EB 双染法

吖啶橙（AO）能透过质膜完整的细胞，嵌入细胞 DNA，使之发出明亮的绿色荧光。溴化乙锭（EB）仅能透过胞膜受损的细胞，嵌入细胞 DNA，使之发橘红色光。也可应用 AO-EB 双染法鉴定细胞活性。

优点：相比传统的染料（PI），具有灵敏度高，操作简便，结果容易分辨等特点，而且利用双染法还可以分辨活细胞、凋亡早期细胞、凋亡晚期细胞、死亡细胞。在细胞凋亡的检测上有很广泛的应用。

缺点：相对新的方法，灵敏度仍然不够高；染色过程容易背景过高。

3. Alamar Blue 染色

Alamar Blue 是一种安全、稳定、易溶于水、且对细胞无毒的新型染料，可通过荧光产生或颜色变化指示细胞的代谢。活细胞线粒体酶能够将蓝色的氧化形式 Alamar Blue 变成红色的还原形式，同时发生可量化的荧光变化，无活性的细胞不能还原 Alamar Blue。荧光的强度或红色的强度反映了细胞增殖的程度，其颜色变化可用酶标仪测定；荧光变化可用荧光测定仪检测，激发波长 530nm，散射波长 590nm，使用荧光方法时具有更优秀的敏感性。

优点：操作简便，特异性和灵敏度高，重复性好，且 Alamar Blue 的使用不影响细胞正常代谢及基因表达，可在无菌条件下测定后继续培养扩增细胞，有利于对培养细胞的连续监测及深入研究。

缺点：由于 Alamar Blue 的分解产物是偏红色的，所以只能用无酚红培养基，且对培养的时间要求也相对 MTT 法要苛刻。

4. 羟基荧光素二醋酸盐琥珀酰亚胺脂检测法

羟基荧光素二醋酸盐琥珀酰亚胺脂（CFSE）是一种可穿透细胞膜的荧光染料，具有与细胞特异性结合的琥珀酰亚胺脂基团和具有非酶促水解作用的羟基荧光素二醋酸盐基团，因此，CFSE 为一种良好的细胞标记物。CFSE 进入细胞后可以不可逆地与细胞内的氨基结合偶联到细胞蛋白质上。当细胞分裂时，CFSE 标记荧光可平均分配至两个子代细胞中，因此其荧光强度是亲代细胞的一半。这样，在一个增殖的细胞群中，各连续代细胞的荧光强度呈对递减，利用流式细胞仪在 488nm 激发光和荧光检测通道可对其进行分析。

优点：CFSE 标记细胞的荧光非常均一，优于其他细胞示踪荧光探针，并且分裂后的子代细胞的荧光分配也更均一，不会使邻近细胞染色。CFSE 标记的细胞可用于体内长期观察，一般持续数周。

缺点：不可逆结合容易产生荧光污染。此外，浓度范围较窄，过低细胞标记强度不够，过高容易产生毒性。

（八）比色法

1. MTT 比色分析法

3-（4,5-二甲基噻唑-2）-2,5-二苯基四氮唑溴盐（MTT）比色分析法是由 Mosmann 在1983 年首创，其原理是活细胞内的线粒体中的琥珀酸脱氢酶可以将淡黄色的 MTT 还原成蓝紫色结晶甲臜，并沉积在细胞中，而死细胞无此功能。DMSO 能溶解细胞中的甲臜，溶液颜色的深浅与所含的甲臜量成正比。用酶标仪在 570nm 波长下测定 OD 值。

优点：能简单、快捷、准确地测定细胞的增殖反应，而且能避免由于人为操作因素造成的试验误差，大大地提高了实验结果的准确性和重现性。MTT 方法目前大多用于检测培养细胞的生长和增殖、新药筛选、细胞毒性试验、肿瘤细胞敏感性试验等。加之其价格低廉，成为目前各实验室检测细胞活性的主要方法之一。

缺点：不适合悬浮细胞，因为在溶解甲臜之前，需将培养液吸出，容易造成细胞流失，导致实验结果偏差。若不去除培养基，培养基中的血清和酚红会影响实验结果。为了消除培养液中血清和酚红的影响，有人进一步提出改良的 MTT 法。即在不吸出培养基的前提下，利用某些有机溶剂，如酸化 SDS、SDS-DMF 酸性溶解液等直接溶解甲臜，取得了不错的效果。

2. CCK-8 比色分析法

根据 MTT 的产物甲臜不溶于水的缺点，研究人员开发了多种水溶性的四氮唑盐类：如XTT、CCK-8（又称 WST-8）等。XTT 和 CCK-8 都是新合成的四氮唑衍生物，与 MTT 属于同类物质，它们都能被活细胞中线粒体内的脱氢酶降解而产生棕黄色水溶性的甲臜，能直接通过光谱吸收测定 OD 值，进而推测细胞的增殖情况。XTT 和 CCK-8 当与电子耦合剂PMS 联用时，还能增强其还原反应，提高反应的灵敏性。

优点：与 MTT 法比较，其反应产物为水溶性，不需使用裂解液溶解沉淀，也不需要吸取上清液，对贴壁和悬浮生长的细胞均适用，检测时间缩短和处理步骤减少，提高了实验的敏感性。

缺点：成本较高，XTT 水溶液不稳定，需要低温保存或现配现用；而 CCK-8 试剂的颜色为淡红色，与含酚红的培养基颜色接近，易漏加或多加。

（九）ATP 含量测定法（生物发光检测法）

有研究表明内源性三磷酸腺苷（ATP）的数量可以反映细胞的活性度，内源性 ATP 是活体细胞最基本的能量来源，细胞死亡时，ATP 迅速水解。因此，测定细胞内源性 ATP 的含量可以及时反映细胞的活性和活细胞数量。基于 ATP 的细胞活力检测法是一种敏感而可靠的检测方法。

反应原理是活细胞在有氧和 ATP 的条件下，荧光酶催化荧光素发出荧光（波长为

562nm），强度与 ATP 含量呈正相关。故所测得荧光强度可间接反映出存活细胞量。

优点：操作时间短，灵敏度高。

缺点：价格较高，不适合大规模筛选。

（十）增殖标志检测法

有的抗原只存在于增殖细胞中，而非增殖细胞缺乏这些抗原，因此可通过特异性的单抗来对细胞增殖进行检测。例如，在人体细胞中，Ki-67 抗体识别同名蛋白，在细胞周期 S 期、G_2 期和 M 期表达，而在 G_0 期和 G_1 期（非增殖期）不表达。用针对 Ki-67 蛋白的单抗就可以检测细胞的增殖情况。由于需要组织切片，该方法无法进行高通量分析。

其他普遍使用的细胞增殖或细胞周期调控标志还包括增殖细胞核抗原 PCNA、拓扑异构酶ⅡB 和磷酸化组蛋白 H3（phospho-histone H3，PHH3）。

二、细胞遗传学检测方法

细胞培养和实验研究过程中，细胞被错误使用或发生交叉污染一直是研究者常常面临却又不能忽略的问题。细胞遗传背景的真实性直接决定了研究结果的准确性和可靠性。因此，对细胞进行遗传学鉴定至关重要。细胞系的遗传学鉴定主要有 6 个方面的要求：①真实性验证，即证明该细胞没有被交叉污染或错误认定；②确定其来源的种属；③确定细胞所述谱系；④确定细胞系转化与否；⑤检测是否有遗传不稳定性和表型多样性倾向；⑥一组起源相同的细胞中特定细胞系或细胞株、杂交细胞系的确定，还需证明该细胞系或细胞株的独特特征。而对于当前细胞实验研究中应用最为广泛的连续细胞系，细胞鉴定主要以真实性验证为主。

（一）染色体分析

染色体含量或核型分析是确定细胞系与其来源的种属、性别联系最具特征、最明确的标准之一。当前，人、马、小鼠、大鼠及其他多种哺乳动物都有标准的染色体图谱。染色体分析也可用于区分正常细胞和转化细胞，因为染色体在正常细胞中更稳定。

1. 染色体显带技术

染色体显带技术用于鉴定某些形态差别微小的配对染色体。对于 G 带显微技术，染色体蛋白质被粗提胰蛋白酶部分消化掉，通过随后的染色而呈现带状。Q 带显带技术无需胰蛋白酶消化。每一对染色体都具有特征性带型。现已建立了区分人和小鼠染色体的技术，主要是协助人和小鼠杂交体的染色体核型分析，这些方法包括 Hoechst 33258 荧光染色和 Giemsa 染色。

但是，传统的显带技术不能鉴定复杂的染色体畸形。目前已经建立了基于染色体彩绘的新的核型分析方法。染色体彩绘又称光谱核型分析（SKY）或多色荧光原位杂交（M-FISH）。将荧光素标记的探针进行染色体核型特定位点的检测和标记，可以精确地检测染色体上 DNA 链中单个碱基的突变，从而大大提高了染色体分析计数的分辨率和特异性。这些探针识别特定的某对染色体且具有种属特异性。目前，可供利用的探针仅限几个物种，且多为人或小鼠。但染色体彩绘用于区分存在潜在的交叉污染及物种间杂交的人和小鼠的染色体是一种很好的方法。

2. 染色体计数

借助明场照相机计数每个铺展细胞中染色体的数目，通常计数 50～100 个铺展细胞。尽量计数所有能看到的有丝分裂象。

3. 染色体核型制备

拍摄 10 个或 20 个较好的显带染色体铺展，用图像处理软件剪下每条染色体，粘贴到一个新的图片文件中，在图中可以旋转、修边、排列及分类，可用图像分析系统自动进行染色体图像的分类，得出核型。

染色体计数和核型分析可确定细胞种属，使用显带技术可以区分各种细胞系及标记染色体。但染色体核型制备及分析耗费时间，而染色体计数配合染色体大小形态的快速检查，足以确定或排除可疑的交叉污染。

（二）DNA 分析

1. DNA 杂交

用特定的分子探针与独特的 DNA 序列杂交（Southern 印迹），可提供种属特异性区域、DNA 扩增区域和细胞系特征性的碱基变异序列的信息。因而细胞株特异基因的扩增如耐药基因 *MDR* 的扩增，可在长春碱耐药的细胞系中检测到。特异性的探针通过原位杂交来检测特异性的 DNA 序列，可检测拓扑结构的差异和一个细胞群体中的异质性。

2. DNA 指纹技术

DNA 中包含没有翻译功能的卫星 DNA 区域，这些区域高度重复，长度不一，小卫星 DNA 有 1～30kb 的重复序列，而微卫星（又称短串联重复序列，STR）只有 2～4bp 的重复序列。这些区域不转录，可产生高度变异区。当 DNA 被特异性的内切核酸酶酶切后，感兴趣的序列可用与这些高度可变区域杂交的 cDNA 探针检测，或利用特异性的引物用 PCR 的方法扩增。电泳可显示卫星 DNA 片段长度的变异，这些多态性对 DNA 来源的个体具有特异性。通过聚丙烯酰胺电泳进行分析时，用放射性探针进行的放射性自显影或荧光探针，每个个体的 DNA 显示出特异的杂交带型。这些带型被称为 DNA 指纹，具有细胞系的特异性。

DNA 指纹在培养中非常稳定，分别在不同实验室使用多年的相同起源的细胞系，仍然具有相同或非常相近的 DNA 指纹。如果原始细胞系或源自该细胞系或个体的 DNA 被保留，DNA 指纹是非常有效的判断细胞起源的工具。此外，如果怀疑有交叉污染或鉴定错误，则可以对细胞进行指纹分析。当前，DNA 指纹技术已验证了早期的同工酶和染色体核型的资料。

3. DNA STR 绘谱

细胞系间交叉污染会颠覆科学研究结果。据估计，高达 36% 的细胞系与所称不符。目前，DNA STR 绘谱已成为人类细胞系真实性验证的主要标准程序。因为微卫星序列很短，可以用来鉴定和定量特定基因位点的短重复序列。第二代复合体系（SGM）检测基因组的7 个不同区域，SFM Plus®检测 11 个，分辨能力达 1：10⁹。到目前为止，这一体系只用于人类细胞系，不同实验室间均产生了大量图谱数据。美国典型培养物保藏中心（ATCC）、德国菌种保藏中心（DSMZ）、日本研究用生物资源保藏中心（JCRB）等均建立了可供比对的 STR 数据库。尽管 DNA 图谱已经广泛用于人源细胞系，其引物也非常常用，但是扩展到其他动物种属上还有一定的限制。可运用同工酶分析、细胞色素氧化酶 I 基因的"条形码区域"进行物种分析。

（三）同工酶分析

同工酶是指催化相同的化学反应，但其蛋白质分子结构、理化性质和免疫性能等方面都存在明显差异的一组酶。根据酶蛋白在不同物种、不同个体或同一物种的不同组织中的多态性，可在不同细胞株间进行酶活性定性比较。同工酶可用层析法或电泳法分离，其酶谱是物种或组织特异的。通常认为，如果污染细胞数量占总数的 10%以上，同工酶分析可以检测出物种间细胞系的交叉污染。电泳介质包括琼脂糖、醋酸纤维素、淀粉和聚丙烯酰胺。在每种情况下，酶的粗提物点样于凝胶上，在凝胶两端加压。不同的同工酶迁移速率不同，随后可用底物染色检测。多数情况下，起源物种和物种间细胞的交叉污染可用 4 种同工酶来确定：核苷磷酸化酶、6-磷酸葡萄糖脱氢酶、苹果树脱氢酶和乳酸脱氢酶。

三、细胞形态学研究方法

细胞形态学是研究细胞及各组成部分的显微结构和亚显微结构，包括表现细胞生命现象的生物大分子结构的科学。细胞的形状多种多样，有球体、多面体、纺锤体和柱状体等。由于细胞内在的结构和自身表面张力，以及外部的机械压力，各种细胞总是保持自己的一定形状。细胞的形状和功能之间总是有着密切关系，因此对形态的研究有助于我们发现其功能变化。目前细胞形态学的研究方法主要依赖于显微镜技术，可分为普通光镜术，特殊光镜术和其他技术三种。

（一）普通光镜术

普通光镜术即通过普通光镜观察细胞形态、大小、染色情况等的变化。

常规方法：固定—切片—染色。

染色方法根据实验目的的不同而不同，一般情况下可以用通用染色剂，主要用来染细胞核和细胞质，从而从背景杂质或者组织中标记细胞并显示其形态，如常用的苏木精-伊红（HE）染色。苏木精用来染细胞核，伊红用来染细胞质，从而可以观察细胞的分布、形态、大小等特征。

此外，可以根据实验目的、组织或细胞的不同采用一些特殊染色。如为了显示与确定组织或细胞中正常结构或病理过程中出现的异常物质、病变及病原体等，需要分别选用相应的显示这些成分的染色方法进行染色，包括胶原纤维染色（Masson）、网状纤维染色、弹力纤维染色、肌肉组织染色（磷钨酸）、苏木精染色、脂肪染色（油红 O）、糖原染色、粘液染色等。

（二）特殊光镜术

1. 荧光显微镜技术

细胞中有些物质，如叶绿素等，受紫外线照射后可发荧光；另有一些物质本身虽不能发荧光，但如果用荧光染料或荧光抗体染色后，经紫外线照射也可发荧光。荧光显微镜可对这类物质进行定性或定量研究。

荧光显微镜技术敏感性高，主要用于细胞结构和化学成分的研究。

2. 相差显微镜技术

相差显微镜技术将透过标本的可见光的光程差（也就是相位差）变成光强差（即振幅差），从而提高了各种结构间的对比度，使各种结构变得清晰可见。

这种显微镜最大的特点是可以观察未经染色的标本和活细胞。

3. 电镜（扫描/透射）技术

电子显微镜以电子束代替了可见光，大大提高了显微镜的分辨率，可以观察细胞的亚显微结构。

（1）透射电子显微镜（transmission electron microscope，TEM） 可观察标本内部细微结构，放大近百万倍，超薄切片（500 埃）。

通常以锇酸和戊二醛固定样品，以环氧树脂包埋，以热膨胀或螺旋推进的方式推进样品切片，切片采用重金属盐染色，以增大反差。

冰冻蚀刻（freeze-etching）或冰冻断裂（freeze-fracture）：是配合透射电镜观察而设计的一种标本制作技术。是研究生物膜内部结构的有用技术。

（2）扫描电子显微镜（scanning electron microscope，SEM） 用于观察标本表面形态结构。

标本特殊处理：固定脱水后，喷涂上一层重金属微粒，重金属在电子束的轰击下发出次级电子信号。

（3）扫描隧道显微镜（scanning tunneling microscope，STM） 为加上一定电压的精密探针。材质为钨丝或白金丝，直径几个埃。电子在样品与探针之间（距离几个埃）转移形成电流。其特点：分辨率高，横向为 0.1～0.2nm，纵向为 0.001nm，三维图像。三态物质均可观察。

（三）其他技术

1. 流式细胞术

流式细胞术是利用流式细胞仪进行的一种单细胞定量分析和分选技术，是单克隆抗体及免疫细胞化学技术、激光和电子计算机科学等高度发展及综合利用的高技术产物。它可以高速分析上万个细胞，并能同时从一个细胞中测得多个参数，不仅可测量细胞大小、内部颗粒的性状，还可检测细胞表面和细胞质抗原，细胞内 DNA、RNA 含量等，可对群体细胞在单细胞水平进行分析，在短时间内检测分析大量细胞，并收集、储存和处理数据，进行多参数定量分析。与传统的荧光镜检查相比，具有速度快、精度高、准确性好等优点。

2. 高内涵筛选

高内涵筛选是指在保持细胞结构和功能完整性的前提下，同时检测被筛样品对细胞形态、生长、分化、迁移、凋亡、代谢途径及信号转导各个环节的影响，在单一实验中获取大量与基因、蛋白质及其他细胞成分相关的信息，确定其生物活性和潜在毒性的过程。同时，也是一种应用高分辨率的荧光数码影像系统，旨在获得被筛样品对细胞产生的多维立体和实时快速的生物效应信息，在细胞水平上检测多个指标的多元化、功能性筛选技术平台。

其优点是它的检测体积并未因检测指标增加而增高，操作步骤简单可行、自动化。更重要的是，获取信息是以细胞为单位，而不是以微板孔为单位，意味着可以从细胞群体中的各种反应获取信息，使信息不仅仅来源于一个微板孔中的所有细胞的平均反应。研究者得以用更少的时间和经费进行更多的实验，获取更多研究信息和统计相关数据。

四、细 胞 转 染

细胞转染是指将外源分子如 DNA，RNA 等导入真核细胞的技术。随着基因与蛋白质功能研究的深入，转染目前已成为实验室工作中经常涉及的基本方法。

常规转染技术可分为两大类，一类是瞬时转染，另一类是稳定转染（永久转染）。

前者的外源 DNA/RNA 不整合到宿主染色体中，因此一个宿主细胞中可存在多个拷贝数，产生高水平的表达，但通常只持续几天，多用于启动子和其他调控元件的分析。一般来说，超螺旋质粒 DNA 转染效率较高，在转染后 24~72h 内（依赖于各种不同的构建）分析结果，常常用到一些报告系统如荧光蛋白、β-半乳糖苷酶等来帮助检测。

后者也称稳定转染，外源 DNA 既可以整合到宿主染色体中，也可能作为一种游离体（episome）存在。尽管线性 DNA 比超螺旋 DNA 转入量低，但整合率高。外源 DNA 整合到染色体中概率很小，大约 $1/10^4$ 转染细胞能整合，通常需要通过一些选择性标记，如来氨丙基转移酶（APH；新霉素抗性基因），潮霉素 B 磷酸转移酶（HPH），胸苷激酶（TK）等反复筛选，得到稳定转染的同源细胞系。

转染技术的选择对转染结果影响也很大，许多转染方法需要优化 DNA 与转染试剂比例，细胞数量，培养及检测时间等。总的来说，转染技术大致可分为物理介导、化学介导和生物介导三类。电穿孔法、显微注射和基因枪属于通过物理方法将基因导入细胞的范例；化学介导方法很多，如经典的磷酸钙共沉淀法、脂质体转染方法和多种阳离子物质介导的技术；生物介导方法，有较为原始的原生质体转染和现在比较多见的各种病毒介导的转染技术。

一些传统的转染技术，如磷酸钙法、DEAE-右旋糖酐法、电穿孔法、阳离子脂质体法等各有利弊，其原理、应用及特点见表 10-1。

表 10-1 各种转染方法的比较

转染方法	原理	应用	特点
磷酸钙法	磷酸钙-DNA 复合物吸附细胞膜被细胞内吞	稳定转染;瞬时转染	不适用于原代细胞,操作简便但重复性差,有些细胞不适用
DEAE-右旋糖酐法	带正电的 DEAE-右旋糖酐与核酸带负电的磷酸骨架相互作用形成的复合物被细胞内吞	瞬时转染	相对简便、结果可重复,但对细胞有一定的毒副作用,转染时需除血清
电穿孔法	高脉冲电压破坏细胞膜电位,DNA 通过膜上形成的小孔导入	稳定转染;瞬时转染;所有细胞	适用性广但细胞致死率高,DNA 和细胞用量大,需根据不同细胞类型优化电穿孔实验条件
病毒介导法	通过侵染宿主细胞将外源基因整合到染色体中	稳定转染	可用于难转染的细胞,原代细胞,体内细胞等
逆转录病毒法	通过侵染宿主细胞将外源基因整合到染色体中	特定宿主细胞	携带基因不能太大,细胞需处于分裂期,需考虑安全因素
腺病毒法	通过侵染宿主细胞将外源基因整合到染色体中	瞬时转染;特定宿主细胞	可用于难转染的细胞,需考虑安全因素
阳离子脂质体法	带正电的脂质体与核酸带负电的磷酸基团形成复合物被细胞内吞	稳定转染;瞬时转染;所有细胞	适用性广,转染效率高,重复性好,但转染时需除血清。转染效果随细胞类型变化大
Biolistic 颗粒传递法	将 DNA 用显微重金属颗粒沉淀,再将包被好的颗粒用弹道装置投射入细胞,DNA 在胞内逐步释放表达	瞬时转染	可用于人的表皮细胞,纤维原细胞,淋巴细胞系以及原代细胞
显微注射法	用显微操作将 DNA 直接注入靶细胞核	稳定转染;瞬时转染	转染细胞数有限,多用于工程改造或转基因动物的胚胎细胞

需要指出的一点,无论采用哪种转染技术,要获得最优的转染结果,都需要对转染条件进行优化。影响转染效率的因素很多,从细胞类型、细胞培养条件和细胞生长状态,到转染方法的操作细节,都需要考虑。

第十一章 动物实验设计方法

在医学动物实验中，实验设计是关系到该项研究成败的关键。动物实验设计周密，就可以用比较少的人力、物力和时间，最大限度地获得可靠、丰富和具有创新的资料。如果实验设计有疏忽、不严密，就有可能造成浪费或降低实验研究的可靠性和价值。因此在制订研究计划时，首先要科学地、认真细致地考虑动物实验的设计问题。

生物医学实验研究可分为整体水平、器官水平、细胞水平、亚细胞水平、分子水平等层次研究，一个课题可以仅在一个水平层次进行研究，但更多的是多个水平层次的综合研究。动物实验研究是以整体水平层次为主的研究。

进行生物医学研究首先要选题立项，同时，要提出科学假说和实验预期结果，明确研究目标，构思研究基本框架，再根据研究目标进行实验设计，优化实验方法，撰写实验方案和技术路线，从而用相对较低的试验费用、较少的实验动物完成研究内容，达到研究目的。

第一节 动物实验设计的定义

动物实验设计是指研究者为了达到研究目的，在实验前根据实验目的和要求，运用有关科学知识和原理，结合统计分析及伦理学的要求而制定的在动物身上进行试验的实施计划和方案，并用文字记录或流程图表述的实验方案和技术路线。动物实验的结果能否达到研究者预想的研究目的，很大程度上取决于研究者动物实验设计是否科学、缜密。

根据研究课题和目标的不同，动物实验设计可以很庞大、复杂，也可以很小、很简单。绝大部分研究课题需要研究者自己进行动物实验设计。而一些具体的测试、检验等的动物实验方法已经被大家公认成为常规或经典，不需要再进行动物实验设计。

动物实验设计包括以下三个基本要素：

1. 处理因素

处理因素是指研究者根据研究目的施加于研究对象，在实验中需要观察并阐明其效应的因素。如实验中给予的受试药物、造模药物、手术处理、麻醉药物等。

与处理因素同时存在，并可能使研究对象产生效应的其他因素称为非处理因素。例如比较某药物对动物体重影响的实验中，动物的种属、年龄、性别、饮食等也可能影响其体重，它们就属于非处理因素。实验研究时需尽量控制非处理因素的影响，以减少系统误差。

处理因素应在整个实验过程中保持不变，始终如一是保证实验结果稳定、准确的一个重要措施。所谓标准化就是按一个标准进行，具有明确的量化标准。如处理因素是药品，应确保其名称、成分、剂量、批号、配制方法、保存方法等一致，否则会影响实验结果的评价。在一次实验中处理因素不宜过多，也不应过少。过多增加分析的难度，过少则实验结果蕴藏的信息量不足。

2. 受试对象

在动物实验中，受试对象是实验动物。根据研究课题不同，遵循同质、敏感、反应稳定、来源容易的原则，选择适合本课题研究的动物的种属、品种品系、年龄（体重）、性别等，确定分组情况、每组的样本量和受试对象总数。在一般情况下，应优先使用标准化实验动物以保证动物实验的质量。

3. 实验效应

实验效应是处理因素作用于受试对象的客观反映与结果，通过观察指标来表达。它是结果的最终体现，是实验研究的核心内容。观察指标分为主观指标和客观指标。为保证实验数据的可靠性和可比性，在选择指标时应尽可能选择客观指标，或尽可能将主观指标转化成客观指标，并要求有一定的灵敏度和精确性。

第二节　动物实验设计的基本原则

动物实验的目的是通过动物实验来认识受试物作用的特点和规律，为评价受试物可能产生的作用提供科学依据。由于动物实验的对象是特定的生物体，其个体之间存在着一定的差异性。没有严谨的设计，实验效果将明显降低，甚至得不到准确可靠的结果；良好的动物实验设计不仅是实验过程的依据和结果处理的先决条件，而且也是科研达到预期目的的重要保证。为了保证实验结果的准确、可靠，必须对实验进行科学、严密的设计，以便控制可能影响实验结果的各种条件。动物实验设计要遵循下列原则：

一、对照性原则

实验研究一般都把实验对象随机分设成实验组和对照组。对照性原则要求在实验中设立可与实验组比较，用以消除各种无关因素影响的对照组。对照组与实验组具有同等重要的意义，设置对照组是消除或减少非实验因素的干扰所造成误差的有效措施。对照应有可比性，即在"同时同地同条件"下进行。动物实验的影响因素很多，如遗传、环境、操作技术等，合理设计对照能最大限度地减少非处理因素对动物实验结果的影响，一般来说，每个实验都会设立一个或多个不同的对照组。对照的形式有多种，可根据实验目的及内容选用不同的对照。

1. 空白对照

空白对照是指不加任何处理的空白条件下观察自发变化规律的对照，主要反映研究对象——实验动物在实验过程中的自身变化，如兔白细胞数每天上下午有周期性生物钟变化，大鼠的血压每天上下午呈规律性的变化，雌性鼠的血糖随着性周期而呈周期性的上下波动。空白对照的作用是排除非处理因素产生的偏差，如排除有些动物本身自发性疾病或在老年时发生进行性的老年性疾病，对实验结果的影响。尤其在做长期毒性试验时，必须设立空白对照，以辨别是药物毒性作用或副作用引起的疾病还是动物自身的一些自发性疾病。

2. 阴性对照

阴性对照组是不发生已知的实验结果，为验证实验方法学的特异性，防止假阳性结果的产生。设置阴性对照一定要排除非处理因素的影响，如使用安慰剂、采取相同的手术过程。如进行药物的致敏试验、过敏试验、刺激试验，往往用不产生致敏、过敏和刺激的生理盐水作为阴性对照。排除使用的溶剂或手术操作或环境等因素引起的假阳性结果。在药物疗效试验和毒性研究中，常用不具有药效和毒性的生理盐水或溶剂（溶媒）作为阴性对照。

3. 假手术对照

假手术对照是非常有用的，如果想模拟实验过程，如受试药物需要在手术之后给予，则应该设置相应的假手术对照组；或直接手术方法治疗，为了鉴别手术疗效，也应该设置假手术对照组。设置假手术对照可以排除手术对药物的影响，或判别手术治疗的效果。

4. 阳性对照

阳性对照是指已知能达到预期阳性试验结果的处理因素的对照，主要是检验实验的方法是否可靠。阳性对照组有两个作用，一是检验试验体系是否正确，如果阳性对照未出现阳性结果，就应该检查试验体系的哪个环节出现问题。受试药物即使显示效应，但在同次实验中阳性对照物无法检测到此作用，结果也应视为无效。二是阳性对照可作为参照物，粗略估计受试药与阳性对照药的作用强度与特点有哪些差异，实验组的阳性结果是高于还是低于阳性对照。在药物疗效和局部毒性试验研究中常要设置阳性对照。如进行药效试验时，用已知有疗效的药物作为阳性对照，以验证模型是否可行。如在皮肤刺激试验中，常用已知对皮肤有刺激的 20%十二烷基硫酸钠（SLS）作为阳性对照；在豚鼠致敏试验中，用已知对豚鼠能产生致敏反应的巯基苯并噻唑、苯佐卡因、二硝基氯苯、331 环氧树脂等致敏剂作为阳性对照；在豚鼠全身过敏试验中，常用牛血清白蛋白或卵白蛋白等已知致敏的阳性物质作为阳性对照。

5. 标准品对照

标准品对照是用一已知能引起标准反应的药物作对照，这样既可考核实验方法的可靠性，又可通过比较了解药物的特点。如做降压物质的检测，用组胺作为降压物质的标准品对照。在测定某一药物的生物学效价时，也往往需要有相应的标准品作对照，如做测定胰岛素效价的动物实验时，需要有胰岛素标准品作对照。

6. 实验对照/模型对照

实验对照组是指在研究过程中，给对照组施加部分处理因素，但不是被研究的处理因素。因为，在许多情况下，只有空白对照，常不能控制影响实验结果的全部因素，如给药实验中的溶媒、手术、注射以及观察抚摸等都可以对动物发生影响，这时应采取与实验操作条件一致的对照措施，即实验对照。如针刺犬人中穴对休克、心脏血流动力学有改变，但采用空白对照（不针刺）是不够的，应该还设有针刺其他部位或穴部的实验对照。在研究实程中，给实验对照组施加部分处理因素，但不是被研究的处理因素。如中草药烟熏的动物实验，要说明中草药烟熏本身的作用，要排除烟熏的作用，除设立空白对照组外，还应设立不加中草药的单纯烟熏对照，即为实验对照组。

为了研究某种药物对某一病种或证型的治疗作用，常常采用一定的动物模型。有些动物疾病有一定的自愈性，也有些动物疾病是进行性的，不同时期的动物模型的病理进展程度不同，因此，要设立不给药的模型对照组，即实验对照组，药物治疗组和实验对照组对动物模型的处理是完全相同的，但是药物治疗组给予药物，而实验对照组不给药物。但在制备手术模型的研究中，仅设模型对照组还是不能控制影响实验结果的手术操作因素，必须设立假（伪）手术对照，如制备冠脉结扎心肌缺血动物模型，设立假手术对照组的动物除了在心肌上穿线但不结扎冠脉外，所有手术过程与制备模型动物一样，以排除手术操作因素对动物实验结果的影响。

7. 标准对照或正常对照

标准对照组是以标准值或正常值作对照，以及在所谓标准条件下进行观察的对照。在以动物为实验对照组时，常设立一个不造模处理的正常对照组，即标准对照组，在与实验组和治疗组同样的条件和环境中完全按常规饲养。例如，在中药抗衰老或延缓的研究中，除了设不给药物但与治疗组同种类、同月龄、同性别、体重相似的老年对照组以外，还需设立一个青年对照组。青年对照组的动物种类、性别与老年对照组和治疗组相同，只是月龄小，体重轻。老年对照组相当于老年模型对照，而青年对照组相当于标准对照组，其实验数据对于老年对照组而言，相当于未衰老时的标准值或正常值。

此外，有的实验还可设自身对照。自身对照是指在同一个体身上观察实验处理前后某种指标的变化，即把实验处理前的观察指标，作为实验处理后同一指标变化的对照；或同一动物在施加实验因素的一侧与不施加实验因素的另一侧作左右的对照，如兔的皮肤刺激试验，可在兔背部皮肤左侧给药，右侧不给药，观察药物对皮肤的刺激作用。自身对照可有效减少个体差异对试验处理反应的影响。凡可进行自身对照设计的实验应尽量加以采用。

在药理学和毒理学试验中，实验组还进一步分成多个剂量组，以此观察不同剂量的量效关系。不同剂量组也可互视为剂量对照组。

二、随机化原则

在医药科学研究中，不仅要求有对照，还要求各组间除了处理因素外，其他可能对实验效应产生影响的非处理因素要尽可能保持一致和均衡。实际工作中，非处理因素很难做到完全一致和绝对均衡。而随机化是使其趋于一致和均衡的重要手段。

随机化原则就是按照机遇均等的原则来进行分组和实验处理。"随机"不等于"随便"。随机化的概念是在抽样研究中，总体中每一个个体都有相等的机会被研究者抽取作为样本。在实验研究中，每一个受试对象被分入对照组还是实验组，完全由机遇决定，而不是有意或无意地由实验者的主观意识或某种客观倾向所决定。即指每个受试对象以机会均等的原则分配到试验组和对照组。只有按随机化原则分组，才能使每一个受试对象都有同等的可能性进入实验组或对照组。在整个实验中凡可能影响实验结果的一切顺序因素应一律加以随机化，使各组非实验因素的条件均衡一致，以消除对实验结果的影响。

三、重复性原则

重复性原则是指一个实验设计的每一组要设置多个样本数。设置重复的作用是估计试验误差、降低试验误差和增强代表性，提高实验结果的精确度；同时为体现结果的真实性，保证实验结果能在同一个体或不同个体中稳定地重复出来，也需要足够的样本数。样本数过少，实验处理效应不能充分显示；样本数过多，又会增加实际工作中的困难。因此在进行实验前必须确定最少的样本例数。

多少与统计显著性检验要求相关。如果样本小，很可能产生较大误差。样本越大，实验结果越能接近真值。但是在实验研究中，由于受经费、人力、物力、时间等因素的制约，不能无限地扩大样本量，此时可以从概率的要求中计算出最小符合概率的样本数量。

在动物实验方面样本量需按研究内容和动物种类而定，使用大小鼠时，一般大鼠每组最少 6 只，小鼠每组最少 10 只，如考虑性别，每组数量加倍，雌雄各半，低于此数统计学检验效果差。考虑到成本和试验目的，体型较大的实验动物如犬、猫等则可以更少一些，一般犬 6~10 只；猴 4~6 只。

四、一致性原则

一致性原则是指在实验中实验组与对照组除了处理因素不同外，非处理因素基本保证均衡一致。均衡一致是处理因素具有可比性的基础。动物实验时研究者应选用合理的设计方案，以控制干扰因素趋于一致。为获得可靠的实验结果，最重要的是实验过程中保证实验组与对照组之间除处理因素有所不同之外，实验对象、实验条件、实验环境、实验时间、药品、仪器、设备、操作人员等，均应力求一致。即：要在动物品系、体重、年龄、性别、饲料和饲养方式等方面保持一致；要使实验室温度、湿度、气压、季节和时间等环境条件保持一致；要在仪器种类、型号、灵敏度、精确度、零点漂移、电压稳定性、操作步骤熟练程度等方面保持一致；要使药物厂商、批号、纯度、剂型、剂量、注射容量和速度、酸碱度、温度、给药途径和给药顺序等方面保持一致。

五、客观性原则

动物实验设计中要力戒主观偏性干扰，选择观察指标时，不用或尽量少用带主观成分的指标。结果判断要客观，更不能以主观的意愿对结果或数据作任意地改动和取舍。如中医辨证"气虚"症状为面色㿠白，头晕目眩，少气懒言，神疲乏力，甚则晕厥。在大小鼠辨证中可用自发活动仪记录小鼠的自发活动情况，舌苔颜色可用拍照和与标准色卡对比记录，并与正常对照组比较。

六、福利原则（3R 原则）

动物实验过程中，在一定程度上会对受试对象造成一定的紧张、痛苦或持续性的损伤，因此，必然涉及动物的福利问题。在利用实验动物进行动物实验时，应该善待实验动物，提倡动物福利，在实验中尽一切可能减少动物的应激和痛苦，以提高动物实验的准确性和可靠性。同时，所有的动物实验必须事先得到本单位 IACUC 的批准方能开展。

第三节　动物实验设计的方法

根据实验目的，确定研究主题和选择恰当的动物研究模型后，制定切实可行的实验方案，选择合适的实验设计方法。实验设计通常包括以下组成部分：

1. 文献检索

根据项目研究的主题内容和研究目标，有针对性地查阅国内外相关研究资料，获得与课题研究相关的信息。广泛查阅文献是为了了解项目研究焦点问题的背景、相关实验方法、模型选择等情况，以及实验观察的内容和检测的手段、方法等相关信息，以排除不必要的重复研究。重复研究不仅浪费时间和金钱，也是对动物生命的一种无视。

2. 模型选择

选定合适的动物模型，应考虑所选用动物的种类、品系、数量以及选择该模型的理由。

3. 实验假设

在制定具体的动物实验方案时，首先要根据课题研究的主题内容，查阅文献资料，将查阅获得的所有相关研究信息进行分析、归类，在此基础上，结合国内外研究进展及有关理论知识和现已具备的条件，提出实验的初步设想即实验的假说。在该阶段，还应考虑实验的可行性问题。

4. 实验方案

安排实验操作步骤，建立详细的实验研究流程。

5. 数据的收集和统计

描述应用于数据收集和分析的实验方法。

6. 影响因素

除描述可控制因素外，还需说明实验过程中可能出现的不良反应或潜在的问题。

7. 动物饲养

描述动物饲养的标准操作规程（SOP）包括饲养和护理动物的方法。

8. 经费预算

动物实验是需要经费支持的，一般来说，同一课题经费不同，所选择的实验条件会不同，研究的层次也会不同。预算实验可能的支出费用，包括购买实验动物、试剂、动物饲养和护理，以及实验人员的工资等费用。本着节约经费的原则，有多少经费做多少事情，量入为出。特别需要注意的是实验过程中会发生很多不可预见的意外，增加额外的经费，充分估计到各种情况才能保证实验方案的顺利实施。

9. 实验条件和人员资质

实验者必须了解进行本实验的所有条件是否均已具备，如相应的动物设施、动物来源、仪器设备、试剂、人员及其技术熟练程度等，以及研究人员的实验资质，这些实验条件的描述应充分体现在实验方案中。

10. IACUC 审查

应充分考虑动物福利的"3R"原则，在项目开始前回答以下问题：这个实验是否一定要用动物才能达到实验目的？是否可用其他实验方法来代替？如果实验必须要在动物身上进行，则应该如何善待动物，如何在实验中减轻动物的痛苦和不安？实验者必须提出令人信服的理由证明这个实验必须要用动物做，而且在实验设计中采取了善待动物和减轻动物痛苦的具体措施，并承诺本动物实验方法和目的符合人类的道德伦理标准和国际惯例，在动物实验期间遵守有关的法规、实验动物伦理福利原则和动物实验室的规章制度。为本单位的 IACUC 审查提供依据，证明该项目不是重复性研究、使用实验动物的必要性（无可替代物）、减轻动物疼痛的可行性操作。使用动物模型进行研究，其研究方案要符合 IACUC 的要求。实验设计被采纳批准后，研究人员方可开始研究工作。

第四节　动物实验方案的制定

一个完整的动物实验方案应包括以下内容：

1. 研究对象的确定

根据研究内容和目的选择最佳实验动物或动物模型，包括使用实验动物种属、品种品系、性别、年龄（体重）的确定。若做药效试验或疾病研究，则要选择合适的模型类型，是自发性的还是诱发性的，若确定是诱发性的动物模型，则确定是手术造模的还是药物造模的，如实验性胃溃疡大鼠模型，需选择是应激性的还是药物性诱导或是胃幽门结扎型的，这需要在充分查阅文献的基础上，结合与同一研究领域的课题组或研究者的讨论，以及自身的实践经验和知识积累，针对研究主题内容和实验目的确定合适的模型类型。

2. 观察内容和检测指标的确定

在动物实验设计中，实验指标的选定非常重要。通过实验指标可获得大量数据，用于分析实验结果，得出实验结论。检测指标很多从一般观察到生理生化、解剖生理、组织病理、分子病理等，研究中要选择能反映研究主题特征的指标或与所研究疾病有针对性的病理指标。

动物实验指标一般包括两部分：试验期间活体观察指标和实验结束处死解剖观察取材测试指标。

（1）试验期间活体观察指标　包括一般观察、无创伤性测定指标和创伤性测定指标。

1）一般观察：包括动物的精神、行为、营养、被毛、摄食情况、大小便及口鼻耳阴部分泌物等，一般无需惊动动物。

2）无创伤性测定指标：包括心电图、血压、呼吸、自主活动等测试，有的需要无线遥控设备。无线遥控无创伤观察测试可避免干扰动物，减少动物应激，因而测试数据更真实可靠，符合临床表现实际。

3）创伤性测定指标：包括手术、取血取材等，对动物长期观察或多或少产生影响。实验设计时要考虑研究团队有无相关技术基础和实验条件，以及评估创伤性试验对动物实验的影响。

（2）实验结束处死解剖观察取材测试指标　涉及麻醉、取全血/血浆/血清、脏器称重、病理组织取材及固定等一系列步骤，可依据实验目的和检测指标选择部分或全部进行。

3. 实验方法学的确定

根据研究的内容和目标确定实验方法，首先确定实验处理因素包括药物、手术等，给药方法包括给药方式、途径、时间、强度（剂量）、次数与频率；若是手术处理则要确定手术的方法、时间、操作要求，以及麻醉方法；若做药效试验或疾病研究，要确定造模的方法包括造模因素、手段、时间与操作步骤。动物实验效应是通过观察指标来表达的，因此应确定指标检测的方法，包括检测样本和检测方法的确定，检测样本包括样本的取样方法、处理方式和储存要求，检测方法包括检测试剂、仪器和检测时间、次数与频率等。另外，还需确定动物实验结束后的安乐死方法。

由于动物实验几乎涉及基础和临床各个学科，不同的研究有不同的目的和要求，所用的试验方法、仪器设备和指标也各不相同，但无论选择何种实验方法，均应力求做到以下几点：①可靠性，即方法切实可行、指标稳定可靠，是公认的方法或经典方法。②客观性，尽量选用仪器设备检测，避免主观描述；能定量的就不要选用定性指标。③先进性，当今重大科研成果的出现几乎都利用了先进的仪器设备、技术和检测指标，将整体动物实验与细胞水平、分子水平检测指标结合起来进行综合分析。因此充分利用本单位或其他单位的先进仪器设备为自己的课题服务对于提升课题的级别，提高试验质量有着重要意义。

4. 实验组数的确定

动物实验可分为实验组和对照组，实验组可再分为如高、中、低等不同剂量组或不同的处理组；对照组要根据研究内容和目标确定，常用的有正常对照组、空白对照组、阴性对照组、模型对照组、假手术组、阳性对照组。组别设置的越科学、缜密，实验结果分析依据就越充分。

5. 实验设计方法的确定

根据实验目的的不同，应选择不同的实验设计方法。最常用的实验设计方法包括完全随机设计、配对设计、随机区组设计、析因设计、拉丁方设计、交叉设计、重复测量设计等。针对每种设计方法，其处理因素和实验条件都可以有一定的灵活性，但是，必须采取相应标准的统计分析方法。

一些统计学教材对这些设计方法都有详细的描述，这里只是简要提示几个常用设计方法的重点注意事项。

（1）完全随机设计　是将实验对象随机分配至各处理组，观察实验效应，是最常用的实验设计方法。在完全随机设计中，研究因素只有一个，但具有几个水平，进行完全随机设计时，可以先把实验动物编号，用抽签法或随机数字表将实验动物随机分配到各组。本设计方法简便、灵活，处理数及重复数都不受限制，各处理组样本例数可以相等，也可以不等。统计分析也比较简单，抗数据缺失能力较强。如某个实验动物发生意外，信息损失小于其他设计，对数据处理的影响也不大。其缺点是对非实验因素缺乏有效控制，只能依靠随机化方法平衡有关因素的影响，因而精确度较低，误差往往偏高。适用于实验对象同质性较好的实验设计。

（2）配对设计　实验动物个体之间的差异较大时，可采用配对设计。即分配动物之前，先把动物按性别、年龄、体重或其他有关因素加以配对，以条件基本相同的两个动物为一对，分配成若干对，然后再将每一对动物随机分配到两组中。这样可使非实验因素对两组的影响较为接近，两组动物数目必然相同，而且他们的性别、年龄、体重的分配情况也基本相同，从而可以减少个体差异性，即可以减少误差。因此，它是比完全随机设计优越的设计方法。

具体方法是：先进行配对分配，再进行资料处理。如果配对随机分配设计的资料是测量资料，可用成对比较 t 检验方法。

通过比较相对效率可以知道，尽管完全随机化设计与配对随机化分配设计的结论相同，但后者的精确度优于前者。例如，配对设计用 10 对动物的效率相当于完全随机设计用 50 头（25 对）动物的效率。

（3）随机区组设计　又称配伍设计，是配对设计的扩大，即将几个受试对象按一定条件划分成配伍组或区组，再将每一配伍组的各受试对象随机分配到各处理组中去，以增加实验的准确性。具体方法是先把实验动物按胎别、性别、年龄、体重等分成若干区组，再把实验动物随机分配到各组中去。注意每个区组的动物数量须相等。由于各区组内每只动物接受何种处理是随机的，所以随机区组设计的均衡性好，误差小，实验效率高，统计分析也较简易。其缺点是抗数据缺失性低，如一个区组的某个动物发生意外，那么整个区组都须放弃，或不得已采取缺项估计。

（4）析因设计　将两个或多个因素的各个水平进行排列组合，交叉分组进行实验，该设计可用于分析各因素间的交互作用，比较各因素不同水平的平均效应和因素间不同水平组合下的平均效应，寻找最佳组合。

各种因素不同水平的所有可能组合数即实验中的处理数，处理数是各种因素水平数的乘积。例如，对 3 个因素同时进行试验，每个因素有两个水平，则处理数为 $2^3=8$；若每个因素有 3 个水平，处理数为 $3^3=27$。所以，在析因设计中，水平数不能太多。其实验结果可用方差分析加以统计处理。

例如，用实验动物研究 A 药和 B 药对肿瘤的不同作用，那么 A 药与 B 药则为两种因素，每一种药物可分为"用"与"不用"两个水平，因而总处理数为 $2^2=4$，即两药都用、单用 A 药、单用 B 药和两药都不用四种组别。通过这样设计，可以了解两种药物单用和合用有什么区别，两种药物是否存在协同、相同或拮抗作用。在进行实验设计时，要用随机的方法把实验动物分为 4 组，最好每组动物数相等。

该方法的主要优点是不仅可以准确估计各实验因素的主效应的大小，还可估计实验因素之间的各级交互作用的效应大小。其缺点是所需要的实验次数很多。

在实际应用中，近交系小鼠遗传一致性好，可应用完全随机化设计。SPF 级封闭群大小鼠可采用随机区组设计。而普通级大型实验动物，因其个体差异较大，不易获得较大数量的相似个体，则应采用配对设计或随机区组设计。

6. 每组样本量的确定

每组的样本量反映了同一处理的重复个数。样本量过小，抽样误差大，不易发现实际存在的差异，得不出统计学意义的结论；样本量过大，不符合动物福利的原则，也浪费人力、物力和财力。一般情况下啮齿类大小鼠实验分组每组 10～20 只。如果进行长期实验，在实验中间需要处死部分动物进行观察，每组可适当增加至 20～40 只。大动物如兔、犬和猪的实验一般每组 6～10 只。通常雌雄各半即可满足统计学分析的要求，但也有部分实验需要用单一性别动物。例如，热板法镇痛实验常选雌鼠而不用雄鼠的原因为雄性动物受热阴囊下垂，由于阴囊皮肤对热敏感，小鼠易跳跃，观察不到舔后足的现象。而关节炎的研究多使用雄鼠的原因是用雄鼠诱发关节炎较雌鼠效果显著。

在动物实验中，研究人员多回避使用雌性动物，主要是因为雌性动物有周期性的生殖激素，变量较多，研究人员因此认为雌性动物不适合作为实验的研究对象，导致雄性动物非常紧缺，而雌性动物却卖不出去。例如，临床诊断患焦虑和忧郁症的女性是男性的两倍多，但针对焦虑和忧郁症进行的实验研究中使用雌性动物的比例不足 45%；女性中风的比例也高于男性，然仅有 38% 的相关动物实验模型使用雌性动物；有些甲状腺疾病发生于女性的概率是男性的 7～10 倍，但仅有 52% 的相关动物实验模型使用雌性动物。事实上没有多少证据可以证明雌性动物不适合进行动物实验。因此，我们在进行动物实验时尽量选择雌雄各半的动物来进行实验。

一般来说，各组样本量相等时，统计效率最高。在实际工作中，一批动物中因个别不均一性需剔出、实验过程中实验人员操作技术不熟练或技术复杂、高剂量组因毒性的不确定等致动物死亡等的情况屡有发生，因而实际使用的动物数量应比理论计算的样本量要适当增加。

7. 实验周期的确定

一个动物实验周期要持续多长时间取决于实验目的和是否能从动物实验中得到所需要的试验结果。实验周期的确定与使用的模型类型或造模时间，以及给药和指标观察的时间有关。例如，用兔制作动脉粥样硬化模型，饲喂高脂、高胆固醇饲料后一个半月，兔的主动脉上可产生肉眼可见粥样斑块，表明造模成功。如果此时用药物干预治疗，还需要再增加 4 周以上治疗时间，总的实验周期在 3 个月左右。给药治疗的时间一定要参考临床对该疾病治疗的疗程，在实验设计中还需参照文献报道或根据相关实验室的经验，或通过预试验摸索。

8. 药物剂量的设计和换算

实验研究结果的好坏与药物剂量设计有很大的关系。剂量过小可能在实验中显示不出药效，剂量过大可能对动物产生毒性甚至致死。因此准确的剂量设计对试验的成功起着重要的作用。

如果研究的是一种新药，在没有相应临床资料和动物实验资料参考的情况下，只能通过设置多个剂量进行预试验摸索，找到量效关系。当这种新药用动物证明其疗效时，需要设计人的临床用量。另外，很多中药在长期实践中已经制定了临床用药剂量，当进行动物实验时需要将人的用药剂量转化为动物的用药剂量。这里就涉及不同动物之间或动物与人之间用药剂量的转换问题。

研究表明，药物的等效剂量并不与动物的体重成正比，而是与单位体重体表面积成正比的，因此小动物的等效剂量往往是人的数倍。标准体重动物间和动物与人间的等效剂量换算见表 11-1。

表 11-1 标准体重动物间和动物与人间的等效剂量换算系数表 （单位：mg/kg）

种属	小鼠 b (0.02)	大鼠 b (0.150)	地鼠 b (0.080)	豚鼠 b (0.4)	兔 b (1.8)	比格犬 b (10.0)	猕猴 b (3.0)	成人 b (60.0)
小鼠 a	1.00	0.50	0.60	0.375	0.25	0.15	0.25	0.081
大鼠 a	2.00	1.00	1.20	0.75	0.50	0.30	0.50	0.162
地鼠 a	1.67	1.20	1.00	0.625	0.417	0.25	0.417	0.135
豚鼠 a	2.67	1.33	1.60	1.00	0.667	0.40	0.667	0.216
兔 a	4.00	2.00	2.40	1.50	1.00	0.60	1.00	0.324
比格犬 a	6.67	3.33	4.00	2.50	1.67	1.00	1.67	0.541
猕猴 a	4.00	2.00	2.40	1.50	0.60	0.60	1.00	0.324
成人 a	12.33	6.17	7.40	4.63	3.08	1.85	3.08	1.00

注：括号中数值单位为 kg。

引自黄继汉等. 药理试验中动物间和动物与人间的等效剂量换算.中国临床药理学与治疗学，2004，9（9）：1069-1072.

例1　《中国药典》(2010 年版)规定中药雄黄的人临床用量为 0.05～0.1g，换算成小鼠的用量是多少？

答：按人临床最高用量 0.1g、体重 60kg 计算，得 1.7mg/kg，换算成小鼠用量时查表 11-1 成人 a 行小鼠 b 列的换算系数为 12.33，故小鼠的等效剂量是 1.7mg×12.33≈21.0mg/kg。

例2　已知某药 20g 小鼠用 4mg/kg，换算成 8kg 比格犬的用药剂量是多少？

答：查表 11-1 小鼠 a 行，比格犬 b 列的换算系数为 0.15，故比格犬的剂量=4×0.15=0.60mg/kg。

以上换算是在各种动物标准体重情况下进行的。如果动物 a 和动物 b 中一种或两种都不是标准体重，就需要根据表 11-2 折算成与标准体重的比率（B=W/W 标），再乘以校正系数。

非标准动物的换算：

（1）非标准动物换算成标准动物　给药剂量×校正系数 Sa×换算系数。

（2）标准动物换算成非标准动物　给药剂量×换算系数×校正系数 Sb。

（3）非标准动物换算成非标准动物　给药剂量×校正系数 Sa×换算系数×校正系数 Sb。

表 11-2　非标准体重动物的校正系数

B=W/W 标	校正系数 Sa	校正系数 Sb
0.3	0.669	1.494
0.4	0.737	1.357
0.5	0.794	1.260
0.6	0.843	1.186
0.7	0.888	1.126
0.8	0.928	1.077
0.9	0.965	1.036
1.0	1.000	1.000
1.1	1.032	0.969
1.2	1.063	0.941
1.3	1.091	0.916
1.4	1.119	0.894
1.5	1.145	0.874
1.6	1.170	0.855
1.7	1.193	0.838
1.8	1.216	0.822
1.9	1.239	0.807
2.0	1.260	0.794
2.2	1.301	0.769

续表

B=W/W 标	校正系数 Sa	校正系数 Sb
2.4	1.339	0.747
2.6	1.375	0.727
2.8	1.409	0.709
3.0	1.442	0.693
3.2	1.474	0.679

注：引自黄继汉等. 药理试验中动物间和动物与人间的等效剂量换算.中国临床药理学与治疗学, 2004, 9（9）: 1069-1072.

例 3　长期毒性试验 350g 大鼠用 10mg/kg，换算成 8kg 比格犬的用药剂量？
答：查表 11-2，B=W/W 标=350/150=2.3，校正系数 Sa=1.301。再查表 11-1 大鼠 a 行，比格犬 b 列的换算系数为 0.30，故 8kg 比格犬的剂量=10×1.301×0.30=3.90mg/kg。

应当指出的是上述不同种属动物之间以及动物与人之间药物剂量的转换是根据单位体重的体表面积计算的，有一定参考意义，但是由于不同种属动物对同一种药物的敏感性存在差异，实际应用中可能出现剂量过高或过低的现象，需要进行调整。

药物的药效作用成不对称 S 型的量效关系曲线。一般来说，在整体实验上，选择 2～3 个剂量组来反映药效关系，其中低剂量组必须高于设计的临床用药剂量，应相当于主要药效学的有效剂量；高剂量组以不产生严重毒性作用为限。

第五节　动物实验数据收集和结果分析

动物实验数据的收集和结果分析是一个完整的、有序的工作，研究者应从设计实验伊始就给以充分的重视，并在实验进行的过程中认真实施，同时进行必要的修订，这样就能够保证资料的完整性。

动物实验的统计工作一般分为收集数据、整理数据和结果分析三个步骤。这三个阶段是密不可分的，任何一个环节出了差错，都会影响全局。因此，所有数据的真实性和准确性是十分重要的。

一、动物实验数据的记录和贮存

收集数据是进行统计的第一步，也是最重要的一步，如果收集的实验数据因为计划不完善，原始数据残缺不全，而导致内容不够正确或代表性差，会造成数据分析的困难，或所得的资料不能说明问题。因此，在进行动物实验之前，必须考虑实验数据的收集。这是一项必须认真对待的重要工作。

1. 实验数据的来源

动物实验数据的来源大多是在动物实验过程中对动物采取某种（或多种）处理的观察记录或用物理、化学的方法检测而获取的原始资料或数据。原始资料还包括照片、图片和视频记录。在动物实验过程中，要认真、真实地记录动物的反应、表现以及有否异常（实验设计时没有考虑到的）情况发生等，努力使实验资料能较好地反映实验结果。

2. 实验数据的记录

在收集数据前，应根据实验设计的类型和要求，编制出用于记录实验数据的表格，以便于以后的认识、归类、处理和分析。在记录的过程中既不要盲目贪多，也不要缺漏项，应与设计要求一致，还要书写清楚、易辨，避免可能引起误解的数据记录，记录到的数据应有较高的精确度和准确度。不能随便记录实验结果，事后再将其转抄到规定的记录本中去。

对于仪器设备自动打印的原始数据，应标注日期、课题名称、实验名称和实验者，粘贴到实验记录本内，以免丢失。

3. 实验数据的贮存

实验数据的贮存就是将载有记录数据的介质保存起来。一般记录的介质有实验专用记录本（卡）、计算机的硬盘、光盘、U盘等。不论采用何种介质，应便于数据的再利用、汇报交流、查询及补充、修改和连接，同时还应做好必要的数据备份。

二、实验数据的检查和分类

1. 原始数据的检查与核对

对原始实验数据进行检查与核对，是统计处理中一项必不可少的重要工作。只有在统计分析前进行了检查与核对，才能保证数据的完整性和准确性，从而真实、可靠地反映出实验的客观情况。数据的检查与核对一般指检查数据本身是否有错误、取样是否有差错和不合理数据的订正等确认性工作。

在检查和核对时，特别要注意以下几点：

（1）资料的完整性　预计要调查或观察的项目是否都包括在内，各个调查或观察的项目是否填写或记录完整无缺。

（2）资料的正确性　检查每个研究项目记录是否正确，同时判断标准的正确性；各个项目之间有无矛盾，记录的数字有无不合理处；记录有无错行或重复。

（3）资料的及时性　填写记录的时间是否选得正确并符合要求；记录的资料有无补记等。

对于存在缺点或错误的资料，应当给予补充、修正以及合理的剔除。对资料的检查最好经常进行，边记录边检查，以便随时改正错误或做必要地复查，对于资料的补充、修正或剔除，要尊重事实，切忌随心所欲。

2. 数据缺项与差错的处理

由于种种原因难免会造成实验数据的缺项和一些差错。对于缺少统计分析必不可少的（如研究动物生长发育时缺少初始体重）数据，则必须剔除。有时为了避免剔除数据过多，对有些非关键性的项目缺失可不剔除，在作单项分析时仅作减少样本数处理。对于实验室研究，若实验条件控制较严格，则个别缺项可用相应的统计技术求出其估计值。对于数据中出现明显差错的，尤其是人为造成的差错应予以纠正，无法纠正的则只能剔除，而对于不是人为造成的差错或可疑值也可运用统计学技术决定取舍。例如，当样本数大于 10 且呈正态分布时，对于在平均数（$\bar{x}$）±3 倍标准差（s）范围以外的数值应积极查找原因。

3. 实验数据的分类

对实验数据进行检查和核对完成后，进行统计计算与分析（即数据整理）。整理数据时应先区别原始数据是数量性状资料，还是质量性状资料。不同类型的数据采用不同的整理方法。

（1）数量性状资料　包括连续性资料即计量资料和不连续性或间断性资料即计数资料。

1）计量资料：指通过直接计量而得来的以数量为特征的资料，系用度量衡等计量工具直接测定的。如体重、血压、肺活量、脏器重量等。

2）计数资料：指用计数方式而获得的资料。这类资料每个变量或变数（variable）必须以整数表示，在两个相邻的整数间不允许有带小数的数值存在。如产仔数、成活数、雌雄个体数等。

（2）质量性状资料　指一些能观察到而不能直接测量的性状资料，又称属性性状资料。如毛色、性别、生死等。对于质量性状资料的分析，必须将质量性状数量化，其方法有：

1）统计次数法：根据动物的某一质量性状的类别统计其次数，以次数作为质量性状的数据。在分组统计时，可按质量性状的类别进行分组，再统计各组出现的次数。

2）评分法：对某一质量性状，因类别不同，分别给予评分或用数字划分等级，如动物对某一病原的感染程度，可分为 0（免疫）、1（一过性感染）、2（顿挫性感染）、3（致死性感染）；病理组织坏死情况可分为：无（-），25% 以下坏死（+），25%～50% 坏死（++），50%～75% 坏死（+++），75% 以上坏死（++++）。这样就可将质量性状资料数量化，以利于进一步统计处理与分析。

4. 实验数据的统计处理

与物理、化学试验可精细定量分析不同，动物是一个非常复杂的生命体，生命现象的特点是具有变异性（个体之间存在差异）、随机性（变异不能准确推算）和复杂性（影响因素众多，有些是未知的），如一组动物接受同一处理后得到的反应数据各不相同，但大多以平均数为中心作正态分布。用常规的数学方法不能进行分析，只能依靠生物统计学方法用概率进行分析。

生物统计学处理数据的方法很多，最常用的统计方法有：各组间计量资料的比较用方差分析法（F 检验），各组间计数资料的比较用卡方检验（χ^2 检验），通过概率计算得出各组间差异是否具有显著性意义。一般认为两组数据之间差异概率 $P<0.05$ 具有显著性意义，

$P<0.01$ 具有极显著意义,表明两组数据之间的差异不是抽样误差,而是处理因素作用所致。

现在一般实验数据的统计学处理有专用软件,如 SPSS、SAS、SYSTAT、GraphPad Prism 等。

三、分析动物实验结果应注意的问题

1. 实验结果的解释和实验结论的确立

动物实验是在活体动物上进行,存在着动物个体的差异和周围环境等各种因素的影响,因此动物实验得到的原始数据一般不像化学分析那样整齐、精确,需要将实验所获得的原始数据进行归纳、整理、统计分析。这些实验结果说明了什么? 如何解释这些结果? 这是研究者必须回答的问题,也是科技论文中讨论部分常涉及的内容。科学研究是缜密、严谨的逻辑思维过程,对实验结果的分析应建立在真实可靠的事实和数据之上,得出实验结论,并根据前人的报道进行比较,从中找出实验结论中的规律和创新点。

生命科学是在不断求真求新中发展的。离开了创新思维,就成了无效劳动或重复劳动。当实践中出现实验结果和结论与现有理论或文献报道不一致,甚至相反时,需要研究者冷静思考,仔细回顾实验过程的每个细节是否有失误的地方,并在重复实验时加以纠正。如果重复实验结果还是一样,就必须作出合理的解释。不要轻易否定自己在严密的实验设计和严谨认真的实验操作下得出的实验结果和结论,在分析排除各种干扰因素后,重复实验,也许会有新的研究发现。因此,研究者开展动物实验时,应在熟悉实验动物知识和动物实验技能的基础上,积极开拓知识面,突破固有的思维方式,大胆设想,严密求证,不让科研新发现被遗弃。

2. 对动物实验研究的客观评价

(1)动物实验结果的外推　实验动物与人在结构、生理功能、生化过程、新陈代谢及进化上有着不同程度的相似性,因而可以用实验动物作为人的替代者进行试验,这是用实验动物进行实验的基础。但实验动物与人在结构、生理功能、生化及进化上又有着不同程度的差异,即使是很细微的差异,在对实验的刺激、药物的敏感性等方面也会出现不同的反应。这些差异可能导致动物实验结果在人体无法重复,甚至得到相反的结果。因此,如何将动物实验的结果外推到人体上,是我们需要思考的问题。简单地将一种动物实验的结果外推到人体是不科学的。

研究人员通过遗传控制、外科手术或注入外来物质诱发动物产生疾病,"模拟"人类的疾病。然而这种研究也具有缺陷性。进化过程在物种之间已引起了无数微妙而重要的差异。每个物种有多个系统和器官,如心血管系统、神经系统等,它们之间有着十分复杂的相互关系。模拟施加于一个特殊器官或系统的刺激,往往以不能预测或不能完全弄清的机制打乱动物正常的生理功能。在这种不确定性的情况下,将动物实验结果的数据外推到其他物种(包括人类)上可能是不适合的。

由于不同种动物有不同的功能和代谢特点,在动物身上无效的药物不等于临床无效,而在动物身上有效的药物也不等于临床有效。加之不同的动物有不同的功能和代谢特点,所以在肯定一个实验结果时最好采用两种以上动物进行比较观察。一般所选的实验动物中一种为啮齿类动物，另一种为非啮齿类动物。啮齿类动物选用小鼠或大鼠，非啮齿类动物选用犬或猴。如一种实验处理在多种动物身上产生共性结果，往往适合人体的可能性更大。

（2）谨慎评价动物实验结果 近交系动物遗传背景清楚，对实验的刺激反应一致，因而实验研究结果数据整齐、重复性好，目前制作的很多突变系疾病动物模型的突变基因大都导入近交系遗传背景中，以利于实验结果的分析。不同品系具有各自不同的敏感特性，在近交系培育过程中所造成的近交衰退与人体的正常生理条件差异很大，因此在某些研究中很难说正确地反映了人体的条件。对近交系动物的使用和评价更要慎重，避免因动物实验结果的误导而造成难以想象的后果。

研究开发新药的真实结果最终应该在人体上试验得出。药物的药理学和毒理学研究是处在非临床阶段，在此阶段主要以动物实验为主。临床试验是指任何在人体（患者或健康志愿者）进行药物的系统性研究，以证实或揭示试验药物的作用、不良反应及/或试验药物的吸收、分布、代谢和排泄，目的是确定试验药物的疗效与安全性。

许多药物经过漫长的动物实验和临床试验似乎是安全的，而且获得权威执法部门的批准，允许用于人类临床，在上市后由于样本的扩大和各种个体的差异还是出现了严重的不良反应，不得不退出市场。与此相反，有的动物实验结果显示为无效或有毒性，而在人体应用却显示有效或无毒，应结合临床全面考虑。

3. 动物实验研究的局限性

两千多年来，人类进行的动物实验为人类了解自然界、了解动物，进而了解人类自身，为人类自身的发展和健康做出了巨大的贡献。随着生物科学的发展，实验动物的使用量逐年增加，使用种类也逐年扩大。虽然现代医疗技术的发展与动物实验密切相关，但不能对动物实验产生盲目的迷信和依赖。事实上动物实验有许多局限性，生命科学的发展也并不一定都要通过动物实验。理性地看待动物实验，了解它的"利"和"弊"，"优"和"劣"，在研究中结合多种生物医学技术和方法，合理应用动物实验，从多角度、多方位进行研究可能是生物医学研究的方向。

（1）动物实验研究仅是生物医学研究的一部分 生物医学研究的领域和范围很广，动物实验研究仅是生物医学研究的一部分。有些疾病如糖尿病、冠心病、先天性免疫缺陷症的病因研究等的许多成果主要是来自人群的流行病学调查的结果，而非动物实验。例如，有人发现夏枯草可以降低鼠的血糖，便由此开发了治疗糖尿病的新药，但这种药在临床应用时却被证明无效。因此，中药研究必须忠实于中医药理论和临床结果。即从临床中发现问题，再到实验室解决问题，而不是把实验室的结果直接用于临床。

例如，在非自然条件下用猴免疫缺陷病毒（SIV）感染猴，结果证明，口交有传染该病毒的危险，但该研究并不能说明口交一定会在人类引起 HIV 的传染。1993～1994 年，Gerard J. Nuovo 及其同事利用人的子宫颈组织样品和淋巴结样品进行研究，发现该病毒穿过子宫颈细胞，然后再进入附近的淋巴结，阐明了 HIV 进入妇女体内的途径。1996 年，有人把 SIV 注入恒河猴的阴道内，然后处死动物，并剖检其阴道，证实该病毒侵入途径方面的结论与上述通过人体的临床研究结果相一致。

癌症研究中也显示出动物实验有一定的局限性。而对人群的观察却提供了十分重要的线索。结果表明，多食用蔬菜、水果和低脂肪食物的癌症患者存活的时间更长，而且复发的危险性较小。

此外，有些研究以前用动物实验，现在一般不再采用动物实验。如病毒传代和鉴定以前通常采用动物接种，现在除了个别病毒（如柯萨奇病毒、乙型脑炎病毒以及病因未明的病毒感染）外，普遍采用细胞培养和组织培养技术，因为细胞培养和组织培养生产疫苗的现代方法更安全、更有效。

（2）动物种属差异可能导致实验结果不一致　实验动物的一个重要用途是用来测试药物或化学物质的安全性。但是，不同动物所测得的结果往往不一致，甚至相互矛盾。因为不同种属的动物，其组织解剖结构、生化代谢、生理现象各有特性，对外界化合物的吸收、分布、代谢转化及排泄等不同，因此，实验结果也不同。例如，苯胺及其衍生物对不同种属动物的实验结果不一致。对犬、猫、豚鼠均能引起与人相似的病理变化，产生变性血红蛋白，但对家兔则不易产生变性血红蛋白，对小鼠则完全不产生。一般认为，人体对毒物作用的敏感度比动物高，在 260 种化合物人与动物敏感性的比较中，90%的毒物对人的致死剂量均低于实验动物，有 30%竟相差 25～450 倍；1988 年，Lester Lave 在《自然》杂志上报道，用大鼠和小鼠测试 214 种化合物的致癌性的双重试验，其反应一致的仅有 70%。啮齿类动物和人之间的相关性将会更低。David Salsburg 也发现，已知 19 种人类摄入时会致癌的化合物，如采用现定的标准用量，只有 7 种化合物能在小鼠和大鼠身上引起癌症。许多动物，特别是大鼠和小鼠，其体内合成维生素 C 的量为人类推荐的每日允许摄入量的近 100 倍，表明动物对外界诱变剂的抵抗能力比人强得多。

当人们对生物医学中一些理论产生怀疑和争论时，往往引用动物实验研究结果作为证据。但是，动物实验研究结果有时是不适合的，不同的实验者在其试验方案中往往采用不同的动物，得到不同的实验结论。例如，吸烟对人体是有害的。但吸烟能否致癌？当研究人员用小白鼠作实验对象时，没有取得成功。但改用家兔时，用烟草燃烧时产生的烟焦油物质反复涂抹在家兔耳朵上，经过一段时间，涂烟焦油的上皮细胞和组织发生了癌变。

（3）辩证地看待动物实验的结论　有些动物实验结论误导了科学家，从而使一些医药学领域的重要进展被推迟了。例如，20 世纪 30 年代，对猴的实验研究发现，脊髓灰质炎病毒主要侵犯神经系统，因而被认为不可能通过消化道传播。这一错误的结论导致人们对该病产生错误的预防措施，并延迟了疫苗的开发。1949 年，当人们首次使用人的非神经组织细胞培养这种病毒获得成功，并将减毒活疫苗口服用于预防脊髓灰质炎时，证明了前期的临床研究认为脊髓灰质炎病毒主要感染途径是胃肠道的观点是正确的。

20 世纪 60 年代，科学家根据许多动物实验推断，吸入烟草烟雾不会引起肺癌，因为涂在啮齿类动物皮肤上的烟雾焦油不引起肿瘤发生，而吸入烟草烟雾的可能性就更小。结果在其后的许多年里，国际上许多烟草公司得以以这些研究结论为依据，设法去推迟政府的警告，并阻止医生干涉他们患者的吸烟习惯。现在，人类群体研究提供了烟草与癌症之间密切相关的证据，证实烟草与癌症的发生具有密切的因果关系，烟草中苯并芘的衍生物是致癌物，可引起肺癌。

客观地评价动物实验，理性地看待动物实验，正是为了坚持动物实验，合理应用动物实验，减少不必要的动物实验，促进多学科的融合和发展。

　　总之，应用动物实验进行研究和检测，只是许多可用的实验技术和方法之一。除了动物实验外，还有许多好方法可供研究人员采用，包括流行病学调查、临床干预试验、临床观察和检验、人体组织和细胞培养、尸体解剖、内窥镜检查、活体组织检查以及新的图像成像技术等。人类健康是与精神活动及社会行为、社会组织等紧密联系的，因此对于生命与健康规律的认识，应向以人的整体为研究对象这一目标转变，同时医学模式也必须要有一个大的转变。21世纪的医学将更加重视预防，重视"环境-社会-心理-工程-生物"医学模式，重视整体医学观和有关复杂系统的研究。

参 考 文 献

安德拉斯·纳吉，玛丽娜·格特森斯坦，克里斯蒂娜·文特斯藤，等.2006.小鼠胚胎操作实验手册.3版. 北京：化学工业出版社.

陈曼珊，袁杨.2013.医用超声诊断仪的基本结构与故障维修.中国医疗设备，28（7）：133，136-137.

陈民利，苗明三.2017.实验动物学.北京：中国中医药出版社：249-296.

丁明孝，梁凤霞，洪健，等.2021.生命科学中的电子显微镜技术.北京：高等教育出版社.

丁伟，王德田.2014.简明病理学技术.杭州：浙江科学技术出版社.

付洪兰.2004.实用电子显微镜技术.北京：高等教育出版社.

高嫚.2018.不同因素对小鼠冷冻精子体外受精的影响.哈尔滨：东北农业大学.

韩骅，高国全.2020.医学分子生物学实验技术.4版.北京：人民卫生出版社.

吉玲.2013.小型猪脑缺血模型的建立及康复训练对小型猪肢体功能的影响.泸州：西南医科大学.

李才.2008.人类疾病动物模型的复制.北京：人民卫生出版社：39-80.

李侃，丁克清.2008.分子细胞遗传学技术在染色体病诊断中的研究进展.国际检验医学杂志，29(1):44-47.

李庆章.2015.动物生物化学实验技术教程.北京：高等教育出版社.

李世荣，孙明强，赵超.2007.血液学检验分册.北京：军事医学科学出版社.

林福玉，杨晓.2011.条件基因打靶研究存在的主要问题及对策.遗传，33（5）：469-484.

刘长霞，罗施中.2018.分子生物学实验技术.北京：化学工业出版社.

刘广鹏.2006.MicroCT原理及应用.组织工程与重建外科杂志，2（4）：228-229.

刘萌，张秀艳，周田甜.2018.小动物高频超声技术应用研究进展.中国血液流变学杂志，28（4）：492-496.

陆永绥，张伟民.2014.临床检验管理与技术规程.2版.杭州：浙江大学出版社.

潘玲，赵天德，潘子昂，等.2012.实验病理学技术图鉴.北京：科学出版社.

任曙光，吴建华，巨英超，等.2013.小动物活体可见光成像技术在医学研究中的应用.实用疼痛学杂志，9（2）：134-136，封3.

施新猷.2000.现代医学实验动物学.北京：人民军医出版：298-387.

司徒镇强，吴军正.2007.细胞培养.2版.西安：世界图书出版公司.

孙敬方.2001.动物实验方法学.北京：人民卫生出版：152-355.

唐炳华.2017.分子生物学.3版.北京：中国中医药出版社.

汪克建.2013.医学电镜技术及应用.北京：科学出版社.

王炜，毛远丽，胡冬梅.2021.生化检验技术与应用.北京：科学出版社.

王月丽，魏继楼，程红蕾，等.2014.外源基因转染细胞技术的研究进展.现代生物医学进展，14(7):1270，1382-1384.

魏泓.1998.医学实验动物学.成都：四川科学技术出版社：254-282.

魏太星，魏经汉.1997.临床心电图学及图谱.3版.郑州：河南科学技术出版社.

肖程予，张会永，庞琳琳，等. 2016. 跑步训练对高脂喂饲巴马小型猪行为学影响. 辽宁中医药大学学报，18（11）：38-42.

徐平. 2001. 不同日龄和品系小鼠超排卵、体外受精及受孕率的比较研究. 中国实验动物学杂志，11（2）：78-81.

郑振辉，李根平，陈振文，等. 2011. 高级实验动物专业技术人员考试参考教材. 北京：中国农业大学出版社.

周庚寅. 2006. 组织病理学技术. 北京：北京大学医学出版社.

D. L. 斯佩克特. 2001. 细胞实验指南. 黄培堂，译. 北京：科学出版社.

IanFreshney R. 2019. 动物细胞培养——基本技术和特殊应用指南. 7版. 章静波，徐存拴，译. 北京：科学出版社.

Lee D，Marcinek D. 2009. Noninvasive in vivo small animal MRI and MRS：basic experimental procedures. J Vis Exp，（32）：1592.

Nakagata N. 2000. Cryopreservation of techniques of mouse spermatozoa . Mamm Genome，11（7）：572-576.

Paul C M，Magda G，Abel S. 2009. Spatial memory：theoretical basis and comparative review on experimental methods in rodents. Behav Brain Res，203（2）：151-164.

Ran F A，Hsu P D，Zhang F，et al. 2013. Double nicking by RNA-guided CRISPR Cas9 for enhanced genome editing specificity. Cell，154（6）：1380-1389.

Rowan W H 3rd，Campen M J，Wichers L B，et al. 2007. Heart rate variability in rodents：uses and caveats in toxicological studies. Cardiovasc Toxicol，7（1）：28-51.

Takeo T，Tsutsumi A，Omaru T，et al. 2012. Establishment of a transport system for mouse epididymal sperm at refrigerated temperatures. Cryobiology，65（3）：163-168.

Tong C，Li P，Wu N L，et al. 2010. Production of p53 gene knockout rats by homologous recombination in embryonic stem cells. Nature，467（7312）：211-213.

Wei C，Liu J，Yu Z，et al. 2013. TALEN or Cas9-rapid，efficient and specific choices for genome modifications. J Genet Genomics，40（6）：281-289.